W0284806

Martin Wehling
Heinrich Burkhardt

Arzneitherapie für Ältere

Geleitwort

Wir leben in einer rasch alternden Gesellschaft, was sowohl ein Erfolg als auch eine Herausforderung ist, vorab für das Gesundheitswesen. Diese Zunahme an durchschnittlicher Lebenserwartung in oft erfreulich guter Funktionalität und damit Selbstständigkeit verdanken wir nicht zuletzt den enormen Entwicklungen vorhandener Pharmakotherapien. Da Hochaltrigkeit dennoch häufig mit einer Multimorbidität und konsekutiv einer Polypharmazie einhergeht, verlangt dies eine sinnhafte Priorisierung basierend auf dem spezifischen Verständnis für die Pharmakotherapie bei betagten Menschen. Wenngleich sich dies für die Fachkollegin oder den Fachkollegen im niedergelassenen Bereich oder in der Klinik wie eine Binsenwahrheit anhören mag, so fehlt es doch an Hilfen, dies praxisnah im täglichen Umfeld anzubieten und umzusetzen. Dies zu tun, war und ist denn auch das Hauptanliegen der Autoren des hier vorliegenden Buches von der Konzeption bis hin zur Realisierung.

Dies beginnt schon im allgemeinen Teil des Buches, wo sowohl auf die Heterogenität der betagten Menschen als auch auf deren Vulnerabilität (Frailty) eingegangen wird. Hier wird deutlich, dass eine sinnvolle Pharmakotherapie beim Betagten eben nicht alleinig organzentriert erfolgen kann und darf, sondern im Sinne einer holistischen Betrachtungsweise nicht primär defizitorientiert, sondern ressourcenorientiert operieren muss.

Ganz in diesem konzeptuellen Duktus werden im zweiten Teil des Buches relevante und häufige Krankheiten praxisnah besprochen. Hier zeigen sich auch deutlich Schnittmengen zu anderen Fachgebieten wie der Neurologie oder der (Geronto)psychiatrie. Paradigmatisch kann hier die Demenz angefügt werden, die ja nur in ganz seltenen Fällen als Monopathologie auftritt und als typische Alterskrankheit eben geriatrisches Fachwissen auch in der Pharmakotherapie in Anspruch nehmen sollte. Ein weiteres Beispiel wären die Tumorkrankheiten. Praktisch alle Tumorerkrankungen zeigen eine klare Zunahme im Alter, und treten dann eben bei Personen auf, die weitere therapierelevante Erkrankungen haben.

Im dritten Teil des Buches werden die relevanten geriatrischen Syndrome besprochen, bei denen die Pharmakotherapie einen wichtigen Teil im therapeutischen Zugang innerhalb des multidisziplinären geriatrischen Teams darstellt.

Im letzten Teil des Buches, quasi als Schlussbouquet, werden die echten Knacknüsse der mit der Polypharmazie einhergehenden Herausforderungen – wie die Compliance – besprochen.

Insgesamt handelt es sich um ein Werk, das den Praxisalltag im Fokus hat und so ganz klar als tägliche Hilfe gedacht ist für all Jene, die betagte Menschen betreuen. Dass diese gewinnende Aufgabe rasch noch weiter an Quantität zunehmen wird, ist gewiss. Insofern bin ich überzeugt, dass dieses Buch eine breite und dankbare Leserschaft finden wird.

Cornel C. Sieber, Erlangen-Nürnberg
Im Januar 2010

Vorwort, »Gebrauchsanweisung« und Grenzen

Die Arzneimitteltherapie ist die wichtigste therapeutische Maßnahme, die ein Arzt vornimmt. Selbst Chirurgen verordnen mehr Medikamente als Operationsentscheidungen zu treffen. Naturgemäß steigt bei der Zahl der Diagnosen bei älteren Patienten auch die Anzahl der verordneten Medikamente: Männer über 80 Jahre haben im Schnitt 3,24, Frauen über 80 Jahre 3,57 Diagnosen. Wenn man damit rechnet, dass eine Leitlinie etwa 3 Arzneimittel pro Erkrankung empfiehlt, ist leicht zu verstehen, warum ältere Patienten zum Teil 10 und mehr Arzneimittel einnehmen. In einer amerikanischen Studie nehmen Patienten (älter als 65 Jahre) in etwa der Hälfte der Fälle 5 und mehr Arzneimittel und in 10% der Fälle sogar mehr als 10 Arzneimittel ein.

Dass diese Polypharmazie große Probleme mit sich bringt, zeigt die einschlägige Literatur, die für die USA immerhin mit etwa 100.000 Arzneimitteltoten pro Jahr rechnet. Auch wenn die möglichen Arzneimittel/Arzneimittelinteraktionen mit der Zahl der Arzneimittel stark ansteigen, ist dies doch nicht einmal das Hauptproblem, das zu derartigen Nebenwirkungsraten führt. Auch von den Kosten ist hier nicht zu sprechen, die natürlich angesichts der demografischen Revolution auch eine große Bedrohung für die Krankenkassen darstellen. Die Behandlungsqualität der Patienten ist einfach schlecht, da die meisten dieser Therapien gar nicht für ältere Patienten untersucht sind und sich auch die Leitlinien nur kursorisch mit vagen Extrapolationen ins hohe Alter befassen, wenn überhaupt. Es besteht also ein Evidenzmangel als Ursache für eine regelhaft suboptimale Therapie, da praktisch keine einzige Studie die Wirksamkeit eines zusätzlichen Medikaments an Platz 8 oder 10 der Medikamentenliste testet. In den klinischen Studien werden die Patienten so ausgewählt, dass die Hintergrundmedikationen möglichst überschaubar bleiben und allenfalls der Listenplatz 4 oder 5 überprüft wird. Die Polypharmazie ist daher ein weitgehend nicht auf Evidenzen sondern Extrapolationen und Konstruktionen beruhender Prozess, der – wie die obigen Zahlen zeigen – nicht selten zu einem tödlichen Cocktail führt. Hieraus folgt natürlich, dass neben systematischen Untersuchungen zur Arzneimittelsicherheit und -effizienz im Alter die Frage dringend angegangen werden sollte, wie eine rationale und erfolgreiche Reduktionsstrategie in weiten Bereichen der nicht-evidenzbasierten Gerontopharmakologie durchgeführt werden soll.

Dieses Buch hat in diesem Kontext zwei Ziele: das vorhandene Wissen zur Arzneimitteltherapie älterer Patienten darzustellen und Entscheidungshilfen für eine rationalen Arzneimittelanwendung zu liefern. Hierzu wird die in Abschn. 1.4 vorgestellte Klassifizierung der Alterstauglichkeit von Arzneimitteln, die sowohl die negativen als auch die positiven Aspekte der Anwendung eines Arzneimittels am älteren Patienten berücksichtigt, erstmals breiter angewandt. Hierzu ist zu ergänzen, dass aufgrund großer Datenlücken und des Fehlens einer breiten Diskussion diese Kategorisierungen nur als Diskussionsvorschläge zu werten sind und neben der Datenlage in vielen Fällen notgedrungen »nur« die Autorenmeinungen darstellen.

Hierbei müssen wir uns auf die Darstellung chronischer Therapien beschränken, für die es alterspezifische Daten – wenn überhaupt – eher als für akute Interventionen z. B. auf der Intensivstation gibt und die für die praktische Anwendung im ambulanten Bereich wesentlich wichtiger sind. So wird der außerordentlich häufige Schlaganfall praktisch nur bezüglich seiner Risikofaktoren behandelt, nicht aber seine spezifische Akuttherapie, die in der Regel auch Spezialisten vorbehalten ist. Dies ist als Ausnahme nur beim Herzinfarkt etwas anders, da hier die Primärtherapie häufig auch von Praktikern durchgeführt werden muss.

In Bereichen, in denen kaum Besonderheiten der Pharmakotherapie älterer Patienten im Vergleich zu jüngeren Erwachsenen bekannt oder zu erwarten sind, wird auf das diesbezügliche Standardwissen verwiesen. So verwundert es vielleicht zunächst, dass **wichtige** Kapitel wie zu Magen-Darm-Arzneimitteln oder Antibiotika **fehlen**. Das vorliegende Buch soll ein Konzentrat des bestehenden Wissens zur Alterstherapie mit Arzneimitteln darstellen, das nicht durch die Wiederholung der Darstellungen in nicht altersfokussierten Lehrbüchern verdünnt werden soll. Idealerweise stellt es daher eine Ergänzung allgemeiner Lehrbücher dar. Auch werden Arzneimittelkenndaten, die der Roten Liste® oder ähnlichen Datensammlungen zu entnehmen sind, aus Platzgründen nicht wiederholt, wenn sie nicht für den altersbezogenen Sachverhalt wichtig sind. So ist es nicht verwunderlich, dass viele Kapitel dünner sind, als es der Bedeutung der behandelten Krankheit und ihrer Arzneimitteltherapie angemessen wäre. Hieraus spricht aber ein rationaler und ehrlicher Umgang mit den großen Datenlücken, die in diesen Bereichen vorhanden sind. Die »zu dünnen« oder gar fehlenden Kapitelchen dieses Buches seien daher auch als Aufruf zur wissenschaftlichen Orientierung und Anstrengung zu verstehen, diese Lücken durch entsprechende Studien zu schließen.

Uns ist es ein großes Anliegen, auf die Syndrome ausführlich einzugehen, die älteren Patienten im Umgang mit Arzneimitteln besondere Probleme bereiten können, wie die Sturzneigung, die Demenz oder die sog. Gebrechlichkeit. Hierbei sind Arzneimittel sowohl als Ursache als auch als Therapiemöglichkeit anzusprechen. Außerdem versuchen wir, die generischen Aspekte der Arzneimitteltherapie im Alter wie z. B. der veränderten Pharmakokinetik oder der Complianceprobleme zu beleuchten, die dann auch in den fehlenden, speziellen Krankheitskapiteln von besonderer, aber nicht gesondert ausgeführter Bedeutung sind. Es muss so nicht immerzu erwähnt werden, dass z. B. die Nierenfunktion für die Ausscheidung auch der renal eliminierten Arzneimittel von größter Bedeutung ist, die nicht gesondert im 2. Kapitel behandelt werden.

Die Autoren hoffen, mit diesem Buch einen Beitrag zum wichtigsten Kapitel der Arzneimitteltherapie der Zukunft, nämlich der Arzneimitteltherapie älterer Menschen, zu leisten.

Martin Wehling und Heinrich Burkhardt, Mannheim
Im Februar 2010

2.1.1 Potenzielle Interessenkonflikte

Martin Wehling war von 2004 bis 2006 zur Firma Astra-Zeneca beurlaubt und ist jetzt seit 01.01.2007 wieder Professor für Klinische Pharmakologie an der Universität Heidelberg in Mannheim. Vor und nach dieser Zeit war und ist er für Sanofi-Aventis, Novartis, Takeda, Roche, Pfizer, Bristol-Myers, Lilly und Nordisk als Gutachter, Berater und Referent tätig.

Heinrich Burkhardt erklärt keine Interessenskonflikte in diesem Zusammenhang.

Die Autoren

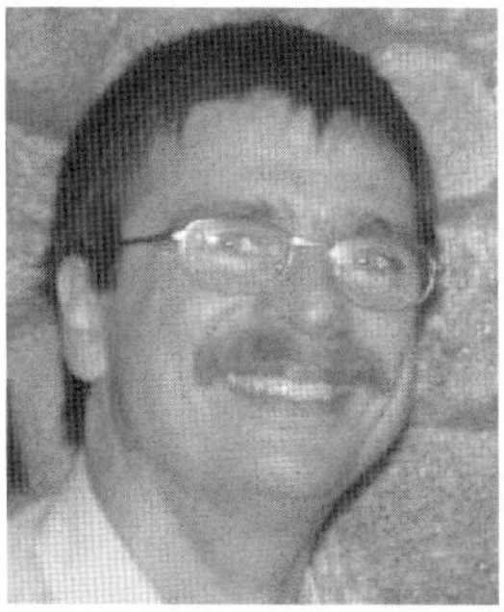

Martin Wehling ist Lehrstuhlinhaber für Klinische Pharmakologie der Universität Heidelberg in Mannheim. Als Internist und Kardiologie war er lange klinisch-praktisch tätig, hat aber auch Erfahrungen in der pharmazeutischen Industrie durch ein 3-jähriges Forschungssabbatical bei AstraZeneca sammeln können. Im Jahr 2000 hat er in Mannheim zusammen mit R. Gladisch das Zentrum für Gerontopharmakologie gegründet, das die Alterspharmakologie wissenschaftlich und klinisch (z.B. auch im Rahmen der ersten gerontopharmakologischen Ambulanz in Deutschland) fördert.

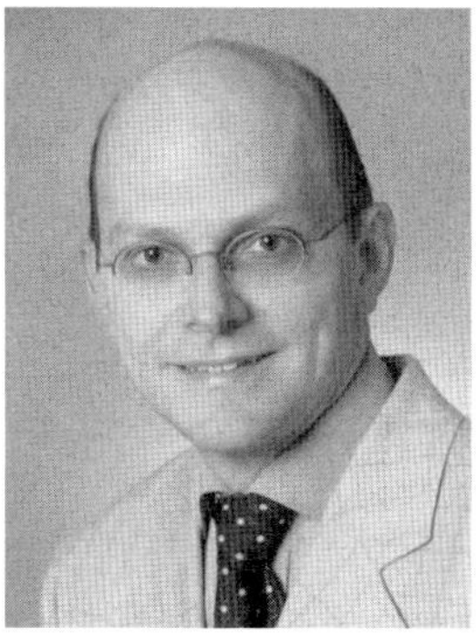

Heinrich Burkhardt ist Oberarzt an der 4. Medizinischen Klinik, Schwerpunkt Geriatrie, Universitätsmedizin Mannheim, Universität Heidelberg. Als Internist ist er seit 12 Jahren klinisch-praktisch tätig, Zusammen mit R. Gladisch hat er die Geriatrische Klinik, das Geriatrische Zentrum Mannheim aufgebaut, die jetzt in die 4. Medizinische Klinik integriert ist. Seine geriatrischen Forschungen betreffen unter anderem Schätzformeln zur Nierenfunktion, Assessmentverfahren und die Besonderheiten der Arzneimitteltherapie im Alter sowie klinische Studien in diesem Zusammenhang.

Inhaltsverzeichnis

1 Allgemeine Aspekte 1

1.1 Heterogenität und Vulnerabilität älterer Patienten 2
Heinrich Burkhardt

1.2 Epidemiologische Aspekte 8
Heinrich Burkhardt

1.3 Altersassoziierte allgemeine pharmakologische Aspekte 16
Martin Wehling

1.4 Kritische Extrapolation von Leitlinien und Studienergebnissen: Risiko-Nutzen-Relation bei verkürzter Lebenserwartung und die neue Einteilung von Arzneimitteln nach ihrer Alterstauglichkeit 30
Martin Wehling

2 Spezielle Aspekte bezogen auf Organsysteme nach geriatrisch klinischer Bedeutung 39

2.1 Arterielle Hypertonie 42
Martin Wehling

2.2 Herzinsuffizienz 55
Martin Wehling

2.3 Koronare Herzkrankheit und Schlaganfall 67
Martin Wehling

2.4 Vorhofflimmern 85
Martin Wehling

2.5 Obstruktive Lungenerkrankungen 99
Martin Wehling

2.6 Osteoporose 106
Martin Wehling

2.7 Diabetes mellitus 112
Heinrich Burkhardt

2.8 Demenz 127
Stefan Schwarz, Lutz Frölich

2.9 M. Parkinson 146
Heinrich Burkhardt

2.10 Depression 156
Stefan Schwarz, Lutz Frölich

2.11 Schlafstörungen 170
Stefan Schwarz, Lutz Frölich

2.12 Therapie des chronischen Schmerzes . . . 182
Heinrich Burkhardt

2.13 Therapieentscheidungen und medikamentöse Therapie von Tumorerkrankungen bei alten Patienten . 197
Ulrich Wedding

3 Pharmakotherapie und geriatrische Syndrome 219
Heinrich Burkhardt

3.1 Sturzneigung und Pharmakotherapie . . . 220

3.2 Pharmakotherapie und kognitive Defizite 225

3.3 Pharmakotherapie und Inkontinenz 232

3.4 Immobilität und Pharmakotherapie 239

3.5 Pharmakotherapie und das Frailty-Syndrom 247

4 Weitere Problemfelder der Gerontopharmakotherapie und pragmatische Empfehlungen 255
Heinrich Burkhardt

4.1 Adherence bei älteren Patienten 256

4.2 Polypharmazie 262

Sachverzeichnis 277

Autorenverzeichnis

Burkhardt, Heinrich, Priv.-Doz. Dr. med.
Oberarzt der IV. Medizinischen Klinik
(Schwerpunkt Geriatrie)
Universitätsklinikum Mannheim
Theodor-Kutzer-Ufer 1–3
68167 Mannheim

Frölich, Lutz, Prof. Dr. med.
Leiter der Abteilung für Gerontopsychiatrie
Zentralinstitut für Seelische Gesundheit
J5
60159 Mannheim

Schwarz, Stefan, Prof. Dr. med.
Leiter Gedächtnisambulanz
Zentralinstitut für Seelische Gesundheit
J5
60159 Mannheim

Wedding, Ulrich. Priv.-Doz. Dr. med.
Universitätsklinikum Jena
Klinik für Innere Medizin II
Abteilung Palliativmedizin
Erlanger Allee 101
07747 Jena

Wehling, Martin, Prof. Dr. med.
Geschäftsführender Direktor des Instituts
für experimentelle und klinische Pharmakologie
und Toxikologie
Direktor Klinische Pharmakologie Mannheim
Medizinische Fakultät Mannheim
der Universität Heidelberg
Maybachstraße 14
68169 Mannheim

1 Allgemeine Aspekte

1.1 Heterogenität und Vulnerabilität älterer Patienten – 2
Heinrich Burkhardt
1.1.1 Pharmakotherapie zwischen Individualisierung und Standardisierung – 2
1.1.2 Aspekte einer differenziellen Pharmakotherapie bei älteren Patienten – 2
1.1.3 Geriatrische Syndrome – 6
1.1.4 Bewertung verschiedener Merkmale der Heterogenität und Vulnerabilität – 7
Literatur – 8

1.2 Epidemiologische Aspekte – 8
Heinrich Burkhardt
1.2.1 Zur Definition des älteren Menschen – 8
1.2.2 Methodologische Aspekte – 8
1.2.3 Allgemeine Aspekte – 9
1.2.4 Funktionalität und Multimorbidität – 11
1.2.5 Unerwünschte Arzneimittelwirkungen – 13
Literatur – 15
Studien-Akronyme – 16

1.3 Altersassoziierte allgemeine pharmakologische Aspekte – 16
Martin Wehling
1.3.1 Pharmakokinetik – 16
1.3.2 Pharmakodynamik – 25
1.3.3 Therapiemanagement – 29
Literatur – 30
Studien-Akronyme – 30

1.4 Kritische Extrapolation von Leitlinien und Studienergebnissen: Risiko-Nutzen-Relation bei verkürzter Lebenserwartung und die neue Einteilung von Arzneimitteln nach ihrer Alterstauglichkeit – 30
Martin Wehling
1.4.1 Extrapolation von Daten auf ältere Patienten unter Berücksichtigung der Lebenserwartung – 31
1.4.2 Einteilung von Arzneimitteln nach ihrer Alterstauglichkeit – 34
Literatur – 37
Studien-Akronyme – 38

1.1 Heterogenität und Vulnerabilität älterer Patienten

Heinrich Burkhardt

1.1.1 Pharmakotherapie zwischen Individualisierung und Standardisierung

Moderne Pharmakotherapie muss im Spannungsfeld zwischen Standardisierung einerseits und Individualisierung andererseits bestehen, will sie den Ansprüchen an eine möglichst optimale Behandlung des einzelnen Patienten genügen. Standardisierung ist erforderlich, um Therapiesicherheit zu gewährleisten und dem behandelnden Arzt verlässliche Anhaltspunkte über den zu erwartenden Nutzen der Therapie zur Verfügung zu stellen. Individualisierung ist aber ebenso essenziell, denn jedes Initiieren einer Pharmakotherapie ist in gewissem Sinne auch ein Einzelexperiment mit nicht vollständig gewissem Ausgang, können doch nie alle individuellen Faktoren a priori berücksichtigt und kalkuliert werden. Die Kenntnisse über Nutzen und Risiko einer Pharmakotherapie stammen in heutiger Zeit nach den Prämissen der evidenzbasierten Medizin aus möglichst gut kontrollierten Studien. Standard ist derzeit die randomisierte placebokontrollierte Studie (RCT). Hieraus lassen sich exemplarisch Daten gewinnen, die nach bestem Wissen Anspruch auf allgemeine Gültigkeit erheben. Allerdings sind solche Daten zwangsläufig auch immer in ausgewählten Kollektiven erhoben (zumeist aufgrund methodischer Probleme nicht vermeidbar), sodass nicht in jedem Fall von einer allgemeinen Repräsentanz der gesamten Patientengruppe oder gar der gesamten Bevölkerung ausgegangen werden kann. Problematisch ist insbesondere, wenn wichtige Patientengruppen systematisch unterrepräsentiert sind. Dies trifft in sehr vielen Fällen auch für die Gruppe der älteren Menschen zu (Bugeja et al. 1997; Lee et al. 2001). Pharmakotherapie kann nicht eine reine »Kochbuchmedizin« sein (Sackett et al. 1998), die unkritisch an individuellen Gegebenheiten und Bedürfnissen vorbei eine letztlich nicht angemessene schematische Durchdringung durchsetzt. Moderne Pharmakotherapie muss daher eine rational differenzielle Therapie sein und immer neben den erarbeiteten im Modellfall anzustrebenden Standards auch die Argumente mit bedenken und entwickeln, die im Einzelfall ein rational begründetes Abweichen erlauben.

> **Eine differenzielle Pharmakotherapie für und innerhalb der Gruppe der älteren Patienten muss sich dem Anspruch stellen, nachvollziehbare und möglichst gut operationalisierbare Kriterien zu finden, die einen solchen differenziellen Einsatz der Pharmakotherapie auf eine rationale Basis stellen.**

Dazu genügt als Stratifizierungsmerkmal sicher das kalendarische Alter allein nicht. Vielmehr sollte nach klinischen Parametern gesucht werden, die

- zum einen genügend gut operationalisierbar sind und
- zum anderen tatsächlich definierte Subgruppen identifizieren, für welche aus theoretischen Erwägungen aber auch nach klinischer Erfahrung von der Gesamtheit abweichende Bedingungen geltend gemacht werden können.

Dadurch ist auch ein inhaltlich nachvollziehbarer Einfluss auf therapeutische Entscheidungen nachweisbar. Hier stellt sich die Frage: Soll die gesamte Gruppe der älteren Patienten als besondere aufgefasst werden, für die abweichende Bedingungen geltend gemacht werden können oder gilt dies nur für spezielle Subgruppen oder trifft sogar in gewisser Hinsicht beides gleichzeitig zu? Um dies aus theoretischem Blickwinkel besser darstellen zu können, muss zunächst erklärt werden,

- inwiefern es diesbzgl. relevante Heterogenität bei älteren Patienten gibt,
- wie sie sich beschreiben lässt und
- welche klinische Relevanz sich daraus ableiten lässt.

1.1.2 Aspekte einer differenziellen Pharmakotherapie bei älteren Patienten

Die Gruppe der älteren Menschen und Patienten ist in der Tat insgesamt bzgl. allgemeiner wie klinisch relevanter Aspekte ausgesprochen heterogen und in vielerlei Hinsicht heterogener als andere durch das Lebensalter definierte Gruppen. Dies ergibt sich aus der bereits großen abgelaufenen Lebensspanne mit Akkumulation unterschiedlichster Ressourcen wie aber auch Beeinträchtigungen. Im Fokus stehen zunächst die verbleibenden Ressourcen, wobei der Begriff Ressourcen hier nicht nur für physiologische Ressourcen steht, sondern genauso psychologische und soziale Aspekte umfasst. Gleichzeitig kann die Heterogenität gut durch die angesammelte Last an chronischen Gesundheitsstörungen und Erkrankungen beschrieben werden und beides beeinflusst sich schließlich wechselseitig. Letztlich wird dieses durch zwei wichtige Attribute, Multimorbidität und Funktionalität, beschrieben, die sich als die treffendsten Merkmale dieses dynamischen Prozesses erwiesen haben. Beide weisen aber auch nach wie vor wichtige Schwächen auf, dieses komplexe Gefüge adäquat abzubilden. Zudem darf nicht außer Acht gelassen werden, dass ein solcher dynamischer Vorgang immer auch die Möglichkeit der Besserung oder Erholung bzw. Kompensation bietet (Bengtson u. Schaie 1999).

Im Wesentlichen lassen sich nun unter dieser allgemeinen Feststellung und Vorgabe zwei unterschiedliche Ansätze darstellen, ein primär pharmakologischer und ein primär klinischer, die versuchen, Argumente einer differenziellen Pharmakotherapie zu beschreiben und zu entwickeln:

- altersklassenspezifische Einflüsse auf pharmakologische Aspekte wie Pharmakokinetik und Pharmakodynamik,
- veränderte Risiko-Nutzen-Relation in dieser Patientengruppe durch
  - spezielle Risiken und Barrieren und
  - abweichendes Profil des zu erwartenden Nutzens.

Die unter ► Abschn. 1.1.1 erwähnten altersassoziierten Veränderungen in Pharmakokinetik und Pharmakodynamik sind, falls relevant, für einzelne Substanzen im Detail in den nach diagnostischen Entitäten gegliederten Kapiteln und allgemein in ► Abschn. 1.3 besprochen. Hierbei handelt es sich um altersassoziierte Phänomene, die im Mittel gut beschreibbar sind, aber im Einzelfall, sofern immer möglich, auf ihr Zutreffen beim individuellen Patienten überprüft werden müssen. Sie führen dazu, dass gegebenenfalls sowohl Nutzen als auch Risiko der Pharmakotherapie neu beurteilt werden müssen. Sie sind wichtige Argumente, bestimmte Medikamente als für diese Gruppe ungeeignet zu klassifizieren.

Die unter ► Abschn. 1.2 subsummierten Aspekte gehen von klinischen Merkmalen aus, die Barrieren bzw. eine veränderte Risiko-Nutzen-Relation erwarten lassen, sprich eine erhöhte Vulnerabilität des individuellen Patienten. Die ◘ Abb. 1.1 vermittelt

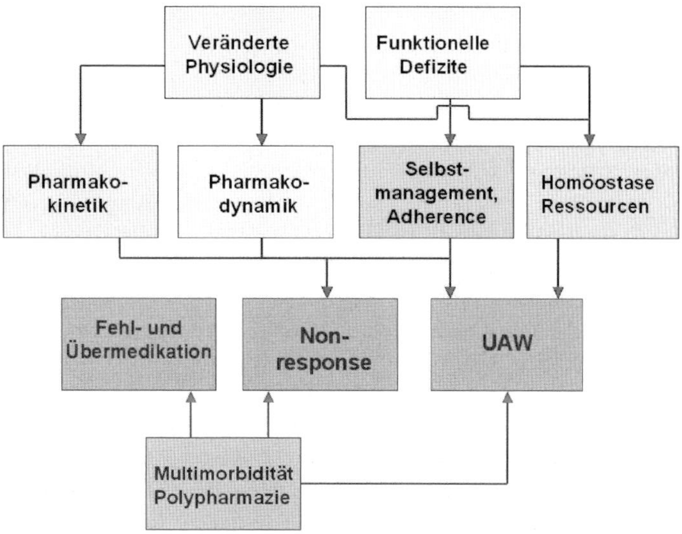

◘ Abb. 1.1. Bezüge zwischen unterschiedlichen Aspekten der Pharmakotherapie. *UAW* Auftreten spezieller unerwünschter Wirkungen

einen Überblick über die wechselseitigen Bezüge in diesem Zusammenhang.

Allerdings gibt es auch zwischen diesen beiden Aspekten gegenseitige Bezüge, z. B. im Einwirken auf die zu erwartenden Frequenzen des Auftretens spezieller unerwünschter Wirkungen (UAW-) und spezieller UAW, die bei älteren Patienten häufiger zum Problem werden (z. B. Stürze). Hier kann das Eintreten eines solchen Ereignisses sowohl durch die verminderten Ressourcen des Patienten, als auch von einer veränderten Pharmakokinetik bzw. -dynamik bedingt sein.

Es gibt bei jedem Patienten individuelle Faktoren, die eine Verschiebung der Nutzen-Risiko-Konstellation bewirken können (z. B. erschwerter Zugang zur Medikation oder abweichende Gesundheitsüberzeugungen, welche die Adherence beeinträchtigen). Daneben können aber auch gruppenspezifische Faktoren beschrieben werden, die für definierte Patientengruppen – z. B. für diejenigen mit erhöhter Vulnerabilität – kennzeichnend sind. Dies sind für die Gruppe der älteren Patienten, die einer Pharmakotherapie bedürfen, folgende Aspekte:

- das Auftreten spezieller unerwünschter Wirkungen (UAW)
  (erhöhtes Risiko);
- Multimorbidität und daraus resultierende Polypharmazie
  (erhöhtes Risiko);
- altersassoziierte Veränderungen des Organismus (»frailty«)
  (verminderte Ressourcen);
- funktionelle Defizite
  (Barrieren eines erfolgreichen Selbstmanagements);
- reduzierte verbleibende Lebenserwartung.

Unerwünschte Arzneimittelwirkungen

Die zwei klinisch bedeutsamsten UAW, welche bei älteren Patienten mit einer typischen Häufung auftreten, sind Stürze und delirante Syndrome. Insgesamt neigen ältere Patienten eher zum Auftreten von UAW und ältere Patienten gelten bei vielen Autoren als ausgesprochen Risikogruppe für das Eintreten eines solchen Ereignisses (Calis u. Young 2001). Eine Darstellung der hier verfügbaren Daten und kritische Wertung derselben findet sich in den ► Abschn. 3.1 und 3.2. Neben den in ► Abschn. 1.4 besprochenen Argumenten sind sie ebenfalls wichtige Aspekte, bestimmte Medikamente insgesamt als eher ungeeignet für den Einsatz bei älteren Menschen zu betrachten.

Multimorbidität

Multimorbidität stellt ebenfalls ein typisches Charakteristikum vieler älterer Patienten dar und ist ein viel verwendetes Kennzeichen einer zu erwartenden erhöhten Vulnerablität. Allerdings bildet Multimorbidität nicht direkt wichtige altersassoziierte Veränderungen des Organismus und die daraus resultierenden funktionellen Defizite ab. Multimorbidität kann aber gut eine zu erwartende Polypharmazie bedingen, welche ein gravierendes pharmakotherapeutisches Problem darstellt. Von Polypharmazie wird gesprochen, wenn gleichzeitig mehrere Wirkstoffe verordnet werden. Es existiert kein anerkannter Grenzwert, ab wann eine solche Polypharmazie bedenklich wird.

Meist wird eine Verordnung von 5 und mehr Wirkstoffen gleichzeitig für problematisch angesehen (McElnay u. McCallion 1998).

Hier entstehen unübersehbare Interaktionen und die Wahrscheinlichkeit einer schwer erkennbaren, auf Interaktionen beruhenden UAW wächst stark an. Dadurch kann es zu einer »prescribing cascade« kommen (Rochon u. Gurwitz 1997), das heißt es werden weitere Medikamente eingesetzt, um die UAW zu dämpfen, statt die Auslöser abzusetzen oder auszutauschen. In ► Abschn. 4.2 wird diese Problematik im Detail besprochen.

»Frailty«

Um klinisch relevante altersspezifische Veränderungen klarer abbilden zu können, wird seit einiger Zeit das sog. Frailty-Syndrom propagiert [»frailty«, engl. für Gebrechlichkeit, Fried et al. (2001)]. Dieses erlaubt neben der klareren phänotypischen Zuordnung (klinischer Aspekt der Vulnerabilität) zusätzlich die Integration wichtiger funktioneller Aspekte und zeigt zudem wichtige pathophysiologische Bezüge auf. Es weist daher eine solide theoretische und klinische Basis aus. Zudem steht es phänotypisch dem klinischen Aspekt der Vulnerabilität am nächsten durch die Hauptmerkmale:

- reduzierte Muskelmasse (Sarkopenie),
- neurologische oder kognitive Defizite und
- Veränderungen im Energiestoffwechsel – Malnutrition.

Das Frailty-Syndrom wird detaillierter in ► Abschn. 3.5 besprochen. Es ist jedoch auf jeden Fall in den letzten Jahren zu einem, wenn nicht sogar zum wichtigsten Kriterium einer differenzierteren Betrachtung der älteren Menschen geworden.

Funktionalität und das ADL/IADL-Konzept

Funktionalität ist aus geriatrischer Sicht das wesentliche Moment, um die heterogene Gruppe der älteren Menschen stratifizieren zu können, da hierdurch gut Barrieren beschrieben bzw. Behinderung aufgezeigt werden können. Das Erfassen von Funktionalität kann über das ADL/IADL-Konzept erfolgen (■ Tab. 1.1).

Gemeint ist die Beschreibung basaler und erweiterter Aktivitäten des täglichen Lebens mithilfe geeigneter Messinstrumente, die schließlich Summenwerte (Scores) bilden (Nikolaus 1999). Hier ist zu bedenken, dass Scores oft nicht spezielle und umschriebene funktionelle Einschränkungen abzubilden vermögen, sondern eher einen integrierenden Gesamteindruck von der Summenlast der funktionellen Defizite ergeben. Allgemein zählt man z. B. zu den erweiterten Aktivitäten des täglichen Lebens auch den korrekten Umgang mit Medikamenten. Eine Einschränkung hierbei ist aber durch den Score nicht eindeutig zu identifizieren. Es besteht also ein gewisser Widerstreit, ob man sich eher nach einem Globalmaß der funktionellen Einschränkung richtet, um eventuell auch dadurch – ähnlich wie mit dem Frailty-Konzept – vulnerable Personen identifizieren zu können, oder gezielt einzelne Items abfragt, die besser in der Lage sind, spezielle Barrieren aufzuzeigen. Dies bildet dann weniger Vulnerabilität allgemein ab, sondern zeigt zu erwartende Probleme mit dem Selbstmanagement auf. Spezielle Barrieren, die für die Pharmakotherapie relevant sind, lassen sich aus folgenden funktionellen Problemen ableiten:

- reduzierter Visus,
- reduzierte manuelle Geschicklichkeit und
- reduzierte kognitive Fähigkeiten.

Hier konnte ein guter Zusammenhang zwischen zu erwartenden Problemen im Selbstmanagement der Pharmakotherapie aufgezeigt werden (Nikolaus et al. 1996). Eine gute und einfach durchzuführende Methode, alle drei Problemfelder simultan zu testen, ist der »Timed-Test of Money-Counting« (Nikolaus et al. 1995).

■ Tab. 1.1. Das ADL/IADL-Konzept

ADL (Aktivitäten des täglichen Lebens)	IADL (erweiterte Aktivitäten des täglichen Lebens)
Essen	Telefonieren
Waschen	Einkaufen
Baden/Duschen	Kochen
Ankleiden	Haushaltsarbeiten
Benutzen der Toilette	Wäsche waschen
Stuhlkontinenz	Transportmittel benutzen (Auto, Straßenbahn etc.)
Urinkontinenz	Umgang mit Medikamenten
Transfer Bett/Stuhl	Geldgeschäfte erledigen
Gehen	
Treppe steigen	

Reduzierte verbleibende Lebenserwartung

Ein weiteres Merkmal, welches zur Stratifizierung einer differenziellen Pharmakotherapie eingesetzt werden sollte, ist natürlich die verbleibende Lebenserwartung. Dies betrifft insbesondere Strategien, die auf eine weitere Prävention abzielen. Diese müssen sich der kritischen Frage stellen, ob nicht der realistisch zu erreichende Horizont eines präventiv beeinflussbaren Ereignisses bereits jenseits der verbleibenden Lebenserwartung liegt. Solche Überlegungen ergeben sich naturgemäß bei

- schweren, fortgeschrittenen Grunderkrankungen,
- palliativen Behandlungskonzepten unter Verlagerung des Therapieschwerpunktes auf aktuelle Symptomkontrolle und u. U. auch
- besonders hochaltrigen Personen.

1.1.3 Geriatrische Syndrome

In der Behandlung älterer Patienten ist eine Beschreibung gesundheitsrelevanter Probleme nicht nur wegen der oft nicht abgebildeten funktionellen Aspekte allein auf dem Boden der organbezogenen Hauptdiagnosen häufig unzureichend. In der klinischen Praxis wird man außerdem oft mit komplexen Krankheitsbildern konfrontiert, die pathogenetisch nicht einem einzelnen Organsystem oder einer einzelnen pathogenetisch definierten Entität zuzuordnen sind, sondern nur unter übergreifenden funktionalen und symptomatologischen Aspekten fassbar werden. Diese Krankheitsbilder werden als geriatrische Syndrome bezeichnet. Sie sind primär von der Symptomatologie her definiert, aber meist multifaktorieller Genese und bedürfen daher auch einer mehrdimensionalen, häufig interdisziplinären Therapie. Allerdings besteht keine klare Konvention über alle hier in Betracht kommenden Syndrome und die meisten Syndrome sind demgemäß bislang im internationalen System der Klassifizierung von Erkrankungen (ICD) nicht scharf abgebildet. Die wichtigsten geriatrischen Syndrome können wie folgt aufgelistet werden (Horan 1998):

- Immobilität,
- Stürze,
- Inkontinenz und
- Verwirrtheit bzw. kognitive Defizite.

Diese vier klassischen geriatrischen Syndrome sind allgemein anerkannt. Die Vollständigkeit der Liste wird jedoch diskutiert und weitere symptomatologisch definierte Störungen als geriatrische Syndrome deklariert. Verschiedene Autoren haben daher diese Liste um zusätzliche, im Alter häufige Krankheitsbilder erweitert. So werden z. B. in einer neueren Übersicht von Renteln-Kruse (2004) noch folgende Syndrome zusätzlich zu den bereits genannten unter die Rubrik geriatrische Syndrome subsummiert:

- iatrogene Störungen (z. B. UAW),
- Depression,
- Malnutrition und
- Störungen des Flüssigkeitshaushaltes (Exsikkose).

Auf die vier letztgenannten Syndrome soll in diesem Kapitel nicht speziell eingegangen werden. Sie beschreiben die UAW allgemein, welche in den diagnosebezogenen Abschnitten dargestellt werden, bzw. Depression (▶ Abschn. 2.10). Malnutrition und Störungen des Flüssigkeitshaushaltes zeigen zwar prinzipiell Bezüge zur Pharmakotherapie, sollen aber hier nur erwähnt und nicht im Detail besprochen werden.

Unter Fokussierung auf die vier erstgenannten, klassischen Syndrome soll in speziellen Kapiteln jeweils versucht werden, Pharmakotherapie im Zusammenhang mit einem bestimmten geriatrischen Syndrom unter drei Gesichtspunkten zu beleuchten:

1. Welche potenziellen Auswirkungen hat eine Pharmakotherapie auf das Eintreten oder die Ausprägung dieses geriatrischen Syndrom?
2. Welche pharmakotherapeutischen Möglichkeiten der Behandlung existieren für ein geriatrisches Syndrom?
3. Welche Bedeutung hat dieses geriatrische Syndrom im Rahmen einer differenziellen Pharmakotherapie – identifiziert es die vulnerablen Patienten?

Grundsätzlich wird bei der Behandlung geriatrischer Syndrome ein multimodales Therapiekonzept propagiert, innerhalb dessen die Pharmakotherapie nur eine Komponente ist, dahingegen sehr stark die Rolle nichtpharmakotherapeutischer Maßnahmen betont wird (z. B. Physiotherapie, Ergothe-

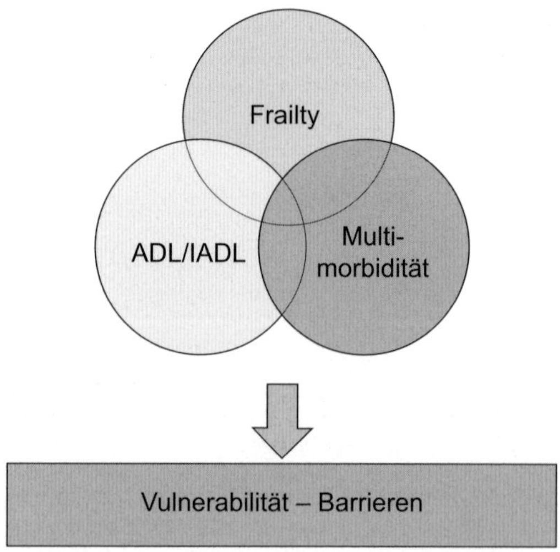

Abb. 1.2. Vulnerabilität als Funktion geriatrischer Konzepte. *ADL* Aktivitäten des täglichen Lebens, *IADL* erweiterte Aktivitäten des täglichen Lebens

rapie, neuropsychologische Therapieformen, beratende Interventionen etc.; Runge u. Rehfeld 2001).

1.1.4 Bewertung verschiedener Merkmale der Heterogenität und Vulnerabilität

Zusammenfassend lassen sich verschiedene Merkmale darstellen, die alterstypische Heterogenität älterer Patienten beschreiben können, bestimmte Risikogruppen identifizieren und Argumente für eine differenzielle Pharmakotherapie hinsichtlich patientenbezogener Merkmale sind:

- Merkmale allgemeiner Vulnerabilität (◘ Abb. 1.2) (frailty, reduzierter Score der Aktivitäten des täglichen Lebens [ADL-Score], geriatrische Syndrome);
- Barrieren eines erfolgreichen Selbstmanagements (spezielle funktionelle Einschränkungen).

Die wichtigsten Aspekte der besprochenen Merkmale stellt ◘ Tab. 1.2 dar und kommentiert die Stärken und Schwächen im Einzelnen.

◘ Tab. 1.2. Merkmale für eine differenzielle Pharmakotherapie

Merkmal	Primäres Ziel	Stärken	Schwächen	Kommentar
Multimorbidität	Morbiditätslast	Kann indirekt eine Polypharmazie abschätzbar machen, gibt gute Hinweise für eine eingeschränkte Adherence	Bildet nicht Vulnerabilität des Patienten ab	Sehr gut operationalisierbar, bildet aber nicht direkt die tatsächliche Morbidität ab (keine Funktionalität abgebildet)
UAW	Spezielles Risiko Delir Sturz	Beschreibt ein signifikantes klinisches Problem	Kein allgemeiner Vulnerabilitätsaspekt	Für spezielle Fragestellungen geeignet
Frailty	Allgemeine und alterstypische Vulnerabilität	Pathophysiologische Bezüge Phänotyp des Alters	Noch nicht optimal operationalisierbar	Operationalisierbarkeit noch nicht standardisiert, fokussiert direkt auf Vulnerabilität
ADL/IADL-Score	Globale Funktionalität	Kann gut Unterstützungsbedarf abbilden	Spezielle Barrieren nicht gut identifizierbar, schließt nur indirekt auf Vulnerabilität	Sehr weit verbreitet und standardisiert, reines Funktionalitätsmaß erfasst nicht primär Vulnerabilität
Spezielle Funktionalität	Spezielle Barrieren	Kann individuelle Probleme mit dem Selbstmanagement beschreiben	Erfasst nicht erhöhte Vulnerabilität (Veränderungen der Physiologie), verschiedene Assessmentverfahren	Eignet sich zur Darstellung von Barrieren vor Etablierung komplexer Therapien, keine allgemeinen Standards
Geriatrische Syndrome	Identifiziert komplexe klinische Probleme	Identifiziert geriatrische Problemfelder	Beschreibt weder direkt die allgemeine Vulnerabilität noch spezielle Barrieren, teilweise unscharf definierte Entitäten	Kann problematische Untergruppen identifizieren, aber kein globales Vulnerabilitätsmaß

ADL Aktivitäten des täglichen Lebens, *IADL* erweiterte Aktivitäten des täglichen Lebens, *UAW* Auftreten spezieller unerwünschter Wirkungen

Literatur

Bengtson VL, Schaie KW (Ed) (199) Handbook of theories of aging. Springer, Berlin Heidelberg New York Tokyo

Bugeja G, Kumar A, Banerjee AK (1997) Exclusion of elderly people from clinical research: a descriptive study of published reports. BMJ 315:1059

Calis KA, Young LR (2001) Clinical analysis of adverse drug reactions. In: Atkinson AJ, Daniels CE, Dedrick RL, Grudzinskas CV, Markey SP (Eds) Principles of Clinical Pharmacology. Academic Press , San Diego, pp 319–332

Fried LP, Tangen CM, Walston J et al. (2001) Cardiovascular Health Study Collaborative Research Group. Frailty in older adults: evidence for a phenotype. J Gerontol A Biol Sci Med Sci 56:M146–156

Horan MA (1998) Presentation of disease in old age. In: Tallis R, Fillit H, Brocklehurst JC (Eds) Brocklehurst's textbook of geriatric medicine and gerontology. Livingstone, Edinburgh, pp 201–206

Lee PY, Alexander KP, Hammill BG, Pasquali SK, Peterson ED (2001) Representation of elderly persons and women in published randomized trials of acute coronary syndromes. JAMA 286:708–713

McElnay JC, McCallion CR (1998) Adherence and the elderly. In: Myers LB, Midence K (Eds) Adherence to treatment in medical conditions. Harwood Academic Publishers, Amsterdam, pp 223–253

Nikolaus T, Bach M, Specht-Leible N, Oster P, Schlierf G (1995) The timed test of money counting: a short physical performance test for manual dexterity and cognitive capacity. Age and Aging 24:257–258

Nikolaus T, Kruse W, Bach M, Specht-Leible N, Oster P, Schlierf G (1996) Elderly patients´ problems with medication. An in-hospital and follow-up study. Eur J Clin Pharmacol 49:255–259

Nikolaus T (1999) Physische Gesundheit. In: Nikolaus T, Pientka L (Eds) Funktionelle Diagnostik. Assessment bei älteren Menschen. Quelle & Meyer, Wiebelsheim, S 2(1)–2(12)

Renteln-Kruse W von (Ed) (2004) Medizin des Alterns und des alten Menschen. Steinkopff, Darmstadt

Rochon PA, Gurwitz JH (1997) Optimising drug treatment for elderly people: the prescribing cascade. BMJ 315:1096–1099

Runge M, Rehfeld G (2001) Geriatrische Rehabilitation im therapeutischen Team. Thieme, Stuttgart

Sackett DL, Richardson WS, Rosenberg W, Haynes RB (1998) Evidence-based medicine. How to practice & teach EBM. Livingstone, Edinburgh

1.2 Epidemiologische Aspekte

Heinrich Burkhardt

1.2.1 Zur Definition des älteren Menschen

Allgemein werden als ältere Menschen meist solche mit einem Lebensalter ≥65 Jahre definiert. Früher wurden durch die WHO bereits Menschen ab 60 Jahren zu der Gruppe der älteren Menschen gerechnet; diese Definition hat sich aber nicht durchgesetzt. Die Definition der älteren Menschen in Abgrenzung von dem mittleren Erwachsenenalter anhand des kalendarischen Lebensalters beruht eher auf gesellschaftlichen Konventionen als auf eindeutigen physiologischen Argumenten aus dem Verlauf des Alterungsprozesses. Der physiologische Alterungsprozess setzt nämlich bereits sehr viel früher (organbezogen und individuell unterschiedlich) ca. ab dem 40. bis 45. Lebensjahr ein. Zudem lässt sich kaum ein eindeutiger Schwellenwert unter den vielfältigen Veränderungen des Organismus finden, der zuverlässig einen Übergang vom mittleren Erwachsenenalter in die Phase des älteren Menschen definiert. Innerhalb dieser großen Gruppe der älteren Menschen werden häufig noch die Hochaltrigen getrennt betrachtet – man spricht auch vom sog. IV. Lebensalter – gemeint sind in der Regel 80-Jährige und ältere. Diese Unterteilung stammt aus der Gerontologie und Geriatrie und folgt der klinischen Erfahrung, dass in diesem Lebensalter zunehmend eine eingeschränkte Funktionalität, geriatrische Syndrome und alterstypische Erkrankungen wie Demenz eine Rolle spielen.

1.2.2 Methodologische Aspekte

Zur Klärung epidemiologischer Fragen können verschiedene Datenquellen herangezogen werden. In erster Linie wird zur Beschreibung der globalen demografischen Veränderungen auf Daten der Sterberegister bzw. in Deutschland der Meldeämter zurückgegriffen. Diese liefern, zumindest was europäische Länder und Nordamerika anbelangt, verlässliche Anhaltszahlen über die tatsächliche

Verteilung der Bevölkerung bzgl. des Lebensalters. Aufgrund beobachtbarer Trends können durch sie relativ sichere Prognosen gestellt werden – stabile Bedingungen vorausgesetzt –, die die zu erwartenden Veränderungen im Verhältnis der durch das Lebensalter definierten Gruppen widerspiegeln.

In gewissen Grenzen existieren weiter Zahlen des Statistischen Bundesamtes, die Rückschlüsse auf Funktionalität und Behinderung erlauben. Hier werden Anhaltszahlen verwendet, die aus der Leistungserbringung der Versorgungsämter und Versicherungsträger ableitbar sind. Ebenso geben Verbrauchs- und Verordnungszahlen der Krankenkassen Einblicke in das Rezeptierungsverhalten und lassen Rückschlüsse zu, welche Gruppen welche Medikamente verbrauchen. In begrenzterem Umfang können auch zu Prävalenzraten bestimmter Erkrankungen aus Registern und Datensätzen der Krankenkassen Rückschlüsse gezogen werden.

Für eine detaillierte Darstellung der in ► Abschn. 1.1 genannten Aspekte der Funktionalität, der UAW und der Häufigkeit geriatrischer Syndrome bzw. Frailty gibt es allerdings wie auch für detailliertere Darstellung der Prävalenz wichtiger Erkrankungen keine Datenbasis aus der allgemeinen Bevölkerung. Hier ist man im großen Umfang auf repräsentative Untersuchungen in der Bevölkerung angewiesen. Unter geriatrischen Aspekten sind in Deutschland vier repräsentative Studien von Relevanz:

1. Bonner Gerontologische Längsschnittstudie (BOLSA) seit 1965 (Lehr u. Thomae 1987),
2. Möglichkeiten und Grenzen selbständiger Lebensführung in privaten Haushalten (MUG) seit 1990 (Wahl u. Wetzler 1998),
3. Berliner Altersstudie (BASE) 1996 (Mayer u. Baltes 1996) und
4. Alterssurvey 1996 (Wurm 2003).

Die ausführlichste Untersuchung über pharmakoepidemiologische Aspekte ist sicher die BASE. Diese untersuchte eine repräsentative Stichprobe der über 70-Jährigen in West-Berlin. Hier wurden nicht nur Prävalenzzahlen erhoben, sondern auch eine kritische Analyse des Therapieplanes vorgenommen, sodass relativ stabile Anhaltszahlen für eine Über-, Unter- oder Fehlmedikation erarbeitet werden konnten. Des Weiteren wurden Symptome und Befunde auf einen eventuellen Zusammenhang mit der UAW untersucht.

1.2.3 Allgemeine Aspekte

Der Anteil der älteren Menschen in der Bevölkerung hat in den letzten Jahrzehnten deutlich zugenommen und das Segment mit dem derzeit stärksten Wachstum sind derzeit die über 80-Jährigen. Parallel dazu hat die verbleibende mittlere Lebenserwartung nicht nur der jüngeren, sondern auch der

Tab. 1.3. Allgemeine Daten zur Demografie. (Nach Statistisches Jahrbuch 2008; Weyerer et al. 2008)

Merkmal	2002	2006	Prognose 2050
Anzahl der Personen über 65 Jahre in Deutschland	14,4 Mio	16,3 Mio	22,9 Mio
Anzahl der Personen über 80 Jahre in Deutschland	3,4 Mio	3,8 Mio	10,0 Mio
Anteil der über 65-Jährigen in Deutschland	17,5%	19,8%	33,3%
Anteil der über 80-Jährigen in Deutschland	4,1%	4,6%	14,6%
Aktuelle Lebenserwartung bei Geburt	Frauen: 81,1 Jahre Männer: 75,1 Jahre	Frauen: 82,1 Jahre Männer: 76,6 Jahre	
Aktuelle verbleibende Lebenserwartung eines 65-Jährigen	Frauen: 19,4 Jahre Männer: 15,8 Jahre	Frauen: 20,2 Jahre Männer: 8,9 Jahre	
Aktuelle verbleibende Lebenserwartung eines 80-Jährigen	Frauen: 8,6 Jahre Männer: 7,1 Jahre	Frauen: 8,1 Jahre Männer: 7,5 Jahre	

Tab. 1.4. Daten zur Medikamentenverordnungen bei älteren Patienten

Medikamentengruppe	Gesundheitssurvey 1998 (46- bis 79-Jährige)	BASE 1996 (>70-Jährige)	GKV-Daten 2000 Arzneiverordnungsreport 2001[b]	GKV-Daten 2007 Arzneiverordnungsreport 2008[b]
	Verordnungshäufigkeit in [%]		Tagesdosen	
Antihypertensiva	24,3–39,8	11,3[a]	40,6–74,3 (20,3)	12,5–16,1 (4,6)
Kardiaka	14,6–20,9		13,5–63,3 (6,4)	12,0–82,7 (11,6)
Digitalis		31	84,7–132,6 (39,8)	
ß-Blocker		5,5		191,3–254,7 (76,2)
ACE-Hemmer		5,3		74,8–63,5 (29,1)
Ca-Antagonisten		22,8		58,5–81,1 (23,1)
Antidiabetika	5,5–9,7	11,4	48,9–50,3 (16,8)	65,2–53,2 (25,6)
Schmerzmittel	0,5–1,2			12,7–32,1 (7,4)
NSAID		33,8	40,6–74,4 (20,3)	26,9–29,0 (13,5)
Diuretika		30,4	48,1–161,9 (20,2)	55,3–150,0 (26,0)
Neuroleptika		4,4		
Antidepressiva		3,3		
Psycholeptika				12,4–25,5 (8,1)
Psychoanaleptika				20,7–40,3 (14,3)
Kortikosteroide				10,0–9,6 (5,2)
Lipidsenker	8,0–11,4	7,5	37,8–8,9 (11,5)	92,0–51,8 (32,0)
Antikoagulantien			9,1–7,2 (3,2)	36,5–54,6 (15,1)
Hypnotika		12,4	5,9–19,6 (3,2)	

Die Medikamentengruppen wurden uneinheitlich zusammengestellt, der Arzneiverordnungsreport 2008, der auf GKV-Daten zurückgreift, gruppiert anders wie noch in 2001; a ohne Betablocker, Diuretika, ACE-Hemmer, Ca-Antagonisten; b Daten als definierte Tagesdosen je Versichertem pro Jahr wie folgt dargestellt 65- bis 69-Jährige – 85- bis 89-Jährige (Mittel über gesamte Zahl der Versicherten); *BASE* Berliner Altersstudie, *GKV* Gesetzliche Krankenversicherungen, *NSAID* »non steroidal anti-inflammatory drugs«

älteren Menschen deutlich zugenommen. Einige Daten zu diesen allgemeinen demografischen Veränderungen sind in Tab. 1.3 zusammengefasst.

Verbrauchsstatistiken zeigen deutlich, dass die meisten verordneten Medikamente, absolut gesehen, in der Gruppe der älteren Patienten über 65 Jahren rezeptiert werden. Sie sind damit die Hauptzielgruppe der Pharmakotherapie. Untersuchungen in Deutschland zeigen, dass in der Gruppe der über 60-Jährigen 64% der Arzneimittel verordnet werden (Schwabe u. Paffrath 2008). Auch die relativen Verordnungszahlen pro Versichertem steigen mit zunehmendem Alter weiter und erreichen erst mit der Gruppe der 80-Jährigen und äl-

■ Tab. 1.5. Daten zu Funktionalität, Multimorbidität und Polypharmazie bei älteren Patienten

Gestörter funktioneller Aspekt	MUG (65–79 Jahre) Prävalenz	MUG (80 Jahre und älter) Prävalenz	BASE (70 Jahre und älter) Prävalenz
		[%]	
Nahverkehr selbstständig benutzen	10,8	36,5	31,2
Spazierengehen			10,6
Treppensteigen	13,1	33,5	11,4
Transfer Bett/Stuhl			2,7
Benutzt Gehhilfe			20,9
Rollstuhlgebunden			3,1
Blindstand gestört			44,2
Baden/Duschen	8,9	30,2	16,0
Einkaufen			33,7
Anziehen	6,2	19,5	5,9
Körperpflege (Kämmen/Rasieren)	2,5	12,1	1,3
WC benutzen	2,4	10,8	3,2
Essen	1,4	6,5	0,9
Benutzt Sehhilfe			95,6
Sehbehinderung (Visus unter 0,2)			26,6
Benutzt Lupe			16,9
Benutzt Hörgerät			15,5
Hörbehinderung (Audiometrie)			18,6
Kognition gestört			14,0
Medikamente richten	2,6	14,8	
Fünf und mehr Diagnosen			28,0
Fünf und mehr Medikamente			37,5

BASE Berliner Altersstudie, *MUG* Möglichkeiten und Grenzen selbstständiger Lebensführung in privaten Haushalten

teren ein Plateau. Prävalenzzahlen für einzelne wichtige Substanzgruppen aus repräsentativen Studien bei älteren Menschen und die Ergebnisse einer kritischen Bewertung sind in ■ Tab. 1.4 zusammengestellt. Deutlich wird, dass bei einem hohen Prozentsatz älterer Menschen aufgrund der Multimorbidität auch eine erhebliche Polypharmazie besteht.

1.2.4 Funktionalität und Multimorbidität

Daten zu Funktionalität und Multimorbidität müssen meist aus repräsentativen Untersuchungen extrahiert werden. Einige wichtige Befunde aus repräsentativen Untersuchungen in Deutschland stellt ■ Tab. 1.5 zusammen.

Allgemeine Einschränkungen der Funktionalität

Funktionalität wird heute weitgehend und verbreitet nach dem ADL/IADL-Konzept eingestuft. Die WHO erarbeitet derzeit eine noch wesentlich weiterreichende Klassifizierung (ICF; WHO 2008), die sich an dem derzeit gültigen Konzept der WHO zu allgemeinen Aspekten von Krankheit und Gesundheit anlehnt. Die Implementierung dieser umfassenden Darstellung in gängige gesundheitsrelevante Datensätze ist aber noch nicht soweit vorgedrungen, dass allgemein gültige Anhaltszahlen hierzu dargestellt werden können. Als grobes Maß hat sich der ADL-Index durchgesetzt, wobei hier zu bemerken ist, dass es sich um keine lineare Skala handelt und dass wichtige Einschränkungen in der Funktionalität teilweise auch nicht abgebildet werden (Nikolaus 1999). Zum Beispiel bedeutet eine schwere Einschränkung in den ADL-Bereichen (Werte unter 40 von 100 Punkten), welche durch eine mangelnde Mobilität und Inkontinenz zustande kommt, nicht unbedingt, dass der Patient nicht in der Lage ist, das Selbstmanagement der Pharmakotherapie zu bewältigen. Allerdings kann der ADL-Wert z. B. noch sehr gut liegen (über 70 von 100 Punkten) und es kann dennoch aufgrund einer erheblichen kognitiven Einschränkung eben kein Selbstmanagement der Pharmakotherapie durchgeführt werden. Dennoch findet der ADL-Wert weite Anwendung, nicht nur im klinischen, sondern auch im sozialmedizinischen Bereich. Einige wichtige Befunde zur Prävalenz von Einschränkungen im ADL-IADL-Bereich aus repräsentativen Querschnittsuntersuchungen sind in ◘ Tab. 1.5 zusammengestellt.

Frailty

Der phänotypische Frailty-Aspekt wird in Registern und amtlichen Statistiken nicht erfasst. Auch in großen repräsentativen Untersuchungen sind die Kriterien des Frailty-Konzeptes unvollständig bzw. nicht einheitlich abgebildet. Die in Deutschland durchgeführten Untersuchungen erlauben nur einen indirekten Rückschluss. Man kann aber annehmen, dass die Verhältnisse hier nicht anders wie in anderen typischen Industrieländern sind und die Daten aus den USA übernehmen.

Hier wurde in einer ausgedehnten Untersuchung, welche die längsschnittlich angelegte Kohorte der »Cardiovascular Health Study« heranzieht, die Prävalenz des Frailty-Konstruktes anhand des Vorliegens einer Sarkopenie untersucht. Es wurden über 5.000 Männer und Frauen, die älter als 65 Jahre waren untersucht. Auf der Basis einer Body-Impedanz-Analyse wurden Daten zum Vorliegen der Sarkopenie herausgearbeitet (Janssen et al. 2004). Die Prävalenzraten zeigten, dass 70,7% der Männer und 41,9% der Frauen eine mäßige Sarkopenie, 17,1% der Männer und 10,7% der Frauen eine schwere Sarkopenie aufwiesen. Baumgartner et al. (1998) untersuchten mit der DXA-Methode (DXA, »dual energy x-ray absorptiometry«) ebenfalls sarkopeniespezifische Maße (hier »appendicular skeletal muscle mass«) in einer ebenfalls längsschnittlich angelegten Kohorte (»The New Mexico Elder Health Survey«), die populationsgestützt repräsentativ angelegt war. Es konnten 883 Personen untersucht werden. Als Vorhandensein einer Sarkopenie wurde hier eine Abweichung der Muskelmasse unter die zweifache Standardabweichung des Normkollektives definiert. Man konnte zeigen, dass die Prävalenzraten von 13–24% bei Personen unter 70 Jahren auf über 50% bei Personen über 80 Jahren anstiegen. In der Untersuchung von Fried et al. (2001), welche ebenfalls auf Daten aus der »Cardiovascular Health Study« zurückgriffen, ergaben sich anhand der von diesen Autoren aufgestellten Kriterien (▶ Abschn. 3.5) – positiv bei Anwesenheit von mindestens drei von fünf – Prävalenzraten von 6–12%. Hier konnte ebenfalls gezeigt werden, dass über alle Alterskohorten hinweg die Prävalenzraten weiter ansteigen (15,5–31,3% bei den über 85-Jährigen).

In speziellen Untergruppen kann die Prävalenz auch erheblich höher liegen. So fanden Purser et al. (2006) in einer durch das Vorhandensein einer koronaren Herzkrankheit definierten Kohorte von Krankenhauspatienten, die 70 Jahre und älter waren, Prävalenzraten von 27%, wenn die Fried-Kriterien zugrunde gelegt wurden, aber Prävalenzraten bis über 60%, wenn Defizite im ADL-Bereich überhaupt als Kriterium zugrunde gelegt wurden.

Spezielle funktionelle Defizite

Der IADL-Aspekt »Umgang mit Medikamenten«, wie er auch in der IADL-Skala nach Lawton u. Brody (1969) erfasst wird, lässt sich in verschiedene Teilbereiche untergliedern:

- Erkennen des Präparats,
- korrekte Dosierung und
- Umgang mit der Medikamentenverpackung bzw. Dosierhilfe.

> **Mehrere Untersuchungen haben gezeigt, dass ältere Patienten zu einem beachtlichen Prozentsatz Schwierigkeiten mit der korrekten Handhabung von Medikamentenverpackung und der Eindosierung haben (Atkin et al. 1994).**

So wurden in der Untersuchung von Nikolaus et al. (1996) 143 im häuslichen Bereich lebende ältere Menschen ohne direkte Hinweise für Vorliegen einer demenziellen Entwicklung hinsichtlich ihrer Fähigkeiten untersucht, mit einer Standard-Medikamentenverpackung korrekt umzugehen. Hier zeigte sich, dass 10,1% nicht in der Lage waren, eine einfache Blisterverpackung zu öffnen. 44,5% konnten keine sog. Flip-top-Verpackung öffnen und 16,8% der Patienten eine Standarddosette nicht korrekt benutzen. Das sind überraschend hohe Zahlen, bedenkt man, dass in dieser Untersuchung die betroffenen Personen im klinischen Kontakt nicht durch funktionelle Defizite aufgefallen waren. Um diese komplexe Aufgabe korrekt und zuverlässig bewältigen zu können, ist die ungestörte Funktionalität in folgenden Bereichen erforderlich:

- Kognition,
- Visus sowie
- manuelle Feinmotorik.

Dies konnte überzeugend in einer detaillierten Analyse in der Untersuchung von Nikolaus et al. (1996) gezeigt werden. Darüber hinaus zeigten die Autoren; dass alle diese speziellen funktionellen Aspekte recht gut mit einem Performance-Test, dem »Timed-Test of Money-Counting« oder Geldzähltest erfasst werden können (Details ► Abschn. 1.1).

Die Prävalenz kognitiver Defizite nimmt in der Gruppe der älteren Menschen ab dem 75. Lebensjahr deutlich zu. Die epidemiologischen Daten aus der BASE (◘ Tab. 1.5) wurden durch etliche andere Untersuchungen bestätigt. So fand sich in der US-amerikanischen CHS-Kohorte (CHS, »Cardiovaskular Health Study«) ebenfalls eine Prävalenzrate von 16% für Frauen und 14,6% für Männer über 75 Jahre.

Unterschiedlichste Störungen und Erkrankungen können eine Einschränkung des Visus hervorrufen. Die wichtigsten Faktoren für einen reduzierten Visus bei älteren Menschen sind neben Problemen der Refraktion diabetische Retinopathie, Glaukom, Katarakt und die Makulopathie. Epidemiologische Untersuchungen hierzu weisen teilweise sehr hohe Prävalenzraten aus. In einer populationsgestützten Untersuchung in Großbritannien fanden Van der Pols et al. (2000) je nach Population Prävalenzraten bei über 65-Jährigen für einen 1/3 unter der Norm liegenden Visus von 3,1–46,9%. Die höchste Prävalenzrate fand sich bei Personen, die in Altenpflegeheimen lebten. Evans et al. (2002) fanden ebenfalls ähnlich hohe Prävalenzraten bei 75-jährigen und älteren Patienten, welche sich für eine jährliche Vorsorgeuntersuchung ambulant bei einem Allgemeinarzt vorstellten. Bei vielen von diesen Patienten sind die Möglichkeiten einer Besserung oder Korrektur des Visus keineswegs ausgeschöpft (Winter et al. 2004).

Für den dritten Teilaspekt – Feinmotorik und Koordination im Bereich der Hände – liegen keine in dieser Differenzierung guten epidemiologischen Daten vor. Es ist jedoch auf dem Boden experimenteller Untersuchungen anzunehmen, dass hier ebenfalls im höheren Lebensalter ein deutlicher Verlust an Funktionalität eintritt (Ranganathan et al. 2001).

1.2.5 Unerwünschte Arzneimittelwirkungen

Die Datenbasis zur Identifizierung medikamentenassoziierter unerwünschter Wirkungen und Beschreibung ihrer Charakteristika ist sehr heterogen, da auf unterschiedlichste Quellen zurückgegriffen wird. Diese reichen von anekdotischen Berichten über intensivere Ereignis-Monitoring-Studien hin zu Ergebnissen aus Kohortenstudien, Case-Control-Studien und populationsbezogenen Untersuchungen. In der Synopse dieser Befunde wird dann versucht, die Daten aus den heterogenen zugrunde liegenden Untersuchungen mittels metaanalytischer Verfahren zu analysieren, um eine bessere Übersicht über reale Prävalenzdaten zu erhalten. Dies liegt auch an der mangelnden Qualität vieler randomisierter placebokontrollierter Studien (RCT; Ioannidis u. Lau 2001). Zusätzlich ist zu bedenken, dass seltenere Nebenwirkungen oft überhaupt nicht in Erscheinung treten, da sie in kontrollierten Studien meist nicht entsprechend berücksichtigt werden.

Selbst sehr große Untersuchungen können zu den Effekten von Medikamenten oft nicht die Realität der späteren Medikationspraxis abbilden, da wichtige zukünftige Subgruppen nicht repräsentativ wiedergegeben sind.

Dies trifft insbesondere für ältere Patienten zu. Die externe Validität dieser Untersuchungen ist daher meistens nicht gut, insbesondere was die zu erwartenden Risiken im Zusammenhang mit der Arzneimitteltherapie anbelangt (Rothwell 2005). Schließlich besteht ein weiteres häufiges Problem darin, dass aufgrund der Vielfalt der eingesetzten Medikamente und teilweiser Überschneidung bzw. uneinheitlicher Zuordnung zu Substanzgruppen die Detailauswertung erheblich erschwert ist, zumindest was bestimmte Wirkstoffe anbelangt. Dies betrifft z. B. in besonderem Maß Psychopharmaka und hier besonders Neuroleptika.

Zur Prävalenz der unerwünschten Arzneimittelwirkungen bei älteren Patienten finden sich allgemein relativ hohe Zahlen. In Untersuchungen, die die Ursachen einer Krankenhausaufnahme unabhängig vom Alter analysieren, werden zwischen 2,9% und 15,4% aller Krankenhausaufnahmen mit UAW von Medikamenten in Verbindung gebracht (Beard 1992). In einer deutschen, im Längsschnitt angelegten Untersuchung waren 2,4% aller Krankenhausaufnahmen in Verbindung mit einer Medikamentenreaktion gesehen worden. Die Inzidenzrate stieg mit zunehmendem Alter von 3,8 von 10.000 behandelten Patienten auf 20 pro 10.000 behandelter Patienten (Patienten über 70 Jahre alt) an (Schneeweiss et al. 2002). Eine besondere Risikogruppe stellen offensichtlich Patienten aus dem Altenpflegeheim dar (Monette et al. 1995). Hier werden erheblich höhere Prävalenzraten vermutet, die insbesondere auf anticholinerge Effekte von Psychopharmaka zurückzuführen sind. Eine aktuelle Metaanalyse zu den bisher vorliegenden systematischen Untersuchungen hierzu findet bei älteren Patienten deutlich höhere Prävalenzzahlen (9,6–13,3%) verglichen mit anderen Altersgruppen. Allerdings hängt dies stark von den verwendeten Kriterien ab (Kongkaew et al. 2008). Manesse et al. (1997) z. B. untersuchten Patienten über 70 Jahre, die im Krankenhaus aufgenommen wurden, und fanden sogar in 24% der Fälle Ereignisse, die zumindest als mit Arzneimitteln assoziiert zu beschreiben waren. Zu denken gibt, dass eine eingehende Analyse im Rahmen einer Untersuchung in Großbritannien anhand von 1.225 Krankenhausaufnahmen die meisten UAW als vermeidbar einstufte (Pirmohamed et al. 2004). Auch im ambulanten Bereich gibt es Untersuchungen zur Inzidenz der unerwünschten Arzneimittelwirkungen. Gurwitz et al. (2003) fanden hier eine Gesamtinzidenz von 50,1 Ereignissen pro 1.000 Patientenjahre. Medikamente, die am häufigsten mit unerwünschten Arzneimittelwirkungen in Verbindung gebracht werden, sind in der folgenden ► Übersicht aufgeführt:

Medikamente mit unerwünschten Arzneimittelwirkungen

- Kardiovaskulär wirksame Medikamente
- Antibiotika
- Diuretika
- Nichtopioidartige Analgetika
- Antikoagulanzien
- Antidiabetika

Die häufigsten unerwünschten Arzneimittelwirkungen waren:

- gastrointestinale Störungen,
- Elektrolytstörungen,
- eingeschränkte Nierenfunktion und
- Blutungen.

Dies gilt in etwa auch für andere Altersgruppen und es finden sich in diesen Statistiken meist keine genauen Aufschlüsselungen bzgl. wichtiger geriatrischer Krankheitsbilder, die auch häufig mit UAW in Verbindung gebracht werden. Hierzu zählen insbesondere

- delirantes Syndrom,
- Obstipation,
- orthostatische Hypotension und Stürze,

die per se mit zunehmendem Alter erhöhte Prävalenzzahlen aufweisen. Man muss annehmen, dass ein guter Teil davon durch UAW im Rahmen der Pharmakotherapie bedingt ist.

Es stellt sich die Frage, ob diese erhöhten Prävalenzzahlen mit zunehmendem Alter eine direkte Folge des Lebensalters ist oder vielmehr eher auf andere prädiktive Faktoren, die ihrerseits mit dem Lebensalter in Verbindung stehen, zurückgeführt werden muss. Field et al. (2004) führten zu dieser Frage im ambulanten Bereich eine aufwändige Nested-Case-Control-Untersuchung in New England (USA) durch. Diese aufwendige Untersuchung an 1.299 Patienten, die eine unerwünschte Arzneimittelwirkung erfahren hatten, und 1.299 Kontrollen ergab, dass eine Assoziation zur Komorbidität und der Anzahl der eingenommenen Medikamente bestand, nicht jedoch zum Lebensalter per se.

Die gehäufte Prävalenz von UAW bei älteren Patienten scheint somit zu einem wesentlichen Teil nicht nur der erhöhten Vulnerabilität sondern direkt der Polypharmazie im Rahmen einer Multimorbidität geschuldet zu sein.

In ◼ Tab. 1.3 finden sich ebenfalls Anhaltszahlen zu Multimorbidität und Polypharmazie bei älteren Patienten. Im Rahmen der BASE wurde eine sehr detaillierte Analyse des Studienkollektivs bzgl. Indikation, Medikation und Hinweisen für eine evtl. vorliegende UAW durchgeführt. Diese zeigte in einem erheblichen Prozentsatz der analysierten Fälle Hinweise für Fehl-, Über- und Untermedikation auf. Bei 13,7% der Patienten fand sich eine Übermedikation und bei 18,7% inadäquat verordnete Medikamente; als Grundlage diente die Beers-Liste (▸ Abschn. 4.2). Die wichtigsten Medikamente, die zum Zeitpunkt der Untersuchung als fehlerhaft verordnet klassifiziert wurden, waren:

- Reserpin,
- Diazepam,
- Amitriptylin und
- Indometacin.

Literatur

Atkin PA, Finnegan TP, Ogle SJ, Shenfield GM (1994) Functional ability of patients to manage medication packaging. A survey of geriatric inpatients. Age Ageing 23:113–116

Baumgartner RN, Koehler KM, Gallagher D et al. (1998) Epidemiology of sarcopenia among the elderly in New Mexico. Am J Epidemiol 147:755–763

Beard, K (1992) Adverse reactions as a cause of hospital admission in the aged. Drugs Aging 2:356–367

Evans JR, Fletcher AE, Wormald RPL et al. (2002) Prevalence of visual impairment in people aged 75 years and older in Britain: results from MRC trial of assessment and management of older people in the community. Br J Ophthalmol 86:795–800

Field TS, Gurwitz JH, Harrold LR et al. (2004) Risk factors for adverse drug events among older adults in the ambulatory setting. J Am Geriatr Soc 52:1349–1354

Fried LP, Tangen CM, Walston J et al. (2001) Cardiovascular Health Study Collaborative Research Group. Frailty in older adults: evidence for a phenotype. J Gerontol A Biol Sci Med Sci 56:M146–M156

Gurwitz JH, Field TS, Harrold LR et al. (2003) Incidence and preventability of adverse drug events among older persons in the ambulatory setting. JAMA 289:1107–1116

Ioannidis JP, Lau J (2001) Completeness of safety reporting in randomized trials: an evaluation of 7 medical areas. JAMA 285:437–443

Janssen I, Baumgartner RN, Ross R, Rosenberg IH, Roubenoff R (2004) Skeletal muscle cutpoints associated with elevated physical disability risk in older men and women. Am J Epidemiol 159:413–421

Kongkaew C, Noyce PR, Ashcroft DM (2008) Hospital admissions associated with adverse drug reactions: a systematic review of prospective observational studies. Ann Pharmacother 42(7):1017–1025

Lawton MP, Brody EM (1969) Assessment of older people: self-maintaining and instrumental activities of daily living. Gerontologist 9:179–186

Lehr U, Thomae H (Hrsg) (1987) Formen seelischen Alterns. Ergebnisse der Bonner Gerontologischen Längsschnittstudie (BOLSA). Enke, Stuttgart

Manesse CK, Derkx FHM, Ridder MAJ de, Man in't Veld AJ, van der Cammen TJM (1997) Adverse drug reactions in elderly patients as contributing factor for hospital admission: cross sectional survey. BMJ 315:1057–1058

Mayer KU, Baltes PB (Hrsg) (1996) Die Berliner Altersstudie. Akademie-Verlag, Berlin

Monette J, Gurwitz JH, Avorn J (1995) Epidemiology of adverse drug events in the nursing home setting. Drugs Aging 7:203–211

Nikolaus T, Kruse W, Bach M, Specht-Leible N, Oster P, Schlierf G (1969) Elderly patients´problems with medication. An in-hospital and follow-up study. Eur J Clin Pharmacol 1996, 49:255–259

Nikolaus T (1999) Physische Gesundheit. In: Nikolaus T, Pientka L (Eds) Funktionelle Diagnostik. Assessment bei älteren Menschen. Quelle & Meyer, Wiebelsheim, S 2(1)–2(12)

Pirmohamed M, James S, Meakin S et al. (2004) Adverse drug reactions as cause of admission to hospital: prospective analysis of 18.820 patients. BMJ 329:15–19

Purser JL, Kuchibhatla MN, Fillenbaum GG, Harding T, Peterson ED, Alexander KP (2006) Identifying frailty in hospitalized older adults with significant coronary artery disease. J Am Geriatr Soc 54:1674–1681

Ranganathan VK, Siemionow V, Sahgal V, Yue GH (2001) Effects of aging on hand function. J Am Geriatr Soc 49:1478–1484

Rothwell, PM (2005) External validity of randomized controlled trials: »To whom do the results of this trial apply?« Lancet 365:82–93

Schneeweiss S, Hasford J, Göttler M, Hoffmann A, Riethling AK, Avorn J (2002) Admissions by adverse drug events to internal medicine and emergency departments in hospitals: a longitudinal population-based study. Eur J Clin Pharmacol 58:285–291

Schwabe U, Paffrath D (Hrsg) (2008) Arzneiverordnungsreport. Springer, Berlin Heidelberg New York Tokyo

Statistisches Bundesamt (2008) Statistisches Jahrbuch 2008 http://www.destatis.de/jetspeed/portal/cms/Sites/destatis/Internet/DE/Navigation/Publikationen/Querschnittsveroeffentlichungen/JahrbuchDownlads, templateId=renderPrint.psml__nnn=true. Gesehen 12.2.2009

Van der Pols JC, Bates CJ, Thompson JR, Reacher M, Prentice A, Finch S (2000) Visual acuity measurements in a national sample of British elderly people. Br J Ophthalmol 84:165–170

Wahl HW, Wetzler R (1998) Möglichkeiten und Grenzen selbständiger Lebensführung in Privathaushalten. Integrierter Bericht zum gleichnamigen Forschungsverbundprojekt. Kohlhammer, Stuttgart

Weyerer S, Ding-Greiner C, Marwedel U, Kaufelder T (2008) Epidemiologie körperlicher Erkrankungen und Einschränkungen im Alter. Kohlhammer, Stuttgart

Winter LJM de, Hoyng CB, Froeling PGAM, Meulendijks CFM, van der Wilt GJ (2004) Prevalence of remediable disability due to low vision among institutionalized elderly people. Gerontology 50:96–101

WHO (World Health Organization)(2001) Interntional Classification of functioning, disability and health. Genf. http://www.who.int/classifications/icf/en/. Gesehen 6.11.2009

Wurm S (2003) Gesundheit in der zweiten Lebenshälfte. Veränderung im Längsschnitt über einen Zeitraum von sechs Jahren. Deutsches Zentrum für Altersfragen, Berlin

Studien-Akronyme

- BOLSA
  Bonner Gerontologische Längsschnittstudie
- BASE
  Berliner Altersstudie
- CHS
  »Cardiovaskular Health Study«
- RCT
  »Randomised Controlled Trial«

1.3 Altersassoziierte allgemeine pharmakologische Aspekte

Martin Wehling

1.3.1 Pharmakokinetik

Die Pharmakokinetik beschreibt die Gesetzmäßigkeiten des Verhaltens eines Arzneimittels im Organismus bzgl. seiner/seines

- **A**bsorption (im deutschen eher Resorption),
- **D**istribution,
- **M**etabolismus und
- **E**limination

(ADME-Regel). Die Resultante dieser Teilfunktionen der Pharmakokinetik ist der Verlauf der Plasma- (oder auch Liquor-)Konzentration eines Arzneimittels über die Zeit. Dosis, Zubereitungsform und Applikationsweg können gewählt werden, alle anderen Einflussgrößen sind variabel durch den individuellen Patienten vorgegeben und in ihrer Auswirkung oft nur schwer vorhersehbar. Durch die Entwicklung oft komplexer mathematischer Modelle versucht nun die Analyse der Pharmakokinetik eine gesetzmäßige Vorhersehbarkeit von Wirkstoffkonzentrationen zu erzielen. Eine sichere Vorhersagbarkeit von Unverträglichkeitsreaktionen kann auch mit den Methoden der molekularen Analyse z. B. von abbauenden Enzymen nicht erreicht werden, da die Variationsbreite der Plasmakonzentration von Arzneimitteln nur zu 30–50% genetisch bedingt ist.

> **Daher ist trotz aller Versuche der Individualisierung aufgrund von Vorhersageverfahren (z. B. über genetische Untersuchungen) jede Arzneimittelanwendung ein Individualexperiment. Dieses kann wie jedes Experiment nur bei genauer Beobachtung (des Patienten!) gelingen.**

Daraus folgt, dass trotz eines großen pharmakokinetischen und pharmakogenetischen Wissens jede individuelle Arzneimittelanwendung zum Teil immer auch ein Individualexperiment bleibt, das nur bei genauer Beobachtung von Wirkungen und Nebenwirkungen einen günstigen Ausgang nimmt.

Dies trifft in besonderem Umfang für ältere Patienten zu, da die noch zu beschreibenden Veränderungen, z. B. der ausscheidenden Organe, interindividuell sehr verschieden sind.

Die Kombination aus Konzentrationsbestimmung im Plasma und sorgsamer klinischer Beobachtung, einschließlich der anamnestischen Erhebung typischer Symptome wie z. B. Muskelschmerzen bei Statinen oder epigastrischen Beschwerden (»Magenschmerzen«) bei nichtsteroidalen Antiphlogistika, können zu einer erhöhten Sicherheit einer Arzneimitteltherapie beitragen. Dass dies eine anspruchsvolle Aufgabe ist, ist offensichtlich. Wer aber »scharfe« Messer – und das sind viele der hochwirksamen modernen Medikamente aufgrund einer engen therapeutischen Breite – führen will, muss ihre Handhabung erlernen und sich der möglichen Gefahren bewusst sein.

Besonderheiten der geriatrischen Pharmakokinetik

Veränderungen der Physiologie, insbesondere der Nierenfunktion

Altersassoziierte physiologische Veränderungen sind individuell sehr unterschiedlich ausgeprägt. Darüber hinaus sind viele chronische Erkrankungen altersassoziiert (»Alterskrankheiten« wie die Alzheimer-Demenz oder Atherosklerose mit ihren unterschiedlichen Auswirkungen) und führen zu einer zunehmenden Inzidenz struktureller und funktioneller Veränderungen. Diese bedingen letztlich funktionelle Einschränkungen und Behinderungen mit, die z. T. für die Pharmakokinetik direkt bedeutsam sind. Aus diesem Grund ist es oft nicht möglich, zwischen rein altersbedingten und solchen Veränderungen zu unterscheiden, die auf dem Boden einer zunehmenden Inzidenz chronischer Erkrankungen entstanden sind (z. B. Diabetes mellitus Typ II). Zum Beispiel ist im Mittel eine altersabhängige Abnahme der glomerulären Filtrationsrate als Ausdruck des zunehmenden Ausfalls von Nephronen eindeutig nachweisbar (Rowe et al. 1976). Bei einer genaueren Analyse der individuellen Verläufe anhand der Daten der Baltimore Longitudinal Study zeigen sich aber verschiedene Muster im zeitlichen Verlauf der Nierenfunktion (Lindeman 1993):

- Einige Menschen weisen über lange Zeit eine konstante glomeruläre Filtrationsrate auf,
- andere wieder einen langsamen, nahezu linearen Abfall über die Lebensdekaden;
- schließlich gibt es eine dritte Gruppe mit einem deutlich stärker progredienten Abfall der glomerulären Filtrationsrate, der diese Patienten als nierenkrank erscheinen lässt.

Allerdings wird kontrovers diskutiert, ob tatsächlich eine rein altersassoziierte und nicht als pathologisch aufzufassende Abnahme der Nierenfunktion existiert, da der schädigende Einfluss von z. B. arterieller Hypertonie und/oder Diabetes mellitus schwer auszuschließen ist. Ähnliches gilt auch für andere Veränderungen der Physiologie, die als typische altersassoziierte Veränderungen angesprochen werden können. Einen Überblick gibt hier ◘ Tab. 1.6 und stellt zugleich die Bedeutung der einzelnen Veränderungen für die Effizienz und Sicherheit der Pharmakotherapie heraus.

Die renale Funktion ist bei den meisten betagten Patienten sowohl auf glomerulärem als auch tubulärem Niveau eingeschränkt. Die altersabhängig verminderte renale Eliminationsleistung ist damit eine regelhaft auftretende Besonderheit in der geriatrischen Pharmakokinetik. Über die Cockcroft-Gault- oder die MDRD-Formel (MDRD, »modification of diet in renal disease«) lässt sich die Nierenfunktion auch ohne aufwändige Parameter (z. B. Sammelurin) abschätzen. Da die Cockcroft-Gault-Formel auf Rechenschiebern unter Kenntnis von Alter, Gewicht, Serumkreatinin und Geschlecht sehr leicht sogar ohne Rechner zu bestimmen ist und die Genauigkeit für die Medikamentendosie-

Tab. 1.6. Auswahl altersassoziierter Veränderungen der Physiologie und ihre Bedeutung für die Pharmakotherapie. (Mod. nach Burkhardt et al. 2007)

Veränderung	Direkter Effekt auf Pharmakokinetik	Direkter Effekt auf Pharmakodynamik	Risiko
Schlaf-Wach-Rhythmus verändert	Nein	Erhöhte Empfindlichkeit für Psychopharmaka (insbesondere Benzodiazepine), auch Verwirrtheit als Folge	Schlafstörung
Akkommodationsfähigkeit der Augenlinse eingeschränkt	Nein	Nein	Unfallgefahr, Compliancebehinderung, Malnutrition
Trübung der Augenlinse	Nein	Nein	Unfallgefahr, Compliancebehinderung, Begünstigung einer anticholinergen UAW
Gesamtkörperwasser vermindert	Hydrophile Substanzen	Nein	UAW, z. B. Beteiligung an Digoxintoxizität
Leberdurchblutung reduziert	Akkumulationsgefahr hepatisch eliminierter Substanzen	Nein	Interaktionen, UAW z. B. von Betablockern, trizyklischen Antidepressiva
Glomeruläre Filtrationsrate vermindert	Akkumulation renal eliminierter Substanzen	Nein	UAW, z. B. Digoxin, Aminoglykoside
Rückresorption von Natrium vermindert	Nein	Gelegentlich Verstärkung der Hyponatriämiewirkung von Diuretika	Hyponatriämie, Delir
Ansprechen auf β-adrenerg vermittelte Reize vermindert	Nein	Verminderte Empfindlichkeit auf Betablocker	Orthostase, Sturzgefahr
Kalksalzgehalt in den Knochen nimmt ab	Nein	Nein	Frakturgefahr bei Stürzen, auch medikamentös induzierten
Muskelmasse nimmt ab	Ja	Ja	Sturzgefahr, Verschleiern reduzierter Nierenfunktion, da Serumkreatinin nicht adäquat ansteigt
Speichelsekretion nimmt ab	Nein	Nein	Begünstigen einer anticholinergen UAW, »trockener Mund«
Albuminkonzentration im Serum nimmt ab	Ja	Nein	Beeinflussung von Medikamentenplasmakonzentrationen bei hoher Albuminbindung, z. B. Phenprocoumon
Nervenleitgeschwindigkeit herabgesetzt	Nein	Verstärkte muskelkraftreduzierende Wirkung von Relaxanzien einschließlich Benzodiazepinen	Sturzgefahr

UAW unerwünschte Arzneimittelwirkung (sog. Nebenwirkung)

rung ausreicht, ist sie unter pragmatischen Aspekten zu bevorzugen. Die MDRD-Formel ist allerdings etwas genauer. Diese Schätzverfahren eignen sich allerdings nur bei Clearancewerten von >10 ml/min. Darunter werden sie zu ungenau und können dann die direkte Messung der Clearance z. B. im 24-h-Urin nicht ersetzen.

Schätzformel nach Cockcroft u. Gault (Cockcroft u. Gault 1976):
C_{CR} (ml/min) = (140–Alter) × Gewicht (kg)/(72 × Serumkreatinin (mg/dl)) (bei Frauen zusätzlicher Korrekturfaktor 0,85, also Reduktion um 15%)
Schätzformel aus der MDRD-Studie (Levey et al. 1999):
GFR (ml/min) = 170 × Serumkreatinin $(\text{mg/dl})^{-0{,}999}$ × $\text{Alter}^{-0{,}176}$ × Serumharnstoff $(\text{mg/dl})^{-0{,}293}$ × $\text{Serumalbumin}^{0{,}318}$ × Körperoberfläche/1,73 (bei Frauen zusätzlicher Korrekturfaktor 0,762)

Anhand dieser Schätzformeln lässt sich leicht abschätzen, dass ein sonst als »normal« angesehenes Serumkreatinin von 1,0 mg/dl beim älteren Patienten durchaus auf eine dosisrelevante Einschränkung der Nierenfunktion hinweisen kann:

Nach der Cockroft-Gault-Formel hat ein 80-Jähriger, 72 kg schwerer Mann mit diesem Kreatinin nur noch eine renale Clearance von 60 ml/min, also fast nur noch so viel wie ein jüngerer Mensch mit einer Niere!

Bei diesem Patienten muss ein nierengängiges Arzneimittel schon nur noch mit der halben Normaldosis gegeben werden, um eine Überdosierung zu vermeiden. Dieses scheinbare Paradoxon reflektiert die Tatsache, dass die im Alter reduzierte Kreatininproduktion in der Skelettmuskulatur (Sarkopenie!) durch die ebenfalls reduzierte Nierenfunktion ausgeglichen wird und sich so die resultierende Serumkonzentration des Kreatinins nicht ändert. Dies kann verglichen werden mit einer Badewanne, in der sowohl Zulauf (Kreatininbildung durch Sarkopenie) als auch Ablauf (durch Nierenfunktionseinschränkung) reduziert sind und in der der Wasserspiegel daher gleich bleibt. Diese Zusammenhänge sind in ◘ Abb. 1.3 dargestellt.

Die Unkenntnis des einfachen Zusammenhangs zwischen Bildung und Ausscheidung von Kreatinin, die im Alter gleichsinnig verändert sind und daher nicht zu wesentlichen Änderungen des Serumkreatinins führen müssen, ist die Grundlage vieler vermeidbarer Nebenwirkungen bei älteren Patienten.

Darüber hinaus treten im Alter funktionell relevante Veränderungen im Gastrointestinaltrakt (herabgesetzte Motilität, verzögerte Magenentleerung, erhöhter Magen-pH bei geringerer Säureproduktion), in der Leber (reduzierter First-Pass-Metabolismus bei geringerer Lebermasse, reduzierte Perfusion z. B. bei Rechtsherzinsuffizienz) und bei den plasmatischen Transportproteinen auf (Abnahme Albumin, Zunahme α_1-saures Antitrypsin). Generell nimmt im Alter das Körperfett auf Kosten des Körperwassers zu, wodurch sich verminderte Verteilungsvolumina ergeben. Daraus resultieren gesteigerte Anteile ungebundener freier Pharmaka. Im klinischen Alltag sollte daher v. a. bei hydrophilen Substanzen (z. B. Digoxin) mit niedrigen Auf-

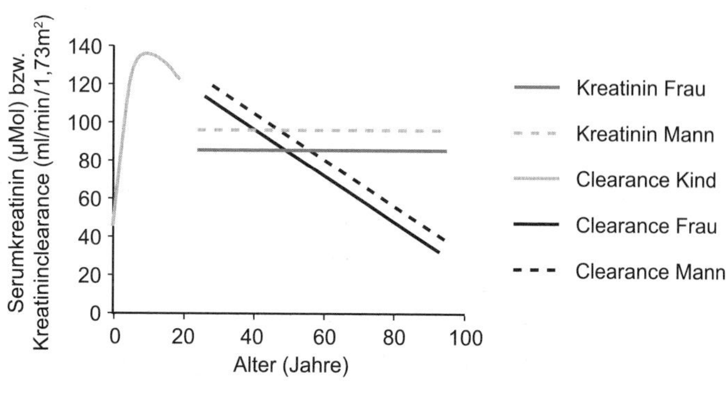

◘ Abb. 1.3. Schematischer Verlauf von Serumkreatinin und Kreatininclearance beim Kind, Mann und Frau in Abhängigkeit vom Lebensalter

sättigungs- bzw. Erhaltungsdosen gearbeitet und die Plasmaspiegel von Medikamenten mit geringer therapeutischer Breite therapiebegleitend kontrolliert werden. Aus diesen Fakten (neben anderen Gründen) leitet sich die grundsätzliche Empfehlung zur Pharmakotherapie im Alter ab:

»Start low, go slow.« Also im Alter niedrige Einstiegsdosis, langsames Hochtasten, aber dann meist doch irgendwann die volle Enddosis, falls sie toleriert wird.

Allerdings ist es wichtig zu erwähnen, dass in der täglichen Praxis die Einschränkung der Nierenfunktion im Alter mit Abstand die wichtigste Veränderung mit Relevanz für die Arzneimitteltherapie ist. Sie betrifft etwa 40% aller Medikamente, die fast nur über die Nieren ausgeschieden werden können, ist im hohen Alter bei fast allen Patienten mehr oder weniger stark ausgeprägt und ruft sonst keine wesentlichen Symptome hervor. Es muss also daran gedacht werden, die Nierenfunktion bei jeder Therapieeinleitung im Alter abzuschätzen (dies ist ja sehr einfach möglich, s. o.) und der Verordner muss wenigstens wissen, wie die rezeptierten Medikamente den Körper wieder verlassen, über die Niere oder die Leber (oder gelegentlich auch beide Organe).

Der Verordner von Arzneimitteln muss ihren Ausscheidungsweg kennen, im Alter immer die Nierenfunktion abschätzen und ggf. eine Dosisanpassung vornehmen.

Noch banaler erscheint die Notwendigkeit, bei einer Arzneiverordnung das Körpergewicht zu berücksichtigen. Arzneimittel werden meist für jüngere Patienten mit einem mittleren Körpergewicht von 70–75 kg entwickelt (regional unterschiedlich z. B. in Japan für geringere Körpergewichte) und darauf die Dosierungen in den Abteilungen der Präparate abgestellt (z. B. enthaltene Wirkstoffmenge pro Tablette). Nun nehmen ältere und vor allem sehr alte Patienten ja deutlich ab; wie schon beschrieben, tragen hierzu sicher der Muskelschwund (Sarkopenie), aber auch die häufig durch Demenz oder Zahnprobleme behinderte Ernährung wesentlich bei. Daher ist es offensichtlich, dass die Dosis bei einem älteren Menschen aus »Haut und Knochen« eben an das Gewicht angepasst werden muss. Dies unterbleibt oft (allein schon aufgrund fehlender kleinerer Tablettenstärken oder ihrer Teilbarkeit) und schon ergibt sich allein aus dieser Defizienz eine Überdosierung um 30–80% (Campion et al. 1987), die dann auch noch auf eine Einschränkung der Ausscheidungsfunktionen treffen kann: so sind dann vollständig und einfach vermeidbare Nebenwirkungen programmiert.

Heterogenität älterer Patienten und Interaktionen unterschiedlicher Aspekte der Pharmakotherapie

Ältere Patienten sind insgesamt durch den dynamischen Alterungsprozess, der nicht nur Verlust von Fähigkeiten und Verminderung von Ressourcen beinhaltet, sondern auch durch Kompensations- und Erholungsprozesse gekennzeichnet. Da diese Prozesse durch genetische und Umwelteinflüsse gesteuert werden, ist diese Patientengruppe außerordentlich heterogen. Man findet über 70-jährige Patienten, die keinerlei funktionelle Einbußen aufweisen und auch nicht an mehreren chronischen Erkrankungen leiden, neben multimorbiden gleichaltrigen Patienten, die ihre Selbsthilfefähigkeit bereits weitgehend verloren haben. Vor diesem Hintergrund der individuellen Heterogenität sind die prognostisch verbleibende Lebensspanne sowie psychische und soziale Aspekte weitere wesentliche Kriterien für die Wahl der Arzneimitteltherapie.

Hier soll zunächst nur die Pharmakokinetik betrachtet werden, die alle Prozesse im Organismus umfasst, welche die Konzentration eines Medikaments im Serum beeinflussen können (▶ oben).

Veränderungen der Pharmakokinetik bei älteren Patienten basieren auf den oben angesprochenen physiologischen altersassoziierten Veränderungen der Körperfunktionen und Körperzusammensetzung. So können unterschiedliche Veränderungen im Gastrointestinaltrakt bei älteren Patienten die Aufnahme eines Arzneimittels beeinflussen:

- reduzierte gastrointestinale Motilität,
- reduzierter splanchnischer Blutfluss,
- reduzierte Oberfläche des intestinalen Epitheliums und
- reduzierte Säuresekretion des Magens.

Diese Veränderungen gleichen sich in der Summe jedoch meist aus, sodass im Mittel keine klinisch relevante reduzierte Medikamentenabsorption resultiert (Ausnahme: Eisenpräparate; hier kann eine parenterale Substitution zumindest vorübergehend notwendig sein).

Zusätzlich zu diesen die passive Diffusion einer Substanz durch die Epithelbarriere beschreibenden Veränderungen sind in die Medikamentenaufnahme auch aktive Transportprozesse involviert, z. B. das P-Glykoprotein. Bisher konnte jedoch keine altersabhängige Veränderung in der P-Glykoproteinaktivität gefunden werden.

Die Verteilung eines Medikamentes richtet sich nach seinen chemischen Eigenschaften (Hydro- bzw. Lipophilität). Da bei älteren Patienten ein Anstieg des Fettanteils und ein Abfall des Wasseranteils der Körperkompartimente vorliegen, ist mit veränderten Verteilungsvolumina zu rechnen. Des Weiteren spielen Veränderungen der Plasmaproteine, v. a. ein im Alter erniedrigtes Serumalbumin, theoretisch eine Rolle. In der Summe können diese Veränderungen zu einem Anstieg der Serumkonzentration bei hydrophilen Substanzen führen und evtl. hier auch in einer Überdosierung resultieren, wohingegen bei lipophilen Substanzen mit erniedrigten Konzentrationen zu rechnen ist. Auch diese Veränderungen – obwohl wichtiger als die Absorptionsveränderungen, z. B. durch erhöhte freie Digoxinkonzentrationen – sind relativ gesehen von untergeordneter Bedeutung.

Den weitaus größten altersassoziierten Einfluss auf die Pharmakokinetik haben die Veränderungen in der Exkretion und hierbei wiederum Veränderung der renalen Ausscheidung.

Die Elimination eines Medikamentes erfolgt überwiegend in Abhängigkeit von seinen chemischen Eigenschaften hepatisch oder renal:

$$\text{Clearance}_{\text{total}} = \text{Clearance}_{\text{hepatisch}} + \text{Clearance}_{\text{renal}}$$

Als Faustregel kann gelten, dass lipophile Substanzen eher hepatisch und hydrophile Substanzen eher renal eliminiert werden.

Die hepatische Clearance erfolgt in 2 Schritten (Phase-1- und Phase-2-Reaktion). In der Phase-1-Reaktion wird mithilfe des Systems der Zytochrom-P450-(CYP-)abhängigen Oxydasen das Pharmakon verändert und in einem zweiten Schritt (Phase-2-Reaktion) das entstandene Produkt zur Erhöhung der Wasserlöslichkeit konjungiert. Limitierende Schritte hierbei sind einerseits der hepatische Blutfluss und andererseits die Enzymaktivität in der Phase-1-Reaktion. Die CYP-abhängigen Systeme zeigen charakteristische Isoformen, denen jeweils verschiedene Medikamente zugeordnet sind. Auf dieser Ebene kann es durch Konkurrenz der Substrate sowohl zur Inhibition eines CYP-Systems wie auch zur Induktion kommen. Darüber hinaus besteht ein ausgeprägter Polymorphismus der einzelnen Enzymsysteme, der wiederum Erklärung sowohl für eine Non-Response als auch für erhöhte Wirkspiegel und die Auslösung einer unerwünschten Medikamentenwirkung sein kann. Beide für die Pharmakokinetik wichtigen Aspekte – sowohl der hepatische Blutfluss als auch die Phase-1-Reaktion – zeigen in höheren Lebensdekaden im Mittel einen leichten Abfall ihrer Kapazität, sodass aus diesem Grund bei älteren Patienten für die hepatische Elimination im Mittel eine Verminderung resultiert (Zeeh u. Platt 2002). Die Dimension dieser altersassoziierten Veränderungen tritt jedoch gegenüber der beachtlichen interindividuellen Variabilität durch den genetischen Polymorphismus der Enzymsysteme (▶ unten) deutlich in den Hintergrund.

Der wichtigste bestimmende Parameter der renalen Elimination ist die glomeruläre Filtrationsrate. Sie zeigt eine deutliche altersabhängige Verminderung (▶ oben). Zusätzliche Sekretion und Reabsorptionsvorgänge im Bereich des Tubulussystems sind in ihrer Bedeutung für die Anpassung der Arzneimitteltherapie im Alter deutlich nachgeordnet. Dieses Kapitel ist oben ausführlich beschrieben, im Folgenden sollen die hier relevanten Aspekte der Arzneimittelverstoffwechslung behandelt werden. Hierbei spielen genetische Aspekte eine wesentlich größere Rolle als z. B. für die renale Elimination.

Pharmakogenetik und Arzneimittelinteraktionen

Die Berücksichtigung individueller Eigenschaften wie Alter, Körpergewicht, Geschlecht, Leber- und Nierenfunktion aber auch die ethnische Herkunft ist seit langem Grundlage einer auf den einzelnen

Patienten hin optimierten Arzneitherapie. Bei der Polypharmakotherapie sind dabei nicht nur Additionen erwünschter Effekte, sondern auch eine extreme Verstärkung unerwünschter Arzneimittelwirkungen zu beachten, die insbesondere bei genetischen Veränderungen eine Rolle spielen können. Die Metabolisierung von mindestens der Hälfte aller Arzneimittel wird durch CYP-Enzyme in der Darmwand und vor allem der Leber bewältigt. Diese weisen teilweise ausgeprägte genetische Polymorphismen auf, d. h. die Individuen können aufgrund ihres genetischen Hintergrundes bestimmte Arzneimittel schlechter (oder seltener auch besser) als andere Individuen abbauen.

Für die Medikamentenmetabolisierung wesentliche abbauende Enzyme (auch Phase-2-Enzyme, die die Konjugation von Arzneimitteln bewirken) sind in ◘ Tab. 1.7 zusammengefasst.

Die Pharmakogenetik beschreibt erbliche Varianten von Enzymen und Rezeptoren, die individuellen Variabilitäten in Pharmakokinetik und -dynamik zugrunde liegen. Polymorphismen sind definitionsgemäß phänotypisch erkennbare Varianten mit Häufigkeiten >1%. Durch Phänotypisierung mit Testsubstanzen (Plasmakonzentrationsbestimmung der Metabolite) konnten Patientenpopulationen hinsichtlich der Leistung ihrer hepatischen Metabolisierung in verschiedene Gruppen (»rapid«, »intermediate«, »poor metabolizers«) eingeteilt werden. Diverse Studien haben gezeigt, dass Medikamentenspiegel und -effekte in Abhängigkeit von Polymorphismen der Zytochrome variieren.

CYP-Isoenzyme bezeichnen eine Enzymfamilie, die im Rahmen der Phase-1-Reaktion eine große Relevanz für den oxidativen und reduktiven Stoffwechsel von Arzneimitteln (und anderen Fremdstoffe wie z. B. Insektiziden) besitzt (Goeptar et al. 1995). Das CYP-Enzymsystem lässt sich anhand von Aminosäuresequenzhomologien in diverse Unterfamilien unterschiedlicher Substratspezifität und Induzierbarkeit differenzieren, für die diverse genetische Polymorphismen (wichtige CYP-Enzyme sind in diesem Zusammenhang z. B. CYP1A1, CYP1A2, CYP2A6, CYP2C9, CYP2C19 und CYP2E1) identifiziert wurden (Lewis et al. 1998). Der genetische Polymorphismus von CYP2D6 soll hier exemplarisch dargestellt werden. CYP2D6 (gemäß der ursprünglich nachgewiesenen Funktion auch Debrisoquine-Hydroxylase genannt) ist in den Metabolismus einer großen Anzahl von Arzneimitteln involviert, z. B. Neuroleptika (z. B. Haloperidol, Thioridazin) und Antidepressiva (trizyklische Antidepressiva, Serotonin-Wiederaufnahmehemmer), sowie vieler Antiarrhythmika (Propafenon, Flecainid, Mexiletin) und β-Blocker (Bertilsson et al. 1995). Die CYP2D6-Aktivität kann phänotypisch mittels der Testwirkstoffe Debrisoquine oder Spartein und nachfolgender Bestimmung der »Metabolic Ratio« (MR) aus dem Wirkstoff und seinem Me-

◘ **Tab. 1.7.** Die wichtigsten Enzyme der Biotransformation und Beispiele für deren Substrate. (Mod. nach Feuring et al. 2000)

Enyzme	**Beispiele für Arzneimittel und andere Substrate**
CYP1A1	Benzpyrene
CYP1A2	Koffein
CYP2A6	Cumarin
CYP1B1	Östradiol
CYP2C9	NSAID
CYP2C19	Omeprazol, Clopidogrel
CYP2D6	Neuroleptika, Antiarrhythmika, Betablocker
CYP2E1	Äthanol
CYP3A4	Nifedipin, Simvastatin
Glutathion-S-Transferase	Benzpyrene
N-Acetyltransferase NAT2	Isoniazid
Glukose-6-Phosphat-Dehydrogenase	Malariamittel
UDP-Glucuronosyl-Transferase	Bilirubin
Thiopurin-Methyltransferase	Mercaptopurin
Dihydropyrimidin-Dehydrogenase	5-Fluouracil

CYP Zytochrom P, *NSAID* »non steroidal anti-inflammatory drugs«, *UDP* Uridindiphosphat taboliten im Urin bestimmt werden. Hierdurch ergibt sich die Klassifikation in drei Phänotypen:

1. »poor metabolizer« (PM),
2. »extensive metabolizer« (normaler Phänotyp – EM) und
3. »ultrarapid metabolizer« (UM).

Die Prävalenz des PM bei Kaukasiern in Europa und Nordamerika liegt bei etwa 7,5%, während bei Chinesen, Japanern und der schwarzen Bevölkerung Nordamerikas der Prozentsatz mit 0–2% deutlich geringer ist (Wormhoudt et al. 1999). Da betroffene Patienten aufgrund des stark beeinträchtigten Metabolismus schneller toxische Spiegel erreichen und Nebenwirkungen erleiden können, ist die empfohlene Dosierung z. B. für das Neuroleptikum Haloperidol in China niedriger als in bei uns (Bertilsson et al. 1995). Den UM-Genotyp weisen nur etwa 3–5% der Kaukasier, aber 15–20% der orientalischen Bevölkerung auf. Individuen dieses Typs benötigen z. T. sehr hohe Arzneimitteldosen, um wirksame Spiegel zu erreichen. Diese Konstellation kann z. B. bei einer Behandlung mit Kodein wesentlich sein, das zu Morphin metabolisiert wird. Tatsächlich haben Untersuchungen gezeigt, dass positive Korrelationen zwischen dem UM-CYP2D6-Genotyp und dem Suchtrisiko bei einer Kodeintherapie bestehen. Generell kann auch ein fehlender therapeutischer Effekt auf den UM-Status zurückzuführen sein und ist durch eine Überprüfung der Plasmaspiegel zu zeigen. Dies trifft insbesondere bei Medikamenten zu, die nur eine geringe therapeutische Breite haben, bei denen also die Wirkung (und Nebenwirkungsrate) an das Erreichen (bzw. Überschreiten) eines relativ engen Serumspiegelbereichs gebunden ist. Zu hohe Serumspiegel können zu lebensbedrohlichen Komplikationen führen, zu niedrige Spiegel zum Ausbleiben eines Therapieeffektes. So erwiesen sich in einer Studie mit trizyklischen Antidepressiva (TZA) fast alle PM als TZA-Nonresponder (Chen et al. 1996).

Grundsätzlich fällt auf, dass Medikamente, die bei enger therapeutischer Breite über polymorphe Zytochrome verstoffwechselt werden (z. B. TZA, Antiarrhythmika, Betablocker) zu den im Alter eher zu vermeidenden Arzneimitteln gehören.

Obwohl dies der allgemeinen klinischen Erfahrung entspricht, ohne dass die Genetik im Einzelfall bekannt wäre, liegt sicher die genetische Variation einem Teil der »schlechten« Erfahrungen bei älteren Patienten zugrunde. Die Genotypisierung wird ja immer noch weitgehend vernachlässigt, hat aber auch noch keinen Effizienznachweis im Sinne der »outcome research« erbracht.

Die kompetitive Metabolisierung verschiedener Medikamente durch das gleiche Zytochrom oder sonstige abbauende Enzym kann zu vielfältigen Interaktionen führen, insbesondere wenn ein Polymorphismus mit niedriger Enzymaktivität vorliegt.

So gibt es eine exponentielle Korrelation zwischen Nebenwirkungen, aber auch den Interaktionen und der Zahl eingenommener Medikamente (◘ Abb. 1.4). Allein aus numerischen Gründen kann man bei 7 Medikamenten damit rechnen, dass die Wahrscheinlichkeit einer Interaktion z. B. über das wichtigste CYP3A4 bei über 90% liegt. 30–40% aller Arzneimittel werden über dieses Enzym abgebaut.

Zum Glück sind nicht alle theoretisch möglichen Interaktionen auch klinisch relevant, sie stellen »nur« etwa 10% der vermeidbaren Nebenwirkungen, müssten aber nach den theoretischen Überlegungen wesentlich häufiger sein. Die Vorhersehbarkeit, auch unterstützt durch Computer-

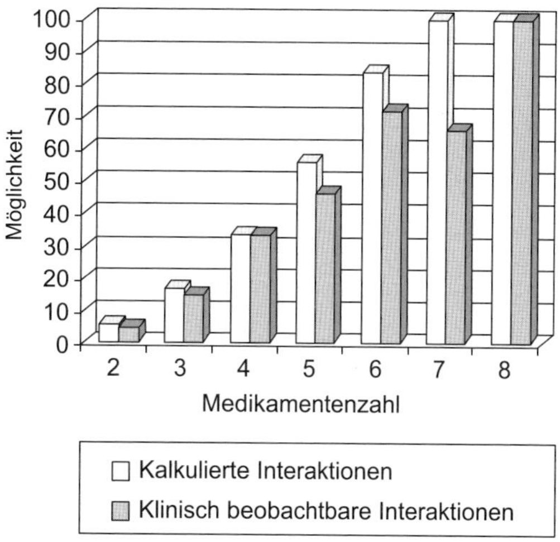

◘ **Abb. 1.4. Der Zusammenhang zwischen möglichen und gemessenen Arzneimittelinteraktionen in Abhängigkeit von der Medikamentenzahl.** (Aus Delafuente 2003. Mit freundlicher Genehmigung von Elsevier; Übersetzung des Autors)

programme, die »kritische« Kombinationen markieren, ist sehr beschränkt.

> **Auch hier gilt eher die intensive Beobachtung des Patienten zur Entdeckung von Nebenwirkungen oder Zeichen einer Untertherapie als Weg zum Ziel, denn die »Berechnung« möglicher Interaktionen.**

Ein klassisches Beispiel ist die Interaktion von Ciprofloxacin und Theophyllin. Theophyllin hat eine ausgesprochen niedrige therapeutische Breite, sodass durch die zusätzliche Medikation mit Ciprofloxacin, einem starken Inhibitor des CYP1A2, ein signifikanter Anstieg des Theophyllinspiegels eintreten kann bis hin zu klinisch relevanter Überdosierung mit Tachykardie und delirantem Syndrom.

Die im Alter wichtigsten Arzneimittelinteraktionen zeigt ◘ Tab. 1.8.

»Non steroidal anti-inflammatory drugs« (NSAID), Digoxin und orale Antikoagulanzien (in Deutschland Phenprocoumon, das grundsätzlich wie Warfarin zu beurteilen ist) sind in Deutschland Spitzenreiter der altersrelevanten Interaktionspartner.

Andere Medikamente verändern den hepatischen Metabolismus von typischen Substraten nicht nur im Rahmen einer Kompetition, sondern vielmehr durch eine Steigerung bzw. Verminderung der Enzymaktivität (Induktion durch Rifampicin oder Carbamazepin bzw. Inhibition). Besonders bei Medikamenten mit einer engen therapeutischen Breite können so toxische Bereiche erreicht werden. Arzneimittelinteraktionen können auch durch Resorptionsvorgänge bedingt sein. Die intestinale Resorption wird vielmals durch sog. ABC-Transporter vermittelt, hier v. a. durch das P-Glykoprotein, das Genprodukt des MDR-(»multi drug resistant«-)1-Genes. Da P-Glykoprotein-vermittelte Transportvorgänge kapazitätslimitiert ablaufen, können relevante Interaktionen zwischen verschiedenen P-Glykoproteinsubstraten auftreten. Ebenso wie für hepatische Zytochrome konnten für das P-Glykoprotein Induktoren (z. B. Rifampicin) identifiziert werden. Da das P-Glykoprotein wie eine Effluxpumpe funktioniert, kann die Serumkonzentration der P-Glykoproteinsubstrate (z. B. Digoxin) bei einer Komedikation mit Induktoren deshalb unterhalb des therapeutischen Bereichs liegen. Auch die Permeation durch die Blut-Hirn-Schranke wird durch MDR-Transportproteine gewährleistet, was bei Induktion des P-Glykoproteins zu stark verminderten Wirkstoffspiegeln im Zentralnervensystem (ZNS) führen kann.

◘ Tab. 1.8. Im Alter wichtige Arzneimittelinteraktionen

Arzneimittelkombination	Komplikation
Warfarin plus	
NSAID	Blutung
Sulfonamid	Blutung
Makrolidantibiotikum	Blutung
Fluorchinolonantibiotikum	Blutung
ACE-Hemmer plus	
Spironolakton	Hyperkalämie
Kaliumsubstitution	Hyperkalämie
NSAID	Hyperkalämie
Digoxin plus	
Amiodaron	Digitalisintoxikation
Verapamil	Digitalisintoxikation

ACE angiotensinkonvertierendes Enzym, *NSAID* »non steroidal anti-inflammatory drugs«

Es gibt besondere Risikosituationen insbesondere unter Polypharmaziebedingungen (◘ Tab. 1.8), die gezielt beachtet werden sollten. Dazu gehören vor allem Medikamente mit einer geringen therapeutischen Breite oder einer steilen Dosis-Wirkungskurve (Ammon 1991). Interaktionen können auf unterschiedlichen Ebenen auftreten. Zunächst können Medikamente bereits im Bereich Absorption physikalisch-chemisch interagieren oder um Transportproteine konkurrieren bzw. diese induzieren. Ein wichtiges Beispiel ist hier die Therapie mit Johanniskrautpräparaten. Sie sind starke Stimulanzien für die Expression des P-Glykoproteins und können dadurch aktive Transportvorgänge an Zellgrenzen verändern. Dies kann gleichzeitig verabreichtes Digoxin oder Cyclosporin betreffen; die entsprechenden Medikamentenspiegel können signifikant vermindert sein. Interaktionen können auch auf der Ebene plasmatischer Transportproteine stattfinden. Dies betrifft aber nur in hohem Maße proteingebundene Medikamente wie z. B. Amiodaron, Phenytoin, Ketoconazol und Phenprocoumon. Sie konkurrieren alle um die Albuminbindung. Dies kann zu einem erhöhten Wirkspiegel mit einem stärkeren antikoagulatorischen Effekt des Phenprocoumons führen (Podrazik u. Schwartz 1999).

Neben diesen im Bereich der Pharmakokinetik angesiedelten Interaktionen sind auch auf der pharmakodynamischen Ebene Interaktionen möglich (► unten). Hier ist daran zu denken, dass 2 gleichzeitig verordnete Medikamente evtl. um ein und dasselbe Rezeptorsystem konkurrieren. Dies betrifft viele zentral wirksame Substanzen. Ein wichtiges Beispiel sind die niedrig potenten Neuroleptika der Phenothiazingruppe, die stark alphaadrenerg antagonistisch und antihistaminerg wirken. Dadurch kann bei einer zusätzlichen Gabe eines Antihistaminikums oder Analgetikums eine erhebliche Wirkungsverstärkung des sedierenden Effekts auftreten. Ebenso ist eine orthostatische Dysregulation oder ein delirantes Syndrom dadurch begünstigt. Aus diesem Grunde sind niederpotente Neuroleptika bei älteren Patienten mit erhöhter Anfälligkeit für diese beschriebenen Nebenwirkungen besonders problematisch. Problematische Eigenschaften von Medikamenten, die bei älteren Patienten zu Interaktionen führen können, sowie häufig an Interaktionen beteiligte Arzneimittel sind in folgender Übersicht zusammengefasst.

Riskante Eigenschaften von Medikamenten

- Steiler Verlauf der Dosis-Wirkungskurve
- Hoch spezifische Wirkung
- Addition gleichartiger Wirkungen
- Langzeittherapie
- Geringe therapeutische Breite
- Gleichzeitige Verordnung durch mehrere Ärzte
- Selbstmedikation des Patienten

Riskante Medikamentengruppen

- Antiepileptika
- Orale Antikoagulanzien
- Digitalispräparate
- Theophyllin
- NSAID

Unerwünschte Arzneimittelwirkungen

Unerwünschte Arzneimittelwirkungen (UAW) gehören zu den bedeutendsten unerwünschten Ereignissen im Rahmen therapeutischer Maßnahmen überhaupt. In epidemiologischen Untersuchungen konnte konsistent eine höhere Gefährdung älterer Patienten durch UAW, verursacht durch Multimorbidität und Polypharmazie, nachgewiesen werden. Zwei UAW sollen hier gesondert angesprochen werden, da ihre Inzidenz im Alter erheblich ansteigt und sie signifikante Prädiktoren der Morbidität und Mortalität sind:

1. Stürze und
2. delirantes Syndrom.

Zusätzlich ist das Erkennen einer UAW bei älteren Patienten oft erschwert durch ein atypisches oder hyposymptomatisches Beschwerdebild. So können Abgeschlagenheit und Inappetenz einzige Symptome einer signifikanten Digitalisüberdosierung sein. Auch werden parkinsonähnliche Nebenwirkungen häufig als Depression verkannt; andererseits ist der Gewichtsverlust oft das einzige auffällige Symptom einer durch Arzneimittel ausgelösten Befindensstörung.

Diese alterstypischen UAW sind in den entsprechenden Kapiteln ausführlich abgehandelt und werden hier nur noch einmal erwähnt.

1.3.2 Pharmakodynamik

Während die Pharmakokinetik die stoffliche Verteilung und Ausscheidung eines Arzneimittels im Körper beschreibt, stellt die Pharmakodynamik die klinischen Effekte eines Arzneimittels dar. Typischerweise wirkt ein Pharmakon über einen spezifischen Rezeptor, der eine Bindungsstelle für die Substanz aufweist und bei Pharmakonbindung eine Signalwirkung auslöst. Weitere »drug targets« sind Enzyme (z. B. α-Glukosidase für die Akarbose), aber auch katalytisch aktive Plasmaeiweiße wie z. B. der Faktor X für Heparine. Die Variation der Pharmakodynamik beruht unter anderem, ähnlich wie die Variabilität der Pharmakonplasmaspiegel, auch auf den individuellen Eigenheiten von Rezeptoren und Signalketten. In diesem relativ jungen Bereich der Forschung konnten z. B. genetische Unterschiede von Angiotensinrezeptoren nachgewiesen werden, die eine direkte Relevanz für die Wirkung der klinisch häufig eingesetzten Angiotensinrezeptorantagonisten besitzen. Derartige Rezeptorpolymorphismen spielen mit Sicherheit auch für die Wirksamkeit von Psychopharmaka (z. B. Neuroleptika) eine große Rolle. Ihre Beschreibung und ihr Nachweis kann die Effektivität einer Therapie gerade in diesem Bereich möglicherweise signifikant beeinflussen.

Neben diesen genetischen Ursachen einer Wirkungsvariation spielt unter dem Altersaspekt die Veränderung des Zielorgans als ganzem eine große Rolle. Diese ist sicher nur teilweise genetisch bedingt und reflektiert sicher auch stark Umwelteinflüsse (z. B. körperliche, geistige Aktivität, Ernährung). Obwohl prinzipiell für alle Zielorgane denkbar, sind diese Veränderungen notorisch am ZNS und Herz-Kreislauf-System am wichtigsten (▶ unten).

In der Regel wird, wenn es sich um ein Medikament mit einer definierten Zielstruktur im Organismus handelt (Standardfall Medikamenten-Rezeptor-Interaktion), die pharmakodynamische Wirkung als Medikamenten-Zielstruktur-Interaktion beschrieben. Diese Dosis-Wirkungskurve zeigt meist eine typische sigmoidale Log-Kurve und bildet ein Plateau im Bereich der maximalen biologischen Antwort.

Pharmakodynamische Effekte sind deutlich schwieriger zu analysieren als die pharmakokinetischen Änderungen, da die direkte Wirkung des Medikamentes einer einfachen In-vivo-Messung oft nicht zugänglich ist. Ein Beispiel sind altersassoziierte Veränderungen des β-adrenergen Systems. Ältere Menschen zeigen sowohl eine geringere Stimulierbarkeit durch β-adrenerge Substanzen als auch eine verminderte Reaktion auf eine β1-Adrenorezeptorblockade (Abernethy et al. 1987). Dies ließe auf eine veränderte Pharmakodynamik im Zusammenhang mit einer Betablockertherapie schließen. Allerdings konnte in der klinischen Praxis bis jetzt keine veränderte Effektivität einer Therapie mit Betablockern nachgewiesen werden, obwohl ihre Verträglichkeit mit zunehmendem Alter abnimmt.

Pharmakodynamische Effekte sind unter Altersaspekten deutlich schwieriger zu analysieren als pharmakokinetische Änderungen anhand der Plasmakonzentrationen.

Ein Beispiel mit wesentlich größerer klinischer Relevanz als das Vorgenannte ist die verstärkte Sensitivität älterer Patienten gegenüber zentralnervös wirksamen Substanzen. Im Gegensatz zum vorhergehenden Beispiel sind hier trotz der eindeutig nachweisbaren klinischen Nachteile die zugrunde liegenden Mechanismen nicht vollständig geklärt. Dies gilt insbesondere für die im Alter viel zu häufig verordneten Benzodiazepine, die eine paradoxe Exzitation auslösen können. Ein weiteres wichtiges Beispiel für veränderte Pharmakodynamik ist die erhöhte Empfindlichkeit gegenüber NSAID hinsichtlich einer Verschlechterung der Nierenfunktion. Nicht nur die glomeruläre Filtrationsrate nimmt im Mittel mit zunehmendem Alter ab, sondern auch der renale Plasmafluss. Letzteres bedingt eine stärkere renale Abhängigkeit bzgl. vasodilatierender Prostaglandine, die sich insbesondere bei Volumendepletion manifestiert (Clive u. Stoff 1984). Das erklärt die deutlich höhere Gefährdung älterer Patienten, durch NSAID die Nierenfunktion zu verschlechtern. Dieser Effekt konnte leider auch für die neueren Zyklooxigenase-2-Inhibitoren gezeigt werden.

In der ◘ Tab. 1.9 sind wichtige Veränderungen der Pharmakodynamik an Beispielen zusammengefasst.

Plasmakonzentration und klinischer Effekt

Eine wachsende Bedeutung kommt dem sog. PK-PD-Modelling, also der Beschreibung des Zusammenhanges zwischen Pharmakokinetik und Pharmakodynamik zu. Hierbei wird deutlich, dass die Kopplung zwischen Plasmakonzentration und klinischem Effekt für zahlreiche Präparate sehr unterschiedlich sein kann. Bedeutsam in diesem Zusammenhang wäre die Kenntnis von Pharmakonkonzentrationen an den jeweiligen Rezeptoren. Diese sind jedoch nur sehr aufwändig (wenn überhaupt) zu ermitteln. Ein weiterer Faktor für die Abweichungen zwischen Pharmakokinetik und -dynamik ist die Tatsache, dass tie-

Tab. 1.9. Altersabhängige Veränderungen in der Pharmakodynamik an Beispielen. (Mod. nach Feuring et al. 2000)

Arzneimittel	Pharmakodynamische Wirkung	Altersabhängige Veränderung
Benzodiazepine	Sedation, Sturzneigung, paradoxe Exzitation	verstärkt
Diltiazem	Blutdrucksenkung	verstärkt
Levodopa	Dosisabhängige, unerwünschte Arzneimittelwirkung	verstärkt
Morphin	Analgesie, Atemdepression (Intensität und Dauer)	verstärkt
Phenprocoumon	Antikoagulation	verstärkt
Theophyllin	Bronchodilatation	vermindert
NSAID, auch COX-2-Hemmer	Nierenfunktionseinschränkung	verstärkt

COX Zyklooxygenase, NSAID »non steroidal anti-inflammatory drugs«

fe Kompartimente (vor allem das Gehirn) Plasmakonzentrationsänderungen nur mit zeitlicher Verzögerung widerspiegeln. Auffälligste Konsequenz dieses Phänomens ist die sog. Hysterese, also das Nachhinken einer Pharmakonwirkung hinter der Plasmakonzentrationskurve. Dass sie von großer Bedeutung sein kann, zeigt folgendes Beispiel:

Carvedilol kann in der Hypertoniebehandlung einmal täglich gegeben werden, in der Behandlung der Herzinsuffizienz hingegen sollte es 2-mal pro Tag eingenommen werden.

Die antihypertensive Wirkung eines Betablockers ist auch heute – 35 Jahre nach Einführung des ersten Vertreters Propranolol – nicht verstanden. So ist es unklar, warum der diastolische Blutdruck anfangs nicht sinkt, sondern oft sogar ansteigt. Erst nach Wochen der Therapie sinkt auch dieser Wert, und die gewünschte Gesamtblutdrucksenkung tritt ein. Obgleich nicht genau bekannt, scheinen hierfür zentralnervöse Wirkungen verantwortlich zu sein, die eine große zeitliche Latenz, also Hysterese aufweisen. Deswegen steigt und fällt der Blutdruck auch nicht streng abhängig von der Plasmakonzentration, sondern eher in Abhängigkeit des integralen Konzentrationsverlaufs. Daher ist für die Langzeittherapie des Bluthochdrucks mit Carvedilol trotz nicht ganz angemessener Pharmakokinetik eine Einmalgabe pro Tag ausreichend.

Anders verhält es sich bei der Herzinsuffizienztherapie. In dieser Situation sind periphere Effekte, vor allem die direkt am Herzen über β-Rezeptoren vermittelte Herzfrequenzsenkung und die antiarrhythmische Wirkung für die nachgewiesene Kardioprotektion verantwortlich. Diese Effekte folgen den Plasmakonzentrationen ganz zeitnah, wie anhand der Herzfrequenz leicht nachgemessen werden kann.

Dieses Beispiel eines Betablockers bestätigt, dass die Pharmakodynamik oft nur schwer aus der Pharmakokinetik abzuleiten ist. Daher ist es unerlässlich, die klinisch relevanten Effekte zu messen. Dies ist aufgrund der oben geschilderten Variabilität natürlich erst recht bei älteren Patienten wichtig, die über geringere Kompensationsbreiten, gerade im Herz-Kreislauf-System (Orthostaseneigung!), verfügen. Daher ist bei jeder Arzneimitteltherapie im Alter unbedingt das Therapieziel nach **Ausmaß** (z. B. Blutdrucksenkung auf systolisch unter 140 mmHg) und **zeitlichem Horizont** (dieser Wert soll nach 3–6 Monaten erreicht werden, nicht vorher; allerdings ist der Therapieeffekt des Diuretikums erst nach 4 Wochen, hingegen der des Kalziumantagonisten schon nach einer Woche zu beurteilen) von vornherein festzulegen.

> **Werden diese zeitlichen Vorgaben im genannten Beispiel nicht eingehalten, also z. B. der Blutdruck innerhalb weniger Tage auf den Zielwert gesenkt, dann wird gerade der ältere Patient über Nebenwirkungen wie Schwindel oder Ohnmachten klagen, oder gar aufgrund einer noch stärkeren Absenkung in der Nacht einen Schlaganfall erleiden.**

Veränderungen der Zielorgane und des Stoffwechsels

Darüber hinaus unterliegt die Pharmakodynamik krankheits- und altersbedingten Veränderungen der End- oder Zielorgane. So genannte Pharmakon-Krankheiten-Interaktionen können hieraus entstehen (◘ Tab. 1.10). Diese Alterationen der Zielorgane entsprechen weitgehend relativen Kontraindikationen, sollen aber dennoch an dieser Stelle explizit erwähnt werden. Dass nierengängige Arzneimittel bei Nierenschäden nicht oder nur eingeschränkt gegeben werden dürfen, gehört zum pharmakologischen Basiswissen jedes Mediziners.

> **Es wird viel zu wenig beachtet, dass zahlreiche Arzneimittel selbst funktionelle und ggf. strukturelle Nierenschäden hervorrufen können, die in der Folge auch für akute Intoxikationen verantwortlich sein können.**

In erster Linie sind hier NSAID zu nennen, die gerade in Kombination mit anderen, die Nierenfunktion störenden Pharmaka zu akutem Nierenversagen führen können. Dies sind insbesondere ACE-Hemmer und Spironolakton; oft genügt dann eine leichte Gastroenteritis, um über eine zusätzliche Dehydratation eine dialysepflichtige Situation herbeizuführen.

Nicht erwähnt werden müsste eigentlich, dass bei Hypertonikern ein NSAID im Schnitt das Hinzufügen eines weiteren Antihypertensivums induziert, da die antihypertensive Therapie insgesamt an Wirkung verliert.

Ein anderer bekannter, aber häufig unbeachteter Zusammenhang besteht zwischen zahlreichen Arzneimitteln und der Auslösung bzw. der Verschlechterung eines Diabetes mellitus. Zu diesen Pharmaka gehören nicht nur reine Betablocker und hochdosierte Thiazide, sondern auch Glukokortikoide, Cyclosporin A und – für ältere Patienten allerdings ein nur selten relevantes Beispiel – die HIV-Proteaseinhibitoren. Gerade die älteren Antihypertensiva, Diuretika und Betablocker, sind aus diesem Grunde (und anderen Gründen; ► Abschn. 1.4.3) im Alter nicht mehr in der ersten Reihe.

Die besondere Empfindlichkeit des geschädigten, aber auch des alten Gehirns gegenüber Sedativa, Morphin und vor allem gegenüber Benzodi-

◘ **Tab. 1.10.** Typische Pharmakon-Krankheiten-Interaktionen des Alters

Zugrunde liegende Erkrankung	Pharmakon	Unerwünschte Wirkung
Demenz	Psychotrope Pharmaka, Levodopa, Antiepileptika	Verwirrtheit, Delirium
Chronische Niereninsuffizienz	Nichtsteroidale Antiphlogistika	Verschlechterung
Erregungsleitungsstörungen	Trizyklische Antidepressiva	Blockbilder
Bluthochdruck	NSAID	Zunahme der Hypertonie
Diabetes mellitus	Diuretika, Kortikosteroide	Verschlechterung
Benigne Prostatahyperplasie	Antimuskarinergika, z. B. Disopyramid	Harnverhalt
Depression	Betablocker, Benzodiazepine, zentral wirksame Antihypertensiva, Steroide, Alkohol	Zunahme, Suizid
Hypokaliämie	Digoxin, Diurektika	Gefährliche Arrhythmien

NSAID »non steroidal anti-inflammatory drugs«

azepinen (paradoxe Reaktion!) sei hier ebenfalls als bedeutsame Pharmakon-Krankheiten-Interaktion erwähnt.

Eine große Liste von Arzneimitteln kann eine vorbestehende Demenz verstärken bzw. Kompensationsmechanismen behindern; hier sind wiederum die Benzodiazepine, insbesondere langwirksame wie das Bromazepam, notorisch und aufgrund ihre häufigen kritiklosen Anwendung ein großes Problem.

> **Aufgrund der Häufigkeit der Altersdepression ist auch die Verstärkung z. B. durch Betablocker und psychotrope Substanzen von großer Relevanz, insbesondere da diese Erkrankung stark unterdiagnostiziert wird.**

1.3.3 Therapiemanagement

Hohes Alter ist an sich keine Kontraindikation für die Durchführung einer Arzneimitteltherapie. Dennoch sollte besonders beim geriatrischen Patienten abgewogen werden, inwieweit er hinsichtlich seiner Symptomatik, seiner Lebensqualität und seiner Lebenserwartung von einer geplanten Therapie profitieren kann. Nichtmedikamentöse Maßnahmen können die Pharmakotherapie auf wertvolle Weise ergänzen oder sogar ersetzen. Auf Medikamente mit zweifelhafter Wirkung sollte verzichtet werden, da jedes Arzneimittel die Gefahr birgt, neue unerwünschte Symptome hervorzurufen oder bestehende zu verstärken. Besonders zentral wirksame Arzneimittel sollten beim alten Patienten mit besonderer Vorsicht angewandt werden.

> **Besonders beim geriatrischen Patienten sollte abgewogen werden, inwieweit er von einer Therapie profitieren kann.**

Vor Beginn der Pharmakotherapie sollten individuell sinnvolle therapeutische Endpunkte definiert werden. Wichtige therapeutische Zielgrößen der geriatrischen Pharmakotherapie sind:
- Senkung von Morbidität und Mortalität sowie
- Steigerung der Lebensqualität.

Generell sollte mit Dosierungen unterhalb der Erwachsenenstandarddosis begonnen werden. Solange keine unerwünschten Wirkungen auftreten, kann die Dosis bis zum Erreichen der therapeutischen Ziele bzw. der Höchstdosis gesteigert werden. Genotypbasierte Dosisanpassungen könnten in Zukunft neben den generellen Dosierungsempfehlungen (z. B. hinsichtlich Leber- und Nierenfunktion) das Spektrum einer individualisierten Arzneimitteltherapie erweitern. Die Besonderheiten in der Arzneimitteltherapie des alten Patienten sollten insgesamt jedoch nicht dazu verleiten, dieser pharmakologisch hochrelevanten Zielgruppe hoffnungsvolle medikamentöse Therapieansätze vorzuenthalten. Wichtig ist es, nicht nur bei diesen älteren Patienten, sich auf essenzielle Therapien zu konzentrieren und somit die Zahl der Medikamente, wenn möglich zu vermindern. Abschließend soll nochmals betont werden, dass jede Arzneimittelanwendung ein Individualexperiment darstellt, das trotz pharmakokinetischer und pharmakogenetischer Informationen nur unter genauer klinischer Verlaufskontrolle sicher durchzuführen ist!

Die folgenden generalisierten Empfehlungen zur Arzneimitteltherapie im Alter sind als Auswahl grundsätzlicher Wegweisungen zu verstehen, die die detaillierte Einzelfallbetrachtung nicht ersetzen kann (► Übersicht).

Leitsätze zur Arzneimitteltherapie im Alter
- Wenige, gut bekannte Substanzen gezielt einsetzen
- Generell mit niedriger Dosis beginnen und nach Effekt individuell titrieren (»start low, go slow«)
- ZNS-wirksame Pharmaka besonders kritisch einsetzen
- Endpunkte der Therapie definieren
- Nierenfunktion beachten
- Nicht alle Erkrankungen sind pharmakologisch erfolgreich therapierbar
- So einfach wie möglich therapieren, ein- bis zweimalige Gabe anstreben
- Klar beschriftete Behälter, ggf. Standard- anstatt Sicherheitsbehältnisse verwenden
- Patienten **und** Verwandte/Freunde ausführlich informieren

Literatur

Abernethy DR, Schwartz JB, Plachetka JR et al. (1987) Comparison in young and elderly patients of pharmacodynamics and disposition of labetolol in systemic hypertension. Am J Cardiol 60:697–702

Ammon HPT (1991) Grundlagen der Arzneimittelwechselwirkungen. In: HPT Ammon (Hrsg) Arzneimittelneben- und -wechselwirkungen. Wissenschaftliche Verlagsgesellschaft, Stuttgart, S 76–90

Bertilsson L, Dahl ML, Ingelman-Sundberg M, Johansson I, Sjöqvist F (1995) Interindividual and interethnic differences in polymorphic drug oxidation – implication for drug therapy with focus on psychoactive drugs. In: G Pacifici, GN Fracchia (Hrsg) Advances in drug metabolism in man. EUR 15439 EN, EC, DGXII-E-4. Office for Publication of the European Commission, Luxembourg, pp 85–136

Burkhardt, H., Wehling, M., Gladisch, R (2007) Prävention unerwünschter Arzneimittelwirkungen bei älteren Patienten. Z Gerontol Geriatr 40:241–254

Campion EW, Avorn J, Reder VA, Olins NJ (1987) Overmedication of the low-weight elderly. Arch Intern Med 147(5):945–947

Clive DM, Stoff JS (1984) Renal syndromes associated with nonsteroidal antiinflammatory drugs. N Engl J Med 310:563–572

Chen S, Chou WH, Blouin RA et al. (1996) The cytochrome P450 2D6 (CYP2D6) enzyme polymorphism: screening costs and influence on clinical outcomes in psychiatry. Clin Pharmacol Ther 60:522–534

Cockcroft DW, Gault MH (1976) Prediction of creatinine clearance from serum creatinine. Nephron 16:31–41

Delafuente JC (2003) Understanding and preventing drug interactions in elderly patients. Crit Rev Oncol Hematol 48(2):133–143

Feuring, M., Wehling, M., Falkenstein, E (2000) Beeinflussung der Arzneimittelwirkung durch Erbfaktoren und Erkrankungen. Internist 41:332–337

Goeptar AR, Scheerens H, Vermeulen NP (1995) Oxygen and xenobiotic reductase activities of cytochrome P450. Crit Rev Toxicol 25:25–65

Levey AS, Bosch JP, Lewis JB et al. (1999) A more accurate method to estimate glomerular filtration rate from serum creatinine: A new prediction equation. Ann Intern Med 130:461–470

Lewis DF, Watson E, Lake BG (1998) Evolution of the cytochrome P450 superfamily: sequence alignments and pharmacogenetics. Mutat Res 410:245–270

Lindeman RD (1993) Assessment of renal function in the old: special considerations. Clin Lab Med 13:269–277

Podrazik PM, Schwartz JB (1999) Cardiovascular pharmacology of aging. Cardiol Clin 17:17–34

Rowe JW, Andres R, Tobin JD et al. (1976) The effect of age on creatinine clearance in men: a cross-sectional and longitudinal study. J Gerontol 31:155–163

Wormhoudt LW, Commandeur JN, Vermeulen NP (1999) Genetic polymorphisms of human N-acetyltransferase, cytochrome P450, glutathione-S-transferase and epoxide hydrolase enzymes: relevance to xenobiotic metabolism and toxicity. Crit Rev Toxicol 29:59–124

Zeeh J, Platt D (2002) The aging liver: structural and functional changes and their consequences for drug treatment in old age. Gerontology 48:121–127

Studien-Akronyme

- 4S-Studie
  »Scandinavian Simvastatin Survival Study«

1.4 Kritische Extrapolation von Leitlinien und Studienergebnissen: Risiko-Nutzen-Relation bei verkürzter Lebenserwartung und die neue Einteilung von Arzneimitteln nach ihrer Alterstauglichkeit

Martin Wehling

Es ist erstaunlich, dass die größte Gruppe von Arzneimittelkonsumenten, die älteren Patienten, in klinischen Studien oft nicht oder nicht angemessen vertreten ist. Um unklare Ergebnisse durch die Multimorbiditätsproblematik (durch nicht vom Arzneimittel adressierte Erkrankungen erzeugte Ereignisse verdünnen und verschleiern die Studienergebnisse) zu vermeiden, werden die Patienten im Alter über 65 Jahre häufig ausgeschlossen, wenngleich es in letzter Zeit auch Bereiche mit Daten zu älteren Patienten gibt. Hier sind vor allem die arterielle Hypertonie und das Vorhofflimmern zu nennen. Auch werden jetzt zunehmend von den Zulassungsbehörden wenigstens kleine Pharmakokinetikstudien zu älteren Patienten verlangt, die aber wenig über die Endpunkteffekte und vor allem Sicherheit bei dieser Altersgruppe aussagen.

Der Regelfall ist aber dadurch gekennzeichnet, dass Arzneimittel vorwiegend bei denjenigen Patienten in der Praxis angewandt werden, bei denen sie nie ausreichend getestet wurden.

Es gibt also eine in der Regel große Evidenzlücke in diesem Bereich; da aber die »evidence-based-medicine« (EBM nach Sackett; Sackett et al. 2007) von dieser Evidenz lebt und die Leitlinien meist den Anspruch auf EBM-Basierung erheben, gibt es fast keine Leitlinien für ältere Patienten. In den deutschen AWMF-Leitlinien gibt es eine Leitlinie zur Osteoporose mit Arzneimittelbezug zu älteren Patienten, die einzige ausdrücklich für diese Altersgruppe! In den übrigen Leitlinien finden sich evtl. Kapitel zur »Anpassung« der Empfehlungen für ältere Patienten, und auf internationaler Ebene ist dies nicht anders: die Hochdruckleitlinie der ESH/ESC von 2007 (Mancia et al. 2007) verweist auf weniger als einer Seite auf die Besonderheiten der Therapie des Altershochdrucks, obwohl in diesem Gebiet inzwischen sogar einige Studien für ältere Patienten existieren (▶ Abschn. unten »Positive Bewertung von Arzneimitteln«).

Aus dieser Situation ist erkennbar, dass die Arzneimitteltherapie älterer Patienten in vielen Fällen allein auf der Grundlage einer Extrapolation von Ergebnissen an jüngeren Patienten erfolgt, und nicht einmal eine konsensusbasierte Leitlinie Hilfestellungen leisten kann. Denn diese Extrapolationen könnten ja wenigstens in einem Konsensusprozess (der allerdings nur die Summe/Mittelwert der Meinungen von Experten ohne Datengrundlage reflektiert) zusammengefasst werden, der dann den Ausgangspunkt einer Leitlinie bilden würde. Dass in dieser nur niedrige Evidenzgrade (»Expertenmeinungen«) aufgeführt werden könnten, zeigt das Dilemma und vermutlich auch den hauptsächlichen Hinderungsgrund für ihre Entstehung. Normale Leitlinien stellen immer eine klar markierte Mischung aus Meinung und Datenevidenz dar, und letztere fehlt hier eben zu oft.

In dieser Situation bleibt nichts anderes übrig, als sich seine eigene Meinung als Arzt strukturiert zu bilden und wesentliche Kriterien für eine verantwortungsvolle Extrapolation zu beachten. In diesem Buch werden allgemeine Kriterien zur Arzneimittelanwendung im Alter im ersten, spezielle, krankheitsorientierte im zweiten Kapitel diskutiert.

Hierbei sind neben der möglichst vollständigen Berücksichtigung von Daten, die häufig aber aus Untergruppen älterer Patienten in großen Studien, Fallberichten und allgemeiner ärztlicher Erfahrung stammen, also aus schwacher Evidenz, einige Kriterien zur Extrapolation zu beachten, die hier erwähnt werden.

Hierbei ist grundsätzlich zu unterscheiden zwischen

- symptomatischer Therapie, die auch im Alter unter Berücksichtigung der Nebenwirkungen über die Symptomatik gesteuert wird (z. B. Schmerztherapie), und
- präventiven, mortalitäts- und morbiditätssenkenden Therapie, deren Nutzen sich erst nach einer Latenz einstellt.

1.4.1 Extrapolation von Daten auf ältere Patienten unter Berücksichtigung der Lebenserwartung

Während die symptomgesteuerte Therapie ihrem Wesen nach eine individual-empirische Therapie ist (wenn sie von einer intensiven Beobachtung des Patienten begleitet wird, was leider auch nicht immer selbstverständlich ist) und die Extrapolationen ad hoc im Einzelfall erfolgen, ist bei der präventiven Therapie ein grundsätzlich anderes Vorgehen notwendig.

> **Vor jeder Präventivmaßnahme sollte die Lebenserwartung, auch nach der Lebensqualität modifiziert, abgeschätzt werden, um die Nutzen-Risiko-Abschätzung in einen individualisierten Kontext stellen zu können.**

Folgende Überlegung soll hier abstrakt vorgestellt werden, um dies zu veranschaulichen:

Angenommen, eine Medikation kann bei der vorliegenden Krankheit eine Mortalitätssenkung um 30% oder eine Lebensverlängerung von 8 Jahren erzielen, so beziehen sich diese Daten auf eine oder mehrere große Studien, die meist an jüngeren Erwachsenen durchgeführt wurden. Diese haben unabhängig von der Erkrankung heute eine Lebenserwartung von 20 Jahren (also etwa 65-jährige Frauen). Die Frage ist nun: Lohnt sich diese Therapie noch bei einem 80- oder 90-jährigen Patienten?

Es ist oft erstaunlich, wie mit dieser Abwägung verfahren wird. Patienten mit einem Alter über der durchschnittlichen Lebenserwartung von ca. 80 Jahren wird dabei häufig der Nutzen z. B. einer Statintherapie ohne weitere Individualanalyse abgesprochen. So ist der Versorgungsgrad von Patienten in Norwegen mit Statinen bis zum 80. Lebensjahr mit etwa 70% hervorragend, fällt darüber aber schlagartig auf 11% ab (Kvan et al. 2006)!

Tab. 1.11. Durchschnittliche Lebenserwartung in Abhängigkeit vom Lebensalter in Jahren. (Nach Statistisches Bundesamt: Sterbetafel 2005/2007)

Alter	Durchschnittliche Lebenserwartung	
	Männer	Frauen
60	20,75	24,61
65	16,93	20,31
80	7,56	8,92
90	3,73	4,13

Jedoch beträgt die durchschnittliche Lebenserwartung eines 74-jährigen Mannes 10 Jahre und liegt auch bei einem 90-Jährigen noch bei fast 4 Jahren (Tab. 1.11).

In obigem Beispiel (Lebensverlängerung um 8 Jahre bei einer 65-jährigen, normale Lebenserwartung 20 Jahre) würde eine lineare Extrapolation für die 80-Jährige (8 Jahre Lebenserwartung) noch eine Lebensverlängerung von 8/20=x/8; x=3,2 Jahre ergeben, eine Dekade später nur noch unter einem Jahr. Während also eine nicht stark nebenwirkungsträchtige Therapie beim 80-Jährigen sehr wohl noch infrage käme, wäre dies 10 Jahre später wohl nicht mehr sinnvoll. Beim 100-Jährigen würde man von einer Lebensverlängerung um wenige Wochen sprechen.

Diese einfache Berechnung muss natürlich unbedingt um das biologische (ungleich kalendarische) Alter korrigiert werden und weitere Überlegungen in der Abschätzung spielen eine Rolle wie z. B. Kontraindikationen und Begleiterkrankungen. Außerdem unterstellt diese Überlegung, dass sich die grundsätzlich prozentuale Effektivität der Therapie mit dem Alter nicht ändert, was sicher auch oft nicht zutrifft, im besten Falle aber eine unbewiesene Annahme darstellt.

Im Folgenden sind diese Überlegungen am Beispiel der Cholesterinsenkung durch HMG-CoA-Reduktasehemmer, sog. Statine, exemplifiziert.

In den vorliegenden Statinstudien (z. B. 4S-Studie) konnte im Durchschnitt eine Senkung der Mortalität um ca. 25% nachgewiesen werden. Bei einer linearen Extrapolation wird im Rahmen dieser Abschätzung grundsätzlich ein ähnlicher Effekt bei einer älteren Population angenommen. Im Falle des Fehlens von Daten ist eine Extrapolation nicht nur möglich, sondern sogar zwingend erforderlich, denn sonst würden viele Patienten entgegen aller ärztlichen Erfahrung nicht behandelt werden. So sind z. B. in den Studien für eine gesonderte Therapieempfehlung nie statistisch ausreichende Daten zu rothaarigen Menschen enthalten, was aber kein Grund zu einer Nichttherapie ist. Bei einer sinkenden Lebenserwartung ist der Therapieeffekt bzgl. der »gewonnenen« Lebensjahre vermindert. Daher scheint eine zurückhaltendere Indikation zu einer Statintherapie bei einer geringen Lebenserwartung gerechtfertigt, und im Folgenden soll die Abschätzung hierzu dargestellt werden (Tab. 1.12).

Die HPS- und PROSPER-Studien (Shepherd et al. 2002) begründen aufgrund ihrer Validität für Patienten von 65 bis etwa 80 Jahren die übliche Einstellung z. B. nach den gängigen Empfehlungen des NCEP (»National Cholesterol Education Program«). Hier wird abgestuft nach Risiko z. B. bei manifester KHK oder KHK-Äquivalent ein LDL-Cholesterin von 100 mg/dl angestrebt, bei niedrigerem Risiko, das sich vor allem an der Zahl der Risikofaktoren misst, auch nur 130 oder 160 mg/dl. Aufgrund des Alterslimits in den zitierten Studien ist die Extrapolation also nur etwa bis 79 Jahren sinnvoll.

Die Schätzung der Lebenserwartung erscheint in allen Lebensaltersstufen bei älteren Patienten als unverzichtbares zusätzliches Kriterium, wobei klar ist, dass diese Abschätzung oft arbiträr und grob sein muss.

Bei einer Lebenserwartung von deutlich unter 10 Jahren (z. B. aufgrund fortgeschrittener biologischer Alterung, maligner oder anderer, die Lebenserwartung einschränkender Erkrankungen wie z. B. Kollagenosen, M. Wegener) würde auch ein Patient in dieser Alterskategorie (65–79 Jahre) nur noch nach den Empfehlungen 2. oder (bei einer Lebenserwartung von <3 Jahren) sogar 3. Kategorie therapiert werden.

Die beiden Kategorien höheren Alters (80–85 und über 85 Jahre) konnten nur auf dem Wege der

Tab. 1.12. Empfehlungen zur Statintherapie im Alter. (Mod. nach Döser et al. 2004)

Therapieziele nach Alterskategorien	Ausgangs-LDL/Ziel-LDL
1. Bei Patienten von 65–79 Jahre bzw. Lebenserwartung mind. 10 Jahre	
KHK und KHK-Äquivalent	>/<100 mg/dl
2 oder mehr Risikofaktoren	>/<130 mg/dl
1 Risikofaktor	>/<160 mg/dl (bis 190 mg/dl optional)
2. Bei Patienten von 80–85 Jahre bzw. Lebenserwartung mind. 5 Jahre	
KHK und KHK-Äquivalent	>/<130 mg/dl
2 oder mehr Risikofaktoren	>/<160 mg/dl
3. Bei Patienten über 85 Jahre bzw. Lebenserwartung mindestens 3 Jahre	
Manifeste KHK in den letzten 3 Jahren	>/<160 mg/dl
Asymptomatische KHK oder KHK-Äquivalent	>190 mg/dl/ <160 mg/dl

HDL High-Density-Lipoprotein, *KHK* koronare Herzkrankheit, *LDL* Low-Density-Lipoprotein.

Risikofaktoren	Alter (ist in dieser Population immer ein Risikofaktor)
	Nikotinabusus
	Arterielle Hypertonie
	Niedriges HDL-Cholesterin (<40 mg/dl)
	Positive Familienanamnese für vorzeitige KHK
	Männliches Geschlecht
»Positiver Risikofaktor«	Bei einem hohen HDL-Cholesterin (>60 mg/dl) kann ein Risikofaktor abgezogen werden
KHK-Äquivalente	Diabetes mellitus
	Symptomatische Carotisstenose
	pAVK
	Abdominelles Aortenaneurysma

Konsensusbildung etabliert werden, da es für diese Altersgruppen bislang keine Daten gibt.

In beiden Fällen werden die Anforderungen an eine Statintherapie heraufgesetzt (also die Höhe des zur Therapieeinleitung notwendigen LDL-Cholesterins um 30 bzw. 60 mg/dl), um trotz reduzierter Lebenserwartung einen möglichst großen absoluten Effekt zu erzielen.

Hierbei wird angenommen, dass – wie bei jüngeren Patienten – einerseits eine prozentual gleiche LDL-Senkung von höheren Werten eine größere absolute Risikoreduktion mit sich bringt als von niedrigeren Werten, was die bei niedrigeren LDL-Cholesterinwerten flacher werdende Beziehung zur kardiovaskulären Mortalität reflektiert. Andererseits führt die im Alter immer geringer werdende Lebenserwartung zu einem geringeren Lebenszeitgewinn durch eine an sich erfolgreiche Intervention. Dies wird – wie oben angedeutet – aus der Grenzwertabschätzung deutlich, dass ein 60-Jähriger noch eine etwa 20-jährige Lebenserwartung hat, und Mortalitätseffekte hier zu größeren Gewinnen führen als bei einem 90-Jährigen, der im besten Fall noch eine mittlere Lebenserwartung von etwa 3 Jahren hat. Zur Verdeutlichung kann als extremes Beispiel aus einem anderen Bereich die Verhütung von Unfalltodesopfern gesehen werden, die bei jungen Menschen (z. B. 20-Jährigen) einen bis zu 60-jährigen Lebenszeitgewinn bringt, bei einem 90-Jährigen aber leider auch nur die oben erwähnten 3 Jahre. So wird in der vorliegenden Empfehlung erreicht, dass die abnehmende Lebenserwartung zumindest teilweise durch eine größere Risikoreduktion bei höheren Ausgangswerten ausgeglichen wird.

Eine Therapie in der sog. Primärprävention findet in der 2. Kategorie nur noch bei 2 und mehr Risikofaktoren bei LDL-Cholesterinwerten über 160 mg/dl statt. Bei manifester KHK oder KHK-Äquivalent wird ab 130 mg/dl, in der dritten Kategorie nur noch bei manifester KHK oder KHK-Äquivalent therapiert.

Bei einer geschätzten Lebenserwartung von unter 3 Jahren soll eine Statintherapie nicht stattfinden; ob diese Empfehlung, die hier nur für Patienten von über 65 Jahren (z. B. mit Malignom) ausgesprochen wird, auch auf jüngere Patienten anzuwenden wäre, sollte intensiver diskutiert werden.

Dieses Beispiel soll zeigen, wie die Abschätzung der Lebenserwartung in den unterschiedlichen Altersgruppen Einfluss auf die Therapieindikation und -intensität haben kann. Grundsätzlich ist zu fordern, dass ein derartiges Verfahren bei allen prognostischen Therapieverfahren zum Einsatz kommt. Dass die Abschätzung der Lebenserwartung in weiten Teilen arbiträr sein muss und dringend bessere Marker zum Abschätzen des biologischen Alters gebraucht würden, sei hier nur erwähnt.

1.4.2 Einteilung von Arzneimitteln nach ihrer Alterstauglichkeit

Die wiederholt erwähnte Polypharmazie ist ein Hauptproblem der Arzneimitteltherapie im Alter. Naturgemäß steigt mit der Zahl der Diagnosen bei älteren Patienten auch die Anzahl der verordneten Medikamente: Männer über 80 Jahre haben im Schnitt 3,24, Frauen über 80 Jahre 3,57 Diagnosen (Van den Akker et al. 1998). In einer amerikanischen Studie (Kaufman et al. 2002) nehmen ältere Patienten zur Hälfte der Fälle 5 und mehr Medikamente und in 10% der Fälle sogar über 10 Medikamente ein.

Diese Polypharmazie bringt große Probleme: für die USA rechnet man immerhin mit etwa 2,1 Mio. nebenwirkungsbedingten Krankhauseinweisungen und 100.000 Arzneimitteltoten pro Jahr, für Deutschland werden relativ noch höhere Zahlen angenommen und 10.000–60.000 Arzneimitteltote/Jahr geschätzt. Diese Zahlen zeigen, dass die Behandlungsqualität der Patienten nicht optimal ist; u. a. ist dies auf den Evidenzmangel als eine Ursache für eine suboptimale Therapie zurückzuführen (► oben). Außerdem gibt es keine Studie, die die Wirksamkeit eines zusätzlichen Medikamentes an Platz 8 oder 10 der Medikamentenliste des Patienten testet. Die Polypharmazie ist ein auf Extrapolationen und Konstruktionen beruhender Prozess, der nicht selten zu einem tödlichen Cocktail führt. Hieraus folgt natürlich, dass die Frage dringend angegangen werden sollte, wie eine rationale und erfolgreiche Beschränkung der Polypharmazie praktisch durchgeführt werden soll. Dass man hierbei auch zu viel weglassen kann, ist unten ausgeführt.

Rationalisierungsunterstützung durch Negativlistenbildung

Ein naheliegender Ansatz zur Arzneimittelreduktion ist die Negativlistenbildung. Hierbei werden Arzneimittel identifiziert, die grundsätzlich im Alter nicht angewendet werden sollten (Beers 1997). Beers benannte so als einer der ersten eine Reihe von altersuntauglichen Arzneimitteln, z. B. Benzodiazepine oder einige Antihistaminika. In der späteren Subklassifikation durch Zhan et al. (2001) existieren 3 Kategorien:

1. Arzneimittel, die unbedingt zu vermeiden sind.
2. Arzneimittel, die selten eine Indikation bei älteren Patienten haben.
3. Arzneimittel, die zwar oft verordnet werden, aber nicht ganz so häufig eingesetzt werden sollten, da sie teilweise hinsichtlich der Nutzen-Risiko-Situation nicht angemessen sind.

Aus diesen Negativlisten wurden pharmakoepidemiologische Daten zu »potentially inappropriate prescribing (PIPE)« abgeleitet. So erhielten in einer amerikanischen Studie an 1 Mio. Veteranen 19% älterer Männer und 23% älterer Frauen ein oder mehr Arzneimittel aus der Beers-Liste (Pugh et al. 2006). Allerdings ist der Nutzen dieser und anderer Negativlisten auf der Basis klarer Evidenzdaten nicht gesichert. Die Beers-Liste erzeugt aufgrund einer Ausschließlichkeit »Verbote« z. B. auch für das Amiodaron, das aber in ausgewählten Situationen durchaus auch bei älteren Patienten gegeben werden kann.

> **Hinsichtlich der Negativlisten werden noch weitere epidemiologische Daten benötigt, um ihren Nutzen beurteilen zu können. Auf keinen Fall ist ihr Beitrag zur Verbesserung der Arzneimittelsicherheit ausreichend.**

Positive Bewertung von Arzneimitteln

Die positive Bewertung von Arzneimitteln ist der andere mögliche Weg, zu einer effizienteren Arzneimitteltherapie im Alter zu gelangen.

In vielen Fällen findet nämlich keine Überversorgung, sondern eine Unterversorgung mit denjenigen alterserprobten Medikamenten statt, für die positive Endpunktdaten vorliegen. Steinman et al. (2006) konnten an 196 älteren Patienten, die 5 und mehr Medikamente einnahmen, nachweisen, dass in 65% der Fälle nach der Negativlistenbildung ungeeignete Medikationen eingenommen, aber auch in 64% der Fälle dringend indizierte Medikamente den Patienten vorenthalten wurden. Hierbei spielten vor allem blutdrucksenkende Medikamente wie Thiazide oder ACE-Hemmer eine Rolle, für die eindeutige Daten zum Nutzen bei älteren Patienten z. B. nach der HYVET-Studie vorliegen (Beckett et al. 2008).

Diese Überlegungen basieren auf der Tatsache, dass es trotz des immer noch großen Evidenzmangels in der Alterspharmakologie große und klinisch wichtige Bereiche gibt, für die zunehmend Evidenzen an älteren Patienten erzeugt werden. Eine wichtige Erkrankung ist die arterielle, insbesondere systolische Hypertonie bei älteren Patienten. Hier gibt es mehrere Studien, die den positiven Effekt einer antihypertensiven Therapie nachweisen:

- die SYST-EUR-Studie oder eben
- die jetzt bei sehr alten Patienten (>80 Jahre) durchgeführte HYVET-Studie (Beckett et al. 2008).

> **Vor dem Hintergrund der extremen Häufigkeit der arteriellen Hypertonie im Alter (die DETECT-Studie weist bei 70% der mindestens 75-Jährigen eine systolische Hypertonie nach) und ihrer unzureichenden Einstellung in der Praxis kann neben der Überversorgung die Unterversorgung mit Arzneimitteln beim alten Patienten gar nicht deutlich genug betont werden.**

Gerade die erfolgreiche Behandlung der arteriellen Hypertonie im Alter ist wahrscheinlich die insgesamt wichtigste medikamentöse Möglichkeit, die Morbidität und eventuell auch die Mortalität im Alter zu senken. Ähnliches gilt für die präventive Senkung des LDL-Cholesterins, die nach der PROSPER-Studie hinsichtlich einer günstigen Beeinflussung der Mortalität ebenfalls für ältere Patienten evidenzbelegt ist.

Vorschlag eines neuen Wertungssystems für Arzneimittel in Bezug auf ihre Alterstauglichkeit: »fit for the aged«, FORTA

Eine Strategie zur Verbesserung der Arzneimittelgabe im Alter sollte daher beide Extreme des Spektrums berücksichtigen:

- die im Alter ungünstigen Arzneimittel sowie
- die zusätzliche Gabe unverzichtbarer Arzneimittel.

Dieser letztgenannte Ansatz erscheint sogar als der wichtigere, da eigentlich nur für ihn **Evidenz** vorliegt, die u. a. aus solchen wie den oben zitierten Studien stammt.

Um eine Handhabungsvereinfachung von Arzneimitteln für ältere Patienten zu erreichen, wurde daher vom Autor eine zusätzliche Bezeichnung und Einteilung der wichtigen Arzneimittel nach ihrer Alterswirksamkeit und -verträglichkeit vorgeschlagen (Wehling 2008).

Diese Einteilung in 4 Gruppen von A bis D ist analog der Schwangerschaftstoxizitätseinteilung der FDA (A--D, X zusätzlich für eindeutig teratogene Arzneimittel) gestaltet, die seit längerem geläufig ist.

A	In der Kategorie A sind Arzneimittel gelistet, die im Alter in großen Studien geprüft sind und für die eindeutig positive Nutzen-Risiko-Bewertungen vorliegen. Hierzu würden u. a. ACE-Hemmer, Kalziumantagonisten und Angiotensin-Rezeptoren-Antagonisten in der arteriellen Hypertoniebehandlung oder Statine in der kardiovaskulären Protektion oder ACE-Hemmer und Diuretika in der Herzinsuffizienzbehandlung gehören.
B	Die Kategorie B ist Arzneimitteln zugeordnet, die zwar eine nachgewiesene Wirksamkeit bei älteren Patienten haben, aber mit Einschränkungen hinsichtlich des Wirkungsausmaßes oder ihrer Sicherheit belegt sind. Hier wären z. B. in der Behandlung der arteriellen Hypertonie – Diuretika und – Betablocker zu nennen; Diuretika wegen ihrer häufig nachgewiesenen Complianceprobleme, Betablocker wegen häufiger Kontraindikationen (z. B. kardiale Erregungsbildungs- und -leitungsstörungen) und nachweislich geringerem Nutzen.
C	Die Kategorie C bezeichnet Substanzen mit einer ungünstigen Nutzen/Risikoanalyse für ältere Patienten, die als erste weggelassen werden sollten, wenn insgesamt zu viele Arzneimittel (mehr als 3 oder 4) zu geben wären. Beispiele hierfür wären – Digoxin bei Herzinsuffizienz (nur in wenigen Fällen bei persistierenden Beschwerden indiziert), – Amiodaron (► oben) bei Vorhofflimmern oder – Spironolakton bei Hypertonie (Hyperkalämiegefahr). Hierbei gibt es also in Einzelfällen durchaus die Möglichkeit des Einsatzes, der aber eher die Ausnahme mit guter Begründung, denn die Regel wäre.
D	Substanzen, die bei Älteren praktisch immer vermieden werden sollten und so im wesentlichen auf der Beers-Liste zu finden sind, würden in die Kategorie D kommen. Hierzu gehören u. a. – Benzodiazepine, – Promethazin, – Pentazocin. Wichtig ist hierbei auch, dass sich immer altersverträgliche Alternativen finden lassen und der Einsatz auch deswegen nicht sinnvoll ist.

Diese Kennzeichnung von Arzneimitteln, die alterserprobt (»fit for the aged«) oder eben im Alter unangemessen sind, würde dem behandelnden Arzt die Gewichtung innerhalb einer häufig durch Multimorbidität komplexen Pharmakotherapie erleichtern.

Die Anwendung der FORTA-Einteilung sollte unter den in der ► Übersicht zusammengefassten Kriterien erfolgen.

Anwendungshinweise für die FORTA-Klassifikation

- Evidenzbasiert, aber real-life-orientiert (Compliancefragen, altersabhängige Verträglichkeit, Häufigkeit relativer Kontraindikationen)
- Indikationsabhängigkeit der Klassifikation: ein Arzneimittel kann indikationsabhängig verschiedene Labels bekommen (z. B. Betablocker bei KHK A, bei Hypertonie »nur« B; Diuretika bei Herzinsuffizienz A, bei Hypertonie B)
- Kontraindikationen stehen über der Klassifikation (z. B. dürfen auch A-Medikamente bei Allergien nicht gegeben werden)
- Ersetzt individuelle Therapieentscheidung nicht, lässt wie jede Vereinfachung Ausnahmen (auch bei den Extremen A und D) zu
- Ist nur als schnelle Orientierungshilfe zum Gedankenanstoß gedacht.

Diese Labels sollten bei neuen Arzneimitteln im Zulassungsprozess, bei bereits etablierten Arzneimitteln durch Health-Technology-Assessment-Institutionen (wie z. B. das NICE in England oder das IQWIG in Deutschland) definiert und angebracht werden. Unbedingt sind in die Bewertung der Arzneimittel auch Erfahrungen aus der Praxis (Real-life-Studien) einzubeziehen, da Compliancefaktoren, Handhabungs- und Applikationsprobleme für die Arzneimittelwirksamkeit, vor allem aber -sicherheit eine große Rolle spielen (Field et al. 2007) und diese in kontrollierten Untersuchungen nicht zuverlässig abgebildet werden.

Eine derartige Hilfestellung zur Anpassung von Polypharmazieschemata würden den Praktiker einerseits die häufig unübersichtliche Situation erleichtern sowie aufgrund der Kategorisierung auch vor Regressen schützen. Sie könnte ihn auch mit der notwendigen Autorität versehen, Unnötiges oder gar Schädliches wegzulassen.

Ob sich dieses oder ein ähnliches Schema validieren lassen und durchsetzen wird, kann nur die Zeit zeigen. Wenigstens eine breite Diskussion könnte eine wesentliche Bewusstmachung der Probleme erzielen.

Die hier behandelten beiden Themen zur Extrapolation von Leitlinien ins höhere Lebensalter und die Kategorisierung von Medikamenten nach ihrer Alterstauglichkeit stellen nur zwei von vielen Maßnahmen dar, die Arzneimitteltherapie älterer Patienten zu verbessern. In anderen Kapiteln sind die allgemeinen pharmakologischen Wegweisungen (z. B. Beurteilung der Nierenfunktion) oder die Problematik der Compliance sowie die speziellen Aspekte der Erkrankungen behandelt. Alles zusammen führt in jedem Fall zu einer immensen Belastung und Herausforderung des Behandlers, der einem multimorbiden älteren Patienten arzneitherapeutisch gerecht werden will. Vielleicht zeigt sich gerade in dieser Thematik, dass es immer noch gerechtfertigt ist, von einer ärztlichen Kunst (auf dem Boden der Wissenschaft) zu sprechen.

Die ärztliche Kunst erfordert sicher mehr als Wissen (das es ja leider im Bereich der Gerontopharmakologie nur sehr begrenzt gibt), sondern vor allem auch die intuitiven Komponenten, gespeist aus Wissen, Integrationswillen und kreativen Elementen.

Literatur

Beckett NS, Peters R, Fletcher AE et al. (2008) Treatment of hypertension in patients 80 years of age or older. N Engl J Med 358(18):1887–1898

Beers MH (1997) Explicit criteria for determining potentially inappropriate medication use by the elderly. Arch Intern Med 157:1531–1536

Döser S, Marz W, Reinecke MF et al. (2004) Empfehlungen zur Statintherapie im Alter, Daten und Konsensus. Internist 45,1053–1062

Field TS, Mazor KM, Briesacher B, Debellis KR, Gurwitz JH (2007) Adverse drug events resulting from patient errors in older adults. J Am Geriatr Soc 55:271–276

Kaufman DW, Kelly JP, Rosenberg L, Anderson TE, Mitchell AA (2002) Recent patterns of medication use in the ambulatory adult population of the United States: the Slone survey. JAMA 287:337–344

Kvan E, Pettersen KI, Landmark K, Reikvam A, INPHARM study investigators (2006) Treatment with statins after acute myocardial infarction in patients >or=80 years: underuse despite general acceptance of drug therapy for secondary prevention. Pharmacoepidemiol Drug Saf 15(4):261–267

Mancia G, De Backer G, Dominiczak A et al. (2007) 2007 ESH-ESC Practice Guidelines for the Management of Arterial Hypertension: ESH-ESC Task Force on the Management of Arterial Hypertension. J Hypertens 25(9):1751–1762

Pugh MJ, Hanlon JT, Zeber JE, Bierman A, Cornell J, Berlowitz DR (2006) Assessing potentially inappropriate prescribing in the elderly Veterans Affairs population using the HEDIS 2006 quality measure. J Manag Care Pharm 12:537–545

Sackett DL, Rosenberg WM, Gray JA, Haynes RB, Richardson WS (2007) Evidence based medicine: what it is and what it isn't, 1996. Clin Orthop Relat Res 455:3–5

Shepherd J, Blauw GJ, Murphy MB et al. (2002) Pravastatin in elderly individuals at risk of vascular disease (PROSPER): a randomised controlled trial. Lancet 360:1623–1630

Steinman MA, Landefeld CS, Rosenthal GE, Berthental D, Sen S, Kaboli PJ (2006) Polypharmacy and prescribing quality in older people. J Am Geriatr Soc 54:1516–1523

Wehling, M (2008) Arzneimitteltherapie im Alter: Zu viel und zu wenig, was tun? Dtsch Med Wochenschr 133, 2289–2291

Van den Akker M, Buntinx F, Metsemakers JF, Roos S, Knottnerus JA (1998) Multimorbidity in general practice: prevalence, incidence, and determinants of co-occurring chronic and recurrent diseases. J Clin Epidemiol 51:367–375

Zhan C, Sangl J, Bierman AS et al. (2001) Potentially inappropriate medication use in the community-dwelling elderly: findings from the 1996 Medical Expenditure Panel Survey. JAMA 286: 2823–2829

Studien-Akronyme

- CTS
  »Commitment and Treatment Study«
- DETECT-Studie
  »Diabetes Cardiovaskular Risk Evaluation; Targets and Essential Data for Commitment and Treatment«
- HPS
  »Heart Protection Study«
- HYVET-Studie
  »Hypertension in the Very Elderly Trial«
- PROSPER
  »Prospective Study of Pravastatin in the Elderly at Risk«
- SYST-EUR-Studie
  »The Systolic Hypertension in Europe Trial«

2 Spezielle Aspekte bezogen auf Organsysteme nach geriatrisch klinischer Bedeutung

2.1 Arterielle Hypertonie – 42
Martin Wehling
2.1.1 Bedeutung für den älteren Patienten, Epidemiologie – 42
2.1.2 Therapeutisch relevante Besonderheiten beim älteren Patienten – 43
2.1.3 Evidenzorientierte, rationale Arzneimitteltherapie und Klassifizierung der Arzneimittel nach Alterstauglichkeit – 46
Literatur – 54
Studien-Alkronyme – 55

2.2 Herzinsuffizienz – 55
Martin Wehling
2.2.1 Bedeutung für den älteren Patienten, Epidemiologie – 55
2.2.2 Therapeutisch relevante Besonderheiten beim älteren Patienten – 56
2.2.3 Evidenzorientierte, rationale Arzneimitteltherapie und Klassifizierung der Arzneimittel nach Alterstauglichkeit – 58
Literatur – 66
Studien-Akronyme – 66

2.3 Koronare Herzkrankheit und Schlaganfall – 67
Martin Wehling
2.3.1 Bedeutung für den älteren Patienten, Epidemiologie – 67
2.3.2 Therapeutisch relevante Besonderheiten beim älteren Patienten – 67
2.3.3 Evidenzorientierte, rationale Arzneimitteltherapie und Klassifizierung der Arzneimittel nach Alterstauglichkeit – 69
Literatur – 84
Studien-Akronyme – 85

2.4 Vorhofflimmern – 85
Martin Wehling
2.4.1 Bedeutung für den älteren Patienten, Epidemiologie – 85
2.4.2 Therapeutisch relevante Besonderheiten beim älteren Patienten – 87
2.4.3 Evidenzorientierte, rationale Arzneimitteltherapie und Klassifizierung der Arzneimittel nach Alterstauglichkeit – 87
Literatur – 98
Studien-Akronyme – 99

2.5 Obstruktive Lungenerkrankungen – 99
Martin Wehling
2.5.1 Bedeutung für den älteren Patienten, Epidemiologie – 99
2.5.2 Therapeutisch relevante Besonderheiten beim älteren Patienten – 100
2.5.3 Evidenzorientierte, rationale Arzneimitteltherapie und Klassifizierung der Arzneimittel nach Alterstauglichkeit – 101
Literatur – 105

2.6 Osteoporose – 106
Martin Wehling
2.6.1 Bedeutung für den älteren Patienten, Epidemiologie – 106
2.6.2 Therapeutisch relevante Besonderheiten beim älteren Patienten – 106
2.6.3 Evidenzorientierte, rationale Arzneimitteltherapie und Klassifizierung der Arzneimittel nach Alterstauglichkeit – 107
Literatur – 112

2.7 Diabetes mellitus – 112
Heinrich Burkhardt
2.7.1 Bedeutung für den älteren Patienten, Epidemiologie – 112
2.7.2 Therapeutisch relevante Besonderheiten beim älteren Patienten – 112
2.7.3 Evidenzorientierte, rationale Arzneimitteltherapie und Klassifizierung der Arzneimittel nach Alterstauglichkeit – 116
Literatur – 125
Studien-Akronyme – 127

2.8 Demenz – 127
Stefan Schwarz, Lutz Frölich
2.8.1 Bedeutung für den älteren Patienten, Epidemiologie – 127
2.8.2 Therapeutisch relevante Besonderheiten beim älteren Menschen – 129
2.8.3 Evidenzorientierte, rationale Arzneimitteltherapie und Klassifizierung der Arzneimittel nach Alterstauglichkeit – 130
2.8.4 Behandlung von Verhaltensauffälligkeiten und demenzassoziierten Symptomen – 141
Literatur – 144

2.9 M. Parkinson – 146
Heinrich Burkhardt
2.9.1 Bedeutung für den älteren Patienten, Epidemiologie – 146
2.9.2 Therapeutisch relevante Besonderheiten beim älteren Menschen – 146
2.9.3 Evidenzorientierte, rationale Arzneimitteltherapie und Klassifizierung der Arzneimittel nach Alterstauglichkeit – 147
2.9.4 Behandlung spezieller Probleme – 152
2.9.5 Zusammenfassende Wertung – 154
Literatur – 155
Studien-Akronyme – 155

2.10 Depression – 156
Stefan Schwarz, Lutz Frölich
2.10.1 Bedeutung für den älteren Menschen, Epidemiologie – 156
2.10.2 Evidenzorientierte, rationale Arzneimitteltherapie und Klassifizierung der Arzneimittel nach Alterstauglichkeit – 160
Literatur – 170

2.11 Schlafstörungen – 170
Stefan Schwarz, Lutz Frölich
2.11.1 Bedeutung für den älteren Menschen, Epidemiologie – 170
2.11.2 Therapeutisch relevante Besonderheiten beim älteren Menschen – 172
2.11.3 Evidenzorientierte, rationale Arzneimitteltherapie und Klassifizierung der Arzneimittel nach Alterstauglichkeit – 175
Literatur – 181

2.12 Therapie des chronischen Schmerzes – 182
Heinrich Burkhardt
2.12.1 Epidemiologie und klinische Bedeutung – 182
2.12.2 Besonderheiten bei älteren Patienten – 182
2.12.3 Allgemeine Therapieziele und -strategien – 183
2.12.4 Kritische Wertung einzelner Medikamentengruppen – 185
2.12.5 Opioidartige Substanzen – 188
2.12.6 Adjuvantiva – 192
2.12.7 Zusammenfassende Wertung der Pharmaka – 195
Literatur – 196

2.13 Therapieentscheidungen und medikamentöse Therapie von Tumorerkrankungen bei alten Patienten – 197
Ulrich Wedding
2.13.1 Bedeutung für den älteren Patienten, Epidemiologie – 197
2.13.2 Therapeutisch relevante Besonderheiten beim älteren Patienten – 199
2.13.3 Evidenzorientierte, rationale Arzneimitteltherapie und Klassifizierung der Arzneimittel nach Alterstauglichkeit – 202
2.13.4 Supportive Therapie – 211
2.13.5 Definition des Therapieziels – 212
Literatur – 212
Studien-Akronyme – 217

2.1 Arterielle Hypertonie

Martin Wehling

2.1.1 Bedeutung für den älteren Patienten, Epidemiologie

Die arterielle Hypertonie ist die häufigste Herz-Kreislauf-Erkrankung überhaupt, und sie ist eine Alterskrankheit. In den westlichen Industrienationen sind die älteren Menschen (>65 Jahre) die am stärksten wachsende Bevölkerungsgruppe.

Diese demografische Revolution wird die Prävalenzdaten weiter massiv erhöhen, denn bei über 70-Jährigen liegt die Prävalenz der (systolischen) Hypertonie (>140 mmHg) bei 70% mit steigender Tendenz im höheren Alter (Plouin et al. 2006) gegenüber 30–50% bei jüngeren Erwachsenen. Dass die arterielle Hypertonie über ihre Folgekrankheiten Schlaganfall, Herzinfarkt, Hochdruckherz mit Insuffizienz und Nierenversagen massiv zur Morbidität und Mortalität der Bevölkerung beiträgt, ist jedem klar. 13% aller Todesfälle, in Ländern mit hohem Einkommen sogar 18%, gehen zu Lasten dieser Erkrankung (Lawes et al. 2008). »Disability-adjusted life years« (DALY) aufgrund der Hypertonie sind in Ländern mit hohem Einkommen sogar schon 2001 absolut am häufigsten bei Frauen >70 Jahren, bei Männern >60 Jahren (◼ Abb. 2.1).

Am Erfolg einer suffizienten Blutdruckeinstellung gibt es keinen vernünftigen Zweifel, dieser ist

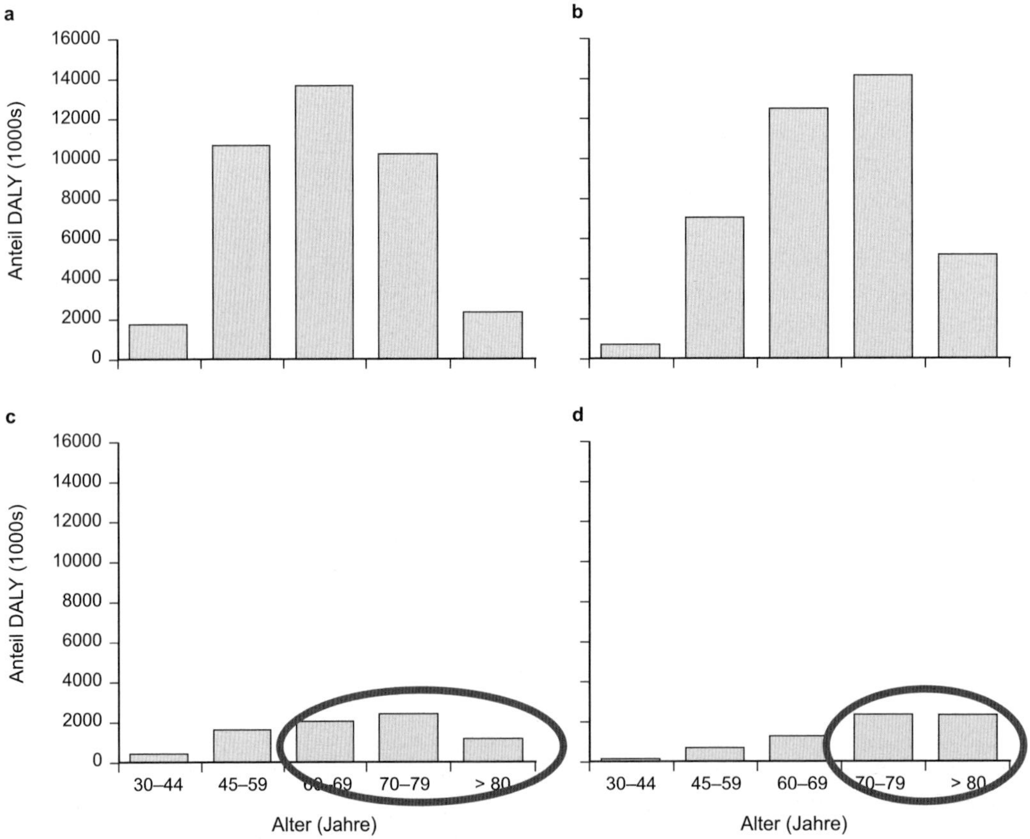

◼ Abb. 2.1a–d. **Absolute DALY durch arterielle Hypertonie bei Männern (a, c) und Frauen (b, d) in Ländern mit niedrigem und mittleren (a, b) und hohem (d, c) Einkommen, nach Alter gestaffelt.** Der hauptsächliche Anteil älterer Patienten in der Industriewelt ist *eingekreist*. Die Abnahme der absoluten Zahl bei über 80-jährigen Männern hat mit ihrer Anzahl zu tun, die relative Zahl/Mensch steigt sogar weiter. *DALY* »disability-adjusted life years«. (Aus Lawes et al. 2008. Mit freundlicher Genehmigung des Elsevier-Verlags; Übersetzung des Autors)

seit mindestens 25 Jahren evident. Schon die Framingham-Studie konnte zwischen behandelten und unbehandelten Hypertonikern einen Unterschied der kardiovaskulären Mortalität von 60% und der Gesamtmortalität von 31% feststellen (Sytkowski et al. 1996). Inzwischen sind auch Studien zum Therapieerfolg bei älteren Patienten verfügbar, die eindrucksvoll belegen, dass die Therapie bis ins hohe Alter notwendig und erfolgreich ist, z. B. die SYST-EUR-Studie, die eine 42% Senkung der Schlaganfallrate nach 4-jähriger Therapie mit Nitrendipin und Enalapril bei über 60-Jährigen nachwies (Staessen et al. 1999). Jetzt konnte in der HYVET-Studie sogar bei über 80-jährigen Hypertonikern ein endpunktrelevanter Effekt der Blutdrucksenkung dokumentiert werden (Beckett et al. 2008).

An der großen epidemiologischen Bedeutung dieser Erkrankung für ältere Patienten, ihrer guten Behandelbarkeit mit nachgewiesenen harten Endpunktdaten aus kontrollierten Studien besteht also kein vernünftiger Zweifel. Es ist wahrscheinlich diejenige Erkrankung, mit deren suffizienten Therapie sich die größten Gewinne an QALYs (»quality adjusted life years«) und verhinderten Todesfälle erzielen lassen.

Leider ist in der Realität eine dramatische Unterversorgung der Patienten zu beobachten. Nach den Daten der EUROASPIRE-II-STUDIE (Boersma et al. 2003) war Deutschland in der westlichen Welt das Land mit der höchsten Prävalenz an arterieller Hypertonie: über die Hälfte aller Berufstätigen wiesen erhöhte Blutdruckwerte auf (>140/90 mmHg), Zahlen, leider in der bislang nur mündlich vorgetragenen EUROASPIRE-III-Studie bestätigt werden. Im neueren DETECT-Programm wird für Deutschland die Prävalenz mit 35% angegeben (Wittchen et al. 2005). Das heißt aber, dass nach wie vor ein wesentlicher Therapieerfolg nicht vorliegt. Auch wenn die Daten 10 Jahre alt sind, ist ein Kontrollgrad von 6% der Hypertoniker weit weg von einer suffizienten Einstellung (Hense 2000). In einer neueren Studie war der Kontrollgrad der Hypertonie bei älteren Patienten sogar schlechter als bei jüngeren (Milchak_et al. 2008).

Daraus ergibt sich die Frage, warum die therapeutische Situation so schlecht ist. Hier sind als Ursachen alle diejenigen anzuführen, die bei jüngeren Patienten auch zur Untertherapie führen: die Hälfte der Patienten weiß nichts von der Erkrankung, von der anderen Hälfte wird nur die Hälfte behandelt, davon nur die Hälfte ausreichend (Therapieziele ► Abschn. 2.3).

> **Nicht- und Unterbehandlung haben ihre Hauptursache in der Noncompliance von Patienten (und Ärzten).**

Das Compliance-Problem als Hauptursache der Untertherapie nimmt im Alter durch Polypharmazie und zunehmende Gebrechlichkeit (Sehstörungen, Demenz) noch zu, denn es gibt eine inverse Korrelation zwischen Compliance und Pillenzahl (Düsing 2001). So verringerte sich die Compliance von 86% bei einer Pille/Tag auf 25% bei 4 Pillen/Tag, und mit so wenigen Arzneimitteln kommen wenige alte Patienten aus. In einer 3-Jahreskohorte betrug die Compliance oder Persistenz nur noch 15%, wobei diese bei den schlechter verträglichen Diuretika am geringsten war (Hasford et al. 2007). Nach Conlin et al. (2001) fällt die Persistenz für Diuretika nach einem Jahr auf 21%, nach 4 Jahren auf 16% ab.

> **Fazit: Die arterielle Hypertonie bei älteren Patienten ist eine wichtige, wenn nicht sogar bzgl. Mortalität und Morbidität die wichtigste Krankheit, deren Therapie nachweislich auch im hohen Alter erfolgreich ist. Leider besteht in diesem Bereich in der medizinischen Wirklichkeit eine massive Untertherapie.**

2.1.2 Therapeutisch relevante Besonderheiten beim älteren Patienten

Systolische Hypertonie

Beim älteren Patienten entstehen durch Gefäßalterung und weitere physiologische Veränderungen Besonderheiten der arteriellen Hypertonie, die auch therapeutisch relevant sind. Führende Besonderheit ist die Erweiterung der Schlagamplitude, die sich in einem größeren Unterschied zwischen systolischem und diastolischem Druck äußert. Dies ist auf die mit dem Alter zunehmende Versteifung der großen Gefäße wie Aorta und proximale Körperarterien (z. B.

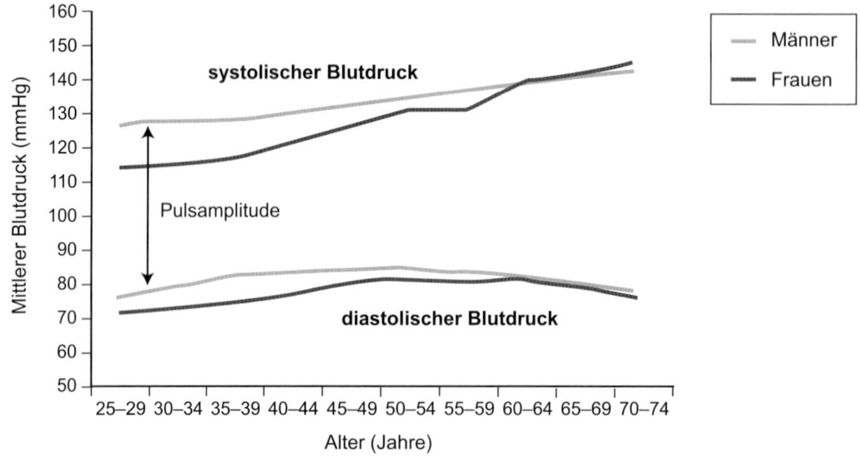

■ Abb. 2.2. **Verlauf von systolischem und diastolischem Blutdruck bei Männern und Frauen mit steigendem Alter.** (Aus Löwel et al. 2001. Mit freundlicher Genehmigung des Hartmann-Verlags; Herzmedizin)

A. femoralis, A. carotis) und die damit verbundene Abnahme der **Windkesselfunktion** zurückzuführen. Diese beschreibt die Möglichkeit der herznahen Gefäße, einen Teil des vom Herzen ausgeworfenen Blutes durch elastische Dehnung aufzunehmen und dann passiv durch Erreichen der Ausgangsform langsam »nachzuschieben«. So erreicht der jüngere Körper einen geringeren systolischen Anstieg des Blutdrucks bei ausreichendem arteriellen Mitteldruck. Der Sinn dieses Mechanismus' ist also die Verhinderung von »Hammerschlägen« mit großer Amplitude. Beim älteren Menschen entsteht so eine Neigung zu isoliert erhöhten systolischen Werten (>140 mmHg), denn zur Aufrechterhaltung der Durchblutung, die im wesentlichen vom arteriellen Mitteldruck abhängt, müssen die systolischen Werte sogar mehr angehoben werden als die diastolischen absinken.

Den Verlauf von systolischem und diastolischem Blutdruck bei Männern und Frauen mit steigendem Alter zeigt ■ Abb. 2.2.

In ■ Abb. 2.3 ist der deutliche Inzidenzanstieg mit steigendem Lebensalter gezeigt.

Es war lange nicht klar, ob die so entstehende rein systolische Hypertonie, die durch die Abnahme der Windkesselfunktion also begünstigt wird, ein Risikofaktor darstellt, also bei eher niedrigen diastolischen Werten bei normalem Mitteldruck (etwa 1/3 systolischer + 2/3 diastolischer Wert) überhaupt relevant ist. Die Frage war also, ob die erhöhten systolischen durch erniedrigte diastolische Werte hinsichtlich der klinischen Endpunkte der Hochdruckerkrankung (Schlaganfall, Herzinfarkt/-insuffizienz, Niereninsuffizienz) ausgeglichen werden können und so keine Therapieindikation für die reine, ausgeglichene systolische Hypertonie bestünde.

Es gibt wenige Fragen in der Medizin, die so gründlich und unzweifelhaft eindeutig zu beantworten sind: Die isolierte systolische Hypertonie ist ein massiver Risikofaktor für kardiovaskuläre Komplikationen. Große epidemiologische Studien haben

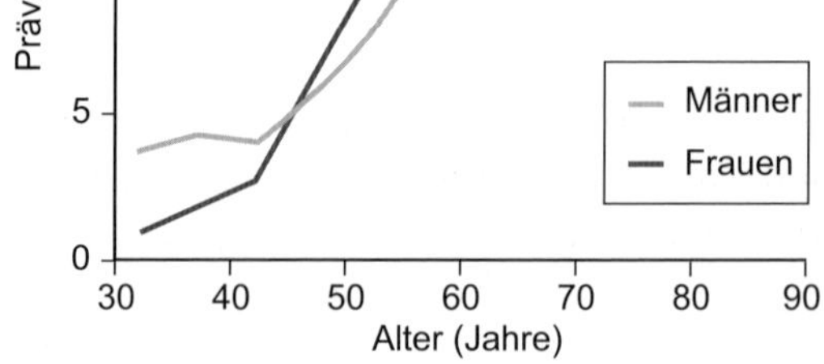

■ Abb. 2.3. **Verlauf der Prävalenz von systolischer Hypertonie mit steigendem Lebensalter.** (Aus Sagie et al. 1993. Mit freundlicher Genehmigung der Massachusetts Medical Society)

die große Bedeutung dieser Kondition gerade für ältere Patienten eindeutig nachgewiesen. Systolischer Blutdruck und Pulsdruck (= Differenz zwischen systolischem und diastolischem Blutdruck) korrelieren eindeutig positiv mit der alteradaptierten Rate an Herzkreislaufereignissen, nicht jedoch der diastolische Wert (Alderman 1999).

Es ist heute eindeutig so, dass jeder systolische Wert über 140 mmHg eine Interventionsindikation darstellt, unabhängig vom diastolischen Wert.

Allerdings ergibt sich aus dieser Besonderheit auch eine Schwierigkeit. Bei einem 80-Jährigen, der einen Ausgangswert von 160/60 mmHg aufweist, kann die Senkung auf 140 mmHg systolisch zur weiteren Erniedrigung des diastolischen Wertes führen. Die damit verbundene zu starke Senkung des Perfusionsdruckes kann zur Hypoperfusion mit Verwirrtheit und sogar Thromboembolien führen. Diese Scylla-und-Charybdis-Situation erzwingt in Einzelfällen Kompromisse bzgl. der systolischen Zielwerte. In keinem Fall ist dann eine Herzfrequenzsenkung günstig, da damit die Pulsamplitude zunimmt (erhöhtes Schlagvolumen!), sind also Betablocker eher schlecht. Keinesfalls – und das zeigen alle epidemiologischen Studien unisono – gibt es aber einen Erfordernishochdruck (etwa nach der historischen Legende: systolischer Blutdruck = Alter plus 100), also im Alter steigende Zielwerte einer Therapie.

Der Blutdruck sollte auch bei älteren Patienten systolisch unter 140 mmHg sein, unabhängig von den diastolischen Werten. Diese sollten aber auch 85 mmHg nicht überschreiten. Einen Erfordernishochdruck im Alter gibt es nicht!

Andere altersbedingte Veränderungen mit Relevanz für die Hochdrucktherapie

Die mit dem Alter eintretende Einschränkung der **Nierenfunktion** (▶ oben) hat nicht nur generell eine wichtige Funktion für die Dosierung renal eliminierter Hochdruckmedikamente, wie z. B. Atenolol, und muss hier unbedingt beachtet werden. Sie ist auch wichtig für die Auswahl der Arzneimittel, die z. B. eine Hyperkalämie und/oder eine Nierenfunktionsbeeinträchtigung bedingen (ACE-Hemmer, Angiotensin-Rezeptor-Antagonisten, Mineralokortikoid-Antagonisten) oder für Thiaziddiuretika, die ab einer geschätzten Kreatinin-Clearance von unter 50 ml/min nicht mehr wirken.

Die altersbedingten **kardialen** Veränderungen und/oder die häufig lange zurückliegenden kardialen Schädigungen wie Herzinfarkte oder Herzinsuffizienz machen das Herz für Arrhythmien vulnerabel. Dies ist wichtig im Zusammenhang mit Diuretika, die über Elektrolytverschiebungen, insbesondere die Hypokalämie, zu einer proarrhythmischen Nebenwirkung führen können, die im Alter besonders gravierend ist. Daher ist im Rahmen der meisten antihypertensiven Therapien diesem Aspekt, bei Verdacht auch durch Langzeit-EKG-Diagnostik, ein besonderes Interesse zu widmen. Das Thema Arrhythmien unter antihypertensiver Therapie im Alter ist leider bislang nicht gut erforscht, aber die Diuretika stehen hier deutlich im Verdacht, möglicherweise sogar eine Übersterblichkeit zu erzeugen.

In diesen Zusammenhang gehören auch die Störungen der **Reizbildung und -überleitung** am Herzen, z. B. im Rahmen eines Sick-Sinus-Syndromes oder eines atrioventrikulären (AV-)Blocks. Die einschlägigen Kontraindikationen der Betablocker oder Kalziumantagonisten vom Verapamiltyp oder Diltiazem sind zu beachten; ein Ruhe-EKG gehört vor jede antihypertensive Therapie, gerade bei älteren Patienten. Es kann auch zur Therapie der besonders ausgeprägten systolischen Hypertonie bei Bradykardie notwendig sein, einen einfachen Schrittmacher zu implantieren, der die Ruhefrequenz anhebt und allein so schon die systolische »Hammerschlag«-Hypertonie bessert.

Die sehr häufige **Herzinsuffizienz** erfordert eine besondere Rücksicht bzgl. negativ inotroper Antihypertensiva, insbesondere Betablocker, die dann aber in einer Doppelindikation mit ganz niedriger Anfangsdosierung zur Therapie von Hypertonie und Herzinsuffizienz dringend gegeben werden müssen. Die Kalziumantagonisten vom Verapamiltyp sind hier in jedem Fall zu vermeiden, da sie auch bei Herzinsuffizienz kontraindiziert sind.

Eine **Hirnleistungsschwäche** kann leider durch eine sonst suffiziente antihypertensive Therapie schlechter werden; Verwirrtheit ist besonders nach zu schneller Blutdrucksenkung zu beobachten (was das Märchen vom Erfordernishochdruck lange genährt hat). Generell gilt, und bei älteren Patienten mit diffuser arterieller Schädigung insbesondere, dass eine Blutdrucksenkung aus kritischen Bereichen (>160 mmHg) schnell erfolgen sollte (wenige Tage), während dann die Feineinstellung in die Zielbereiche langsam erfolgen sollte. Dies kann bis zu einem halben Jahr in Anspruch nehmen. Während dieser Zeit kommt es oft bereits zu einer Perfusionserholung durch die Therapie, und niedrigere Werte werden dann ohne Verwirrtheit oder Schwindel bzw. Hypotonieneigung toleriert.

> **Die eingeschränkte kardiovaskuläre Regulationsbreite des älteren Patienten führt gerade in der Einstellphase einer arteriellen Hypertonie häufiger als bei jüngeren Patienten zu orthostatischen Problemen oder andauernden Hypotonien.**

Ihre Bedeutung wird grundsätzlich unterschätzt, da sie an der Sturzneigung beteiligt sind und so eine erhebliche Morbidität oder sogar Mortalität erzeugen kann. Auch daher muss die Einstellung der Hypertonie im Alter noch behutsamer als bei jüngeren Patienten erfolgen. Hierbei sind pharmakokinetisch wenig fluktuierende Substanzen mit längeren Halbwertzeiten vorzuziehen. Die Gabe von Nifedipin auch in retardierten Präparaten ist aufgrund der zwar verzögerten, aber trotzdem immer noch zu schnellen Freisetzung und Wirkung hier besonders schlecht. Aber alle anderen Antihypertensiva (wahrscheinlich mit Ausnahme der Diuretika) können Hypotonien auslösen. Daher sollte bei einem älteren Patienten der Blutdruck nicht nur im Sitzen, sondern auch unter Orthostasebedingungen gemessen werden. Dann zeigen sich oft überraschende Wirkungen im Stehen, z. B. deutliche Absenkungen der Blutdruckwerte auf systolisch unter 100 mmHg bei fehlendem Anstieg der Herzfrequenz, die im Sitzen nicht auffällig waren. Dies sind oft, aber nicht immer, messbare Korrelate der Orthostasereaktionen, die von Antihypertensiva befördert werden können.

Andere Veränderungen wie eine verminderte gastrointestinale Resorption oder Compliance-Probleme sind generisch und bei jeder Pharmakotherapie im Alter zu beachten, kommen aber aufgrund der Häufigkeit der Hypertonie im Alter hier besonders zum Tragen.

> **Fazit: Die Organveränderungen des älteren Patienten, insbesondere des Herz-Kreislauf-Systems, der Niere und des Gehirns erfordern eine altersadaptierte Wahl und Dosierung der Antihypertensiva.**

2.1.3 Evidenzorientierte, rationale Arzneimitteltherapie und Klassifizierung der Arzneimittel nach Alterstauglichkeit

Die erfolgreiche antihypertensive Therapie hat auch bei älteren Patienten mehrere Dimensionen, die nur gemeinsam zum Erfolg führen können:
- Änderung des Lebensstils (Gewichtsreduktion, salzreduzierte Kost ohne Genussgifte wie Koffein oder Alkohol, Nikotinverzicht, Bewegung, Entspannungsübungen, Schlaftherapie u. a.);
- Ausschluss bzw. spezifische Therapie sekundärer Hypertonieursachen (z. B. endokrine wie M. Cushing oder Phäochromozytom oder Schlafapnoesyndrom, das bei bis zu 30% der Patienten mit essenzieller Hypertonie beteiligt ist) und
- antihypertensive Arzneimitteltherapie.

Es sei hier ganz am Anfang erwähnt, dass auch Arzneimittel eine Hypertonie auslösen können; bei älteren Patienten sind dies häufig die nichtsteroidalen Antirheumatika (NSAR), die aufgrund der stark zunehmenden Gelenkbeschwerden durch arthrotische Erkrankungen z. B. der Hüft-, Knie- oder Wirbelsäulengelenke von bis zu 80% der 80-Jährigen eingenommen werden. Dies geschieht oft ohne Wissen des behandelnden Arztes, z. B. durch Medikamente der Nachbarn oder von Verwandten.

Als Faustregel gilt:
- ein NSAR = ein Antihypertensivum mehr oder
- die arterielle Hypertonie manifestiert sich erst hierdurch.

Dies gilt für COX-selektive wie nichtselektive Substanzen gleichermaßen. Daher muss bei jeder Neuverordnung eines NSAR der Blutdruck mehrfach kontrolliert bzw. die Therapie intensiviert werden.

Auch Glukokortikoide [im Rahmen der Behandlung von Kollagenosen insbesondere des vaskulären Formenkreises wie Arteriitis temporalis bei Älteren besonders häufig oder bei COPD (»chronic obstructive pulmonary disease«] sind hier zu nennen.

Die epidemiologischen Daten zeigen auch für ältere Patienten, dass die pharmakologische Therapie erfolgreich ist. Die Datenlage ist zwar erfreulich, wenn sie mit anderen Situationen der Gerontopharmakologie verglichen wird, aber zu einer spezifisch auf die Bedürfnisse älterer Patienten ausgerichteten Leitlinie ist es bisher nicht gekommen. Die Guideline der Europäischen Gesellschaften für Kardiologie und Hypertonie (ESC und ESH; Mancia et al. 2007) widmet diesem Thema eine Druckseite.

Damit sind zunächst die gleichen Strategien zur Therapie anzuwenden wie bei jüngeren Erwachsenen, die hier nur knapp wiederholt werden.

Die Indikationsstellung folgt im Wesentlichen dem Schema, wie in der obigen Guideline vorgeschlagen.

In der Erstlinientherapie werden moderne Vertreter der 5 Hauptgruppen verwendet:

- Diuretika,
- Betablocker,
- Renin-Angiotensin-System-Blocker:
  - ACE-Hemmer
  - Angiotensin-Rezeptor-Antagonisten
- Kalziumantagonisten vom Dihydropyridintyp.

Auch bei älteren Patienten werden nur wenige mit einer Monotherapie auskommen, die Kombinationstherapie ist die Regel (>80% der Patienten).

Die Zusatzeigenschaften der Substanzen (die also über die reine Blutdrucksenkung hinausgehen) sowie natürlich die Datenlage zum Einsatz bei älteren Patienten entscheiden über die individuelle Anpassung der Therapie und ggf. grundsätzliche Abweichungen von der Therapie bei jüngeren Erwachsenen.

Zur Hypertonietherapie bei älteren Patienten gibt es größere Studien. Die wichtigesten sind: SHEP-, STOP-2, SYST-EUR-, LIFE-, ACCOMPLISH-Studie sowie die kürzlich durchgeführte HYVET-Studie. Während die SHEP-Studie grundsätzlich zeigte, dass eine Therapie mit Diuretika/Betablockern bei über 60-Jährigen die Schlaganfallrate gegenüber Placebo signifikant senkte, konnte die HYVET-Studie dies für das Diuretikum Indapamid +/- den ACE-Hemmer Perindopril sogar für über 80-Jährige zeigen. Die STOP-2-Studie zeigte, dass die damals neueren Antihypertensiva ACE-Hemmer und Kalziumantagonisten den noch älteren Diuretika und Betablockern bei älteren Patienten nicht unterlegen waren. Die Ergebnisse der SYST-EUR-Studie haben eindrucksvoll belegt, dass die anithypertensive Therapie mit einer Kombination aus Kalziumantagonisten vom Dihydropyridintyp und ACE-Hemmer die Schlaganfallrate bei älteren Patienten hochsignifikant um 42% senken kann. In der LIFE-Studie wurden der Betablocker Atenolol und der Angiotensin-Rezeptor-Antagonist Losartan verglichen; letzterer war deutlich endpunktwirksamer als der Betablocker. In der gerade abgebrochenen ACCOMPLISH-Studie wurden die Fixkombinationen Benazapril/Hydrochlorothiazid und Amlodipin/Benazapril bei systolischer Hypertonie auf kardiovaskuläre Endpunkte hin untersucht; der vorzeitige Abbruch erfolgte jetzt, weil unter Amlodipin/Benazapril eine um 20% signifikant geringere Endpunkthäufigkeit gemessen wurde.

Die wesentlichen Daten der HYVET-Studie sind in ◘ Abb. 2.4 gezeigt.

Die vorliegenden Daten sowie die bekannten Eigenschaften der Antihypertensiva ergeben folgendes Bild zur Differenzialtherapie älterer Patienten.

Diuretika

Daten liegen eigentlich nur zu Thiaziddiuretika vor, wie Hydrochlorothiazid und Indapamid, die in niedriger Dosis eingesetzt werden sollten (z. B. Hydrochlorothiazid 12,5–25 mg/Tag). Bei eingeschränkter Nierenfunktion (geschätzte Kreatinin-Clearance unter 50 ml/min, z. B. nach Cockroft-Gault) sind sie unwirksam und sollten durch Schleifendiuretika ersetzt werden, insbesondere das pharmakokinetisch günstige Torasemid. Kaliumsparende Diuretika (z. B. Triamteren) sind im Alter besonders gefährlich, da Hyperkalämien bei der regelhaft eingeschränkten Nierenfunktion sehr schnell und unvermittelt eintreten können. Das hier nur erwähnte Spironolakton (s. Herzinsuffizienz) gilt als Reservemittel bei refraktärer Hypertonie, und sollte bei älteren Patienten wegen der Hyperkalämiekomplikation noch vorsichtiger gegeben werden.

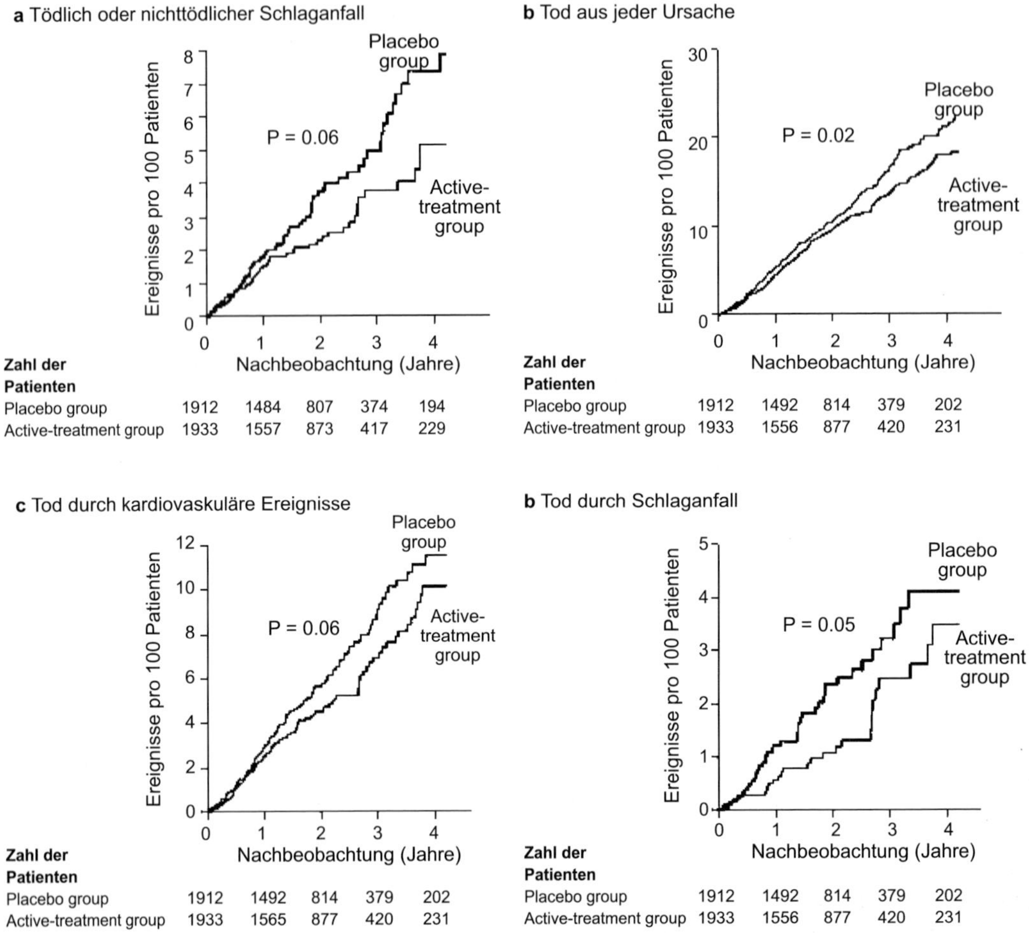

■ Abb. 2.4. **Endpunktdaten der HYVET-Studie: auch bei über 80-Jährigen lohnt sich die antihypertensive Therapie, hier mit einem Diuretikum und einem ACE-Hemmer als Zusatztherapie!** *HYVET* »Hypertension in the Very Elderly Trial«. (Aus Beckett et al. 2008. Mit freundlicher Genehmigung der Massachusetts Medical Society)

- Pro (Thiazid-)Diuretika:
  - Daten aus älteren Studien, jetzt allerdings gegen Placebo bei über 80-Jährigen erfolgreich, Untergruppe älterer Patienten in der ALLHAT-Studie gleich gut wie ACE-Hemmer und Kalziumantagonist
  - Gleichzeitige Therapie einer ggf. auch bestehenden Herzinsuffizienz
  - Geringe Kosten

▼

- Cons:
  - Erzeugt/verschlechtert Stoffwechsellage in Richtung Diabetes mellitus
  - Elektrolytstörungen sind bei älteren Patienten besonders kritisch (v. a. kardial, Hyponaträmie, mögliche tödliche Rhythmusstörungen durch Hypokalämie)
  - In neuer Studie einem Kalziumantagonisten (Amlodipin) unterlegen
  - Sind in Compliancestudien die als erstes abgesetzten Antihypertensiva, ihre Empfehlung ist daher eine Empfehlung zur Nichttherapie

Gerade der letzte Punkt sollte bei älteren Patienten vermehrt berücksichtigt werden, da sie oft sowieso unter Inkontinenz oder Retention (Männer mit Prostatahyperplasie) leiden, die durch die morgendliche Harnflut die Diuretika relativ unerträglich machen. Daher sollte mit Diuretika viel kritischer umgegangen werden als zu beobachten. Ihr niedriger Preis verführt geradezu zu einer unkritischen Anwendung.

Aus der eigenen Praxis ist ein noch wesentlich bedenklicheres Signal zu erkennen, nämlich das der unbeabsichtigten oder zumindest absolut nicht indizierten, sequenziellen Nephronblockade. Diese wird erreicht, wenn ein Schleifendiuretikum mit einem Thiaziddiuretikum kombiniert wird.

Dann wird der Niere die distal-tubläre Kompensationsmöglichkeit einer exzessiven Natriurese durch Schleifendiurese durch das distal angreifende Thiazid genommen. Diese Maximaldiurese ist den schwersten Nieren- und/oder Herzinsuffizienzen vorbehalten, sozusagen um das letzte Tröpfchen noch aus den Nieren herauszuholen, wenn die Eskalation zu Schleifendiuretika mit Dosissteigerung (Torasemid bis 400 mg/Tag) nicht mehr ausreicht. Leider wird dies irrtümlich in der Hypertoniebehandlung durchgeführt, wenn ein Kombinationspräparat (mit dem Suffix »Plus«) z. B. aus einem ACE-Hemmer und Thiaziddiuretikum bei einem Patienten eingesetzt wird, der schon ein Schleifendiuretikum einnimmt. Die Thiazidkomponente wird übersehen, die Folgen sind gravierend: im besten Fall kommt es nur zu einer Exsikkose, die den Patienten entweder massiv leiden oder mehr oder weniger alle Mittel absetzen lässt, im schlimmsten Fall zu massiven Elektrolytverschiebungen oder Eindickungskomplikationen wie Thrombosen. Leider ist dieses Problem in der Wissenschaft bislang nicht thematisiert, sollte aber unbedingt vermehrt Beachtung finden. Während in fast allen kardiovaskuläre-präventiven Therapien eine deutliche Untertherapie stattfindet, wird die diuretische Therapie in Deutschland übertrieben.

Betablocker

Betablocker sind aus der kardiovaskulären Therapie nicht wegzudenken, haben aber an Bedeutung in der antihypertensiven Therapie verloren. Die erwähnte LIFE-Studie hat bei älteren Patienten eine Endpunktüberlegenheit (25% weniger Schlaganfälle unter Losartan als unter Atenolol) des Angiotensin-Rezeptor-Antagonisten gezeigt. In der CAFE-Studie konnte eine Erklärung aus der Beobachtung abgeleitet werden, dass Betablocker (Atenolol) zwar den peripheren Blutdruck genauso wie ein Dihydropyridinkalziumantagonist (Amlodipin) senken, nicht jedoch den zentralen Blutdruck im Aortenbogen. Dieser wird durch die Förderung der Gefäßwandsteifigkeit durch Betablocker gerade bei älteren Patienten (Windkesselfunktion, ► oben) durch die erhöhte Pulswellenreflektion erklärt, die zu einem stärkeren »Peitschenschlagphänomen« und eben der zentralen Pulserhöhung führt.

- Pro Betablocker:
  - Daten aus älteren Studien
  - Gleichzeitige Therapie einer ggf. auch bestehenden koronaren Herzkrankheit, Vorhofflimmern, Rhythmusstörungen, Herzinsuffizienz, also multiple Indikationen, für die gesicherte Mortalitätsdaten vorliegen
  - Geringe Kosten
- Cons:
  - Erzeugt/verschlechtert Stoffwechsellage in Richtung Diabetes mellitus
  - In neueren Studien einem Angiotensin-Rezeptor-Antagonisten (Losartan) und einem Kalziumantagonisten (Amlodipin) unterlegen
  - Wird im Alter aufgrund häufiger relativer oder absoluter Kontraindikationen schlechter vertragen, insbesondere wegen kardialer Blockbilder/Überleitungsstörungen, pulmonaler Erkrankungen (COPD), diabetischer Stoffwechsellagen/metabolischem Syndrom
  - Potenzprobleme sind auch im Alter oder gerade im Alter wichtig!

In der antihypertensiven Therapie wird der Betablocker aber heute immer noch nicht selten indiziert sein, da kardiale Erkrankungen fast immer eine praktisch zwingende Indikation darstellen, die dann in diesem Zusammenhang führend wird. Bei einem älteren Hypertoniker ohne derartige Begleiterkrankungen sollte er auch bei Fehlen von Kontraindikationen allerdings nicht mehr in die erste oder zweite Reihe kommen, sondern erst als dritte oder gar vierte Stufe der Eskalation eingesetzt werden. Auch sollten nur noch herzfrequenzsenkende Betablocker ohne intrinsisch-sympathomimetische Aktivität (▶ unten und Abschn. »Direkt kardioprotektive Maßnahmen«) wie Metoprolol, Bisoprolol oder Carvedilol verwendet werden.

Hierbei ist zu beachten, dass Atenolol aufgrund der renalen Elimination bei älteren Patienten zurückhaltender als lipophilere Substanzen mit Metabolismus wie Metoprolol zu beurteilen ist. Substanzen mit intrinsisch-sympathomimetischer Aktivität (z. B. Celiprolol, Bucindolol) sind ebenfalls ungeeignet.

ACE-Hemmer/Angiotensin-Rezeptor-Antagonisten

Diese Substanzen werden hier zusammen behandelt, weil sie in dasselbe System eingreifen (Renin-Angiotensin-System) und daher prinzipiell ähnliche Wirkungen aufweisen. Die Differenzialwirkungen sind klinisch immer noch nicht eindeutig herausgearbeitet (z. B. Bradykinineffekte nur der ACE-Hemmer, dafür vollständigere Blockade der Angiotensin-II-Wirkung durch die Rezeptorblocker). In jedem Fall waren diese Substanzen in Hypertoniestudien an älteren Patienten erfolgreich beteiligt (u. a. STOP, SYST-EUR, LIFE, SCOPE, ACCOMPLISH, HYVET). Sie sind aufgrund ihrer hervorragenden Verträglichkeit (5% Husten bei ACE-Hemmern als wichtigstem Abgrenzungskriterium gegenüber Angiotensin-Rezeptor-Antagonisten) sicher zu Recht in der ersten Reihe der antihypertensiven Therapie. Ihre endpunktrelevanten Ergebnisse werden u. a. auf eine Reihe von organprotektiven Zusatzeffekten zurückgeführt, bei denen insbesondere die renale, aber auch kardiale (»Remodelling«) Protektion hervorzuheben ist. Sie sind weiters auch (mindestens) stoffwechselneutral, wenn sie nicht sogar die Entwicklung des Diabetes mellitus aufhalten. Auch für diese Substanzen gibt es Mehrfachindikationen wie Herzinsuffizienz, koronare Herzkrankheit, sodass sie fast nie fehlen sollten. Das Kostenargument gegen die Angiotensin-Rezeptor-Antagonisten wird demnächst fallen, da die erste Substanz (Losartan) 2010 den Patentschutz verlieren wird.

Dennoch sollten einige Handhabungshinweise unbedingt beachtet werden:

- Regelhaft kommt es unter dieser Therapie akut zu einer renalen Funktionseinschränkung um etwa 8%. Aufgrund der Streuung kann diese auch wesentlich größer sein. Daher ist bei Kreatinin-Clearance-Werten <30 ml/min (dies kann bei älteren sarkopenen Patienten schon einmal bei einem Serumkreatininwert von 1,3 mg/dl der Fall sein!) eine ambulante Erstanwendung nicht zu empfehlen. Der Patient kann sonst schnell dialysepflichtig werden oder gar durch eine Hyperkalämie sterben. Unter kontrollierten Bedingungen (stationär) kann aber diese Therapie auch dann noch eingeleitet werden, zumal dadurch die weitere Progression der Niereninsuffizienz aufgehalten wird.
- Eine Proteinurie wird besonders gut hierdurch beeinflusst, wobei auf die dann wünschenswerte, tiefere Blutdruckeinstellung (systolisch sogar nur 125 mmHg) hingewiesen wird.
- Bei ausgeprägten Einschränkungen der Nierenfunktion nach diesen Substanzen ist an die ein- oder sogar beidseitige Nierenarterienstenose zu denken!

Diese Substanzen sind leider auch oft an Interaktionen mit anderen Arzneimitteln beteiligt, die vorwiegend pharmakodynamisch begründet sind: insbesondere zusammen mit NSAR (▶ oben) und einer Exsikkose (bei älteren Patienten häufig durch gastrointestinale Infekte, aber auch bei Hitze oder Vernachlässigung) kommt es schnell zur akuten Niereninsuffizienz mit Dialysepflichtigkeit (vorwiegend durch die Hyperkalämie). Dies wird noch akzentuiert, wenn Spironolakton gegeben wird.

Die Kombination aus beiden Substanzgruppen ist möglich, wird aber nicht zu einem ausgeprägten Mehreffekt führen, da das gleiche System betroffen ist. Dies wurde jetzt (allerdings nicht an älteren Patienten) durch die große ONTARGET-Studie belegt, die zeigte, dass ein Angiotensin-Rezeptor-Antagonist einem ACE-Hemmer ebenbürtig ist, aber die Kombinationstherapie nicht überlegen ist, eher zu Hypotonie führt. Letzteres ist bei älteren Patienten wahrscheinlich noch bedrohlicher.

- Pro ACE-Hemmer/Angiotensin-Rezeptor-Antagonist:
  - Hervorragende Datenlage, auch bei älteren Hypertonikern
  - Gleichzeitige Therapie einer ggf. auch bestehenden koronaren Herzkrankheit, Herzinsuffizienz, also multiple Indikationen, für die gesicherte Mortalitätsdaten vorliegen
  - Ausgezeichnete mechanistische Datenlage zu organprotektiven Wirkungen, vor allem renal (diabetische und nichtdiabetische Nephropathie) und kardial (Remodelling bei Vorhofflimmern)
  - Metabolisch neutral oder sogar protektiv gegenüber Diabetes mellitus
  - Geringe Kosten (demnächst auch für Angiotensin-Rezeptor-Antagonist)
- Cons:
  - Cave: Niereninsuffizienz, Therapieeinleitung
  - Vorsicht gleichzeitige NSAR-Therapie/Exsikkose

Aus Sicht des Autors ist beim älteren Patienten der Einstieg in eine antihypertensive Therapie in dieser Arzneimittelgruppe am besten zu finden.

Dihydropyridinkalziumantagonisten

Die Kalziumantagonisten vom Dihydropyridintyp haben eine widersprüchliche Geschichte hinter sich, denn der erste Vertreter, das Nifedipin, hat aufgrund seiner ungünstigen Pharmakokinetik mit hohen Plasmaspiegelspitzen und kurzer Halbwertszeit zu ausgeprägten Nebenwirkungen, vor allem durch die adrenerge Gegenregulation geführt. Dies war bei akutem Koronarsyndrom sogar tödlich. Diese Einschränkungen gelten für die neueren Vertreter wie das Amlodipin aufgrund einer längeren Halbwertzeit nicht mehr. Für diese neueren Vertreter liegen inzwischen auch eindrucksvolle, positive Daten zum Einsatz bei älteren Hypertonikern vor, z. B. für Nitrendipin in SYST-EUR oder jetzt Amlodipin in ACCOMPLISH. Da relativ wenige Kontraindikationen existieren und die Substanzen bei jetzt fehlender adrenerger Gegenregulation auch gut verträglich sind, sind sie gerade in diesem Zusammenhang positiv hervorzuheben. Wesentliche Probleme sind lokale Ödeme an den Knöcheln, die je nach Substanz bei bis zu 20% der Patienten auftreten können und neueren Substanzen, wie dem Lercanidipin, seltener sein sollen. Diese Ödeme sind nicht Zeichen einer Herzinsuffizienz, sprechen nicht auf Diuretika an (die deswegen auch nicht gegeben werden sollten!!), sondern reflektieren lokale hämodynamische Veränderungen mit vorwiegender Dilatation der Widerstandsarteriolen. Da die Venolen nicht auch dilatieren, wird mehr Serum ins Gewebe abgepresst, und so entstehen diese lokalen Ödeme besonders in anhängigen Partien. Aus der Tatsache, dass die Venolen von ACE-Hemmern dilatiert werden, ergibt sich ein rationaler Grund für eine Kombination aus beiden Substanzen, die auch zu einer Abnahme der Ödemhäufigkeit führt.

- Pro Dihydropyridinkalziumantagonist:
  - Sehr gute Datenlage, auch bei älteren Hypertonikern, insbesondere zur systolischen Hypertonie
  - Metabolisch neutral
  - Geringe Kosten
- Cons:
  - Cave: Therapieeinleitung Hypotonie
  - Periphere Ödeme, verführen zu nicht indizierter Diuretikatherapie

Aus der hier vorgestellten Sicht folgt, dass die Therapie des älteren »reinen Hypertonikers« (den es allerdings selten gibt, vielleicht bei 10–15% der Fälle) im Regelfall mit einem

- ACE-Hemmer oder Angiotensin-Rezeptor-Antagonisten begonnen wird, dann
- Dihydropyridinkalziumantagonisten, dann
- Betablocker und dann
- Thiaziddiuretikum

eskaliert wird. Die letzten beiden Positionen erscheinen austauschbar. Selten wird man aber wirklich auf allen Stufen in der Wahl so frei sein, sodass die Details hier schon fast zu weit reichen.

Die Therapie mit eindeutigen Reservepräparaten sei hier nur kursorisch erwähnt. Sollte man mit diesem Standardarmamentarium nicht zu einer ausreichenden Blutdrucksenkung kommen, sollte zunächst die häufigste Ursache der »therapierefraktären« Hypertonie untersucht werden, nämlich die Non-Compliance. Erst dann ist man genötigt, weitere Arzneimittel zu diskutieren und damit auch die Datenlage für ältere Patienten zu verlassen:

- Alphablocker kommen insbesondere bei gleichzeitiger Prostatahyperplasie infrage;
- für Moxonidin gibt es keine Endpunktdaten (außer negativen bei Herzinsuffizienz);
- Clonidin wird im Alter noch schlechter als von jüngeren Erwachsenen vertragen, da die Schleimhautprobleme oft sowieso schon vorliegen, Sehstörungen schon vorhanden sind, orthostatische Beschwerden ebenso. Daher ist gerade diese Reservesubstanz bei älteren Patienten kritisch zu bewerten;
- das Abenteuer einer Minoxidilgabe (ultima ratio, da sehr toxisch, nur in Kombination mit Betablocker und Diuretikum) sollte älteren Patienten dringend erspart bleiben.

Allgemeine Handhabungshinweise für die antihypertensive Therapie von älteren Patienten

Hier gilt besonders der Slogan »Start low/go slow«, d. h. die Einleitung der Therapie sollte, zumindest bei Werten unter 170 mmHg, besonders behutsam, langsam und mit niedrigen Einstiegsdosen (die Hälfte der üblichen Einstiegsdosis, bei sehr sarkopenen, leichten Patienten auch nur ein Viertel) unter häufigen Therapiekontrollen (Blutdruckmessungen) erfolgen. Neben dem Beginn mit einer Monotherapie kann, insbesondere bei besonders hohen Ausgangswerten (z. B. systolisch 180 mmHg) gleich mit der häufig sowieso erforderlichen Kombinationstherapie begonnen werden (niedrig dosierte Einzelkomponenten).

Ein Ablaufalgorithmus ist in ◘ Abb. 2.5 dargestellt.

Ein besonderes Dilemma der vorwiegenden Behandlung systolischer Werte ist die Entstehung eines Hypoperfusionssyndroms wegen zu niedriger diastolischer Werte. Aus verschiedenen Studien ergaben sich einerseits Hinweise, dass bei diastolischen Werten unter 60 mmHg (evtl. sogar 70 mmHg) zumindest bei kardial belasteten Patienten eine Endpunkterhöhung stattfand und daher dieser Wert die untere Begrenzung der Therapie nach den ESC und ESH-Guidelines darstellt. Die SYST-EUR-Studie konnte dies bei Werten bis 55 mmHg nicht bestätigen. Andererseits ist bei Auftreten orthostatischer oder von Verwirrtheitssymptomen in jedem Fall von einer weiteren Senkung des Blutdrucks abzusehen, auch wenn der systolische Wert noch nicht im Zielbereich ist. Falls der Patient sich an die niedrigen Werte gewöhnt, kann später ggf. weiter gesenkt werden. An die negativen Folgen einer Bradykardie und die Möglichkeit einer Schrittmachertherapie bzw. die ungünstige Betablockerwirkung sei hier nochmals erinnert.

> **Bei der Erhebung von Nebenwirkungen ist an die mögliche Verschlechterung kognitiver Funktionen durch zu schnelle Blutdrucksenkungen, an die mögliche Erhöhung der Sturzneigung gebrechlicher Personen, vor allem aber an Elektrolytverschiebungen, Nierenfunktionsänderungen zu denken.**

Die Orthostaseneigung älterer Patienten sollte immer Anlass zur Blutdruckmessung auch im Stehen sein.

Ein 24-h-Blutdruckkontroll insbesondere zum Ausschluss nächtlicher Hypotonien ist bei komplikationsloser Einstellung dann empfehlenswert, wenn die Praxiswerte und die tagsüber gemessenen Eigenwerte befriedigend sind. Bei vermehrter morgendlicher Verwirrtheit oder von Kopfschmerzen am Morgen ist an diese Komplikation zu denken.

Die richtige Wahl der Antihypertensiva setzt (wie auch bei jüngeren Erwachsenen) immer die Diagnostik von kardiovaskulären Komplikationen und Begleiterkrankungen voraus; bei älteren Patienten ist allerdings die Ausbeute an therapiebestimmenden Befunden erheblich größer.

Die wichtigsten Maßnahmen zur Erhöhung kritischer Compliance

- Einsatz von Kombinationspräparaten zur Reduktion der Pillenzahl
- Ausführliche Aufklärung von Patienten und Angehörigen/Pflegepersonal
- Erstellung eines klaren Therapieplans
- Einsatz von altenfreundlichen Verpackungen (ohne »Kindersicherungen«)
- Ausreichende Schriftgröße
- Gesprächstherapeutische Führung des Patienten

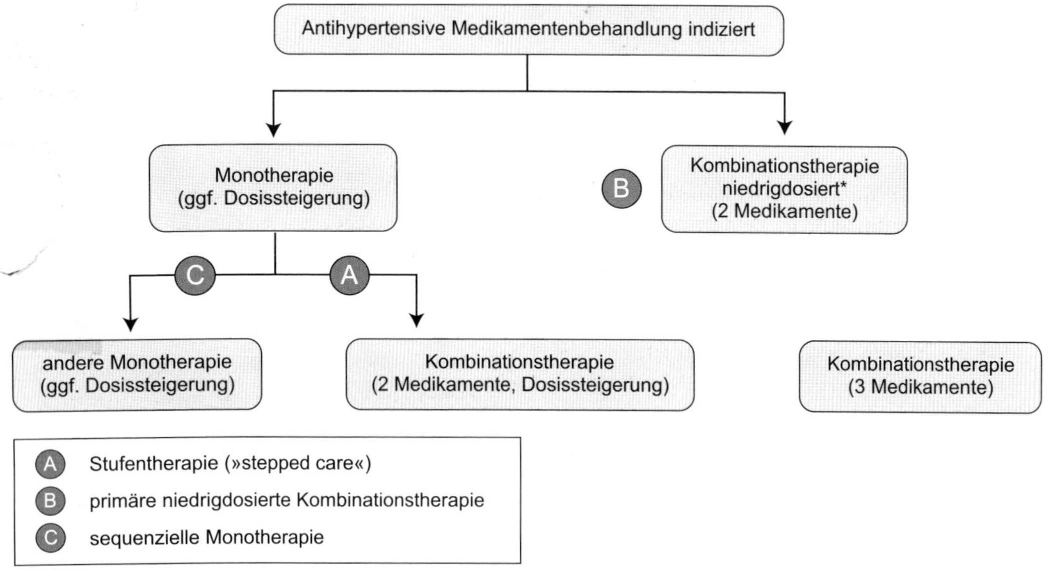

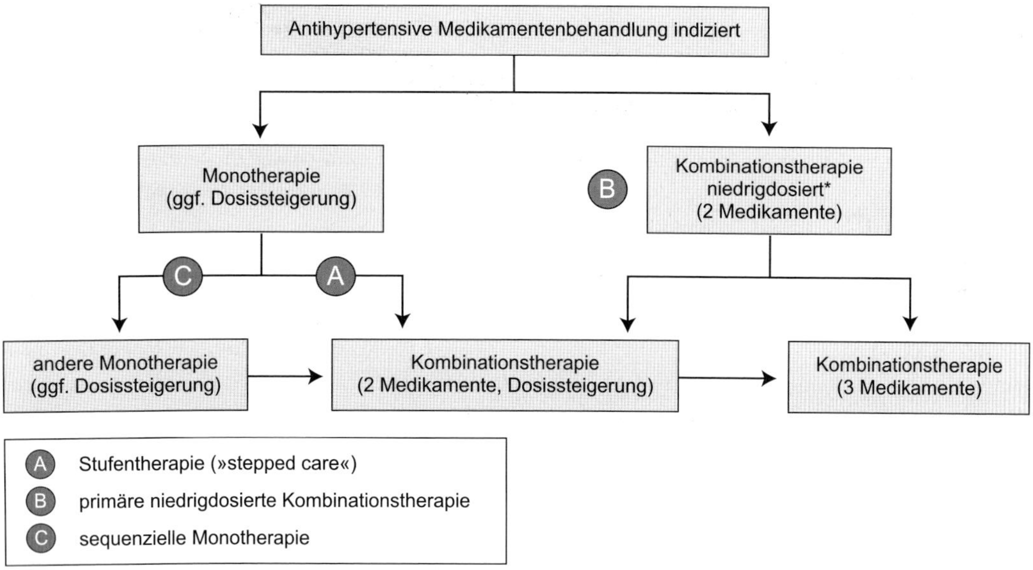

Abb. 2.5. Ablaufschema der Hypertonieeinstellung für eine Stufentherapie *(A)*, primäre niedrigdosierte Kombinationstherapie *(B)* und die sequenzielle Monotherapie *(C)*, die bei älteren Patienten selten notwendig ist (ausreichende Kontrolle durch Monotherapie, aber Unverträglichkeit). (Aus Deutsche Hochdruckliga 2006. Mit freundlicher Genehmigung der Deutschen Hochdruckliga e.V. DHL)

Die sozioökonomische Gesamtschau der Situation eines Patienten hilft zu verhindern, dass umfangreiche Therapiepläne z. B. einem dementen Patienten gegeben werden, der nur noch mit Mühe in die Praxis findet. Dass hier die Einbindung von betreuenden Personen unumgänglich ist, erscheint banal, geschieht jedoch oft nicht. Die Verblisterung der gesamten individuellen Wochentherapie – wie kürzlich in den USA in einer Studie erfolgreich getestet – scheitert hierzulande leider an den Zuständigkeiten, wäre aber nachgewiesenermaßen effektiv.

Klassifizierung der Antihypertensiva (die gleichen Substanzen können in anderen Indikationen andere Bewertungen bekommen) nach der Alterstauglichkeit (▸ Abschn. 1.4)

Diuretika	B
Betablocker	B
Renin-Angiotensin-System-Blocker:	
ACE-Hemmer	A
Angiotensin-Rezeptor-Antagonisten	A
Langwirksame Kalziumantagonisten vom Dihydropyridintyp	A
Kalziumantagonisten vom Verapamiltyp	D
Spironolakton	C
Alphablocker	C
Moxonidin	C
Clonidin	D
Minoxidil	D

Aus dieser Klassifizierung, in der immerhin 3 Substanzklassen mit A gewertet werden, wird eine Konsequenz abzuleiten sein: diese Erkrankung ist aufgrund ihrer Häufigkeit im Alter, der guten Therapierbarkeit durch günstige, vorhandene Arzneimittel, diejenige, bei der am häufigsten eine zwingende Indikation für die Hinzufügung eines Arzneimittels, anstatt einer Streichung existiert. Dieses ist die wichtigste praktische Konsequenz aus dieser Klassifizierung.

Literatur

Alderman MH (1999) A new model of risk: implications of increasing pulse pressure and systolic blood pressure on cardiovascular disease. J Hypertens Suppl 17(5):S25–S28

Deutsche Hochdruckliga (DHL) (2006) AWMF-Leitlinie arterielle Hypertonie 2003–2008. http://www.uni-duesseldorf.de/AWMF/II/046-001.htm. Gesehen 5.7.2008

Beckett NS, Peters R, Fletcher AE et al. (2008) Treatment of hypertension in patients 80 years of age or older. N Engl J Med 358:1887–1898

Boersma E, Keil U, De Bacquer D et al. (2003) Blood pressure is insufficiently controlled in European patients with established coronary heart disease. J Hypertens 21:1831–1840

Conlin PR, Gerth WC, Fox J, Roehm JB, Boccuzzi SJ (2001) Four-year persistence patterns among patients initiating therapy with the angiotensin II receptor antagonist losartan versus other artihypertensive drug classes. Clin Ther 23:1999–2010

Düsing R (2001) Adverse events, compliance, and changes in therapy. Curr Hypertens Rep 3:488–492

Hasford J, Schröder-Bernhardi D, Rottenkolber M, Kostev K, Dietlein G (2000) Persistence with antihypertensive treatments: results of a 3-year follow-up cohort study. Eur J Clin Pharmacol 63:1055–1061

Hense HW (2000) MONICA Study: Epidemiology of arterial hypertension and implications for its prevention. 10-year results of the MONICA Study Augsburg). Dtsch Med Wochenschr 125:1397–1402

Insua JT, Sacks HS, Lau TS, Lau J, Reitman D, Pagano D, Chalmers TC (1994) Drug treatment of hypertension in the elderly: a meta-analysis. Ann Intern Med 121(5):355–362

Lawes C, Vander Hoorn S, Rodgers A (2008) for the International Society of Hypertension. Global burden of blood-pressure-related disease, 2001. Lancet 371:1513–1518

Löwel H, Kuch B, Meisinger C, Müller J, Hörmann A (2001) Koronarpatient im Alter – epidemiologische Sicht. Herzmedizin 18:110–119

Mancia G, De Backer G, Dominiczak A et al. (2007) Guidelines for the management of arterial Hypertension. Eur Heart J 28:1462–1536

Milchak JL, Carter BL, Ardery G, Dawson JD, Harmston M, Franciscus CL (2008) Physician adherence to blood pressure guidelines and its effect on seniors. Pharmacotherapy 28(7):843–851

Plouin PF, Rossignol P, Bobrie G (2006) Hypertension in the elderly. Bull Acad Natl Med 190:793–805

Sagie A, Larson MG, Levy D (1993) The natural history of borderline isolated systolic hypertension. N Engl J Med 329(26):1912–1917

Staessen JA, Thijs L, Fagard R et al. (1999) Predicting cardiovascular risk using conventional vs ambulatory blood pressure in older patients with systolic hypertension. Systolic Hypertension in Europe Trial Investigators. JAMA 282:539–546

Sytkowski PA, D'Agostino RB, Belanger AJ, Kannel WB (1996) Secular trends in long-term sustained hypertension, long-term treatment, and cardiovascular mortality. The Framingham Heart Study 1950 to 1990. Circulation 93: 697–703

Wittchen HU, Glaesmer H, März W (2005) Cardiovascular risk factors in primary care: methods and baseline prevalence rates – the DETECT program. Curr Med Res Opin 21:619–630

Studien-Alkronyme

- ACCOMPLISH-Studie
  »Avoiding Cardiovascular Events Through Combination Therapy in Patients Living With Systolic Hypertension Study«
- ALLHAT
  »Antihypertensive and Lipid-Lowering Treatment to Prevent Heart Attack Trial«
- CAFE-Studie
  »Conduit Artery Function Evaluation Study«
- DETECT
  »Diabetes Cardiovascular Risk-Evaluation: Targets and Essential Data for Commitment of Treatment«
- EUROASPIRE-II-Studie
  »European Action on Secondary and Primary Prevention by Intervention to Reduce Events II Study«
- HYVET
  »Hypertension in the Very Elderly Trial«
- LIFE-Studie
  »Losartan Intervention for Endpoint Reduction in Hypertension Study«
- ONTARGET
  »Ongoing Telmisartan Alone and in Combination with Ramipril Global Endpoint Trial«
- SYST-EUR-Studie
  »Systolic Hypertension in Europe Study«
- SHEP-Studie
  »Systolic Hypertension in the Elderly Program Study«
- STOP-2-Studie
  »Swedish Trial in Old Patients 2 Study«
- SYST-EUR-Studie
  »The Systolic Hypertension in Europe Trial«

2.2 Herzinsuffizienz

Martin Wehling

2.2.1 Bedeutung für den älteren Patienten, Epidemiologie

Die Herzleistungsschwäche ist eine der führenden Alterserkrankungen. Sie ist am häufigsten Folge einer Koronarinsuffizienz mit Herzinfarkten oder auch nur Ergebnis einer jahrzehntelang schlecht eingestellten arteriellen Hypertonie mit diffuser Myokardschädigung (Fibrose, Hypertrophie) im Sinne einer systolischen Leistungseinschränkung. Aufgrund der hohen Inzidenz der arteriellen Hypertonie im Alter sind Mischformen ebenfalls häufig. Die Inzidenz steigt von 0,02/1.000 Einwohner im Alter von 24–39 Jahre auf 11,6/1.000 Einwohner im Alter von >85 Jahren mit einer deutlichen »Bevorzugung« der Männer (◘ Abb. 2.6; Cowie et al. 1999).

Auf die allgemeine Bevölkerung bezogen, leiden um 1% aller Menschen an Herzinsuffizienz, bei über 80-Jährigen aber um 10% (◘ Abb. 2.7).

Die immense Bedeutung dieser Erkrankung wird nicht nur durch diese Zahlen deutlich, sondern auch durch die Prognosedaten untermauert: in Abhängigkeit vom Schweregrad (Einteilung in die NYHA-Stufen I–IV; NYHA, New York Heart Association) steigt die Einjahresmortalität von 10% auf fast 50% an und überschreitet damit diejenige der meisten Krebserkrankungen! Die Gesamtmortalität über alle Schweregrade liegt bei 50% in 5 Jahren. Sie steigt nach Daten der Framingham-Studie (Ho et al. 1993) mit zunehmendem Alter um immerhin 27% bei Männern und 61% bei Frauen pro Dekade an. An letzterer Zahl ist zu erkennen, dass die Erkrankung bei betagten Patienten keinesfalls eine »Männerkrankheit« ist, sondern die Frauen aufholen, und evtl. im sehr hohen Alter sogar die Führung übernehmen.

Begleitkrankheiten sind sehr häufig und stellen eine größer werdende Herausforderung an die Therapie dar als bei jüngeren Erwachsenen (◘ Tab. 2.1).

Insbesondere die arterielle Hypertonie, die in der zitierten Untersuchung immerhin bei 80% der älteren Patienten vorlag, das Nierenversagen (bei

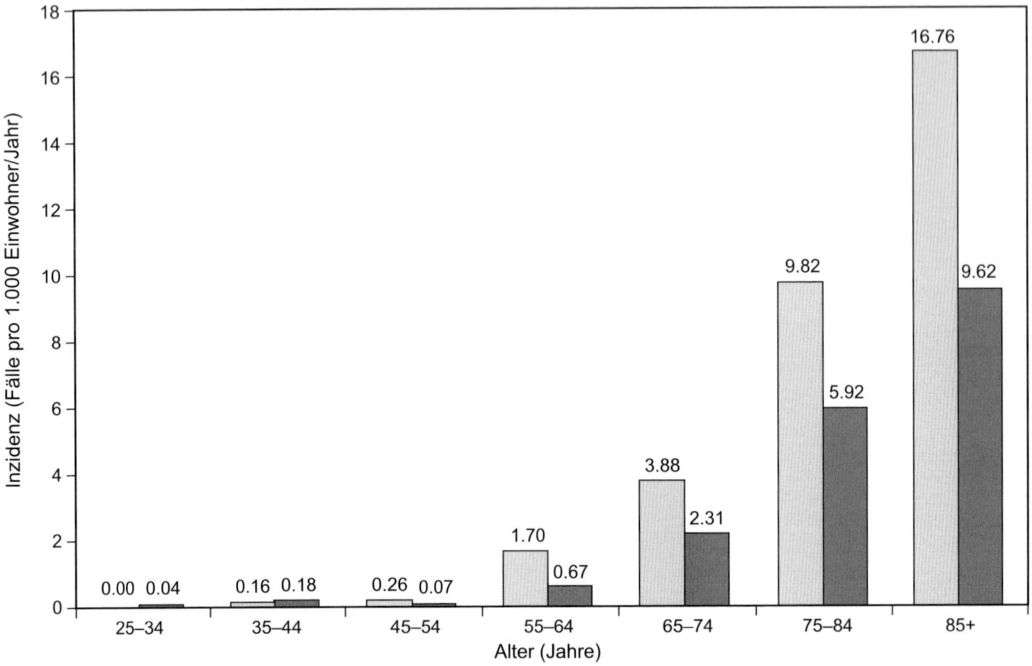

Abb. 2.6. Inzidenz der Herzinsuffizienz für Männer *(linke Säulen)* und Frauen *(rechte Säulen)* in Beziehung zum Alter. (Aus Cowie et al. 1999. Mit freundlicher Genehmigung der Oxford University Press/European Society of Cardiology)

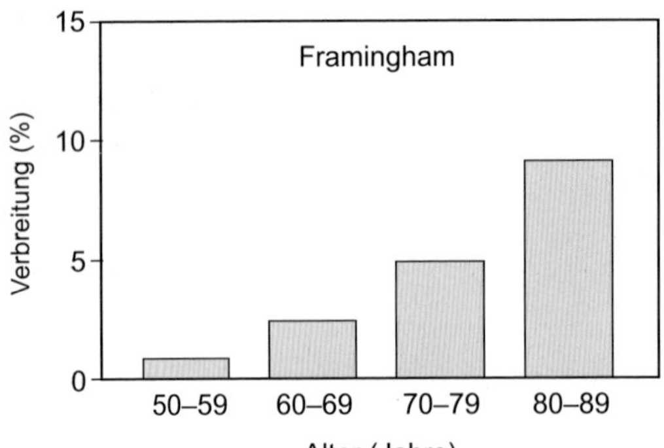

Abb. 2.7. Prävalenz der Herzinsuffizienz in Abhängigkeit vom Alter. (Aus Kannel u. Belanger 1991. Mit freundlicher Genehmigung des Elsevier-Verlags)

60%!!), der Schlaganfall und das Vorliegen von mehr als 2 Krankheiten steigen mit dem Alter an. Diese Begleiterkrankungen werden in der Therapie älterer Patienten mit Herzinsuffizienz zu berücksichtigen sein.

2.2.2 Therapeutisch relevante Besonderheiten beim älteren Patienten

Ältere Patienten sind in kontrollierten Studien immer noch deutlich unterrepäsentiert, eine der wenigen nur an älteren Patienten durchgeführten Studien (SENIORS) wird im ► Abschn. »Betablocker« diskutiert. Ansonsten können nur post-hoc-Analysen an in größeren Studien enthaltenen, älteren Patienten durchgeführt werden.

Daher gibt es leider keine streng evidenzbasierte Empfehlung zur Herzinsuffizienztherapie im Alter und Therapieempfehlungen müssen notgedrungen auf pathophysiologischen und extrapolierenden Betrachtungen beruhen.

In diesem Zusammenhang sind folgende Besonderheiten relevant (mod. nach Bulpitt 2005; Leibundgut et al. 2007):

- Ältere Patienten weisen veränderte hämodynamische Parameter auf; vor allem eine niedrigere Herzfrequenz, auch nach Belastungen, sowie

◘ Tab. 2.1. Komorbiditäten bei Patienten mit Herzinsuffizienz im Alter unter und über 75 Jahre. Aus Brunner-La Rocca et al. 2006. Mit freundlicher Genehmigung des Elsevier-Verlags. Übersetzung des Autors

	60–74 Jahre (n=123)	≥75 Jahre
Frauen (%)	28	47
Alter (Jahre)	69±4	82±4
LVEF (%)	31±11	38±13
Systolische Dysfunktion (%)	90	74
Hypertension (%)	63	79
Diabetes (%)	43	32
COPD (%)	18	15
PAOD (%)	24	24
Niereninsuffizienz (%)	48	59
Schlaganfall/TIA (%)	11	20
Geschichte des Krebses(%)	4	14
Lebererkrankung (%)	14	9
Osteoporose (%)	4	15
Arthritis (%)	14	26

COPD Chronisch obstruktive Lungen-(»pulmonary«) Erkrankung«; *LVEF* linksventrikuläre Ejektionsfraktion; *PAOD* periphere arterielle Verschluss-(»occlusive«)Krankheit (»disease«), TIA transiente ischämische Attacke

nach Hypertoniephasen, eher wieder niedrigere Blutdruckwerte.

- Orthostatische Beschwerden (► unter Abschn. 2.1 »Allgemeine Handhabungshinweise für die antihypertensive Therapie von älteren Patienten«) treten aufgrund der geringeren Anpassungsfähigkeit, insbesondere der erwähnten nachlassenden Frequenzsteigerung unter Belastung häufiger auf.
- (Leichtes) Übergewicht und arterielle Hypertonie sind bei über 80-Jährigen eher positive Zeichen einer guten Herzkraft und gesunden, lebensbejahenden Ernährung und Fitness/körperlicher Aktivität. Die klassischen Risikofaktoren verlieren also ihre Wertigkeit, und eine Therapie muss sich an den Symptomen und hämodynamischen Messungen orientieren.
- Die Veränderungen von Organen, insbesondere der Nieren, Multimorbidität mit Polypharmazie und damit verbundener Retentionsneigung und erhöhten Nebenwirkungsraten wurden schon in ► Abschn. 2.1 generisch und am Beispiel der arteriellen Hypertonie diskutiert.

Wesentlich erscheint aber eine psychologische Änderung, nicht nur bei dementen Patienten, zu sein, die das Therapiekonzept deutlich beeinflussen:

> **Der lebensverlängernde Aspekt einer Therapie, der bei jüngeren Patienten angesichts ihrer kritischen Prognose sicher im Vordergrund steht, ist älteren Patienten gegenüber Verbesserungen der Lebensqualität nicht mehr so wichtig. Dafür sind auch gravierende Lebensstiländerungen wenig erfolgversprechend.**

Hinzu kommen spezifische, kardiale Veränderungen, die bei einer Arzneimitteltherapie ein große Rolle spielen: gerade die Arrhythmieneigung des alten Herzen macht das insuffiziente, alte Herz noch anfälliger für pro-arrhythmische Effekte von z. B. Diuretika (Elektrolytverschiebungen), Digitalispräparate oder gar Antiarrhythmika (z. B. Flecainid). Wie in ► Abschn. 2.1 erwähnt, stellen bei älteren Erwachsenen häufiger Blockbilder oder Reizbildungsstörungen öfter Kontraindikationen gegenüber Betablockern dar als bei jüngeren. Auch auf die Problematik der Natriumretention und Blutdruckerhöhung unter NSAR einschl. COX-II-Inhibitoren war schon hingewiesen worden.

Die Auswirkungen einer Demenz auf die Compliance sind ebenso zu nennen wie der Umstand, dass eine Demenz aufgrund einer Insuffizienzhypoperfusion durch eine erfolgreiche Pharmakotherapie deutlich gebessert werden kann (Zuccalà et al. 2005).

> **Lebensverlängerung um jeden Preis ist nicht das Therapieziel im hohen Alter; Lebensqualitätsverbesserungen sind wichtiger und erreichbar.**

2.2.3 Evidenzorientierte, rationale Arzneimitteltherapie und Klassifizierung der Arzneimittel nach Alterstauglichkeit

Die chronische Herzinsuffizienz muss vor einer Therapie hinsichtlich des Schweregrads beurteilt werden. Obwohl es neuere Einteilungen gibt, ist die der NYHA immer noch am verbreitetsten. Die folgenden Schweregrade und ihre Definition werden auch bei älteren Patienten angewandt.

I. Herzerkrankung ohne körperliche Limitation. Alltägliche körperliche Belastung verursacht keine inadäquate Erschöpfung, Rhythmusstörungen, Luftnot oder Angina pectoris.
II. Herzerkrankung mit leichter Einschränkung der körperlichen Leistungsfähigkeit. Keine Beschwerden in Ruhe. Alltägliche körperliche Belastung verursacht Erschöpfung, Rhythmusstörungen, Luftnot oder Angina pectoris.
III. Herzerkrankung mit höhergradiger Einschränkung der körperlichen Leistungsfähigkeit bei gewohnter Tätigkeit. Keine Beschwerden in Ruhe. Geringe körperliche Belastung verursacht Erschöpfung, Rhythmusstörungen, Luftnot oder Angina pectoris.
IV. Herzerkrankung mit Beschwerden bei allen körperlichen Aktivitäten und in Ruhe. Bettlägrig.

Auch für die Herzinsuffizienztherapie gilt ein integriertes Konzept aus Lebensstiländerung, Ernährungs-/Genussmittelumstellung und Arzneimitteltherapie. Anders als bei der arteriellen Hypertonie, die vorwiegend einen präventiven, kaum einen symptomatischen Zielansatz hat (außer bzgl. der Kopfschmerzen, deren vorherige Existenz häufig erst nach erfolgreicher Therapie zugegeben wird), hat die Herzinsuffizenz grundsätzlich zwei Ziele: ein prognostisches und ein symptomatisches (außer NYHA-Stadium I = ohne Symptome). Beide Dimensionen müssen daher ab NYHA-Stadium II für eine Intervention geprüft werden; wie oben erwähnt, ist mit zunehmendem Alter der prognostische Aspekt eher von abnehmender Bedeutung und kann nach Ansicht mancher Patienten völlig vernachlässigt werden.

Die vorhandenen Leitlinien (z. B. der Deutschen Gesellschaft für Kardiologie, ESC) widmen den älteren Patienten keine oder nur kurze, eigene Kapitel. Es wird davon ausgegangen, dass die für jüngere Erwachsene geltenden Empfehlungen bei Beachtung der Kontraindikationen auch für ältere Patienten gelten. Daher sind die alterspezifischen Empfehlungen hier auch relativ kurz. Die Empfehlung des American College of Cardiology (ACC) und der American Heart Association (AHA) erwähnt die älteren Patienten lapidar mit dem Satz:

> evidence-based therapy for heart failure [should] be used in the elderly patient, with individualised consideration of the elderly patient's altered ability to metabolise or tolerate standard medications (Level of Evidence C) (Hunt et al. 2005, S. e199; Ergänzung durch den Autor).

Bei älteren Patienten mit Herzinsuffizienz kommen grundsätzlich alle Arzneimittel zum Einsatz, die auch bei jüngeren Patienten symptomatisch und/prognostisch unverzichtbar sind:

- Diuretika,
- ACE-Hemmer/Angiotensin-Rezeptor-Antagonisten,
- Betablocker,
- Mineralokortikoidantagonisten sowie
- Digitalispräparate.

Darüber hinaus kommen bei Emboliegefahr Antikoagulanzien, bei koronarer Erkrankung (mehr als die Hälfte der Patienten mit Herzinsuffizienz leiden an einer koronaren Herzkrankheit, die über Infarkte zur Insuffizienz führt) die anderen Präventivpharmaka Azetylsalizylsäure zur Plättchenhemmung und ggf. Statine zur Cholesterinsenkung zum Einsatz.

Die folgende tabellarische Zusammenfassung (◘ Tab. 2.2) der Therapieoptionen in Abhängigkeit vom Schweregrad der chronischen Herzinsuffizienz ist altersunabhängig und ihre Übersetzbarkeit in die Realität älterer Patienten wird im Folgenden diskutiert.

Diuretika

Diuretika sind ab NYHA-Stadium II meist indiziert, da die Wasser- und Salzretention zur Herzinsuffizienz hinzugehört und mit den Kardinalsymptomen Dyspnoe, Nykturie und peripheren Ödemen korreliert. Nach mehreren Jahrzehnten des Ein-

Tab. 2.2. Stufenplan der medikamentösen Therapie der chronischen Herzinsuffizienz. (Aus Arzneimittelkommission der deutschen Ärzteschaft 2007, AKDAE-Therapieempfehlung chronische Herzinsuffizienz. Mit freundlicher Genehmigung der Arzneimittelkommission der deutschen Ärzteschaft)

Arzneimittel	Asymptomatische LV-Dysfungktion/ NYHA I	NYHA II	NYHA III	NYHA IV
ACE-Hemmer	indiziert	indiziert	indiziert	indiziert
Betablocker (ohne ISA)	– nach Myokardinfarkt – bei Hypertonie	indiziert*	indiziert*	indiziert*
Thiaziddiuretika	bei Hypertonie	bei Flüssigkeitsretention oder ehemals vorgelegener Flüssigkeitsretention	– indiziert – zur Potenzierung der Schleifendiuretika-Wirkung	– indiziert – zur Potenzierung der Schleifendiuretika-Wirkung
Schleifendiuretika	–	bei Flüssigkeitsretention oder ehemals vorgelegener Flüssigkeitsretention	indiziert	indiziert
Aldosteron-antagonisten	nach Myokardinfarkt	nach Myokardinfarkt	indiziert	indiziert
AT_1-Antagonisten	–	bei ACE-Hemmer-Intoleranz	bei ACE-Hemmer-Intoleranz	bei ACE-Hemmer-Intoleranz
Herzglykoside	bei tachysystolischem Vorhofflimmern	– bei tachysystolischem Vorhofflimmern – im Sinusrhythmus nach Besserung von schwerer Symptomatik#	– bei persistierenden Symptomen unter ACE-Hemmer- und Betablocker-Gabe#	– bei persistierenden Symptomen unter ACE-Hemmer- und Betablocker-Gabe#

ISA = intrinsische sympathomimetische Aktivität; * nur bei stabilen Patienten, langsam einschleichend unter engmaschiger Kontrolle; # mit niedrigen Zielserumspiegeln.

satzes ist aber immer noch nicht klar, ob sie nur symptomatisch oder auch lebensverlängernd wirksam sind. Da sie zu Elektrolytstörungen führen und diese gerade für das alte Herz gefährlich sind, ist anzunehmen, dass ihr günstiger Einfluss über die rein symptomatische Wirkung deutlich überschätzt wird. Es gibt post-hoc-Analysen, die für den Einsatz von Diuretika auch bei älteren Patienten sogar eine Übersterblichkeit nachweisen (Abb. 2.8).

Die Eskalation zu Schleifendiuretika in den NYHA-Stadien III und IV (oder bei eingeschränkter Nierenfunktion; ► obigen Abschn. »Allgemeine Handhabungshinweise für die antihypertensive Therapie von älteren Patienten«) ist sicher hinsichtlich der Hypokalämieneigung noch kritischer. Auch hinzugefügte kaliumsparende Diuretika wie Amilorid oder Triamteren steigern die Therapiesicherheit nicht. Die geringere Hypokalämieneigung unter dem Schleifendiuretikum Torasemid gegenüber Furosemid aufgrund einer günstigeren Pharmakokinetik wurde oben schon erwähnt. Es sollte daher vorgezogen werden.

Aus diesen kritischen Fakten folgt, dass Diuretika eher sparsam und nur streng symptomgetrieben gegeben und vor allem auch dosiert werden sollen. Es ist fraglich, ob im NYHA-Stadium II immer unbedingt schon Diuretika gegeben werden müssen, oder ob die Erfolge der neurohumoralen Blockade (► unten) nicht auch ausreichend symptomatisch wirken. Als routinemäßige Handhabungsempfehlung kann gesagt werden, dass ältere Patienten durch Diuretika eher Elektrolytstörungen, Nie-

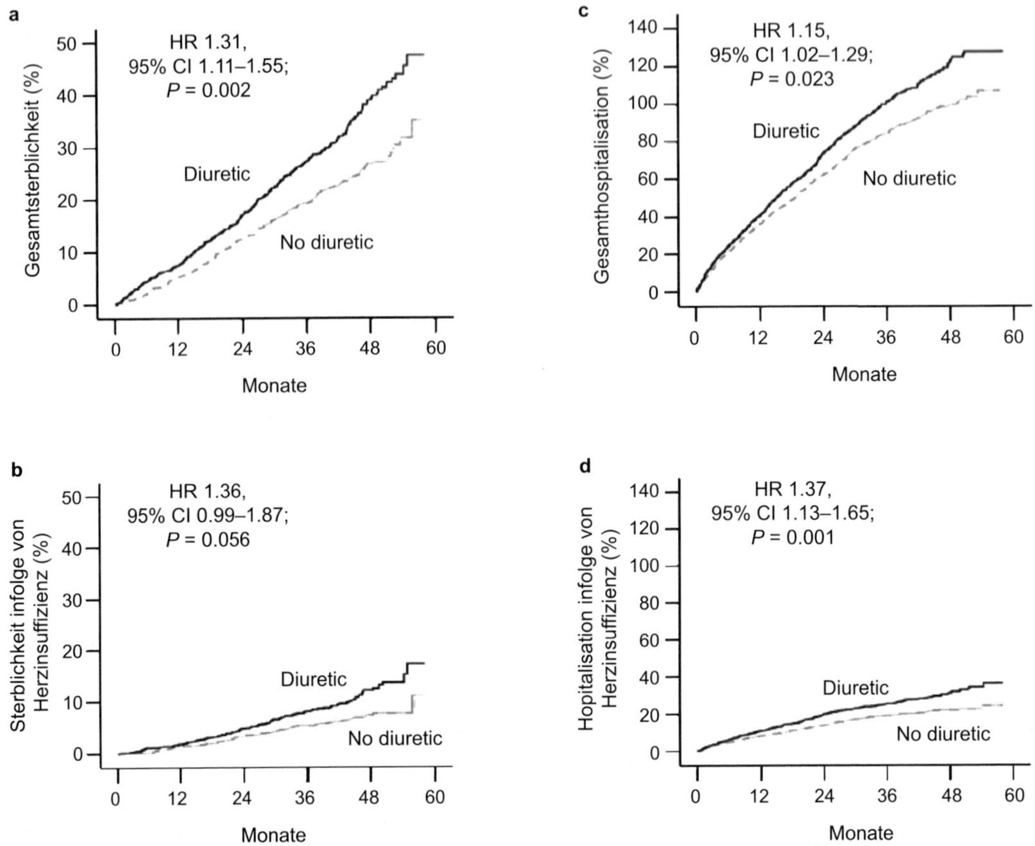

■ **Abb. 2.8. Übersterblichkeit für über 8.000 Patienten mit Herzinsuffizienz, die Diuretika einnahmen. a** Gesamtsterblichkeit, **b** Sterblichkeit infolge von Herzinsuffizienz, **c** Gesamthopitalisation, **d** Hopitalisation infolge von Herzinsuffizienz. (Aus Ahmed et al. 2006; Mit freundlicher Genehmigung der Oxford University Press/European Society of Cardiology. Übersetzung des Autors)

renfunktionseinschränkungen und Dehydratationen mit Hypotonien erleiden können, die ihre Prognose eher trüben, und daher ist dringend zu berücksichtigen:

- **Bei Diuretikagabe bedürfen ältere Patienten einer besonders engmaschigen Überwachung der Elektrolyt- und Retentionswerte und des Hydratationszustandes (anfangs jede Woche, später mindestens einmal im Monat!).**
- **Mindestens alle 6 Monate soll eine Dosisüberprüfung mit probatorischer Dosisreduktion erfolgen.**

Die Kontrolle gerade des Hydratations- und Gefäßfüllungszustandes (Hautfalten, trockene Zunge, Halsvenen, hepatojugulärer Reflux) sind klinisch anspruchsvoll und werden zu wenig gelehrt, stellen aber neben der aufwändigen invasiven Messung der zentralen Hämodynamik (Rechtsherzkatheter) die einzigen wirklich objektivierbaren Parameter zur Steuerung einer Diuretikatherapie dar. Demgegenüber weisen auch Laborwerte (erhöhter Hämatokrit, bei älteren Patienten sonst eher niedrig; Hyponaträmie als Ausdruck einer Übertherapie, Albuminerhöhung als Konzentrationsfolge) auf eine Übertherapie hin.

Diuretika gehören zu den wenigen Medikamenten in der kardiovaskulären Medizin, die zu viel und zu oft verschrieben werden. Natürlich würde eine zu knappe Therapie über häufigere Dekompensationen auch Nachteile erzeugen, die aber bei genügend engen Kontrollen rechtzeitig erkannt und schnell therapiert werden können.

Erwähnt werden muss hier noch die Schwäche der Serumkaliumbestimmung, die systematisch (Erythrozytenzerfall) zu hohe Werte liefert und zudem noch nur unvollkommen die intrazellulären Verhältnisse widerspiegelt. Da ältere Personen aufgrund langer medizinischer Vorgeschichten häufiger »schlechte« Venen haben und dann die Blutabnahme erschwert wird, sind mechanische Erythrozytenverletzungen und damit falsch-hohe Kaliumwerte bei ihnen eher häufiger.

Auf die Möglichkeiten der sequenziellen Nephronblockade bei nicht mehr ausreichender Schleifendiuretikatherapie durch Hinzufügung eines Thiazidiuretikums sowie die Gefahr einer versehentlichen Kombinationstherapie wurde oben schon hingewiesen.

ACE-Hemmer/Angiotensin-Rezeptor-Antagonisten

Die ACE-Hemmer waren die ersten Arzneimittel, für die in großen Studien bei Herzinsuffizienz neben der symptomatischen Wirkung eine lebensverlängernde nachgewiesen werden konnte (u. a. SOLVD, SAVE-Studie).

Die ACE-Hemmer zeigten als erste Substanzen, dass ein Eingriff in die neurohumorale Aktivierung, mit der der Körper die kardialen Leistungsdefizite auszugleichen versucht, langfristig erfolgreich ist.

Hier wird eine Hemmung des Renin-Angiotensin-Systems vorgenommen, später folgte die Hemmung des adrenergen Systems mit Betablockern.

Leider liegen eigene Studien zu älteren Patienten für ACE-Hemmer nicht vor und sind aufgrund der unumstrittenen Wirksamkeit zumindest gegen Placebo auch nicht mehr durchführbar. Eine Altersabhängigkeit der Therapieeffekte ließ sich in den großen Studien aber nicht zeigen. Sie waren bei älteren Patienten genauso vorhanden wie bei jüngeren, allerdings waren nur unter 10% der Patienten älter als 75 Jahre (Flather et al. 2000).

Die Kautelen der sicheren ACE-Hemmer-Anwendung wurden bereits oben im Zusammenhang mit der arteriellen Hypertonie erwähnt (Nierenfunktionseinschränkung, Hyperkalämie). Bei Herzinsuffizienz sind diese von noch größerer Bedeutung, da durch die prärenale, hämodynamische Komponente es zu deutlichen Fluktuationen der Nierenfunktion kommen kann. Diese sind für Fosinopril weniger relevant als für andere ACE-Hemmer, da dieser nicht nur renal, sondern auch hepatisch ausgeschieden wird. Es sind zwar keine großen Herzinsuffizienzstudien mit dieser Substanz gelaufen, aber die Annahme eines Gruppeneffektes wird in diesem Zusammenhang allgemein angenommen.

Für die Angiotensin-Rezeptor-Antagonisten gibt es Daten in dieser Indikation: die ELITE-Studien I und II untersuchten nur ältere Patienten (im Mittel 71 Jahre in ELITE-Studie II) und verglichen den ACE-Hemmer Captopril mit Losartan. Die zu kleine erste Studie hatte noch Hoffnungen auf eine Überlegenheit letzterer Substanz geweckt, die aber in der zweiten, großen Studie nicht nachweisbar war. Damit wurde aber prinzipiell und dazu noch bei älteren Patienten die Gleichwertigkeit beider Prinzipien nahegelegt. Dies ist aufgrund der besseren Verträglichkeit der Angiotensin-Rezeptor-Antagonisten gerade für ältere Patienten wichtig.

Ein wichtiges, aus der Sicht des Autors auch für jüngere Erwachsene noch nicht einheitlich zu beurteilendes Problem ist die Möglichkeit der Kombination von ACE-Hemmern und Angiotensin-Rezeptor-Antagonisten: die CHARM-Studie hat hier einen Zusatzbenefit nachweisen können, nachdem dieser im Val-HeFT fehlte. Nach Meinung des Autors ist eine generelle Empfehlung für die Kombination nicht zu geben, zumal sich auch die Nebenwirkungen (Hypokalämie, Hypotonie) addieren können. Die ist natürlich gerade bei älteren Patienten kritisch. Außerdem waren ältere Patienten auch in dieser Studie nur gering vertreten, was die Aussage einer fehlenden Altersabhängigkeit des Effektes wiederum relativiert.

Betablocker

Für keine andere Innovation der kardiovaskulären Pharmakotherapie sind in den letzten Jahren so zahlreiche und große Studien durchgeführt worden wie für die Therapie der chronischen Herzinsuffizienz durch Betablocker. US-Carvedilol, MERIT und die CIBIS-Studien haben zunächst für Carvedilol, Metoprolol und Bisoprolol einen großen, lebensverlängernden Effekt (Mortalitätssenkung um 30%)

a

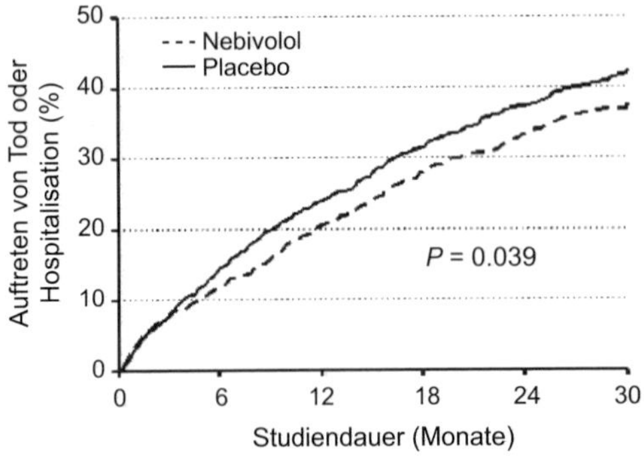

Zahl der Patienten

	0	6	12	18	24	30
Nebivolol	1067	933	757	517	318	185
Placebo	1061	900	721	487	303	182

b

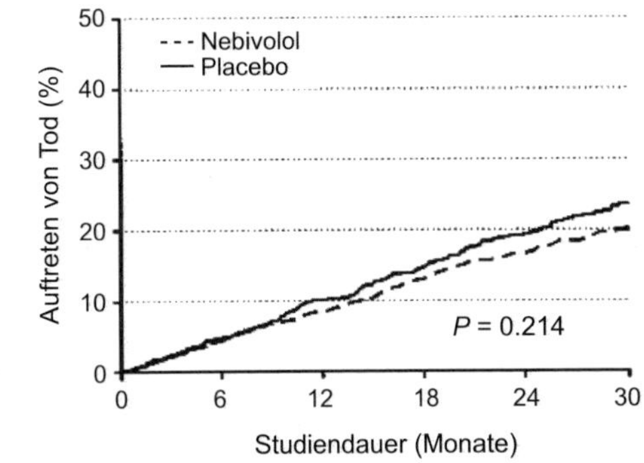

Zahl der Patienten

	0	6	12	18	24	30
Nebivolol	1067	1010	871	621	407	238
Placebo	1061	1002	855	616	396	241

◘ **Abb. 2.9. Auftreten von Tod oder Hospitalisation (a) oder Tod (b) bei älteren Patienten mit Herzinsuffizienz unter Placebo vs. Nebivololgabe.** (Aus Flather et al. 2005. Mit freundlicher Genehmigung der Oxford University Press/ European Society of Cardiology. Übersetzung des Autors)

zeigen können, und so das ehemalige Dogma umgestoßen, dass gerade Betablocker aufgrund ihrer negativen Inotropie bei dieser Diagnose kontraindiziert seien.

Erfreulicherweise gibt es inzwischen mit SENIORS auch eine große Studie zu Betablockern (hier Nebivolol) an über 2.000 älteren Patienten, die einen eindeutigen Vorteil zeigt. Der primäre Endpunkt (Tod und kardiovaskuläre Hospitalisationen) wurde durch Nebivolol um 14% signifikant gesenkt, die Mortalität allein nicht signifikant verändert (◘ Abb. 2.9).

Der Median des Alters lag bei 75 Jahren, d. h. die Hälfte der Patienten war älter, die andere jünger als 75. Das Gesamtergebnis war vom Ausmaß kleiner als in den vorher zitierten Studien an jüngeren Erwachsenen, und innerhalb der SENIORS-Studie nur für die unter 75-Jährigen signifikant, also bei den älteren wesentlich kleiner (◘ Abb. 2.10).

Auch in der MERIT-Studie zeigte sich in einer Nachanalyse, dass bei über 69-Jährigen der Therapieeffekt abnahm (Deedwania et al. 2004), ein Unterschied, der bei einem Cut-Off von 65 Jahren nicht vorlag.

Die Daten zeigen, dass zwar die günstigen Betablockereffekte auch bis ins höhere Alter nachweisbar bleiben, ihr Ausmaß jedoch abzunehmen scheint. Es kann daher aufgrund von Daten heute nicht gesagt werden, ob z. B. ein 90-jähriger Patient mit Herzinsuffizienz vom Betablocker profitiert.

Dazu kommen noch mögliche Substanzunterschiede: Carvedilol hat neben einer unspezifischen β-adrenergen Blockadewirkung auch einen α-antagonistischen Effekt, der zu vasodilatierenden Eigenschaften führt, die reinen Betablockern (z. B. Metoprolol) fehlen. Auch Nebivolol ist ein vasodilatierender Betablocker, allerdings über einen zusätzlichen NO-freisetzenden, nichtadrenergen Effekt. Carvedilol erzielte aber eher größere Effekte als Metoprolol (COMET-Studie, wenngleich nicht unumstritten), während Nebivolol, allerdings bei älteren Patienten, kleinere Effekte bewirkte.

Aus dieser Lage wird auch für ältere Patienten die Empfehlung zur Betablockade abgeleitet, die häufig auch andere kardiovaskuläre Indikationen (Hypertonie, Vorhofflimmern, koronare Herzkrankheit, Zustand nach Myokardinfarkt) gleichzeitig betrifft.

> **Ganz entscheidend ist hier in jedem Fall die einschleichende Dosierung.**

Als Faustregel gilt, dass mit 1/10 der Hypertonieenddosis begonnen werden sollte, und dann in 2–4 Wochenschritten die Dosis unter genauer Therapiekontrolle erhöht wird. Die Enddosis liegt dabei im Bereich der üblichen Hypertoniedosen (2×25 mg Carvedilol, 100–200 mg Metoprolol, 5–10 mg Bisoprolol). Zwischenzeitliche Zeichen der Dekompensation werden typisch behandelt (Diuretika), die Dosis wieder zurückgefahren, um dann in einem späteren Anlauf wieder erhöht zu werden.

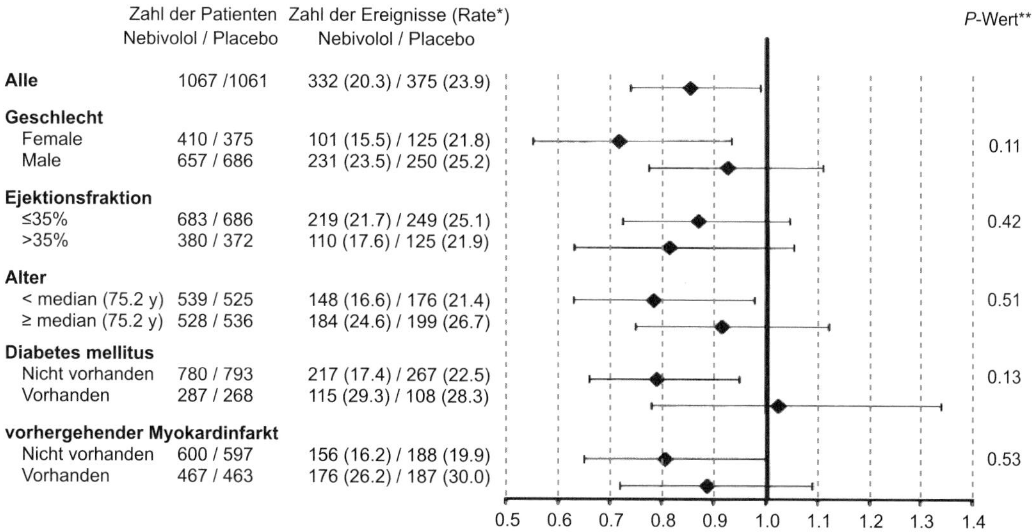

* Zahl der Ereignisse pro 100 Patientenjahre in der Nachbeobachtung
** *P*-Wert der Interaktion zwischen Alter und Ejektionsfraktion betrachtet als kontinuierliche Variable

Abb. 2.10. Untergruppenanalyse der SENIORS-Studie: Patienten über 75 Jahre konnten nicht im gleichen Ausmaß profitieren wie jüngere. (Aus Flather et al. 2005. Mit freundlicher Genehmigung der Oxford University Press/ European Society of Cardiology. Übersetzung des Autors)

- **Ganz wichtig ist die Kautele, dass in einer Dekompensation nicht mit dem Betablocker begonnen werden darf, sondern erst nach Rekompensation für 4 Wochen.**
- **Dem Patienten muss mitgeteilt werden, dass es ihm erst für 4–6 Wochen schlechter gehen kann, bevor die Therapieeffekte greifen und es ihm dann nach allen Studien erheblich besser gehen wird.**

Während für die Eingriffe in das Renin-Angiotensin-System diese Altersabschwächung der Effekte nicht beobachtet wurde (mangels Daten? ▸ oben), führen die Daten für Betablocker doch zu grundsätzlichen Überlegungen, das »Erzwingen« einer Betablockade besonders bei den sehr alten Patienten über 85 Jahre nicht zu weit zu treiben. Gerade die häufigeren Kontraindikationen im kardialen Bereich und andere Unverträglichkeiten (z. B. COPD) sollten hier kritisch gewürdigt werden. Wenn man bei jüngeren Erwachsenen von Intoleranzraten von etwa 10–15% durch Unverträglichkeit oder Kontraindikationen ausgeht, steigen diese Zahlen nach eigenen Erfahrungen bei über 80-Jährigen doch bis auf 30% und mehr an. Dies reflektiert diese beiden Probleme:
- nachlassenden Effektivität und
- zunehmende Intoleranzgründe.

Die üblichen Probleme der Betablocker in anderen Bereichen (Stoffwechsel, COPD) sind in ▸ Abschn. 2.1 gewürdigt.

Aus diesen Überlegungen ergeben sich interessante, ungeklärte Fragestellungen:
- Soll der sehr alte Patient nicht lieber ACE-Hemmer plus Angiotensin-Rezeptor-Antagonist bekommen, wenn der Betablocker ausfällt?
- Soll dann ein Mineralokortikoidantagonist großzügig eingesetzt werden?

Die Antworten können nur aus weiteren klinischen Studien an älteren Patienten stammen, die aber bislang fehlen.

Mineralokortikoidantagonisten

Die RALES-Studie hat einen immerhin 30%igen Mortalitätseffekt von Spironolakton bei Herzinsuffizienz gezeigt und so das Mineralokortikoid Aldosteron wieder in das medizinische Interesse gerückt. Hohe Aldosteronkonzentrationen sind kardiovaskulär schädigend, da sie eine kardiale und vaskuläre Fibrose fördern und prothrombotisch und arrhythmogen sind. Über das Renin-Angiotensin-System wird auch die Aldosteronproduktion bei Herzinsuffizienz angeregt und deren deletären Effekte können durch den alten Mineralokortikoidantagonisten Spironolakton gehemmt werden. Dieser hat den Nachteil, über unspezifische Bindung vor allem auch an Androgenrezeptoren ungewünschte Zusatzeffekte auszulösen, unter denen vor allem die bei 10% der Fälle relevante Gynäkomastie zu erwähnen ist. Dieser Mangel konnte durch die Einführung des Eplerenons behoben werden, der sehr spezifisch an Mineralokortikoidrezeptoren bindet und diese Nebenwirkung nicht auslöst. In der EPHESUS-Studie konnte an Patienten mit Herzinsuffizienz nach Herzinfarkt auch für diese Substanz ein (allerdings mit 15% kleinerer) Mortalitätseffekt nachgewiesen werden. In einer präspezifizierten Analyse zeigte die RALES-Studie auch für über 67-jährige Patienten positive Effekte, es gab keine Altersabhängigkeit. In der EPHESUS-Studie waren die positiven Effekte nur bei unter 65-jährigen signifikant.

In diesem Zusammenhang darf nicht vergessen werden, dass in der RALES-Studie nur wenige Patienten einen Betablocker hatten, also noch »Luft« für positive Effekte war. In der EPHESUS-Studie war der Anteil weit angestiegen, was den geringeren Effekt erklären könnte.

Für die Herzinsuffizienztherapie älterer Patienten können daher heute nur eingeschränkte Empfehlungen zur Spironolakton-Therapie gegeben werden, wenn eine Betablockade nicht infrage kommt.

> **Allerdings darf eine Hauptnebenwirkung dieser Therapie nicht vergessen werden: sie kann zur Hyperkalämie führen, insbesondere bei gleichzeitiger ACE-Hemmergabe, wie in dieser Situation ja fast zwingend, und bei Nierenfunktionseinschränkung.**

Letztere Kontraindikation (geschätzte Kreatinin-Clearance unter 30 ml/min) ist wirklich zwingend und sehr altersrelevant. Schon zwischen 30 und 60 ml/min muss die enge Kontrolle der Kaliumwerte noch häufiger erfolgen, sonst kommt es zu der nach der Veröffentlichung der RALES-Studie beobachteten Anstiege von z. T. tödlichen Hyperkalämien in der medizinischen Realität.

Die Substanz hat trotz der niedrigen Dosierungen (25 mg/Tag) also ein großes Nebenwirkungspotenzial in der Herzinsuffizienztherapie, und es bestehen Zweifel am Ausmaß der Wirkung im höheren Alter, in jedem Fall bei gleichzeitiger Betablockade.

Digitalispräparate

Deutschland hat aufgrund der wissenschaftlichen Entwicklung eine große Affinität zu Digitalispräparaten, die in anderen Teilen der westlichen Welt nicht besteht. In der DIG-Studie war zwar eine symptomatische Besserung durch Digoxin bei Herzinsuffizienz, jedoch kein Mortalitätseffekt zu verzeichnen. Dieser Befund hat zunächst erstaunt, ist aber wahrscheinlich auf die Balanzierung positiver (Inotropie) und negativer (Arrhythmogenität) Effekte zurückzuführen. Wesentlich war auch die Beziehung ungünstiger Verläufe zu erhöhten Digoxinplasmakonzentrationen. Da die Digoxinausscheidung kritisch von der Nierenfunktion abhängt und diese sowohl vom Alter als auch der Herzinsuffizienz beeinflusst wird, erscheint diese Substanz als ungeeignet für die gerontopharmakologische Therapie. Das vorwiegend in der Leber metabolisierte Digitoxin wirkt zu lange, um bei einer kritischen Erkrankung sicher eingesetzt werden zu können. Es bleibt als Indikation für Digoxin bei engmaschiger Kontrolle der Plasmakonzentrationen (TDM, »therapeutic drug monitoring«) das gleichzeitige Vorliegen von Vorhofflimmern. In diesem Bereich lassen sich angesichts der immer noch großen Verbreitung der Digitalispräparate große Verbesserungen insbesondere hinsichtlich der Nebenwirkungen erzielen.

Andere Interventionen

In der chronischen Therapie der Herzinsuffizienz haben Inotropika, Kalziumantagonisten (außer Dihydropyridine zur Hypertoniekontrolle) und Vasodilatatoren nichts zu suchen. Nitrate sollten akuten Phasen oder schwer symptomatischen Patienten, die sonst nicht mehr therapierbar sind, vorbehalten bleiben. Dies gilt gerade beim älteren Patienten, bei dem hypotone Krisen und Kopfschmerzen als Nebenwirkungen gehäuft auftreten können. Die Kombination aus Dihydralazin und Nitraten ist Schwarzamerikanern vorbehalten, die ACE-Hemmer oder Angiotensin-Rezeptor-Antagonisten nicht vertragen. Die Substanzen imitieren die vorgenannten pharmakologisch in dieser Kombination.

Die Implantation von Defibrillatoren (ICD, interner Cardioverter-Defibrillator) oder die Synchronisierungstherapie mit Schrittmacher seien nur erwähnt, sind aber bei älteren Patienten nicht gut untersucht und nicht Gegenstand dieses Buches.

Zusammenfassend lässt sich sagen, dass die Hauptsäule der Therapie der chronischen Herzinsuffizienz bei älteren Patienten neben der möglichst zu begrenzenden diuretischen, symptomatischen Therapie die ACE-Hemmer und Angiotensin-Rezeptor-Antagonisten sind. Betablocker sollten in jedem Fall diskutiert werden, obwohl ihre Wirksamkeit im hohen Alter abzunehmen scheint und sie so in einem abnehmenden Prozentsatz der Patienten zum Einsatz kommen. Spironolacton ist nur bei richtiger, aufwändiger Handhabung in niedrigen Dosen sicher, es bestehen Zweifel an der Wirksamkeit bei älteren Patienten; es sollte Patienten vorbehalten bleiben, die den Betablocker nicht bekommen können. Eplerenon ist bei Gynäkomastie ein Ersatzpräparat. Digitalispräparate sind nur bei gleichzeitigem Vorhofflimmern indiziert und müssen genau überwacht werden (TDM, »therapeutic drug monitoring«).

Diastolische Herzinsuffizienz

Hierunter versteht man die durch Myokardsteifigkeit entstehende Erhöhung des linksventrikulären Füllungsdruckes bei erhaltener systolischer Funktion. Sie äußert sich im Wesentlichen durch den pulmonalen Rückstau mit Dyspnoe bis hin zum Lungenödem.

Obwohl in vielen Studien zu Patienten mit erhaltener systolischer Funktion (z. B. CHARM) nach Spezifika der Therapie für diese Kondition gesucht wurde, kann als Resumé heute nur der einfache Satz formuliert werden, dass die Therapie der diastolischen Dysfunktion die suffiziente Therapie der fast immer zugrunde liegenden arteriellen Hypertonie ist. Es gibt keinen Grund anzunehmen, dass die oben beschriebenen Prinzipien zur Hypertonietherapie bei älteren Patienten nicht auch in diesem Zusammenhang gelten. Für die seltenen Fälle einer restriktiven Kardiomyopathie ohne Hypertonie als Ursache sind nur symptomatische Therapien bekannt, vorwiegend ACE-Hemmer und Diuretika, ggf. Nitrate.

Akute Herzinsuffizienz

Akute linksventrikuläre Dekompensationen werden auch bei älteren Patienten strikt hämodynamisch und symptomorientiert durchgeführt. Auch hier sind schnell wirksame Diuretika, meist Schleifendiuretika intravenös, früher Einsatz von ACE-Hemmern zu nennen, die schon oben hinsichtlich der Problematik des älteren Patienten beschrieben sind. Außerdem liegt hier eine symptomatische Einsatzdomäne der Nitrate und des Medikamentes O2.

Inotropika können überbrückend zum Einsatz kommen, z. B. Katecholaminderivate (Dopamin, Dobutamin) oder Phosphodiesterasehemmer (Milrinone); allerdings ist bei nicht behebbarer Ursache der inotropikapflichtigen Herzinsuffizienz die Prognose stark getrübt. Dies ist sicher auch auf die höhere Katecholamintoxizität (Arrhythmogenität) im Alter zurückzuführen.

Klassifizierung der Pharmaka zur Therapie der chronischen Herzinsuffizienz (die gleichen Substanzen können in anderen Indikationen andere Bewertungen bekommen) nach der Alterstauglichkeit (▸ Abschn. 1.4)

Diuretika	B
Betablocker (Metoprolol, Carvedilol, Bisoprolol, Nevibolol)	A (B im sehr hohen Alter)
Renin-Angiotensin-System-Blocker:	
ACE-Hemmer	A
Angiotensin-Rezeptor-Antagonisten	A
Spironolakton	B
Digitalispräparate	C

Beachte die unterschiedliche Bewertung der gleichen Substanzgruppen bei arterieller Hypertonie und Herzinsuffizienz (z. B. Betablocker A bei Herzinsuffizienz, B bei Hypertonie)

Literatur

Ahmed A, Husain A, Love TE, et al. (2006) Heart failure, chronic diuretic use, and increase in mortality and hospitalization: an observational study using propensity score methods. Eur Heart J 27:1431–1439

Arzneimittelkommission der deutschen Ärzteschaft (2007) Chronische Herzinsuffizienz. Arzneiverordnung in der Praxis, Bd 34, Sonderheft 3 (Therapieempfehlungen), April 2007, http://www.akdae.de/en/35/65-Herzinsuffizienz-2007-3Auflage.pdf. Gesehen 6.4.09

Brunner-La Rocca HP, Buser PT, Schindler R, Bernheim A, Rickenbacher P, Pfisterer M; TIME-CHF-Investigators (2006) Management of elderly patients with congestive heart failure – design of the Trial of Intensified versus standard Medical therapy in Elderly patients with Congestive Heart Failure (TIME-CHF). Am Heart J 151(5):949–955

Bulpitt CJ (2005) Secondary prevention of coronary heart disease in the elderly. Heart 91:396–400

Cowie MR, Wood DA, Coats AJ, Thompson SG, Poole-Wilson PA, Suresh V, Sutton GC (1999) Incidence and aetiology of heart failure; a population-based study. Eur Heart J 20(6):421–428

Deedwania PC, Gottlieb S, Ghali JK, et al. (2004) Efficacy, safety and tolerability of beta-adrenergic blockade with metoprolol XL in elderly patients with heart failure. Eur Heart J 25:1300–1309

Flather MD, Yusuf S, Kober L, et al. (2000) Long-term ACE-inhibitor therapy in patients with heart failure or left-ventricular dysfunction: a systematic overview of data from individual patients. ACE-Inhibitor Myocardial Infarction Collaborative Group. Lancet 355:1575–1581

Flather MD, Shibata MC, Coats AJ et al. (2005) Randomized trial to determine the effect of nebivolol on mortality and cardiovascular hospital admission in elderly patients with heart failure (SENIORS). Eur Heart J 26(3):215–225

Ho KKL, Pinsky JL, Kannel WB, Levy D (1993) The epidemiology of heart failure – the Framingham Study. J Am Coll Cardiol 22:A6–A13

Hunt SA, Abraham WT, Chin MH, et al. (2005) ACC/AHA 2005 guideline update for the diagnosis and management of chronic heart failure in the adult: a report of the American College of Cardiology/American Heart Association Task Force on practice guidelines (Writing Committee to update the 2001 guidelines for the evaluation and management of heart failure): developed in collaboration with the American College of Chest Physicians and the International Society for Heart and Lung Transplantation: endorsed by the Heart Rhythm Society. Circulation 112: e154–e235

Kannel WB, Belanger AJ (1991) Epidemiology of heart failure. Am Heart J 121:951–957

Leibundgut G von, Pfisterer M, Brunner-La Rocca HP (2007) Drug treatment of chronic heart failure in the elderly. Drugs Aging 24(12):991–1006

Zuccalà G, Onder G, Marzetti E et al. (2005) Use of angiotensin-converting enzyme inhibitors and variations in cognitive performance among patients with heart failure. Eur Heart J 26(3):226–233

Studien-Akronyme

- CHARM-Studie
  »Study of Candesartan in Heart Failure – Assessment of Reduction in Mortality and Morbidity«
- CIBIS
  »Cardiac Insufficiency Bisoprolol Study«
- COMET
  »Carvedilol Or Metoprolol European Trial«
- DIG-Studie
  Studie der Digitalis Investigation Group
- ELITE-Studie
  »Evaluation of Losartan in The Elderly Study«
- EPHESUS-Studie
  »Eplerenone Post-Acute Myocardial Infarction Heart Failure Efficacy and Survival Study«
- MERIT
  »Metoprolol Controlled Release/Extended Release (CR/XL) Randomized Intervention Trial«
- PPP
  »Pravastatin Pooling Project«
- RALES-Studie
  »Randomized Aldactone Evaluation Study«
- SAVE-Studie
  »Survival and Ventricular Enlargement Study«
- SENIORS
  »Study of Effects of Nebivolol Intervention on Outcomes and Rehospitalisation in Seniors with Heart Failure«
- SOLVD
  »Study of Left Ventricular Dysfunction«
- Val-HeFT
  »Valsartan Heart Failure Trial«

2.3 Koronare Herzkrankheit und Schlaganfall

Martin Wehling

2.3.1 Bedeutung für den älteren Patienten, Epidemiologie

Nach wie vor sind Herz-Kreislauf-Erkrankungen die Haupttodesursache in der westlichen Welt, und hierbei haben Herzinfarkte den größten Anteil. Immerhin starben im Jahr 2000 immer noch 43% aller Männer und 55% aller Frauen in Europa an Herz-Kreislauf-Erkrankungen (Petersen et al. 2005). Dass Frauen einen so großen Anteil kardiovaskulärer Todesfälle aufweisen, wird immer noch unterschätzt.

Diese Erkrankungen sind grundsätzlich Alterskrankheiten, wie das Beispiel des Herzinfarktes nach den Daten des KORA-Registers in Augsburg (KORA, Kooperative Gesundheitsforschung in der Region Augsburg) zeigt: während auf 100.000 Männer im Alter von 50–54 Jahre 74 Todesfälle kamen, liegt diese Zahl für 70- bis 74-Jährige, 8fach höher, bei 651 (Daten für 2005/2007, zitiert nach Gesundheitsberichterstattung des Bundes 2009). Die Letalität steigt von 25% auf 50%, die Infarkte werden also nicht nur häufiger, sondern auch schwerer. Dass die medizinischen Interventionen in den letzten Jahren etwas erreicht haben, belegt der Vergleich mit den Daten aus den Jahren 1985/1987: Damals waren bei den 70- bis 74-Jährigen noch 1.478 tödliche Infarkte bei einer Letalität von 68% zu beklagen. Die Zahlen für gleich alte Frauen liegen bekannter Maßen deutlich hierunter (235 Todesfälle, Letalität 44% für 2004/6, 600 Todesfälle, Letalität 71% für 1985/7). Dies spiegelt die immer noch um 5 Jahre längere Lebenserwartung der Frauen wider, die praktisch ausschließlich auf das Konto später auftretender Herz-Kreislauf-Erkrankungen geht.

Der Vorbeugung und der Therapie insbesondere des Herzinfarktes kommen bei älteren Patienten eine sehr große Bedeutung hinsichtlich der Verringerung von Morbidität und Mortalität zu.

Die Zahlen für Schlaganfälle sind prinzipiell analog ähnlich und werden hier nicht wiederholt.

Im Folgenden sollen vorwiegend die für die Praxis wichtigen Besonderheiten der Therapie, also nicht die spezielle Intensivtherapie des akuten Ereignisses, für den älteren Patienten behandelt werden. Da diese Therapie beim Herzinfarkt auch chronische pharmakologische Elemente der Organschädigung aufweist, während es neben rehabilitativen Maßnahmen beim Schlaganfall im Wesentlichen »nur« um die Risikofaktorenbehandlung geht (Hypertonie!), ist letzterer in diesem Kapitel nur am Rande erwähnt. Gerade der Hypertonietherapie als wichtigster Maßnahme zur Vorbeugung des Schlaganfalls, auch des Rezidives, ist oben ein ausführliches Kapitel gewidmet worden (▶ Abschn. 2.1).

2.3.2 Therapeutisch relevante Besonderheiten beim älteren Patienten

Die Pathophysiologie des Herzinfarktes hat keine qualitativen Unterschiede gegenüber Infarkten bei jüngeren Patienten aufzuweisen. Allerdings sind die quantitativen Unterschiede beträchtlich, wie die epidemiologischen Zahlen oben eindrücklich beweisen. Hierbei ist der Umstand von Bedeutung, dass beim älteren Patienten häufig mehrere Kranzgefäße betroffen sind und eine diffuse kardiale Schädigung schon vorliegen kann, z. B. auch durch die Hypertonie im Sinne eines Hochdruckherzens, und so die koronare Durchblutungssituation schnell dramatisch gestört werden kann. Hinzu kommt die Arrhythmieneigung (mindestens die Hälfte aller Patienten verstirbt an Rhythmusstörungen, vorwiegend Kammerflimmern).

Es ist wichtig darauf zu achten, dass sich die klinische Präsentation akuter Koronarsyndrome im Alter ändert und vor allem die Symptomatik unspezifischer wird (Dyspnoe, Übelkeit, Synkopen, Schwindel, Verwirrtheit sind sehr vieldeutig). Auch das EKG wird unsensitiver; häufig führt das klinische Bild eine Herzinsuffizienz.

Daher sind derartige, atypische Symptome bei alten Patienten auch in Richtung koronarer Ereignisse mit Nachdruck abzuklären (Task Force for Diagnosis and Treatment of Non-ST-Segment Elevation Acute Coronary Syndromes of European Society of Cardiology et al. 2007).

Die häufig massiven Koronarveränderungen machen auch Revaskularisierungsversuche schwieriger und erhöhen die Komplikationsraten. Allerdings sollte erwähnt werden, dass die Revaskularisierungsmaßnahmen, insbesondere die invasivkardiologischen (PTCA mit Stenteinlage) bis ins höhere Alter unter Umständen einer rein medikamentösen Therapie überlegen waren (The TIME Investigators 2001). Allgemein gilt daher heute, dass es keine eigentliche Altersgrenze für derartige Interventionen gibt, aber unter Abwägung der Gesamtsituation (einschl. demenzieller Erkrankungen), der möglichen Komplikationen und eingeschränkten Lebenserwartung älterer Patienten zu einem mehr symptomgetriebenen Einsatz dieser Techniken kommt. Das heißt beim sehr alten, z. B. 90-jährigen Patienten, der sich konservativ-medikamentös nicht stabilisieren lässt, ist eine Ballondilatation durchaus in Erwägung zu ziehen. Allerdings ist dieses Buch nicht der Ort, den Einsatz nichtmedikamentöser Therapien ausführlich zu diskutieren.

Eine Besonderheit des Patienten mit chronischem Koronarinsuffizienzsyndrom ist die Kollateralenbildung, die (vorübergehend) einen gewissen Schutz darstellen kann, da ein Koronargebiet trotz der Anlage als funktioneller Endstrombahn unter chronischem Ischämiereiz doch ein anderes zumindest marginal mitversorgen kann. Diese Kollateralen können nur bei langsam zunehmender Arteriosklerose durch stetig wachsende Behinderung des Koronarflusses entstehen. Sie kommen also eher bei der zunehmenden »Verkalkung« der Koronargefäße ohne aufreißende Plaques zustande, während der jüngere Koronarpatient mit dramatischen Ereignissen und dann auch größeren Infarkten durch rupturierte Plaques mit schnellem Koronarverschluss durch Thrombose konfrontiert wird. So ist der alte Koronarpatient häufiger mit chronischer Angina pektoris, also Beschwerden durch die koronare Durchblutungsstörung, belastet, die aber dann auch eher stabil bleiben und ein wichtiges Ziel der symptomatischen Therapie sind. Beim jüngeren Patienten sind pektanginöse Beschwerden häufiger instabil, also variabel, neu, an Intensität schnell zunehmend, und zeigen dann eher eine Plaqueruptur als eine stabile Verengung der Koronarien an. Diese führt bei Nichtbeachtung schnell zum Infarkt mit allen Konsequenzen.

Eine andere Besonderheit des alten Koronarpatienten ist die Bedeutung der koronaren Risikofaktoren, deren Bedeutung für das Alter derzeit zunehmend untersucht wird. Hierbei ist bis jetzt bekannt, dass für Patienten, die trotz z. B. hoher Cholesterinwerte, es ins hohe Lebensalter »geschafft« haben, diese Risikofaktoren kardial ihre Bedeutung verlieren. Dies ist anders für die Bedeutung der Hypertonie für den Schlaganfall, die im Alter eher noch ansteigt. Ob man einem 90-jährigen Raucher ohne bisherige Komplikationen noch dringend die Abstinenz empfehlen kann, ist eine immer noch kontrovers diskutierte Frage. Allerdings gibt es eine Raucherstudie an über 80-Jährigen (im Mittel 82 Jahre), die eine 2,2fach höhere Inzidenz von Koronarereignissen gegenüber Nichtrauchern zeigte (Aronow u. Ahn 1996). Keine Wahl hat man unabhängig vom noch so hohen Alter, wenn schon eine Koronarinsuffizienz vorliegt: diese wird durch das Rauchen, insbesondere das enthaltene Nikotin, verschlechtert mit der Folge pektanginöser Anfälle und anderen Ischämiefolgen (z. B. Rhythmusstörungen). Außerdem kehrt das Risiko nach Abstinenz etwa in 5 Jahren wieder auf das Ausgangsniveau zurück. Aus dieser Sicht sollte immer auf das Rauchen verzichtet werden. Ob die zur Verfügung stehenden pharmakologischen Hilfsmittel hierbei auch bei sehr alten Patienten einsetzbar sind (Nikotinersatztherapie, Bupropion, Vareniclin), ist nicht gut untersucht.

> **Therapeutisch wichtige Besonderheiten der koronaren Herzkrankheit im Alter betreffen also sowohl die auslösenden Risikofaktoren als auch vor allem den zunehmenden Schweregrad und somit die Größe der Infarkte mit dem ansteigenden Risiko einer Postinfarktherzinsuffizienz und einer größeren Letalität.**

2.3.3 Evidenzorientierte, rationale Arzneimitteltherapie und Klassifizierung der Arzneimittel nach Alterstauglichkeit

Hier sollen die akuten Therapiesituationen (akute Koronarsyndrome kurz) und vor allem die Langzeittherapie mit präventiver Orientierung getrennt dargestellt werden.

Akute Koronarsyndrome (STEMI und NSTEMI)

Die moderne Therapiestrategie der akuten Koronarsyndrome mit und ohne (no) ST-Streckenelevation (STEMI, ST-Strecken-Elevations-Myokardinfarkt, und NSTEMI, Nicht-ST-Strecken-Elevations-Myokardinfarkt) hat grundsätzlich mehrere wesentliche Komponenten:

- frühe invasive Intervention (PTCA, perkutane transluminale coronare Angioplastie/Stent),
- Fibrinolyse (bei ST-Hebung und nicht rechtzeitig möglicher Intervention)
- Antikoagulation und Plättchenhemmung und
- antiischämische Pharmakotherapie.

Wie oben gesagt, ist die invasive Methode unter Umständen bis ins hohe Alter erfolgreich, wie die TACTICS-TIMI-18-Studie für NSTEMI eindrucksvoll belegt hat: die invasive Strategie war besonders in der Altersgruppe über 75 Jahre der konservativen Strategie überlegen (Bach et al. 2004). Die oben zitierte europäische Leitlinie fasst die Indikationen mit der Einschränkung zusammen, dass die individuelle Situation, Lebenserwartung, Ko-Morbiditäten und persönliche Präferenzen auch im Lichte erhöhter prozeduraler Komplikationen beachtet werden sollen. Letzteres gilt vor allem für die aortokoronare Bypassoperation.

Bei STEMI kann unter Umständen eine frühe (oft schon durch den Notarzt) **Fibrinolyse** infrage kommen, wenn die Erreichbarkeit einer aufnahmebereiten interventionellen Einrichtung zu Verzögerungen von mehr als 90 min führen würde (was in Deutschland aufgrund der weltweit größten Dichte an Herzkatheterplätzen selten ist).

Hinsichtlich älterer Patienten gibt es zur Wirksamkeit und Sicherheit der Lyse unterschiedliche Daten: obwohl es eindeutig zu höheren Raten an Blutungskomplikationen kommt, sind die dagegen zu haltenden positiven Therapieeffekte heterogen. Die Fibrinolytic-Therapy-Trialists-(FTT-)Studie konnte für die über 75-Jährigen keinen signifikanten Nutzen belegen (FTT Collaborative Group 1994). Erst eine spätere Nachanalyse an wesentlich mehr Patienten zeigte für die älteren Patienten einen Nutzen ($p<0,03$), andere Studien legten sogar eine Schädigung nahe. Aufgrund dieser Daten sollte der Einsatz der Thrombolyse zumindest bei über 85-Jährigen sehr kritisch gesehen werden; in jedem Fall ist eine frühe (möglichst unter 90 min zwischen Beginn der Symptome und Intervention) Intervention vorzuziehen. Obwohl eine Tendenz zu höheren Blutungen besteht, waren die Erfolge mit rTP (Alteplase) bei unter 85-Jährigen besser als mit Streptokinase (Kyriakides et al. 2007). Da die lange Liste von Kontraindikationen der Lyse (im Wesentlichen alle Risikofaktoren, die zur Blutung unter Lyse führen können wie Hirnläsionen, Geschwüre, unkontrollierter Hochdruck, kürzlich durchgeführte Operation, i.m.-Spritzen, Stürze) im Alter immer häufiger greift, werden auch nicht viele sehr alte Patienten übrigbleiben, für die diese Option infrage kommt.

Azetylsalizylsäure hat die Wirksamkeit bei akuten Koronarsyndromen bis ins hohe Alter bewiesen (z. B. Krumholz et al. 1995). Hierbei wird eine Dosis von 500 mg per os oder intravenös verabreicht; letzteres kann bei Schluckstörungen älterer Patienten ratsam sein. Bei der oralen Gabe ist darauf zu achten, dass keine verkapselte Galenik verwendet wird, die aus nichtrationalen Gründen zum Magenschutz angeboten wird.

Die zusätzlich notwendige akute **Antikoagulation** mit unfraktioniertem Heparin oder mit niedrigmolekularen Heparinen bei Thrombolyse oder bei NSTEMI weist im Alter eine erhöhte Blutungsrate auf. Hierbei sind niedrigmolekulare Heparine wie Enoxaparin wohl effektiver als unfraktioniertes Heparin, aber wohl auch mit mehr Blutungen belastet. Außerdem lässt sich ihr Einsatz nicht gut überwachen (Zielparameter Thrombinzeit wie beim Heparin fehlt), und ein Antidot ist nicht bekannt. Bei älteren Patienten (z. B. ab 75 Jahre), insbesondere bei eingeschränkter Nierenfunktion, die im Alter häufig ist (unbedingt Abschätzung z. B. Cockroft-Gault-Formel), sollte zumindest eine niedrigere

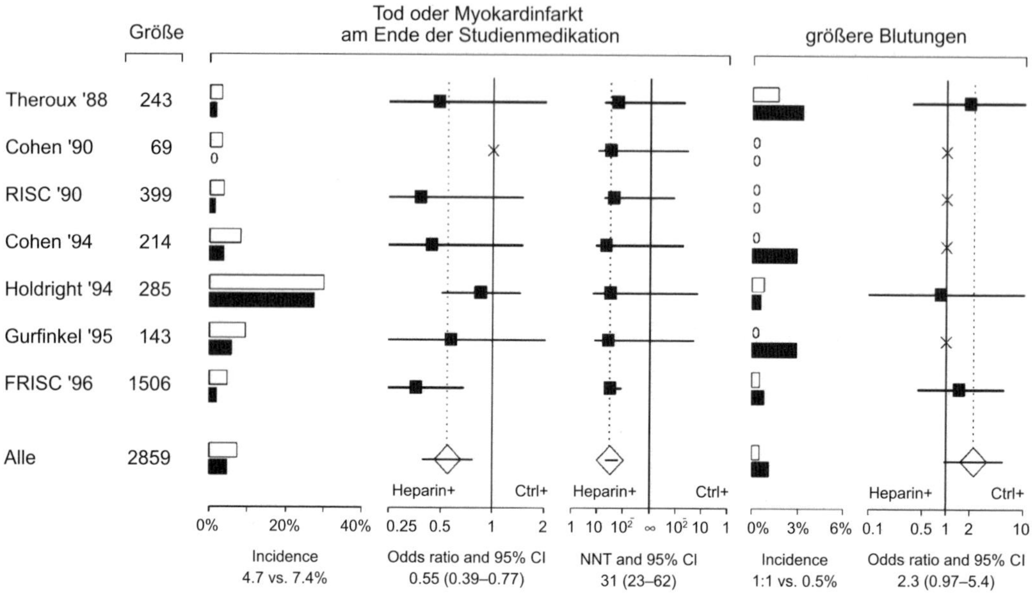

Abb. 2.11. Zusammenfassung der Studien zur frühen Heparinisierung mit unfraktioniertem oder niedermolekularem Heparin *(gefüllte Säulen)* vs. Placebo *(offene Säulen)*. Außerdem ist das Blutungsrisiko dargestellt. (Aus Task Force 2007. Mit freundlicher Genehmigung der Oxford University Press/European Society of Cardiology. Übersetzung des Autors)

Dosierung der niedrigmolekularen Heparine und anderer Antikoagulanzien (z. B. Bivalirudin) gewählt werden. Fondaparinux scheint hier sicherer zu sein, kann aber auch bei Clearance-Werten unter 30 ml/min nicht gegeben werden. Abb. 2.11 zeigt die Zusammenfassung von Studien, die den Wert einer Heparinisierung bei NSTEMI belegen.

Glykoprotein-IIb/IIIa-Antagonisten wie Tirofiban, Eptifibatid oder Abciximab scheinen im Alter weniger effizient zu sein, dafür aber zu verstärkten Blutungen zu führen (Boersma et al. 2002). In dieser Metaanalyse nahm der Benefit von 14% bei unter 60-Jährigen auf 4% bei über 70-Jährigen ab. Klare Empfehlungen sind in diesem Zusammenhang für die Behandlung alter Patienten nicht vorhanden, aber die ökonomische Lage und dünne Datensätze wird hier in der Praxis eine berechtigte Zurückhaltung verordnen.

Clopidogrel ist ein zweiter Plättchenhemmer, der über ADP-Rezeptoren wirkt. In der CURE-Studie hat er bei NSTEMI einen zusätzlichen Nutzen zu Azetylsalizylsäure ergeben, und zwar auch für die älteren Patienten. Die erhöhten Blutungsraten führten nicht zu vermehrten Todesfällen, waren also nicht schwer. Daher gehört die zusätzliche Gabe von Clopidogrel in einer Loading-Dose von 300–600 mg zur NSTEMI-Therapie und Interventionsbegleitung bei STEMI. Ob wirklich derartig hohe Loading-Dosen bei alten Patienten zum Einsatz kommen sollten, ist unklar. Insgesamt sind aber die Erfahrungen bei alten Patienten sehr begrenzt.

Betablocker werden heute bei akuten Koronarsyndromen beim Fehlen von Kontraindikationen per os gegeben (z. B. 50 mg Metoprolol alle 6 h). Die intravenöse Anwendung ist erfahrenen Notärzten vorbehalten, da bradykarde Reaktionen hierunter sehr ausgeprägt sein können. Sie führen vor allem über ihre frequenzsenkende Wirkung zu einer Reduzierung des O2-Verbrauches des Myokards. In der großen COMMIT-Studie wurde Metoprolol bei akutem Myokardinfarkt gegeben und senkte das Re-Infarkt- und Kammerflimmerrisiko signifikant. Für Patienten unter und über 70 Jahre bestand kein Unterschied dieses Effektes (COMMIT Collaborative Group 2005). Allerdings ist gerade bei älteren Patienten der sichere Ausschluss von Kontraindikationen (► Abschn. 2.1, vor allem Blockbilder, AV und Sinusknoten, Asthma bronchiale, im Alter eher selten) Voraussetzung für diese Therapie.

Der Ausschluss einer systolischen Dysfunktion (großer Infarkt) ist hierbei überlebenswichtig. Der geringste Verdacht auf Herzinsuffizienz sollte den Ungeübten vor der Betablockergabe beim älteren Patienten zurückschrecken lassen.

Diese kann im Zweifelsfalle nach Vorliegen eines Echokardiogramms (nach dem obligatorischen EKG) immer noch nachgeholt werden.

ACE-Hemmer sollten bei STEMI auch früh begonnen werden, da sie die negativen Folgen des Remodelling nach Myokardnekrose mildern und so eindeutig zur Senkung der Mortalität nach Myokardinfarkt beitragen (SAVE-, AIRE-Studien). Ihre Gabe bei älteren Patienten muss ähnlich genau indiziert und überwacht werden wie bei Betablockern, wobei insbesondere die Hypotonie und die Niereninsuffizienz Nebenwirkungen bzw. relative Kontraindikationen sind, die leider auch ein hohes Risiko der Herzinfarktpatienten anzeigen. Hier werden also gerade ältere Patienten häufiger als jüngere nicht in den Genuss dieser lebensverlängernden Akuttherapie kommen, da sie durch die Größe des Infarktes und/oder eine vorbestehende und sich verschlechternde Niereninsuffizienz für diese Therapie ungeeignet sind. Dies schließt jedoch nicht aus, dass diese nach der kritischen Anfangsphase und Stabilisierung später doch noch gegeben werden können.

Eine interessante Anwendung der **HMG-CoA-Reduktasehemmer** (Statine, ► unten) ist ihr Einsatz bei akuten Koronarsyndromen. Hier zeigten Studien wie MIRACL oder »A to Z« einen günstigen Effekt auf die Mortalität, wenn die Gabe früh und von der Lipidsituation unabhängig erfolgte (◻ Abb. 2.12).

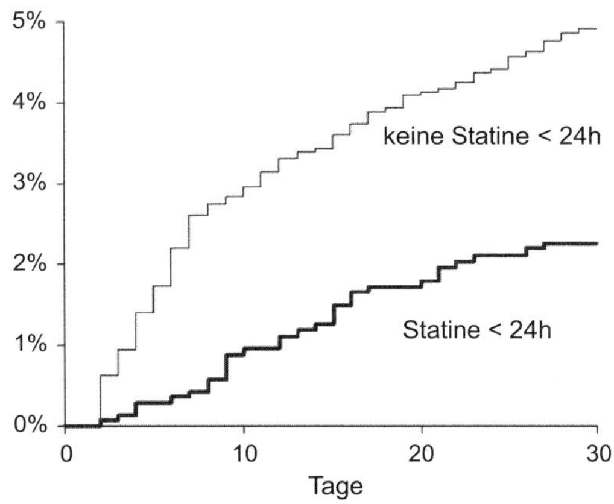

◻ **Abb. 2.12. Mortalität von STEMI-Patienten mit und ohne frühe (<24 h) Statingabe, die die ersten 24 h überlebt hatten.** (Aus Lenderink et al. 2006. Mit freundlicher Genehmigung der University Press/European Society of Cardiology. Übersetzung des Autors)

In einer kürzlich erschienenen Registerarbeit wurde der Effekt für STEMI, nicht für NSTEMI bestätigt (Lenderink et al. 2006). Hier sind keine tragfähigen Daten für ältere Patienten vorhanden, so dass die Empfehlung, hier wie bei jüngeren Patienten vorzugehen, empirisch ist. Da es sich aber um eine zunächst kurzzeitige Therapie handelt, über deren Fortführung erst, wie weiter unten aufgeführt, nach Abschätzung der Risikofaktoren und Lipidwerte entschieden werden kann, sollte sie älteren Patienten nicht vorenthalten werden.

Nitrate sind nur zur symptomatischen Therapie geeignet, führen nicht zur Lebensverlängerung. Ihr nicht nur vorübergehender Einsatz zeigt immer weiteren Handlungsbedarf in Richtung Revaskularisierung an. Da auch einzelne Hübe Nitrospray Hypotonien auslösen können, sollten die sonst vielleicht üblichen 2 Hübe bei älteren Patienten immer auf einzelne Hübe reduziert werden. Eine fatale Interaktion mit schweren Hypotonien kann sich durch die gleichzeitige Einnahme von PDE5-Hemmern wie Sildenafil ergeben, die bei älteren Männern nicht selten ist.

Dihydropyridinkalziumantagonisten wie Nitrendipin oder Amlodipin haben in der Behandlung der akuten Koronarsyndrome keinen Platz und sollten selbst bei Hypertonie nur mittelfristig und wenn die übrigen blutdrucksenkenden Arzneimittel nicht ausreichen, eingesetzt werden.

Das Berliner Myokardinfarktregister hat eindrücklich gezeigt, dass diese Empfehlungen bei älteren Patienten leider noch seltener als bei jüngeren angewendet werden. Insbesondere die invasiven Interventionen werden ihnen häufig vorenthalten. Auch die seltenere Anwendung von Betablockern und ACE-Hemmern führte zu schlechteren Ergebnissen. Am gravierendsten war die Verzögerung, mit der die Einlieferung ins Krankenhaus mit allen invasiven Möglichkeiten erfolgte (Schuler et al. 2006).

Zusammenfassend ist zu sagen, dass bei älteren Patienten mit STEMI oder NSTEMI insbesondere im Bereich der antithrombotischen Maßnahmen eine genaue Nutzen-Risiko-Abwägung, insbesondere auch eine Berücksichtigung der Nierenfunktion, dringend erforderlich ist. Die CRUSADE-Daten (CRUSADE, »Can Rapid Risk Stratification of Unstable Angina Patients Suppress Adverse Outcomes With Early Implementation of the ACC/AHA Guidelines National Quality Improvement Initiative Database«) haben eindrücklich gezeigt, dass eine relative Überdosierung von gerinnungsaktiven Substanzen zu verstärkten Blutungen führt. Eine generelle Altersbeschränkung ist für keine der guidelinekonformen Maßnahmen, einschließlich der invasiven Interventionen vorhanden. Allerdings nimmt die Häufigkeit von Kontraindikationen für einige Substanzen besonders stark zu: Betablocker, Lysetherapeutika. Die Präsentation der Erkrankung ist atypisch, sie wird daher häufiger übersehen. Die Therapie ist bei älteren Patienten eher zurückhaltend, insbesondere werden unbegründbare Verzögerungen der Therapieeinleitung verursacht, die die Chancen des Patienten deutlich einschränken.

> **Akute Koronarsyndrome bei älteren Patienten müssen genauso schnell wie bei jungen Patienten zur Therapieentscheidung und -möglichkeit geführt werden wie bei jüngeren. Einschränkungen des Umfangs oder der Auswahlmöglichkeiten ergeben sich aus dem Gesamtbild, Komorbiditäten, zu erwartenden Komplikationen der biologisch (nicht chronologisch) bestimmten Lebenserwartung sowie persönlichen Präferenzen.**

Der typische 80-jährige Patient mit akutem Koronarsyndrom wird daher alles bekommen, was ein jüngerer Patient auch bekäme, aber häufiger keinen zusätzlichen GP IIa/IIIb-Antagonisten, keinen Betablocker, evtl. kein Clopidogrel, kein Statin (Evidenzlage?). Die seltenere Möglichkeit, eine Lyse durchzuführen, könnte idealerweise invasiv ausgeglichen werden; dies scheint aber in praxi nicht zu geschehen.

Patienten, die trotz Instabilität keine invasive Prozedur bekommen, sollten einerseits sehr selten sein, denn zumindest die symptomatischen Möglichkeiten sind auch im Alter hervorragend. Andererseits ist es durchaus verständlich, wenn diese bei einem medikamentös gut einstellbaren Patienten von 95 Jahren unterbleibt, da eine prognostische Wirkung in dieser Situation nur schwer vorstellbar ist. Aber selbst für eine Entscheidung dieser Tragweite fehlen heute die Daten. Und 95-Jährige sind nicht mehr selten.

Klassifizierung der Pharmaka zur Therapie der akuten Koronarsyndrome (die gleichen Substanzen können in anderen Indikationen andere Bewertungen bekommen) nach der Alterstauglichkeit (▶ Abschn. 1.4)

Azetylsalizylsäure	A
Unfrakt. Heparin und niedermolekulare Heparine	A
Clopidogrel	B (A bei Stent)
GP IIb/IIIa-Antagonisten	C
Thrombolytika, insb. rTPA	B
Frequenzsenkende Betablocker	A
Renin-Angiotensin-System-Blocker:	
ACE-Hemmer	A
Statine	B
Nitrate längerfristig	C
Nitrospray vereinzelt akut als Bedarfsmedikation	A

Chronische Arzneimitteltherapie nach Myokardinfarkt

Die chronische Therapie nach Myokardinfarkt kann in die direkt kardioprotektiven Maßnahmen (Azetylsalizylsäure, Betablocker, ACE-Hemmer) und die Risikofaktorenmodifikation (Raucherentwöhnung, Einstellung von Diabetes mellitus, Hypertonie und Lipidstörungen) eingeteilt werden.

Direkt kardioprotektive Maßnahmen

Für Azetylsalizylsäure, Betablocker und ACE-Hemmer sind lebensverlängernde und/oder rezidivsenkende Wirkungen nach Herzinfarkt in großen Studien beschrieben.

Azetylsalizylsäure führt nach den Ergebnissen der Antithrombotic-Trialists'-Collaboration-Studie an über 20.000 Patienten eindeutig zu einer Senkung der Rezidive und Schlaganfälle um 36 Ereignisse pro 1.000 Patienten bei zweijähriger Beobachtung (NNT = »number-needed-to-treat 28«). Diese Befunde waren altersunabhängig. In einer Beobachtungsstudie an über 1.400 über 85-Jährigen wurden Rezidive unter Azetylsalizylsäure während der dreijährigen Beobachtungszeit um 59% seltener registriert.

> **Die Gabe von 100 mg Azetylsalizylsäure pro Tag gehört auch bei älteren Patienten eindeutig zur lebenslangen Standardtherapie.**

Gastrointestinale Nebenwirkungen als Hauptproblem begrenzen auch bei diesen niedrigen Dosen die Anwendung. Es muss bei:

- bis zu 30% der Patienten mit Gastritiden,
- 3% mit Ulzera,
- 0,3% mit Blutungen

gerechnet werden. Genaue Daten über ältere Patienten sind schwer erhebbar, da viele auch nichtsteroidale Antirheumatika (**NSAR**) wie Diclofenac einnehmen. Aber in jedem Fall sind ältere Patienten aufgrund vielfältiger Veränderungen der Motilität, Sekretion und Schleimhautbeschaffenheit im oberen Gastrointestinaltrakt häufiger betroffen als jüngere Patienten. Die genannte Dosis von 100 mg/Tag ist sicher mit geringeren Nebenwirkungen als höhere Dosen oder die NSAR in üblicher Dosierung behaftet.

Bei Auftreten gastrointestinaler Nebenwirkungen sollte endoskopisch ein Ulkus und eine Helicobacter-Besiedlung ausgeschlossen werden. Letztere kann durch **Eradikation** ursächlich angegangen werden. In jedem Fall werden **Protonen-Pumpen-Inhibitoren** dann eingesetzt mit dem Ziel, den Patienten wieder der Therapie zuführen zu können. Die Protonen-Pumpen-Inhibitoren (z. B. 40 mg Omeprazol-Racemat) werden ab 65 Jahren auch bei leerer gastrointestinaler Anamnese bereits **prophylaktisch** empfohlen, wenn NSAR gleichzeitig eingenommen werden. Da die Substanzen selbst als Generika teuer sind, sollte hier aber eine individuelle Entscheidung getroffen werden. Wenn ein Patient die NSAR bereits länger ohne jede Symptomatik (nach der natürlich eingehend gefragt und im Oberbauch getastet werden muss!) verträgt, ist dieser Standard anzuzweifeln und kann bei enger Patientenführung ausgesetzt werden. Es darf nie vergessen werden, dass hier erzeugte hohe Kosten an anderen Stellen zum Entzug wirksamer Präparate führen können, wenn ökonomische Gründe hierzu zwingen.

Falls der Patient aufgrund eines persistierenden Ulkusleidens keine Azetylsalizylsäure verträgt, ist das gastrointestinal neutrale **Clopidogrel** (75 mg/Tag) eine gute Alternative, nach der CURE-Studie auch bei über 65-Jährigen sogar als Additivum. Nach Stent-Einlage mit einem DES (»drug-eluting-stent«, der Paclitaxel oder Sirolimus zur lokalen Antiproliferation freisetzt) soll auch beim älteren Patienten unbedingt diese Doppeltherapie über 12 Monate durchgeführt werden, bei reinem Metallstent für 4 Wochen. Ob ein 90-jähriger Myokardinfarktpatient ohne Stent von der Doppeltherapie profitiert, ist unbekannt. Da aber die meisten jüngeren Myokardinfarktpatienten ohne Stent das Clopidogrel auch nicht zusätzlich bekommen, wäre es weltfremd, die Empfehlung ins hohe Alter aufrecht zu halten. Der Mehrwert steht nicht im Verhältnis zu den Kosten (Konkurrenzargument ▶ oben), und es ist anzunehmen, dass die an sich schon kleineren Zusatzeffekte zur Azetylsalizylsäure im Alter eher noch kleiner werden. Daher sieht der Autor außer in den genannten, zwingenden Situationen nach Stent-Einlage bei älteren Patienten ab etwa 75 Jahren die zusätzliche Clopidogrelgabe für verzichtbar (nicht jedoch die Alternativgabe bei Unverträglichkeit!).

Die frequenzsenkenden **Betablocker** haben einen festen Platz in der Therapie nach Herzinfarkten, da sie über vielfältige Mechanismen (Frequenzsenkung, Senkung des Sauerstoffverbrauchs, Blutdrucksenkung, antiarrhythmische Wirkung) eindeutig zur Lebensverlängerung und Rezidivprophylaxe beitragen. In zusammengefassten Studien an insgesamt 55.000 Herzinfarktpatienten konnte die Mortalität um 22% gesenkt werden; in kleineren Studien und retrospektiven Analysen konnten diese Effekte eindeutig auch an 80-Jährigen gezeigt werden. In einer Untersuchung betrug die Mortalitätssenkung sogar 43% in zwei Jahren.

> **Frequenzsenkende Betablocker (u. a. Metoprolol, Carvedilol, Bisoprolol) sind frei von einer sog. intrinsisch sympathomimetischen Aktivität (ISA, z. B. Pindolol oder Celiprolol), die die Frequenzsenkung aufhebt oder reduziert und zu einem Verlust der kardioprotektiven Wirkung führt.**

Aufgrund dieser Daten ist die hier beschriebene Indikation die zwingenste für einen Betablocker. Kontraindikationen müssen natürlich beachtet werden, und der Anteil der intoleranten Patienten nimmt mit dem Alter vor allem aufgrund zunehmender Blockbilder zu. Er ist wieder gesunken, seit die Herzinsuffizienz von einer Kontraindikation zu einer Indikation geworden ist. Falls Blockbilder den Einsatz verhindern, ist verstärkt nach einer Schrittmacherindikation zu fahnden, denn dann kann ein Betablocker gegeben werden. Wenn also bei einem AV-Block II oder SA-Block (sinuatrialer Block) in der Anamnese Schwindel- oder gar Ohnmachtsattacken vorliegen, was bei alten Patienten nicht selten der Fall ist, wäre die Implantation eines einfachen DDD-Schrittmachers sicher keine übertriebene Maßnahme.

Es muss daher das Ziel sein, von den nicht ausreichenden Versorgungsraten (in der obigen Untersuchung nur 22% der Patienten) von älteren Herzinfarktpatienten mit Betablockern in Bereiche von 70% zu gelangen, die auch bei 80-Jährigen noch realistisch erscheinen.

Auch für die **ACE-Hemmer** sind in großen Postinfarktstudien eindeutige Endpunkteffekte nachgewiesen, so in der HOPE-Studie (mit Ramipril. Diese Effekte waren altersunabhängig, wurden also auch noch bei Patienten >65 Jahre, die 55% der fast 10.000 Teilnehmer ausmachten, beobachtet. Alle oben genannten Kautelen (Hypotonie, Niereninsuffizienz, Hyperkalämie) gelten natürlich auch hier, aber ein ACE-Hemmer sollte nach Herzinfarkt, auch mit erhaltener systolischer Funktion, nicht fehlen. Angiotensin-Rezeptor-Antagonisten sind auch hier eine Alternative, wenn der Husten klinisch relevant wird (bei etwa 5–10% der Patienten).

Wie oben bereits erwähnt, sind **Langzeitnitrate** (z. B. ISDN) nur symptomatisch, aber nicht endpunktwirksam (d. h. lebensverlängernd oder zur Rezidivprophylaxe). Ein Bedarf zeigt an, dass sich noch Ischämien auch bei leichterer Belastung einstellen und ggf. eine Indikation für eine Revaskularisierung besteht. Häufig lässt sich auch bei älteren Patienten mit einer Steigerung der Betablockerdosis auf Maximalwerte (unter EKG-Kontrolle) eine Besserung erzielen, wenn die invasive Strategie erfolglos ist.

Dihydropyridinkalziumantagonisten haben hier überhaupt keinen Platz, es sei denn zur weiteren Blutdruckeinstellung als Risikofaktor.

Verapamil oder Diltiazem werden in verzweifelten Fällen von Angina pektoris nach Ausreizung der Betablocker- und Nitrattherapie ausnahmsweise zusätzlich bei normaler Ventrikelfunktion eingesetzt; dies ist allerdings wegen der negativen Inotropie insbesondere bei älteren Patienten so gefährlich, dass es für die Praxis überhaupt nicht infrage kommt.

Antiarrhythmika, die an dieser Stelle in einem älteren Buch mehrere Seiten füllen werden, können hier sehr kurz abgehandelt werden: Bei Patienten nach Herzinfarkt mit bedrohlichen ventrikulären Rhythmusstörungen (anhaltende oder längere ventrikuläre Tachykardien) haben Klasse-I-Antiarrhythmika (z. B. Flecainide, Chinidin, Procainamid) und Sotatol (Racemat aus Betablocker und Klasse-III-Antiarrhythmikum) zu einer Übersterblichkeit geführt. Ausnahme scheint das **Amiodaron** zu sein, das aber in die Hände von Spezialisten gehört, da es massive Nebenwirkungen (pulmonale Hypertonie ab 200 mg/Tag, Hautveränderungen, Cornea-, Retinaschädigung, Leberschädigung, Schilddrüsenfunktionsänderungen u.v.m.) hervorruft. Gerade bei älteren Patienten mit sonst getrübter Prognose (sehr hohes Alter, Malignome, andere Begleiterkrankungen, grenzwertige Demenz) kann es aber eine Alternative zur sehr teuren Therapie mit einem sonst indizierten **implantierbaren Defibrillator** (AICD) sein. Diese Maßnahme hat nach der MADIT-II-Studie auch bei über 75-jährigen Patienten mit lebensbedrohlichen Arrhythmien und schlechter Auswurfleistung (Ejektionsfraktion unter 30%) noch zu einer 68%igen Senkung des plötzlichen Herztods geführt. Ohne dass dies in diesem Pharmakologiebuch ausgeführt werden soll, ist diese Intervention bei gefährlichen ventrikulären Arrhythmien mit Abstand die beste Maßnahme, auch für ältere Patienten. Allerdings können auch nicht alle operiert werden, und dann bleibt eigentlich nur noch das Amiodaron übrig. Hier sollten durchweg niedrigere Dosierungen (max. 100 mg/Tag Erhaltungsdosis) eingesetzt werden, obwohl über den Metabolismus dieser über Monate im Gewebe gespeicherten Substanz im Alter wenig bekannt ist.

Eine **Hormonersatztherapie** bei älteren Frauen ist nach den Ergebnissen der WHI- und HERS-Studien weder in der Primär- noch der Sekundärprophylaxe kardiovaskulärer Erkrankungen indiziert, da sie die Inzidenzen sogar erhöhen kann.

Erwähnt werden sollte noch die auch sonst bei älteren Patienten (>65 Jahre) empfohlene **Influenzavakzinierung**, die gerade bei Herzinfarktpatienten eine Lebensverlängerung bewirkt und nach den amerikanischen ACC/AHA-Leitlinien sogar eine Empfehlung der höchsten Evidenzstufe I aufweist.

Risikofaktorenmodifikation

Die Therapie der arteriellen Hypertonie und des Diabetes mellitus Typ II (Übergewicht) sind in anderen Kapiteln dargestellt, die Raucherentwöhnung ist oben erwähnt.

Hier wird daher nur die Arzneimitteltherapie der **Lipidstörungen** dargestellt.

Dieser Bereich hat durch die Einführung der **HMG-CoA-Reduktasehemmer oder Statine** in den letzten 15 Jahren eine große Bedeutung gewonnen. Durch die Hemmung dieses Enzyms senken sie ganz vorwiegend die körpereigene Cholesterinsynthese, die immer viel größer ist als die äußere Zufuhr (etwa 10-mal so groß).

Die großen Studien (4S, HPS, LIPIDS, CARD) haben eindeutige Mortalitäts- und Morbiditätseffekte einer Senkung des LDL-Cholesterins als Hauptwirkung dieser Substanzklasse gezeigt. Allerdings ist das Ausmaß der Wirkung von der Höhe des Ausgangswertes, vor allem aber auch der Risikokonstellation des Patienten hinsichtlich aller kardiovaskulären Risikofaktoren abhängig. Obwohl vermutlich jeder Mensch von einer derartigen Therapie profitiert, wird doch das Risiko-Nutzen-Verhältnis bei niedrigem Ausgangsrisiko, ein kardiovaskuläres Ereignis zu erleiden, eher ungünstig, da die Nebenwirkungen gleich bleiben, aber das Ausmaß des Benefits absolut kleiner wird.

Aus diesem Grund werden die Grenzwerte der medikamentösen LDL-Cholesterinsenkung vom Ausgangsrisiko abhängig gemacht (z. B. nach der US-Empfehlung ATPIII in der Modifikation von 2004; Grundy et al. 2004): Wenn eine Hyperlipidämie der einzige Risikofaktor ist oder nur ein weiterer hinzukommt (wobei bereits Alter über 45 Jahre für Männer, 55 Jahre für Frauen, männliches Geschlecht Risikofaktoren sind!), kann ein Wert bis 190 mg/dl toleriert werden, bevor eine Statintherapie eingeleitet wird. Bei 2 und mehr Risikofaktoren liegt der Zielwert bei

- 160 mg/dl, wenn das geschätzte Koronarrisiko unter 10% beträgt,
- 130 mg/dl, bei einem Risiko zwischen 10–20%,
- 100 mg/dl bei einer koronaren Herzkrankheit oder einem sog. Koronaräquivalent (vor allem der Diabetes mellitus) bei einem Risiko über 20% und sogar nur
- 70 mg/dl beim Vorliegen der höchsten Risikogruppe (meist koronare Herzkrankheit plus Diabetes mellitus).

Das koronare Risiko, also eine koronare Herzkrankheit mit manifesten klinischen Erscheinungen zu erleiden, lässt sich anhand von Scores wie dem PROCAM, EURO u. ä. aus den individuellen Risikofaktoren ableiten. Nicht zu vergessen sind natürlich Lebensstiländerungen (Abnehmen, fettärmere Ernährung, wenig Genussgifte, viel Bewegung), die schon bei niedrigeren Cholesterinwerten greifen.

Die großen, kontrollierten Studien enthalten heute über 90.000 Patienten, die im Durchschnitt über 5 Jahre mit Statinen behandelt wurden und pro mmol LDL-Cholsterinsenkung eine Reduzierung des Risikos schwerer Koronarereignisse um 21% nachwiesen (Baigent et al. 2005). Daraus folgt, dass das Ausmaß der LDL-Cholesterinsenkung und das Ausmaß der Risikosenkung positiv korrelieren, also mehr auch mehr hilft. Allerdings bewirkt diese prozentuale Reduktion auch das Kleinerwerden der absoluten Risikosenkung, sodass eben, wie oben beschrieben, bei höherem Ausgangsrisiko ein größerer absoluter Effekt erzielt wird. Die Grenzlinie, an der Risiko und Gewinn den Einsatz der Statine nicht mehr rechtfertigen, muss daher für jeden Patienten bestimmt werden, und hier ist die Bewertung bei älteren Patienten besonders kritisch, denn hier kommt auch noch die begrenzte Lebenserwartung ins Spiel.

Die Statintherapie ist eines der wenigen Felder, in dem es schon Daten zu **älteren Patienten** gibt. Die »Heart Protection Study« (HPS; MRC/BHF Heart Protection Study 2002) ist die erste große Studie (20.563 Studienteilnehmer), in die Patienten bis

80 Jahre in für eine statistische Analyse ausreichender Zahl eingeschlossen wurden. Patienten mit einem hohen kardiovaskulären Risiko (bekannte koronare Herzkrankheit, Diabetes mellitus, Hypertonie, Schlaganfall oder periphere arterielle Verschlusskrankheit) mit durchschnittlichen oder niedrigen Cholesterinwerten wurden für 5 Jahre mit 40 mg Simvastatin placebokontrolliert behandelt. 5.806 Patienten waren zu Beginn der Studie über 70 Jahre alt, davon 1.263 Patienten sogar über 75 Jahre alt. Es wurde eine Reduktion der Gesamtmortalität um 13% beobachtet (p=0,003). Das Risiko, aufgrund eines vaskulären Ereignisses zu sterben, wurde um 17% reduziert (p<0,0001). Das Schlaganfallrisiko wurde um 25% gesenkt (p<0,0001). Das Risiko für kardiale Ereignisse war im ersten Therapiejahr nicht signifikant verändert und wurde im weiteren Verlauf dann hochsignifikant um 27% gesenkt (p<0,0001). Auch bei Patienten über 75 Jahren zeigte sich eine signifikante Reduktion kardiovaskulärer Ereignisse (p=0,0002). Um ein vaskuläres Ereignis zu verhindern, mussten nur 20 Patienten im Alter über 70 Jahren behandelt werden (NNT, »number-needed-to-treat«). Die Ergebnisse der »Heart Protection Study« zeigen, dass auch Patienten zwischen 70 und 80 Jahren bei einem hohen kardiovaskulären Risiko von einer Therapie mit 40 mg Simvastatin profitieren.

In die PROSPER-Studie wurden 5.804 Patienten zwischen 70 und 82 Jahren mit einem Durchschnittsalter von 75 Jahren eingeschlossen und mit 40 mg Pravastatin placebokontrolliert behandelt (Shepherd et al. 2002). Dies ist gleichzeitig die bislang einzige placebokontrollierte Studie, in der nur ältere Patienten, und vor allem auch Frauen (n=3.000) in ausreichender Zahl eingeschlossen wurden. Der Beobachtungszeitraum betrug im Mittel 3,2 Jahre. Eingeschlossen wurden Patienten mit kardiovaskulären Risikofaktoren (Diabetes mellitus, arterielle Hypertonie und/oder Nikotinabusus) oder einer koronaren Herzkrankheit. Als primärer, gemischter Endpunkt galten Tod aufgrund eines koronaren Ereignisses, Myokardinfarkt oder Schlaganfall. Die Inzidenz eines primären Endpunktes lag in der Risikogruppe um 15% niedriger in der Placebogruppe (p=0,014; ◘ Abb. 2.13). Um ein Ereignis zu verhindern mussten 26 Patienten behandelt werden.

Hier gibt es also keinen vernünftigen Grund, Patienten mit hohem kardiovaskulärem Risiko ein Statin vorzuenthalten, nur weil der Patient alt ist. Leider ist die Therapie älterer Patienten selbst in diesem gut untersuchten Gebiet ein Gebiet, für das es nur sehr wenige konkrete Empfehlungen gibt, die das Alter in ausreichender Weise berücksichtigen. Auch die oben zitierte, modifizierte Empfehlung ATPIII spricht keine gesonderte Empfehlung für die alten Patienten aus. Sollen Hundertjährige wirklich nach den gleichen Kriterien behandelt werden? Wann »lohnt« es sich nicht mehr?

Das Zentrum für Gerontopharmakologie Mannheim hat hierzu eine Empfehlung erarbeitet, die kurz vorgestellt werden soll (Döser et al. 2004). Sie soll auch exemplarisch zeigen, wie Extrapolationen in Alterbereiche ohne Daten für alte und sehr alte Patienten erfolgen können.

Eine der wesentlichsten Grundlagen der Extrapolation ist die Abschätzung der Lebenserwartung, da präventive Maßnahmen wie die hier besprochenen sich in ihrer Auswirkung immer an der allgemeinen Lebenserwartung orientieren müssen: Wenn ein Mensch statistisch nur noch ein Jahr zu leben hat (wie die 100-Jährigen) wird eine 25%ige Mortalitätssenkung nur noch wenige Monate Verlängerung bedeuten, während bei einer Lebenserwartung von 10 Jahren dies durchaus mehrere Jahre sein können. Jedoch beträgt die durchschnittliche Lebenserwartung eines 74-jährigen Mannes 10 Jahre und liegt auch bei einem 90-Jährigen noch bei fast 4 Jahren (◘ Tab. 1.11).

> **Die Abschätzung der Lebenserwartung, die natürlich alle Probleme der Bestimmung des biologischen Alters aufweist, sollte bei jeder präventiven Maßnahme in die Entscheidung einfließen.**

Leider wird oft schon 80-Jährigen ein Statin vorenthalten, obwohl ihnen, auch nach Daten der PROSPER-Studie ein bis zwei Lebensjahre ohne kardiovaskuläre Rezidive geschenkt werden können. Die Unterversorgung gerade mit Statinen ist immer noch erschreckend, aber in dem weltweit führenden Land, Norwegen, bekommen zwar 71% der unter 80-Jährigen entsprechend der Empfehlungen ein Statin (in Deutschland sind es nur 12% nach den neuen DETECT-Daten), aber selbst dort fällt der

Abb. 2.13. Der primäre Endpunkt (Koronartod, Myokardinfarkt, Schlaganfall (a), Koronartod, nichttödlicher Myokardinfarkt (b) oder tödliche und nichttödliche Schlaganfälle (c) in der PROSPER-Studie bei Patienten zwischen 70 und 82 Jahren. (Aus Shepherd et al. 2002. Mit freundlicher Genehmigung des Elsevier-Verlags. Übersetzung des Autors)

a

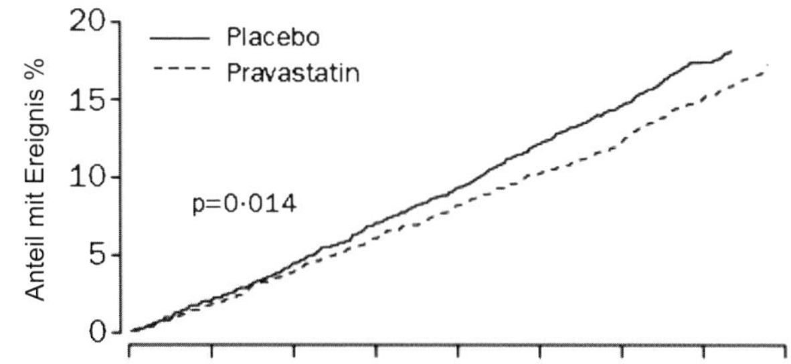

Zahl der Patienten

Placebo	2913	2832	2748	2651	2560	2458	2128	730	44
Pravastatin	2891	2812	2738	2655	2562	2483	2167	770	40

b

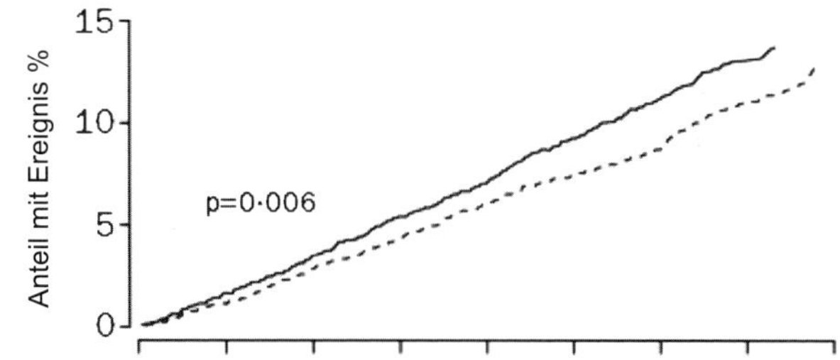

Zahl der Patienten

Placebo	2913	2847	2775	2692	2614	2535	2208	766	46
Pravastatin	2891	2827	2768	2696	2608	2544	2237	797	40

c

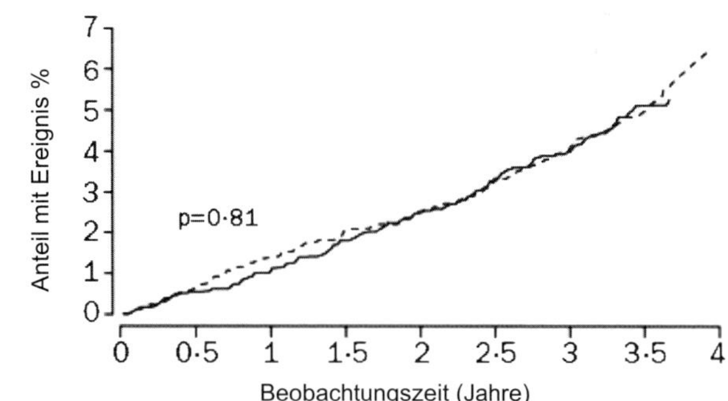

Zahl der Patienten

Placebo	2913	2871	2812	2744	2685	2621	2291	796	48
Pravastatin	2891	2848	2795	2730	2673	2618	2295	822	45

Einsatz bei über 80-Jährigen auf 11% der indizierten Fälle! Diese Vorenthaltung ist absolut willkürlich und nicht vertretbar.

Auf der Konsensuskonferenz im Dezember 2003 wurde die in ◘ Tab. 1.12 beschriebene Empfehlung zur Statintherapie im Alter verabschiedet.

Die HPS- und PROSPER-Studien belegen, dass die bis etwa 80-Jährigen genauso von der Statintherapie profitiert haben wie die jüngeren Patienten. Daher sollten die Empfehlungen für jüngere Patienten auch auf diese Altersgruppe übertragen werden. Das NCEP gibt eine ähnliche Empfehlung für

Patienten über 65 Jahren wie für jüngere Erwachsene. Allerdings fehlt der NCEP-Guideline eine obere Begrenzung bzgl. des Alters. Die Verschreibungspraxis lässt aber vermuten, dass gerade diese wenig differenzierten Empfehlungen für alte und sehr alte Patienten dazu führen, dass dieser Patientengruppe überwiegend eine Statintherapie vorenthalten wird (▶ oben Beispiel aus Norwegen).

Schon bei Patienten über 65 Jahren empfiehlt sich eine Schätzung der Lebenserwartung. Die hier vorgestellte Empfehlung hat diese Maßzahl zu einem wichtigen Kriterium gemacht. Bei einer Lebenserwartung von deutlich unter 10 Jahren (z. B. aufgrund fortgeschrittener biologischer Alterung, maligner oder anderer, die Lebenserwartung einschränkender Erkrankungen wie z. B. schwerer demenzieller Prozesse) würde ein Patient in der genannten Alterskategorie nur noch nach den Empfehlungen der 2. oder (bei einer Lebenserwartung von <3 Jahren) sogar nur noch nach der 3. Kategorie behandelt werden.

In allen Kategorien werden Ausgangs-LDL-Cholesterin und Ziel-LDL-Cholesterin angegeben.

Dies heißt aber in allen Fällen, dass leichte Überschreitungen der Zielwerte um <30 mg/dl zunächst nichtmedikamentös durch Lebensstiländerungen (▶ oben) behandelt, während bei größeren Überschreitungen neben diesen nichtmedikamentösen Maßnahmen gleich mit einer Statintherapie begonnen werden sollte.

Bei den Empfehlungen für die beiden Kategorien höheren Alters (80–85 Jahre und über 86 Jahre) handelt es sich um das Ergebnis der extrapolativen Konsensusbildung, da es für diese Patienten bislang keine Daten gibt.

In beiden Fällen wurden die Bedingungen für die Einleitung eine Statintherapie heraufgesetzt, um trotz reduzierter Lebenserwartung einen möglichst großen absoluten Effekt zu erzielen. Hierbei wird angenommen, dass einerseits – wie bei jüngeren Patienten – eine prozentual gleiche LDL-Senkung von höheren Ausgangswerten eine größere absolute Risikoreduktion bringt als von niedrigeren Werten ausgehend (▶ oben). Andererseits führt die im Alter kürzer werdende Lebenserwartung zu einem geringeren Lebenszeitgewinn durch eine an sich erfolgreiche Intervention. So wird aus der Grenzwertabschätzung deutlich, dass ein 60-Jähriger noch eine etwa 20-jährige Lebenserwartung hat, und Mortalitätseffekte hier zu größeren Gewinnen führen als bei einem 90-Jährigen, der eine mittlere Lebenserwartung von etwa 4 Jahren hat.

Eine Therapie in der sog. Primärprävention, also ohne Zeichen einer koronaren Herzkrankheit, findet in der zweiten Kategorie nur noch bei 2 und mehr Risikofaktoren statt, in der dritten Kategorie überhaupt nicht mehr. In dieser Kategorie wird bei exzessiver LDL-Erhöhung allerdings auch die asymptomatische koronare Herzkrankheit mit Statinen behandelt. Hierbei wird ein Startpunkt von 190 mg/dl bei einem abweichender Zielpunkt von 160 mg/dl vorgeschlagen, um einen möglichst großen Therapieeffekt bei stark eingeschränkter Lebenserwartung zu erzielen.

Bei einer geschätzten Lebenserwartung von unter 3 Jahren sollte eine Statintherapie nicht mehr stattfinden. Ob diese Empfehlung, die hier nur für Patienten von über 65 Jahren (z. B. mit Malignom) ausgesprochen wird, auch auf jüngere Patienten anzuwenden wäre, sollte diskutiert werden.

Die häufigsten **Nebenwirkungen** einer Statintherapie sind Erhöhungen der Transaminasen (bis zu 2%), Myopathien und Rhabdomyolysen. Erhöhungen der Transaminasen sind dosisabhängig und meist asymptomatisch und reversibel. Patienten mit bekannten aktiven Lebererkrankungen und Cholestase sollten keine Statine erhalten, obwohl eine Progression der Erkrankung nie nachgewiesen werden konnte.

Patienten mit Muskelschmerzen und -schwächen haben häufig einen sehr großen Leidensdruck; gerade bei älteren Patienten ist die Muskelschwäche natürlich sehr vieldeutig. Die Inzidenz wird mit bis zu 5% angegeben. Eine Rhabdomyolyse kann selten als potenziell tödliche Komplikation der Statintherapie auftreten und zum akuten Nierenversagen führen (Risiko einer tödlichen Rhabdomyolyse ca. 1 zu 1 Mio., wahrscheinlich seltener). Daher sollten routinemäßig Kreatinkinase-(CK-)Kontrollen im Serum durchgeführt werden und der Patient über die Symptome einer Myopathie aufgeklärt werden.

Gemäß allgemeinen Empfehlungen muss bei einer CK-Erhöhung auf das 10fache der oberen Norm das Statin abgesetzt werden. Bei einem Anstieg der CK auf maximal das 5fache sollte bei älteren Patienten, außer während einer instabilen koronaren Situation, auf ein Statin verzichtet werden.

Patienten mit einer Hypothyreose, einer Niereninsuffizienz oder einem geringen Körpergewicht haben ein erhöhtes Myopathierisiko. Diese Risikofaktoren liegen bei älteren Patienten häufig vor. Polypharmakotherapie und ein geänderter Medikamentenmetabolismus erhöhen das Risiko einer muskulären Komplikation der Statintherapie im Alter, wie auch ein Alkoholabusus. Insbesondere bei älteren Frauen mit geringer Muskelmasse ist zudem häufig selbst bei ausgeprägter Niereninsuffizienz keine Erhöhung des Kreatinins im Serum nachzuweisen, sodass die Nierenfunktion überschätzt wird (▶ oben). Vor Beginn einer Statintherapie sollte daher eine Hypothyreose ausgeschlossen oder behandelt und die Statindosis bei niedrigem Körpergewicht oder einer Niereninsuffizienz unbedingt reduziert werden. Rhabdomyolysen traten im Rahmen der Cerivastatintherapie häufig bei exsikkierten, älteren Patienten auf, die zwar weder ausreichend tranken und aßen, aber regelmäßig ihre Tabletten zugeführt bekamen.

Marasmus, Dehydratationsneigung und extreme Sarkopenie sollten daher – sofern die Lebenserwartungsabschätzung diese Faktoren nicht schon ausreichend berücksichtigt – zu einer zurückhaltenden Anwendung von Statinen führen, vor allem in Pflegeheimen.

Bei Patienten unter einer Statintherapie, insbesondere wenn sie älter sind, sollte auf Medikamente mit Interaktionspotenzial nach Möglichkeit verzichtet werden. Hier sind vor allem die Fibrate zu nennen, die im Alter vermieden werden sollten, zumal ein Wirkungsnachweis bei alten Patienten nicht erbracht ist, sie aber bei Rhabdomyolysefällen häufig gleichzeitig mit Statinen gegeben wurden.

Ist dies nicht möglich, muss ggf. die Statindosis reduziert werden und die Patienten sollten engmaschiger überwacht werden. Eine Rhabdomyolyse ist grundsätzlich als ein Klasseneffekt der Statine zu betrachten, wenngleich ihre Inzidenz sehr unterschiedlich sein kann, wie das Beispiel des Cerivastatins gezeigt hat.

Im Gegensatz zu Myopathien werden klinisch relevante Rhabdomyolysen häufig nur im Rahmen von Arzneimittelinteraktionen beobachtet. Hierbei ist vor allem das Cytochrom-P-450-System bedeutsam: die Variante 3A4 ist für den Abbau der meisten Statine (Atorvastatin, Simvastatin, Lovastatin) verantwortlich, die Variante 2C9 für den Abbau des Fluvastatins, während das Pravastatin in diesem Zusammenhang inert ist.

Auch Inhaltsstoffe des Grapefruitsafts und des Johanniskrauts werden über das Cytochrom-P-450-System metabolisiert; diese sollten von Patienten mit den in der ◘ Tabelle 2.3 (unvollständig) aufgezählten Medikamenten grundsätzlich gemieden werden.

Die häufigsten Interaktionen der Statine, die auch klinisch relevant waren, werden in ◘ Tab. 2.3 genannt.

Die Einstellung der LDL-Cholesterinwerte auf die Zielwerte ist bei 70–80% der Patienten mit der ausreichenden Dosis eines Statins möglich, wobei auf die höchsten zugelassenen Dosen bei alten Patienten verzichtet werden sollte. Leider wird das wirksamste Statin, Atorvastatin, in Deutschland nicht mehr erstattet. Diese Maßnahme hat bereits zu einer messbaren Erhöhung der Hospitalisierungen geführt und reflektiert einen zynischen Skandal.

Für Kombinationen mit Fibraten oder Ezetimib liegen für ältere Patienten keine positiven Ergebnisse vor, sie sollten daher vermeiden werde, auch wegen möglicher Interaktionen für die Fibrate. In der ENHANCE-Studie hat Ezetimib auch altersunabhängig als Additivum zu Statinen enttäuscht. Hier ist aber das letzte Wort noch nicht gesprochen. Niacin sollte aufgrund der kardiovaskulären Nebenwirkungen bei älteren Patienten nicht oder nur in sehr vorsichtigen Dosierungen eingesetzt werden.

Aufgrund der Datenlage sollten Patienten im Alter unter 80 Jahren nach denselben Richtlinien wie jüngere Patienten mit Statinen behandelt werden. Für Patienten ab 80 Jahren wird eine verringerte Therapieintensität in Abhängigkeit vom kardiovaskulären Risikoprofil und der verbleibenden Lebenserwartung empfohlen. Ein Nihilismus in diesem Bereich ist trotzdem nicht zu vertreten.

Tab. 2.3. Die wichtigsten (häufigsten) Interaktionen von Statinen (kein Anspruch auf Vollständigkeit, nach Döser et al. 2004). Fluvastatin wird hauptsächlich durch das Isoenzym CYP2C9, Atorvastatin, Lovastatin bzw. Simvastatin überwiegend durch CYP3A4 und Pravastatin durch CYP3A4, CP2C9 und CYP2D6 metabolisiert

Verstärkte Wirkung der Statine durch erhöhte Plasmaspiegel (Hemmung des CYP **2C9**)	Cimetidin
	Metronidazol
	Omeprazol
	Ranitidin
Verstärkte Wirkung der Statine durch erhöhte Plasmaspiegel (Hemmung des CYP**2D6**)	Chinidin
	Cimetinden
	Paroxetin
	Proprafenon
	Thioridazin
Verstärkte Wirkung der Statine durch erhöhte Plasmaspiegel (Hemmung des CYP**3A4**)	Antimykotika vom Azol-Typ einschließlich Itraconazol (AUC-Erhöhung der Statine um 300%), Ketokonazol
	Ciclosporin
	Fluvoxamin
	Grapefruitsaft (Erhöhung der AUC bereits durch 240ml um bis zu 20,4%)
	HIV-Proteaseinhibitoren
	Johanniskraut, Johanniskrautöl
	Makrolid-Antibiotika einschließlich Clarithromycin (AUC- Erhöhung der Statine um 80%), Erythromycin (AUC- Erhöhung der Statine um 56%)
	Mibefradil
	Nefazodon
Wirkungsverstärkung folgender Arzneistoffe	Norethisteron
	Phenytoin
	Warfarin
Verdrängung folgender Stoffe **aus** der **Plasma-Eiweiß-Bindung**	Immunsuppressiva einschl. Ciclosporin
	Gemfibrozil
	Nicotinsäure
▼	Erythromycin

Tab. 2.3 (Fortsetzung)

Erhöhung der Gefahr einer Myopathie wegen reduzierter Elimination	Amiodaron
	Antimykotika einschließlich Itraconazol
	Diltiazem
	Erythromycin
	Gemfibrozil und andere Fibrate
	HIV-Proteaseinhibitoren
	Immunsuppressiva einschl. Ciclosporin
	Itraconazol
	Ketokonazol
	Makrolid-Antibiotika einschließlich, Erythromycin,
	Clarithromycin
	Mibefradil
	Nefazodon
	Niacin
	Nikotinsäure
	Verapamil
Abschwächung der Wirkung durch	Ionenaustauschharze
	Antacida bei gleichzeitiger Einnahme
Abgeschwächte Wirkung der Statine durch erniedrigte Plasmaspiegel	Rifampicin (AUC-Erniedrigung der Statine um 50%)

AUC »Area under the Curve«, CYP Cytochrom-P-450

Klassifizierung der Pharmaka zur chronischen Therapie nach Herzinfarkt (die gleichen Substanzen können in anderen Indikationen andere Bewertungen bekommen) nach der Alterstauglichkeit (► Abschn. 1.4)

Azetylsalizylsäure (100 mg/Tag)	A
Clopidogrel	B (A bei Stent oder ASS-Unverträglichkeit)
Frequenzsenkende Betablocker	A
Renin-Angiotensin-System-Blocker:	
ACE-Hemmer	A
Nitrate längerfristig	C
Nitrospray vereinzelt akut als Bedarfsmedikation	A
Statine	A (B bei sehr alten Patienten)
Fibrate	C
Niacin	C
Ezetimib	C
Influenzavakzinierung	(inaktivierte Spaltvakzine) A
Klasse-I–III-Antiarrhythmika außer	D
Amiodaron	C
Dihydropyridinantagonisten (wenn keine Hypertonie)	D

Schlaganfall

Die primäre Therapie des Schlaganfalls ist Spezialisten vorbehalten, die insbesondere die Lyseindikation in ähnlicher Weise wie oben zum Myokardinfarkt beschrieben, zu prüfen haben. Um eine Lyse durchführen zu können, sollte der Blutdruck unter 185/110 mmHg liegen. Dies kann auch durch eine akute Blutdrucksenkung erzielt werden, die sonst im akuten Geschehen (max. 24 h) aber eher kritisch gesehen wird. Hierbei sind häufiger Kontraindikationen bei wachsender Blutungsgefahr im höheren Alter zu verzeichnen, sodass die Lyse ab einem Alter von 80 Jahren selten zum Einsatz kommen wird. Ähnliches ist für die interventionellen Verfahren zu sagen (invasive und mechanische Revaskularisierung). Insgesamt ist Datenlage für die sehr alten Patienten hier noch dürftig. Die akute Gabe von Plättchenhemmern ist natürlich von dem sicheren Ausschluss einer zerebralen Blutung in der CT abhängig, wird aber sonst mit 325 mg/Tag, in Europa 100 mg/Tag in den ersten beiden Tagen empfohlen, die Antikoagulation aber nach den ASA-Guidelines von 2007 nicht (Adams et al. 2007).

In der Sekundärprophylaxe gelten alle oben geschilderten Interventionen, allerdings mit unterschiedlichen Gewichtungen. Ganz im Vordergrund steht die **konsequente Einstellung der arteriellen Hypertonie**, allerdings erst nach der akuten Phase (etwa eine Woche), in der man zur verstärkten Perfusion der Penumbra (= teilweise geschädigtes Gewebe in der Umgebung der Läsion, die wiederbelebt werden kann) einen höheren Druck (150–170 mmHg systolisch) halten will. Danach kommen alle oben beschriebenen Maßnahmen zur Blutdrucksenkung zum Einsatz. Die Einstellung eines Diabetes mellitus, Lebensstiländerungen, insbesondere der Genussgifte sowie eine Gewichtsreduktion sind genau die gleichen wie oben bei der koronaren Herzkrankheit beschrieben.

Bei der Plättchenhemmung hatte nach der ESPS2-Studie die **zusätzliche Gabe von Dipyridamol** (mit Verzögerungseffekt) zu Azetylsalizylsäure einen Zusatzeffekt. Es gibt ein einfach einsetzbares Kombinationspräparat (Aggrenox), von dem 2-mal 1 Tablette à 200 mg Dipyridamol/25 mg Azetylsalizylsäure genommen werden. Allerdings ist die Dipyridamolgabe nicht unumstritten und bei älteren Patienten wegen Orthostasereaktionen problematisch.

Die Wirkung der Statine in der Verhinderung von Zweitschlaganfällen ist gut belegt (PPP, SPARCL-Studie), allerdings ist das Ausmaß der Effekte kleiner als beim Herzinfarkt. Tödliche und nichttödliche Schlaganfälle wurden in PPP um 14%, durch eine Hochdosistherapie (80 mg Atorvastatin) in SPARCL um 16% (◘ Abb. 2.14) reduziert.

Daher ist bei älteren Patienten noch etwas restriktiver als bei der Herzinfarktprophylaxe beschrieben zu verfahren. Ob hiervon 80-Jährige

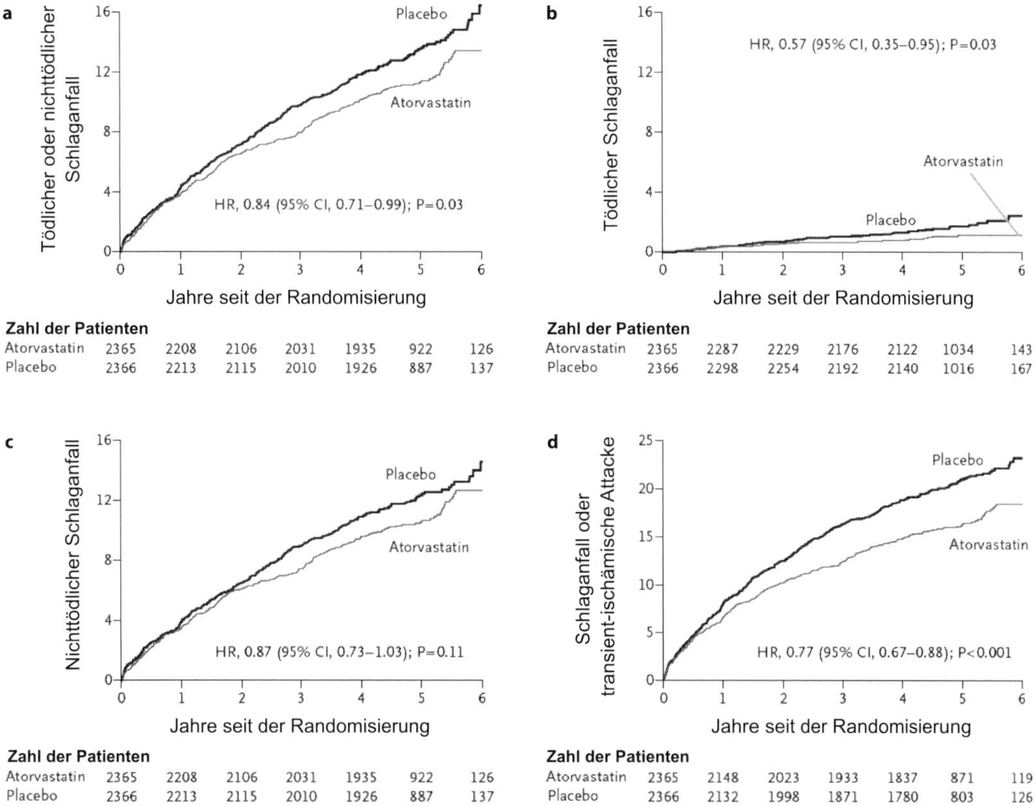

Abb. 2.14. Wirkung von 80 mg/Tag Atorvastatin auf Schlaganfallendpunkte in der SPARCL-Studie: a tödlicher oder nichttödlicher Schlaganfall, b tödlicher Schlaganfall, c nichttödlicher Schlaganfall, d Schlaganfall oder transient-ischämische Attacke. *SPARCL* »Stroke Prevention by Aggressive Reduction in Cholesterol Level«. (Aus Amarenco et al. 2006. Mit freundlicher Genehmigung der Massachusetts Medical Society. Übersetzung des Autors)

bzgl. der Schlaganfallprävention profitieren, ist fraglich. In der neuen Modifikation der AHA/ASA-Guideline wird (ohne Altersangabe) allerdings jedem Patienten die starke Senkung des LDL-Cholesterins (durch »starke« Statine wie Atorvastatin 80 mg/Tag, das hier gar nicht mehr erstattet wird, oder Rosuvastatin, das inzwischen auch hier auf dem Markt ist) empfohlen (Adams et al. 2008). Allerdings wird über das Alter in dieser Studie (mittleres Alter 63 Jahre) nichts gesagt, auch die Empfehlung ist hierzu leer. Im PPP waren die Effekte schon bei über 62-Jährigen nicht mehr signifikant. Der Autor hält daher eine lipidunabhängige Gabe – wie jetzt nach der SPARCL-Studie empfohlen – bis etwa 75 Jahren für möglich, wobei die Risiken einer Hochdosisgabe von Statinen gerade bei älteren Patienten (Polypharmazie, Interaktionen) nicht zu unterschätzen sind. In höheren Altersgruppen sollte mangels besserer Daten wie oben für den Zustand nach Herzinfarkt beschrieben, restriktiver verfahren werden. Dieses Beispiel einer fast völlig fehlenden Altersbezogenheit und -verfügbarkeit von Daten zeigt das Dilemma der Gerontopharmakologie deutlich: eine sehr häufige Erkrankung und Daten für 80-Jährige und darüber fehlen! Die Extrapolation ist nicht trivial, da die Effekte nicht »riesig« sind. Nach Wissen des Autors hat zu diesem Thema bislang nicht einmal eine Konsensusprozedur stattgefunden.

Ist die Ursache eine **kardiale Embolie**, ist natürlich die konsequente Antikoagulation absolut segensreich (▶ Abschn. 2.4).

Die Langzeittherapie (abgesehen von neurologischen Medikamenten z. B. zur Spastikbehandlung) nach Schlaganfall beim alten/sehr alten Patienten ist also eine konsequente, meist mehrfache antihypertensive Therapie plus ASS/Aggrenox +/– einem kritisch indizierten Statin. Diese an sich einfache Therapie kann nachweislich die Rezidivrate auch bei älteren Patienten (s. Hochdruckstudien wie SYST-EUR) um 30–50% senken, eine Chance, die oft tragisch vertan wird.

Literatur

Adams HP Jr, del Zoppo G, Alberts MJ et al. (2007) Guidelines for the early management of adults with ischemic stroke: a guideline from the American Heart Association/American Stroke Association Stroke Council, Clinical Cardiology Council, Cardiovascular Radiology and Intervention Council, and the Atherosclerotic Peripheral Vascular Disease and Quality of Care Outcomes in Research Interdisciplinary Working Groups: the American Academy of Neurology affirms the value of this guideline as an educational tool for neurologists. Stroke 38(5):1655–1711

Adams RJ, Albers G, Alberts MJ et al. (2008) Update to the AHA/ASA recommendations for the prevention of stroke in patients with stroke and transient ischemic attack. Stroke 39(5):1647–1652

Amarenco P, Bogousslavsky J, Callahan A 3rd et al. (2006) High-dose atorvastatin after stroke or transient ischemic attack. N Engl J Med 355:549–559

Aronow WS, Ahn C (1996) Risk factors for new coronary events in a large cohort of very elderly patients with and without coronary artery disease. Am J Cardiol 77:864–866

Bach RG, Cannon CP, Weintraub WS et al. (2005) The effect of routine, early invasive management on outcome for elderly patients with non-ST-segment elevation acute coronary syndromes. Ann Intern Med 141(3):186–195

Baigent C, Keech A, Kearney PM et al. (2005) Efficacy and safety of cholesterol-lowering treatment: prospective meta-analysis of data from 90,056 participants in 14 randomised trials of statins. Lancet 366(9493):1267–1278

Boersma E, Harrington RA, Moliterno DJ et al. (2002) Platelet glycoprotein IIb/IIIa inhibitors in acute coronary syndromes: a meta-analysis of all major randomised clinical trials. Lancet 359(9302):189–198

COMMIT Collaborative Group (2005) Early intravenous then oral metoprolol in 45852 patients with acute myocardial infarction: randomized placebo-controlled trial. Lancet 366:1622–1632

Döser S, März W, Reinecke MF et al. (2004) Empfehlungen zur Statintherapie im Alter: Daten und Consensus. Internist (Berl) 45(9):1053–1062

Gesundheitsberichterstattung des Bundes (2009) Daten zu Herzinfarkten in der Region Augsburg. Mortalität, Morbidität, Letalität, Vorerkrankungen, medizinische Versorgung. http://www.gbe-bund.de/gbe10/ergebnisse.prc_tab?fid=6770&suchstring=&query_id=&sprache=D&fund_typ=TAB&methode=&vt=&verwandte=1&page_ret=0&seite=1&p_lfd_nr=20&p_news=&p_sprachkz=D&p_uid=gasts&p_aid=93524339&hlp_nr=2&p_janein=J. Gesehen 22.11.2009

Grundy SM, Cleeman JI, Merz CNB et al. (2004) Implications of recent clinical trials for the national cholesterol education program adult treatment panel III guidelines. Circulation 110:227–239

Krumholz HM, Radford MJ, Ellerbeck EF et al. (1995) Aspirin in the treatment of acute myocardial infarction in elderly Medicare beneficiaries. Patterns of use and outcomes. Circulation 92(10):2841–2847

Kyriakides ZS, Kourouklis S, Kontaras K (2007) Acute coronary syndromes in the elderly. Drugs Aging 24(11):901–912

Lenderink T, Boersma E, Gitt AK et al. (2006) Patients using statin treatment within 24 h after admission for ST-elevation acute coronary syndromes had lower mortality than non-users: a report from the first Euro Heart Survey on acute coronary syndromes. Eur Heart J 27(15):1799–1804

Heart Protection Study Collaborative Group (2002) MRC/BHF Heart Protection Study of cholesterol lowering with simvastatin in 20536 high-risk individuals: a randomised placebo-controlled trial. Lancet 360:7–22

Fibrinolytic Therapy Trialists' (FTT) Collaborative Group (1994) Indications for fibrinolytic therapy in suspected acute myocardial infarction: collaborative overview of early mortality and major morbidity results from all randomised trials of more than 1000 patients. Lancet 343(8893):311–322

Petersen S, Peto V, Scarborough P, Rayner M (2005) Coronary heart disease statistics. London, British Heart Foundation

Schuler J, Maier B, Behrens S, Thimme W (2006) Present treatment of acute myocardial infarction in patients over 75 years--data from the Berlin Myocardial Infarction Registry (BHIR). Clin Res Cardiol 95(7):360–367

Shepherd J, Blauw GJ, Murphy MB et al. (2002) Pravastatin in elderly individuals at risk of vascular disease (PROSPER): a randomised controlled trial. Lancet 360:1623–1630

Task Force for Diagnosis and Treatment of Non-ST-Segment Elevation Acute Coronary Syndromes of European Society of Cardiology, Bassand JP, Hamm CW et al. (2007) Guidelines for the diagnosis and treatment of non-ST-segment elevation acute coronary syndromes. Eur Heart J 28(13):1598–1660

The TIME Investigators (2001) Trial of invasive versus medical therapy in elderly patients with chronic symptomatic coronary-artery disease (TIME): a randomised trial. Lancet 358:951–957

Studien-Akronyme

- AIRE-Studie
  »Acute Infarction Ramipril Efficacy Study«
- COMMIT
  »Clopidogrel and Metoprolol in Myocardial Infarction Trial«
- CURE
  »Clopidogrel in Unstable Angina to Prevent Recurrent Events Trial«
- ENHANCE-Studie
  »Ezetimibe and Simvastatin in Hypercholesterolemia Enhances Atherosclerosis Regression Study«
- FTT
  »Fibrinolytic Therapy Trialists«
- HERS
  »Heart and Estrogen/Progestin Replacement Study«
- HOPE-Studie
  »Heart Outcomes Prevention Study«
- HPS
  »Heart Protection Study«
- MADIT-II
  »Multicenter Automatic Defibrillator Implantation Trial II«
- MIRACL-Studie
  »Myocardial Ischemia Reduction with Aggressive Cholesterol Lowering Study«
- PROSPER
  »Prospective Study of Pravastatin in the Elderly at Risk«
- SAVE-Studie
  »Survival and Ventricular Enlargement Study«
- SPARCL-Studie
  »Stroke Prevention by Aggressive Reduction in Cholesterol Level Study«
- TACTICS-TIMI-18
  »Treat Angina With Aggrastat and Determine Cost of Therapy With an Invasive Conservative Strategy«
- WHI-Studie
  »Women's Health Initiative Study«

2.4 Vorhofflimmern

Martin Wehling

2.4.1 Bedeutung für den älteren Patienten, Epidemiologie

Vorhofflimmern ist eine sehr häufige und relevante Alterskrankheit. Über 1% der Bevölkerung, bis zu 10% der über 80-Jährigen haben Vorhofflimmern (◘ Abb. 2.15). Es gibt in Deutschland etwa 1 Mio. Patienten (je nach Definition und Nachweisintensität sogar bis zu 2 Mio.) mit Vorhofflimmern, in Europa etwa 6 Mio. Bei diesen Patienten ist die Mortalität verdoppelt, die Schlaganfallrate verfünffacht, und für über 65-Jährige liegt die jährliche zerebrale Embolierate bei 4–12%. Hieraus ist ersichtlich, dass Vorhofflimmern eine der wichtigsten Alterskrankheiten überhaupt ist. Ihre besondere Bedeutung liegt nicht nur in ihrer Häufigkeit, sondern vor allem in ihrer großen Bedeutung als potenziell erfolgreich beeinflussbarer Erkrankung. Grundsätzlich ist das Hauptproblem des Vorhofflimmerns die kardiale Embolie mit Schlaganfall und peripheren Embolien (z. B. Beinarterienverschluss oder Mesenterialarterienverschluss); es ist akzeptiert, dass 20–30% aller Schlaganfälle bei älteren Patienten diese Ursache haben. Umso interessanter ist die Tatsache, dass die vorliegenden Studien zur therapeutischen Intervention durch Antikoagulation eindeutig einen positiven Effekt zeigen, und zwar auch oder gerade beim älteren Patienten. Diese Erkrankung ist fast die einzige Alterserkrankung, für die die meisten diesbzgl. Studien einen relevanten, wenn nicht sogar überwiegenden Anteil an Patienten über 65 Jahren aufweisen (Durchschnittsalter AFFIRM-Studie 70 Jahre). Daher ist es in diesem Buch die einzige Ausnahme, bei der für ältere Patienten sogar mehr Daten als für jüngere Patienten vorliegen.

Die therapeutischen Effekte der Antikoagulation sind eindeutig nachgewiesen, auch bei älteren Patienten. Im Durchschnitt lässt sich die Emboliehäufigkeit (= Schlaganfallhäufigkeit) durch eine suffiziente Antikoagulation um 40–80%(!) senken. Hieraus folgt, dass bei einem Patienten mit Vorhofflimmern eigentlich nicht die Frage besteht, ob eine

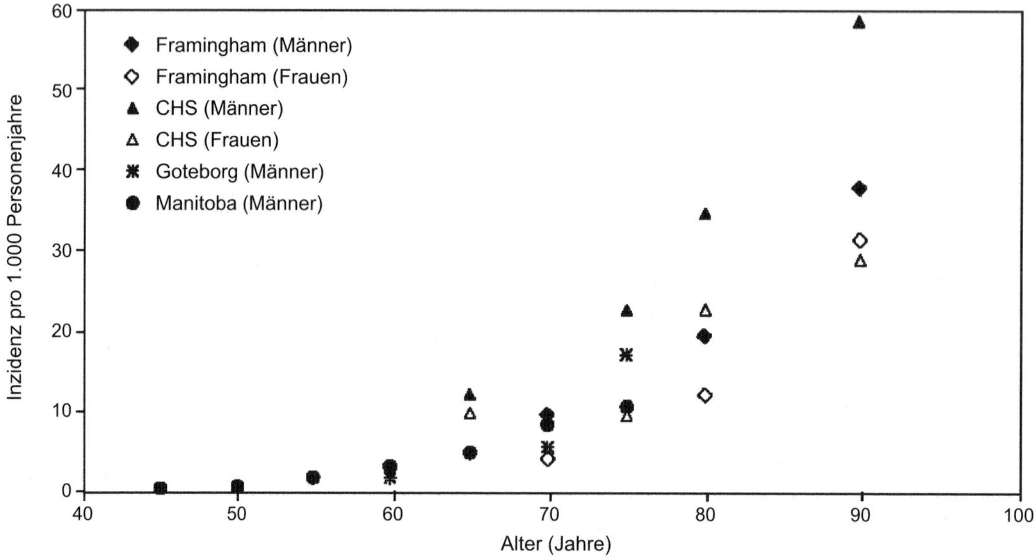

■ Abb. 2.15. **Häufigkeit von Vorhofflimmern in Abhängigkeit vom Lebensalter nach verschiedenen epidemiologischen Studien.** (Aus Savelieva u. Camm 2001. Mit freundlicher Genehmigung des Wiley-Blackwell-Verlags. Übersetzung des Autors)

Antikoagulation durchgeführt werden sollte, sondern warum es stringente Gründe dagegen gibt, die auch klar sein müssen.

Die Embolieprophylaxe ist heute die einzige unumstrittene Domäne der Pharmakotherapie. Zwei weitere Möglichkeiten der pharmakologischen Intervention sind zu diskutieren:
1. **Frequenzkontrolle (Kammerfrequenzbremsung bei zu schneller Überleitung) und**
2. **Überführung in Sinusrhythmus (Regularisierung). Nach erfolgreicher Kardioversion kommt noch Rhythmusstabilisierung (Erhaltung des Sinusrhythmus) hinzu (■ Abb. 2.16).**

Grundsätzlich werden in jedem Lebensalter unterschieden:
- paroxysmales Vorhofflimmern (seltene, kurze Episoden),
- intermittierendes Vorhofflimmern (häufigere, längere Episoden, aber selbstlimitierend),
- persistentes Vorhofflimmern (andauernd, aber durch Kardioversion behebbar) und
- permanentes Vorhofflimmern (andauernd und nicht durch Kardioversion behebbar).

Letztere beide Stadien werden auch als chronisch bezeichnet.

Ursachen sind vor allem:
- arterielle Hypertonie,
- koronare Herzkrankheit,
- dilatative Kardiomyopathie,
- Herzklappenerkrankungen

aber auch endokrine Erkrankungen wie
- Thyreotoxikose (auch iatrogen!),
- Phäochromozytom,
- Fieber vor allem aber
- Genussgifte, insbesondere Alkohol.

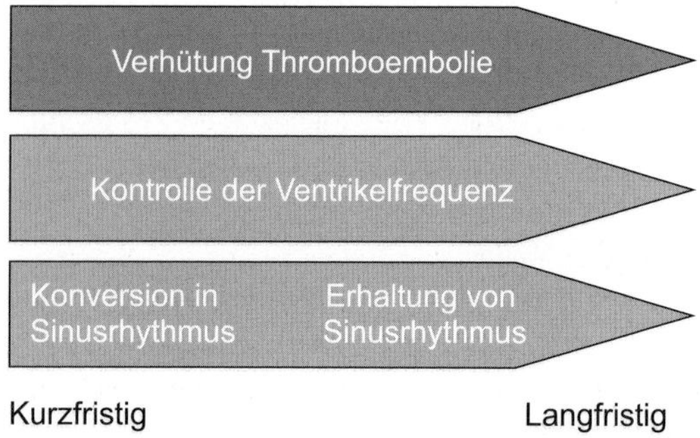

■ Abb. 2.16. **Drei Hauptziele der medikamentösen Therapie bei Vorhofflimmern**

Hierbei sind häufig Exzesse Ursache der dann aber meist anfallsweisen Flimmerepisoden.

Grundsätzlich ist das Vorhofflimmern eine der vielen katecholaminabhängigen Erkrankungen, was eine Auslösung des Vorhofflimmerns durch Stresssituationen aller Arten (z. B. Operationen, Infekte, körperliche Belastungen) erklärt. Dass es unter diesen Ursachen behebbare und damit kurativ zugängliche Ursachen gibt wie die Hyperthyreose oder auch Genussgiftexpositionen, ist offensichtlich.

2.4.2 Therapeutisch relevante Besonderheiten beim älteren Patienten

Hier gibt es ausnahmsweise nicht viel zu berichten, da Vorhofflimmern eine derartig altersbetonte Erkrankung ist, dass eher die Besonderheiten jüngerer Menschen mit Vorhofflimmern hervorzuheben sind: Hier sind meist schwere kardiale Erkrankungen der Auslöser oder aber die »lone atrial fibrillation«, die ohne jedes organisches Korrelat, wohl aber eine Katecholaminkrankheit ist. Alkohol als Auslöser (Exzesse am Wochenende, dann aber Entzug mit adrenergem Stress am Montagmorgen) ist hier nicht selten (Managerkrankheit). Das durch in die Pulmonalarterienabgänge versprengtes Vorhofgewebe ausgelöste Vorhofflimmern, das prinzipiell einer invasiven Therapie mit Ablation der ursächlichen Areale zugänglich ist, manifestiert sich ebenfalls in jüngerem Alter.

Beim älteren Patienten überwiegen als Ursachen die klassischen strukturellen Schäden durch arterielle Hypertonie, koronare Herzkrankheit, Herzinsuffizienz oder Klappenfehler. Auch eine Hyperthyreose manifestiert sich bei älteren Patienten häufiger in Vorhofflimmern.

Ältere Patienten sind durch häufigere SA- und AV-Blöcke insbesondere nach Wiedereintreten des Sinusrhythmus besonders gefährdet. Diese Neigung zur Blockbildung ist auch für pharmakologische Therapiestrategien von Bedeutung, da z. B. Betablocker, aber auch klassische Antiarrhythmika in diesem Zusammenhang gefährlich sein können, da die Blockbilder während des Vorhofflimmerns nicht zu erkennen sind.

Die Symptome des Vorhofflimmerns sind (in absteigender Häufigkeit) Müdigkeit, Palpitationen (»Herzstolpern«), Herzrasen, Atemnot, Schwäche, Schlafstörungen. Bei sehr alten Patienten können gerade die direkt auf den gestörten Rhythmus bezogenen Symptome fehlen, oder sie werden schwächer wahrgenommen.

> **Kognitive Störungen und Stimmungsschwankungen können die einzigen, nur subtil wahrnehmbaren Zeichen des Vorhofflimmerns sein.**

Im Alter häufig auftretende **Synkopen** sollten immer auch Anlass zum Ausschluss von Vorhofflimmern im Langzeit-EKG sein.

Alter an sich ist ein **Risikofaktor** für die Emboliehäufigkeit bei Vorhofflimmern; dies führt in das Dilemma, dass gerade die älteren Patienten eine effiziente Antikoaguluation benötigen, sie aber aufgrund von Kontraindikationen (Sturzneigung) oft nicht bekommen können. Die neuen oralen Antikoagulanzien (▶ unten) sind daher eine große Hoffnung gerade unter diesem Aspekt.

Andere alterstypische Besonderheiten mit Relevanz für die Pharmakotherapie sind generisch und werden im Zusammenhang mit den Präparaten behandelt.

2.4.3 Evidenzorientierte, rationale Arzneimitteltherapie und Klassifizierung der Arzneimittel nach Alterstauglichkeit

Selbst die 2006 erschienenen »ACC/AHA/ESC Guidelines for the Management of Patients With Atrial Fibrillation« (Fuster et al. 2006) weisen zwar gelegentlich auf altersrelevante Aspekte der Therapie des älteren Patienten hin, widmen ihm aber kein eigenes Kapitel. Dennoch ist es offensichtlich, dass z. B. die Antikoagulation bei einem 90-Jährigen anders aussehen kann als bei einem 65-Jährigen. Auch hier muss man in diesem Buch den relativ sicheren Grund der international anerkannten Empfehlungen verlassen und sich auf das vorhandene Wissen stützen.

Antikoagulation

Die unumstritten wichtigste Maßnahme in der Therapie des Vorhofflimmerns ist die Antikoagulation, die in zahlreichen Studien auch beim älteren Patienten ihre eindrückliche Wirksamkeit bewiesen hat.

Da die an sich erstrebenswerte Regularisierung (Überführung in den Sinusrhythmus) bei älteren Patienten immer seltener Aussicht auf Erfolg hat und schon bei jüngeren Patienten in der Wirksamkeit umstritten ist, nimmt die Bedeutung der Antikoaguation (zusammen mit der Überleitungsbremsung) mit steigendem Alter deutlich zu.

> **Typischerweise wird daher ein 80-jähriger Patient mit Vorhofflimmern antikoaguliert (sofern keine Kontraindikationen wie starke Sturzgefahr vorliegen) und frequenzgebremst. Er erhält aber keine Antiarrhythmika.**

Noch ist das entscheidende Wirkprinzip der oralen Antikoagulation der Vitamin-K-Antagonismus mit Warfarin (USA) oder Phenprocoumon (Deutschland). Diese Substanzen reduzieren die Bildung der Vitamin-K-abhängigen Gerinnungsfaktoren II, V, VII, IX und X in der Leber.

Alle Interventionsstudien hierzu haben bei Vorhofflimmern ausgiebige Senkungen der kardialen Embolierate gezeigt; ein derartig homogenes Studienfeld ist in der Medizin die Ausnahme. Die großen Studien AFASAK, BAATAF, CAFA, EAFT, SPAF und SPINAF ergaben gegenüber Placebo Senkungen der Schlaganfallhäufigkeit durch die orale Antikoagulation um im Mittel etwa 60%. Bei einer durchschnittlichen jährlichen zerebralen Embolierate von 5% heißt dies immerhin eine Senkung um absolut 3%, und damit eine NNT von nur etwa 100:3=33 (100 Patienten müssen ein Jahr eingestellt werden, um 3 Schlaganfälle zu verhindern, oder 33 Patienten um 1 Schlaganfall zu verhindern). Diese und weitere Studien haben auch die Bedingungen für die orale Antikoagulation definiert. Hierbei wird eine Risiko-Nutzen-Abwägung zugrunde gelegt, die ein zerebrales Blutungsrisiko von 0,5–1%/Patientenjahr annimmt. Dieses nimmt allerdings bei schärferer Antikoagulation zu (bis zu 3% bei einer »International Normalized Ratio« [INR] =5), außerdem auch mit höherem Alter. Die aus Studien abgeleiteten Therapieempfehlungen versuchen diese Optimierungsnotwendigkeit (möglichst hohe Senkung der Embolierate bei noch nicht stark erhöhter zerebraler Blutungsrate) zu verwirklichen.

Für ein niedriges Embolierisiko, bei dem also das Blutungsrisiko möglicherweise höher ist als der Nutzen (verhinderte Schlaganfälle) wird eine Therapie mit Azetylsalizylsäure empfohlen. Außerdem ist das Ausmaß der oralen Antikoagulation vom Risiko, eine Embolie zu entwickeln, abhängig: nur bei höchstem Risiko kann eine »scharfe« Einstellung statt der üblichen INR von 2–3 auf 4–5 notwendig sein. Nach der oben zitierten Empfehlung von 2006 sind folgende Handhabungspunkte der Klasse I zu beachten:

Patient unter 60 Jahre, keine Risikofaktoren:	Azetylsalizylsäure 81–325 mg/Tag oder nichts
Patient unter 60 Jahre, Herzkrankheit, aber keine Risikofaktoren (Herzinsuffizienz, linksventrikuläre Ejektionsfraktion unter 35%, arterielle Hypertonie):	Azetylsalizylsäure 81–325 mg/Tag
Patient 60–74 Jahre, keine Risikofaktoren:	Azetylsalizylsäure 81–325 mg/Tag
Patient 60–74 Jahre, koronare Herzkrankheit, Diabetes mellitus:	orale Antikoagulation (INR 2–3)
Patient über 75 Jahre, Frauen:	orale Antikoagulation (INR 2–3)
Patient über 75 Jahre, Männer, keine Risikofaktoren:	orale Antikoagulation (INR 2–3) oder Azetylsalizylsäure 81-325 mg/Tag
Patient über 65 Jahre, Herzinsuffizienz:	orale Antikoagulation (INR 2–3)
Ejektionsfraktion unter 35%, »fractional shortening« unter 25%, und arterielle Hypertonie:	orale Antikoagulation (INR 2–3)
Rheumatische Herzerkrankung (Mitralstenose):	orale Antikoagulation (INR 2–3)
Klappenersatz:	orale Antikoagulation (INR 2–3 oder höher)
Schon Embolie gehabt:	orale Antikoagulation (INR 2–3 oder höher)
Peristierender Vorhofthrombus im Ösophagusecho:	orale Antikoagulation (INR 2–3 oder höher)

Diese Zusammenfassung zeigt, dass das Risikofaktorenkonzept sehr differenziert ist, aber auch noch immer keine eindeutigen Empfehlungen existieren.

Warum ist die Antikoagulation mit oralen Antikoagulanzien so kritisch und wird so genau reguliert?

Dies hat mit der extremen Anfälligkeit und engen therapeutischen Breite dieser Substanzen zu tun. Die Einstellung der INR muss engmaschig überwacht werden, wobei auch eine Selbstmessung (CoaguCheck) infrage kommt. Diese Einstellung muss bei jeder Änderung der Begleitmedikation aufgrund der vielfältigen Interaktionsmöglichkeiten mit anderen Medikamenten überprüft und die Dosierung ggf. angepasst werden. Eine Auflistung der möglichen Interaktionen gibt ◘ Tab. 2.4.

Hervorzuheben ist die letzte Zeile dieser Tabelle, da der Vitamin-K-Gehalt der Nahrung entscheidend für das Gleichgewicht zwischen Antagonismus und Zufuhr des Vitamins ist. Gerade bei älteren Menschen ist dieser Punkt kritisch, da sie nicht immer an die gewohnte Kost kommen und so die Einstellung schwierig werden kann. Die lange Liste von Interaktionsmöglichkeiten mit anderen Medikamenten ist natürlich ebenfalls sehr altersrelevant, da diese Patienten ja häufig eine Polypharmazieproblematik aufweisen.

Eine Verbesserung der Qualität der Antikoagulation mit engmaschigen Kontrollen ist bei Patienten über 80 Jahren einerseits wegen des erhöhten Blutungsrisikos besonders wichtig. Andererseits steigt die Zahl derer, die aufgrund der Kontraindikationen keine orale Antikoagulation bekommen können, in diesem Alter steil an.

> **Insbesondere die Sturzneigung, oft im Zusammenhang mit einer Demenz, die die posturalen Reflexe beeinträchtigt, ist ein zunehmend größeres Problem bei der Gabe orale Antikoagulanzien bei höherem Patientenalter.**

Diese und andere funktionelle Defizite werden in ihrer Bedeutung für eine regelmäßige Medikamenteneinnahme oft verkannt. Zum Beispiel bedeutet eine (nicht korrigierte oder nicht mehr korrigierbare) Visuseinschränkung, dass

- das Fehlen einer Tablette nicht bemerkt wird,
- Beipackzettel oder sogar Medikamentenpläne nicht richtig gelesen werden können oder
- die auf dem Boden einer weißen Pillendose liegende weiße Tablette unbemerkt liegen bleibt.

Weiterhin ist die manuelle Geschicklichkeit limitierend. Kann ein Patient aufgrund neurologischer Störungen oder rheumatischer Probleme kaum mehr schreiben, wird er sich auch schwer tun, eine kleine Tablette zu halbieren (orale Antikoagulanzien werden oft in halben oder sogar viertel Tabletten dosiert). Bei diesen Patienten ist es ganz entscheidend, dafür zu sorgen, dass die Einnahme der Medikamente und die Überprüfung der INR durch eine andere Person überwacht werden.

> **Die funktionelle Kapazität älterer Patienten sollte vor einer oralen Antikoagulation getestet werden.**

Folgende Tests bieten sich dazu an:

- Ein funktioneller Test zur Überprüfung der visuellen, feinmotorischen und auch kognitiven Kompetenz des Patienten ist der Geldzähltest nach Nikolaus, der Einschränkungen des Patienten in diesem Bereich quantifiziert.
- Um das Sturzrisiko quantifizieren zu können, empfiehlt sich (neben der Routinediagnostik zur Sturzabklärung u. a. mit Langzeit-EKG) eine entsprechende funktionelle Diagnostik (Einbeinstand, »timed up and go«, Tinetti-Test) zumindest bei denjenigen Patienten, die innerhalb der letzten 3 Monate gestürzt sind.
- Weiter ist als erste diagnostische Maßnahme ein Demenztest zu fordern. Wenn nämlich die Informationsverarbeitungsgeschwindigkeit bei der Demenz abnimmt, kann nicht mehr schnell genug die Stabilität im Raum erhalten werden, es kommt zum Sturz. Eine ganz einfache Beobachtung bestätigt das. Demente bleiben Stehen, wenn sie während des Gehens sprechen wollen. Das gleichzeitige Sprechen und Gehen funktioniert nicht mehr. Der entsprechende klinische Test ist die Steh- und Gangsicherheitsprobe nach Tinetti. Dabei wird (u. a.) ein Stoß vor die Brust des Patienten ausgeführt und die Reaktion beurteilt. Eine »Sturzgefahr« als Kontraindika-

Tab. 2.4. Wechselwirkungen von Phenprocoumon. (Aus Rossol-Haseroth et al. 2002. Mit freundlicher Genehmigung)

Klinisch **bedeutsame** Wirkungsverstärkung von Phenprocoumon **(erhöhte Blutungsgefahr)** bei gleichzeitiger Einnahme von:	Azetylsalizylsäure
	Allopurinol
	Amiodaron
	Chloramphenicol
	Cloxacillin
	Disulfiram
	Erythromycin und Derivate
	Fibrate
	Imidazolderivate
	Methyltestosteron und andere anabole Steroide
	Phenylbutazon und Analoga
	Piroxicam
	Schilddrüsenhormone
	Tamoxifen
	Tetracycline
	Triazolderivate
	Trimethoprim-Sulfmethoxazol und andere Sulfonamide
	Trizyklische Antidepressiva
Klinisch **mögliche** Wirkungsverstärkung von Phenprocoumon **(erhöhte Blutungsgefahr)** bei gleichzeitiger Einnahme von:	Cefazolin
	Cefotaxim
	Cefpodoxim proxetil
	Ceftibuten
	Chinidin
	Heparinoide
	Niedermolekulare Heparine
	N-Methylthiotetrazol-Cephalosporine
	Plättchenaggregation hemmende oder Mukosaschäden im Magen-Darm-Trakt verursachende Arzneimittel wie z. B. nicht steroidale Antiphlogistika
	Propafenon
	Unfraktionierte Heparine
▼	

■ Tab. 2.4 (Fortsetzung)

Wirkungsabschwächung oraler Antikoagulanzien bei gleichzeitiger Gabe von:	Barbiturate
	Carbamazepin
	Colestyramin
	Kortikosteroide
	Diuretika
	Glutethimid (Aminoglutethimid)
	6-Mercaptopurin
	Rifampicin
	Thiouracil
Interaktion aufgrund Induktion mikrosomaler Enzyme durch: Cave: Beim Absetzen der Medikamente unter fortlaufender Phenprocoumontherapie Überdosierungsgefahr, daher engmaschige Kontrolle nötig!	Barbiturate
	Carbamazepin
	Glutethimid
	Rifampicin
(Eventuelle Aktivierung des Enzymsystems Cytochrom-P-450, klinische Relevanz ungeklärt.) Empfehlung: Engmaschige Kontrolle der Gerinnungsparameter insbesondere zu Beginn und nach Absetzen sowie entsprechende Dosisanpassung!	Johanniskrautpräparate
Komplexe Interaktionen mit Phenprocoumon (akute Aufnahme: Potenzierung der Wirkung von Phenprocoumon; chronische Aufnahme: Wirkungsabschwächung von Phenprocoumon (Ausnahme: gleichzeitige Leberinsuffizienz, dann Wirkungsverstärkung)	Ethanol
Mögliche Hypoglykämie unter Phenprocoumon bei gleichzeitiger Gabe von:	Sulfonylharnstoffe
Erhöhung der Clearance von Phenprocoumon ohne Beeinflussung des antikoagulativen Effektes durch:	Östrogen/Progesteronkontrazeptiva
Evtl. auftretende Interaktionen von Phenprocoumon mit der Ernährung (wegen des entsprechenden Vitamin-K-Gehaltes)	

tion gegen eine geplante orale Antikoagulation sollte diagnostisch abgeklärt werden.
- Des Weiteren sollten protektive und prophylaktische Maßnahmen (z. B. Ganghilfsmittel wie Rollatoren, Hüftprotektoren) ausgeschöpft und an eine eventuelle Medikamentenwirkung (insbesondere von Psychopharmaka) gedacht werden.

Allgemein sollte bei älteren Patienten mit 2/3 der üblichen Dosen therapiert werden, insbesondere bei der Einstellung, dann nach INR. Eine niedrige Sättigungsdosis von einer Tablette/Tag (5 mg Phenprocoumon) mit INR-Bestimmungen nach 4 und 6 Tagen ist höheren Dosierungen vorzuziehen.

Diese Probleme der oralen Antikoagulation führen zu einer deutlichen Untertherapie in der Praxis, indem nur etwa die Hälfte der Patienten eine orale Antikoagulation bekommt, die nach den obigen Empfehlungen eine Therapie bekommen müssten (Nieuwlaat et al. 2006).

Es ist in jedem Fall besser, bei eindeutiger Indikation, aber relativer Kontraindikation wie erhöhtem Sturzrisiko, eine am unteren Ende des INR-Zielbereichs angesiedelte Therapie (INR bei etwa 2) durchzuführen, als gar nichts zu tun. Azetylsalizylsäure ist nur eine unvollkommene Alternative, da es eindeutig weniger effektiv ist. Eine langfristige Therapie mit niedermolekularen Heparinen ist effektiv, aber sehr aufwändig, da nur parenteral möglich. Dies erfordert bei älteren Patienten in der Regel die Anwendung durch Sozialdienste. Erwähnenswert ist noch als Nachteil das Fehlen eines Antidots; außerdem besteht keine Notwendigkeit einer Zielwertüberwachung bei dieser Antikoagulation, was hinsichtlich des Aufwands als Vorteil, hinsichtlich der Therapiesicherheit aber auch als Nachteil gesehen werden kann.

Da bei akut aufgetretenem Vorhofflimmern, das nicht innerhalb von 48 h in Sinusrhythmus rückübertührt werden kann, eine schnelle Antikoagulation notwendig ist, wird diese meist durch unfraktioniertes Heparin (2- bis 3-mal 5.000 IE/Tag) oder niedermolekulares Heparin (gewichts- und nierenadaptiert!) eingeleitet.

Unfraktioniertes und niedermolekulares (seltener) Heparin kann eine Thrombopenie (HIT) auslösen, deren Zahl daher zweimal/Woche zu kontrollieren ist. Es wird die harmlose, weil schnell reversible HIT Typ I von der immunologisch bedingten, häufig schwer verlaufenden HIT Typ II unterschieden. Diese kann bei vorheriger Immunisierung schon wenige Stunden nach Heparingabe auftreten. Hirudin und Danaparoid sind dann Alternativen.

Die Langzeittherapie mit Vitamin-K-Antagonisten ist schwierig; große Hoffnung wird daher in den neuen oralen Antikoagulanzien (Dabigatran, Rivaroxaban) gesehen, die orale Inhibitoren des Thrombin oder Faktor X darstellen und einfach zu handhaben sind (»eine Dosis für alle«, keine Zielwertkontrollen). Bis jetzt sind in Deutschland Rivaroxaban und Dabigatran nur zur Thromboseprophylaxe nach Knie- und Hüftoperationen zugelassen; Studien in der chronischen Therapie bei Vorhofflimmern waren vielversprechend. Daher ist dies einer der wenigen Bereiche, in denen noch eine große Verbesserung bestehender Möglichkeiten ansteht. Ob alle Versprechen, gerade zur Einheitsdosis, gehalten werden können, erscheint fraglich. Aber hier ist eine echte Innovation zu erwarten.

Exkurs: Thromboembolieprophylaxe bei älteren Patienten

Da auch venöse Thrombosen im Alter häufig sind, soll hier ein kurzer Exkurs in diesen Bereich erfolgen. Immerhin verdoppelt sich die Häufigkeit ab dem 60. Lebensjahr mit jeder Dekade! Zudem weisen 12% aller in eine Akutgeriatrie aufgenommenen Patienten lungenszintigrafisch eine asymptomatische Lungenembolie auf. Lungenembolien stammen zu 90% aus tiefen Beinvenenthrombosen, für die schwere Erkrankungen, insbesondere Malignome und Herzinsuffizienz, Bettlägerigkeit, Infektionen und Operationen Risikofaktoren sind.

In diesem Zusammenhang ist zwischen der Thromboseprophylaxe und der akuten und chronischen Therapie der Thrombose zu unterscheiden.

Die Thromboseprophylaxe wird bei entsprechendem Risiko z. B. perioperativ, aber auch bei bettlägerigen Patienten im konservativen Bereich heute mit unfraktioniertem Heparin, z. B. 1- bis 2-mal 5.000 IE s.c, oder mit niedermolekularen Heparinen (»low dose«) als Einmalgabe s.c. durchgeführt. Hierbei ist gerade beim älteren Patienten die Nierenfunktion unbedingt zu berücksichtigen, da sonst

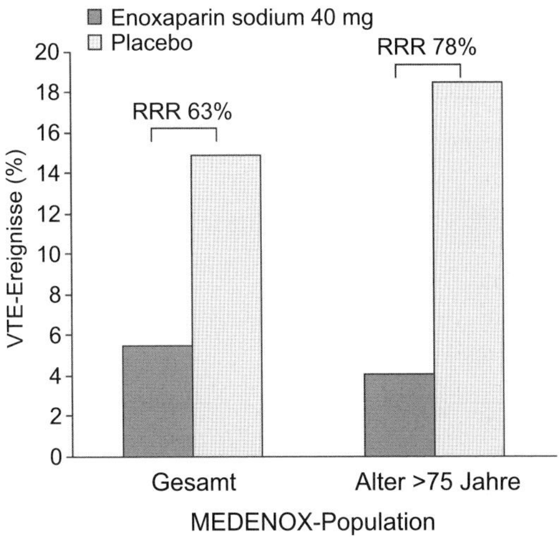

Abb. 2.17. Senkung der Häufigkeit von venösen Thrombembolien durch Enoxiparin: kein Unterschied in der gesamten Population und bei über 75-Jährigen. *RRR* **relative Risiko-Ratio = relatives Risikoverhältnis,** *VTE* venöse Thromboembolie**.** (Aus Spyropoulos u. Merli 2006. Mit freundlicher Genehmigung des Wolters Kluwer Verlags. Übersetzung des Autors)

weder Zielwertmessungen wie beim Heparin noch Substanzmessungen über eine mögliche Retention Auskunft geben.

Hierbei gibt es auch für alte Patienten Untersuchungen, die unzweifelhaft die Wirksamkeit dieser Prophylaxe z. T. auch bei über 75-Jährigen nachwiesen, wie z. B. in der MEDENOX-Studie (Alikhan et al. 2003; Abb. 2.17).

Azetylsalizylsäure ist kein geeigneter Thrombembolieersatz. Insgesamt wird die Prophylaxe zu selten eingesetzt, und viele Thrombembolien, gerade bei älteren Patienten, könnten vermieden werden.

Andererseits nimmt das Blutungsrisiko im Alter zu. Daher ist eine Risikobestimmung bei langer oder lebenslanger Bettlägerigkeit zur Abwägung gegen das Blutungsrisiko wichtig.

Daher wurde für über 75-Jährige auf einer Konsensuskonferenz Ende 2001 in Mannheim eine differenzierte Empfehlung zur Thromboembolieprophylaxe bei älteren Patienten ausgesprochen, die für ältere Patienten auch genauer ist als die 8. Empfehlung der ACCP (»American College of Chest Physicians«; Geerts et al. 2008).

Die Mobilität und andere wichtige Risikofaktoren für eine Thrombembolie zeigt Abb. 2.18. Die differenzierten Empfehlungen für zahlreiche Prophylaxesituationen gibt Tab. 2.5 wieder und berücksichtigt eben diese Risikoeinteilung. Sie ist ein Beispiel für die komplexe Therapiesituation älterer Patienten, in der zahlreiche Konditionen in das rationale Kalkül der Therapie mehrdimensional einzubeziehen sind. Leider gibt es nur sehr wenige derartig differenzierte Analysen und Konsensusergebnisse.

In der **Therapie** der Thrombembolie werden unfraktioniertes oder niedermolekulares Heparin in »high dose« (15.000 IE/Tag bzw. 2 Injektionen in gewichts- und nierenfunktionsadaptierter Dosis) verabreicht und ggf. eine orale Antikoagulation eingeleitet. Deren Dauer hängt von der Grunderkrankung bzw. Vorerkrankungen ab; typische Situationen sind in der Tab. 2.6 zusammengefasst.

Frequenzsenkung

Bei bestehendem Vorhofflimmern wird der Patient insbesondere durch eine zu schnelle Herzkammerfrequenz beeinträchtigt. Die ausgefallene Vorhoffüllung kann ein Patient mit weitgehend normaler linksventrikulärer Funktion in der Regel kompensieren, obwohl sie etwa 10% des Herzzeitvolumens ausmacht. Wird jedoch die Herzkammer zu schnell, führt dies schnell zu Erschöpfung und damit zu Insuffizienzbeschwerden mit Atemnot und/oder Angina pektoris. Ein bekanntes Tiermodell zur Herzinsuffizienz ist das durch einen Schrittmacher schnell stimulierte Hundeherz, das in wenigen Stunden keine normale Leistung mehr erbringen kann. Diese Situation tritt beim Menschen in jedem Fall bei Kammerfrequenzen über 180 Schlägen/min auf, bei altem oder vorgeschädigten Herzen auch schon bei wesentlich niedrigeren Frequenzen (z. T. schon bei Frequenzen über 100 Schlägen/min!). Um die rein frequenzbedingte Erschöpfung des linken Ventrikels zu verhindern, ist es bei fast allen Patienten mit Vorhofflimmern notwendig, die zu schnelle Überleitung der Vorhofflimmeraktionen zu bremsen. Üblicherweise flimmert der Vorhof mit 500–600 chaotischen Aktionen/min, von denen der AV-Knoten nur einen Bruchteil durchlässt, aber eben immer noch zu viele. Vor allem wird die Überleitung bei den kleinsten Belastungen und adrenerger Stimulation (z. B. auch emotionaler Natur) wesentlich schneller, und der Patient scheut eigentlich

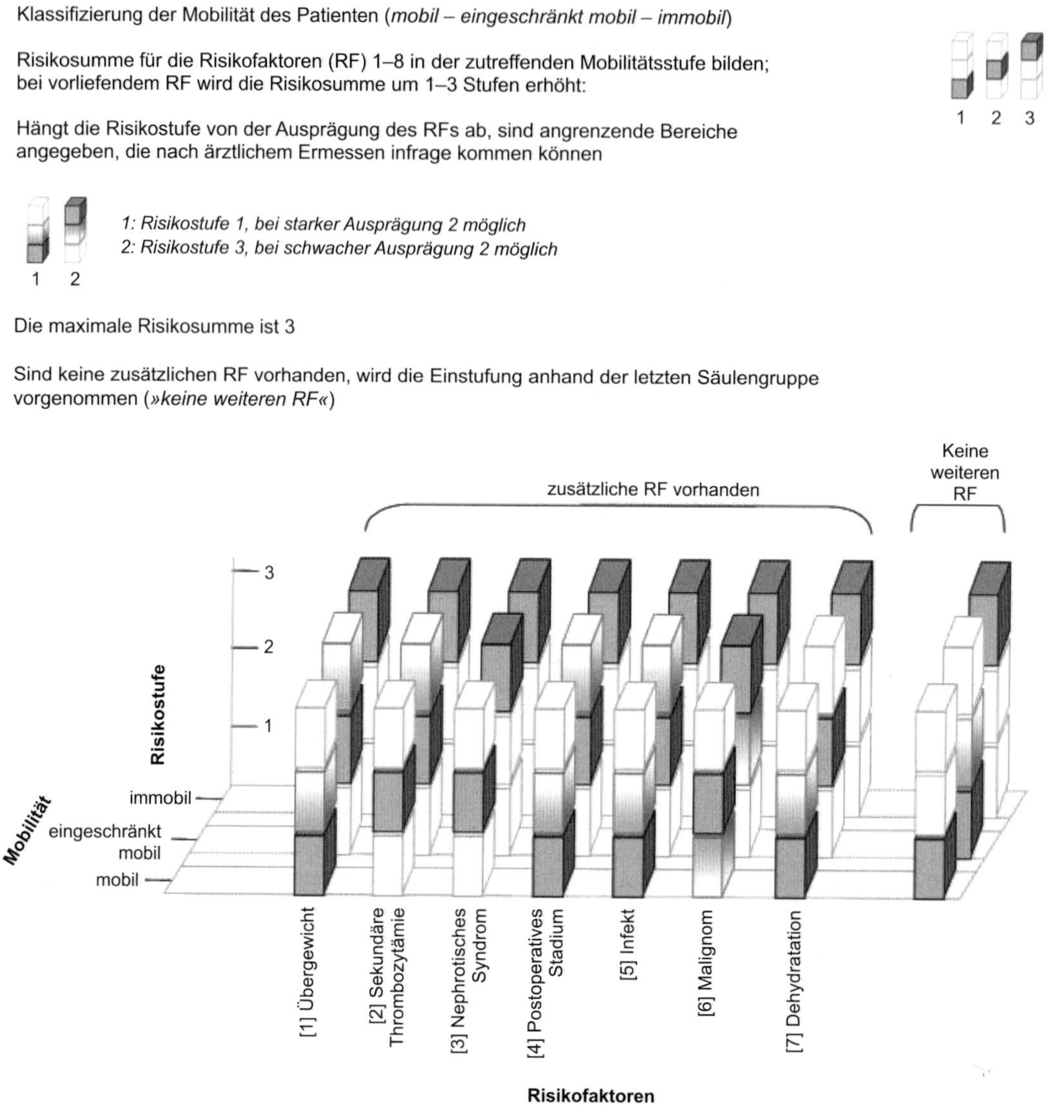

Abb. 2.18. Risikofaktoren für Thrombembolien. Mobilität ist am wichtigsten und wird mit weiteren Risikofaktoren in ein Koordinatensystem gebracht, das eine Differenzierung des Risikos erlaubt. Die Maßnahmen sind in Risikogruppe 3 intensiver als bei 1 und 2. (Aus Rossol-Haseroth et al. 2002. Mit freundlicher Genehmigung des Springer Verlags)

alle Aktivitäten, um das unangenehme und atemraubende Herzrasen zu vermeiden.

> **Neben der Antikoagulation ist die Frequenzkontrolle bei Vorhofflimmern die wichtigste therapeutische Maßnahme, zu der nur die Regularisierung eine Alternative darstellt, also die Erreichung des Sinusrhythmus.**

Die Frequenzkontrolle bei typischem Vorhofflimmern erfolgt mit Digoxin (evtl. Digitoxin), Betablockern oder – ausnahmsweise – Verapamil/Diltiazem. Auch Amiodaron hat eine frequenzsenkende Wirkung (► unten).

Zunächst wird daher eine **Digitalisierung**, beim älteren Patienten meist mit der normalen Erhaltungsdosis von 0,25 mg Digoxin/Tag begonnen, bei

Tab. 2.5. Altersspezifizierte Konsensusempfehlungen zur Thromboembolieprophylaxe unter Berücksichtigung der Risikofaktoren aus Abb. 2.18. (Aus Rossol-Haseroth et al. 2002. Mit freundlicher Genehmigung des Springer Verlags)

	Alter < 65 Jahre		**Alter 65–75 Jahre**		**Alter > 75 Jahre**	
Risikosumme (Abb. 2.18)	1+2	3	1+2	3	1+2	3
Venöse Erkrankungen						
– Primärprophylaxe stationärer Akutpatient	–	G	–	G	–	G
– Primärprophylaxe nicht stationär, nicht akut	–	H	–	H	–	H
– Sekundärprophylaxe distale TVT[a]	A	C	A	C	A	C
– Sekundärprophylaxe proximale TVT[a]	C	C	C	C	C	C
– Sekundärprophylaxe nach klinisch apparenter LE[a]	C	D	C	D	C	D
– Sekundärprophylaxe nach Rezidiv TVT bzw. LE *ohne* Antikoagulation	E	E	E	E	E	E
– Sekundärprophylaxe nach Rezidiv TVT bzw. LE *unter* Antikoagulation	F	F	F	F	E	E
– Thrombophile Diathese und andere permanente Risikofaktoren	F	F	F	F	E	E
Arteriosklerotische und kardiale Erkankungen	**Alter < 65 Jahre**		**Alter 65–75 Jahre**		**Alter > 75 Jahre**	
– Zerbraler Insult, periphere arterielle Verschlusskrankheit, koronare Herzkrankheit	I		I		I	
– Zustand nach Herzinfarkt, PTCA, Bypass	I		I		I	
– Großes Herzwandaneurysma, Ejektionsfraktion <30%	E		E		E	
– Vorhofflimmern	I		E/I		E[b]	
– Aortenvitien	–		–		–	
– Mitralstenose *ohne* Embolie	E		E		E	
– Mitralstenose *mit* Embolie	F		F		E	
Künstliche Herzklappen	**Alter < 65 Jahre**		**Alter 65–75 Jahre**		**Alter > 75 Jahre**	
	Ohne RF	Mit RF	Ohne RF	Mit RF	Ohne RF	Mit RF
– Mechanische Aortenklappe	E/E^{++}	E^{++}	E/E^{++}	E^{++}	E/E^{++}	E^{++}
– Biologische Aortenklappe	I	E	I	E	I	E
– Mechanische Mitralklappe	E^{++}	E^{++}	E^{++}	E^{++}	E^{++}	E^{++}
– Biologische Mitralklappe	I	E^{++}	I	E^{++}	I	E^{++}

[a] Außer thrombophile Diathese; [b] bei stattgehabter Embolie bzw. bei Nachweis von Vorhofthromben ist eine INR 3–4,5 anzustreben, s. hierzu entsprechendes Kapitel in der Empfehlung. *TVT*: Tiefe Venenthrombose; *LE*: Lungenembolie; *RF*: Risikofaktoren; *OAK*: orale Antikoagulation; *NMH*: niedermolekulare Heparine; *ASS*: Acetylsalicylsäure.

A: OAK 6 Wochen; zusätzlich sinnvoll: schnelle Mobilisation; Kompressionsstrümpfe
B: OAK 3–6 Monate
C: OAK 3–6 Monate; zusätzlich sinnvoll: Kompressionsstümpfe
D: OAK bis 12 Monate
E: Langzeit-OAK (INR 2–3); alternativ: NMH (1/2 der therapeutischen Dosis)
E^{+}: INR 3–3,5, intensivierte Kontrolle
E^{++}: INR 2,5–3,5
F: Langzeit-OAK (INR3–4); alternativ: NMH (2/3 der therapeutischen Dosis
G: NMH
H: Bei deutlich erhöhtem Risiko: NMH
I: ASS, bei Kontraindikation Clopidogrel

Tab. 2.6. Dauer der oralen Antikoagulation nach thrombembolischem Ereignis. (Aus Rossol-Haseroth et al. 2002. Mit freundlicher Genehmigung des Springer Verlags)

Thrombembolisches Ereignis	Dauer
Unterschenkelthrombose	3 Monate
Proximale Beinvenenthrombose	3–6 Monate
Beckenvenenthrombose	6–12 Monate
Thromboserezidiv	2 Jahre
Lungenembolie	2 Jahre
Rezidivlungenembolie	Mehrere Jahre
Thrombose bei Antithrombinmangel, homozygoten und kombinierten heterozygoten thrombophilen Faktoren	Lebenslang

akuter Symptomatik auch i.v. alle 2 h nach Effekt bis zu maximal 1,5 mg. Eine Wirkungslatenz von oft bis zu 2 h ist auch nach i.v.-Gabe zu beachten. Da Digoxin ganz überwiegend renal eliminiert wird, ist für die Erhaltungsdosis (0,125–0,375 mg/Tag p.o.) unbedingt die Nierenfunktion zu beachten. Diese Therapie ist im Alter eine der wenigen, die immer auch die Blutkonzentrationsmessung (1–2 ng/ml, eher unter 1,5 ng/ml bei älteren Patienten) erfordert, da sich Digitalispräparate durch eine sehr enge therapeutische Breite auszeichnen. Die große Gefahr bei älteren Patienten ist die Intoxikation, meist durch eine nicht erkannte Einschränkung der Nierenfunktion (z. B. bei gastrointestinalem Infekt mit Dehydratation), die sich in Übelkeit, Erbrechen, Gewichtsverlust, Depression, kognitiven Störungen äußern kann. Das berühmte Farbensehen wird von älteren Patienten selten berichtet. Daher muss bei einem Patienten mit chronischer Digoxintherapie bei Unwohlsein, Gewichtsverlust und anderen eher unspezifischen Befindensstörungen unbedingt auch an eine Digitalisintoxikation gedacht werden. Diese kann auch bei »normalen« Plasmakonzentrationen vorliegen, ein Reduktions-/Auslassversuch ist zumindest bei hoch-normalen Werten in dieser Situation gerechtfertigt. Vergessen werden darf auch nicht die Interaktionsfreudigkeit von Digoxin, dessen Konzentration unter anderem von Antiarrhythmika, vor allem Verapamil, aber auch Chinidin und Amiodaron, sowie den Statinen klinisch relevant erhöht wird (dies ist nur ein kleiner Ausschnitt, selbst im kardiologischen Bereich).

Digitoxin wird vorwiegend hepatisch eliminiert, was bei älteren Patienten ein Vorteil wäre. Allerdings erscheint dem Autor die Halbwertzeit von bis zu 3 Wochen bei älteren Patienten (7 Tage bei jungen Erwachsenen) aufgrund der damit verbundenen Akkumulationsgefahr zu unsicher und damit, trotz der renalen Ausscheidung, das Digoxin bei älteren besser.

Insgesamt erscheint die Digitalisierung im Alter nach der Antikoagulation als zweitgefährlichste kardiovaskuläre Therapie, die eigentlich fast nur noch bei Vorhofflimmern angezeigt ist, aber auch in dieser Situation nicht unproblematisch ist.

Umso wichtiger sind andere Möglichkeiten der Frequenzsenkung: hier ist in erster Linie der (frequenzsenkende) **Betablocker** zu nennen, der auch in dieser kardialen Indikation einen festen Platz hat. Die Kontraindikationen bzw. Dosierungsbeschränkungen bei Herzinsuffizienz (► oben) sind zu beachten. Ein Problem kann der unter Vorhofflimmern nicht erkennbare SA-Block sein, der nach dem Umspringen in den Sinusrhythmus unter der Betablockade zu Bradykardien führen kann. Eine Anamnese sollte daher nach bradykarden Episoden mit Schwindelattacken fahnden, obwohl hierzu die Aussagen oft widersprüchlich sind. Bei nicht akuter Gefährdung ist die orale Betablockergabe einer intravenösen vorzuziehen, da letztere doch häufiger zu Komplikationen (Herzinsuffizienz, Blockbilder) führt. Der Betablocker hat bei den meisten älteren Vorhofflimmerpatienten oft mehrere Indikationen (z. B. Hypertonie, Herzinfarkt, Angina pektoris), und ist daher von vorneherein dringend zu empfehlen. Bei vielen Patienten lässt sich hierdurch das Digoxin einsparen, ein Versuch (nach Dosierungsmaximierung des Betablockers) ist in jedem Fall empfehlenswert, da die Digoxintoxizität bei älteren Patienten noch zunimmt (Arrhythmieneigung!), und auch die belastungsinduzierte Tachykardie bei Vorhofflimmern eher schlecht unterdrückt. Diese ist aber in der Regel das Hauptproblem.

Eine sehr effektive Alternative der Frequenzbremsung sind die Kalziumantagonisten (Nichtdihydropyridine) **Verapamil** und **Diltiazem**. Allerdings sind beide Substanzen, insbesondere das Verapamil, negativ-inotrop wirksam, und daher nur bei normaler linksventrikulärer Funktion zu geben. Gerade letztere Bedingung wird bei alten und sehr alten Patienten häufig nicht erfüllt sein. Im Zweifel ist dies aber immer anzunehmen. Daher sollten diese Präparate bei dieser Altersgruppe am besten gar nicht oder in Ausnahmefällen nur nach echokardiografischer Kontrolle der Ventrikelfunktion eingesetzt werden (z. B. Verapamil 2- bis 3-mal 40 mg/Tag). Intravenös verabreichtes Verapamil ist außerordentlich gefährlich, gerade beim älteren Patienten, und sollte ganz vermieden bzw. allenfalls nur nach orientierender Diagnostik unter Überwachungsbedingungen angewandt werden. Mit dieser Substanz, bei Vorhofflimmern und linksventrikulärer Funktionsschädigung gegeben, ist in der Praxis schon viel Unheil angerichtet worden.

Regularisierung/ Sinusrhythmuserhaltung

Im Prinzip ist die Überführung von Vorhofflimmern in den Sinusrhythmus erstrebenswert, da dann jede Therapie wegfallen könnte. Möglich ist dies aber nur, wenn die Ursache des Vorhofflimmerns beseitigt werden kann (z. B. Thyreotoxikose, Vitium). Sonst bestimmt die verursachende Erkrankung (z. B. Hypertonie, koronare Herzkrankheit) auch das Anhalten der »Flimmerneigung«, also die Rezidivneigung erneutes Vorhofflimmern zu bekommen.

Nun haben große Studien eigentlich den Wert einer Regularisierung im Vergleich zur reinen Frequenzkontrolle (▶ oben), bei Fortbestehen des Vorhofflimmerns, immer kleiner werden lassen: Nachdem die AFFIRM- und RACE-Studien außer in Untergruppen keine Überlegenheit der Regularisierung zeigen konnten, hat jetzt »The Atrial Fibrillation and Congestive Heart Failure Trial« an über 1.300 Patienten im mittleren Alter von 67 Jahren auch bei Herzinsuffizienz fast identische Endpunktkurven (Tod, Schlaganfall; ◘ Abb. 2.19) für Regularisierung vs. Frequenzkontrolle ergeben (Roy et al. 2008).

Es gibt also keine starken Argumente, eine Regularisierung zu »erzwingen«. In der obigen Studie wurde dies mittels 1–2 Kardioversionen mit anschließender Amiodarontherapie erreicht.

Die Kardioversion ist noch die schonendste Methode der Regularisierung, andere wären die Anwendung von Klasse-I-Antiarrhythmika wie Flecainid oder Propafenon. Diese Substanzen weisen ausgeprägte proarrhythmische Effekte auf, insbesondere bei vorbestehender Herzerkrankung. Sie sind daher für ältere Patienten ungeeignet.

Amiodaron (Klasse-III-Antiarrhythmikum) ist in dieser Hinsicht günstiger zu beurteilen und käme prinzipiell zur Regularisierung und vor allem Sinusrhythmuserhaltung infrage. Angesichts der ernüch-

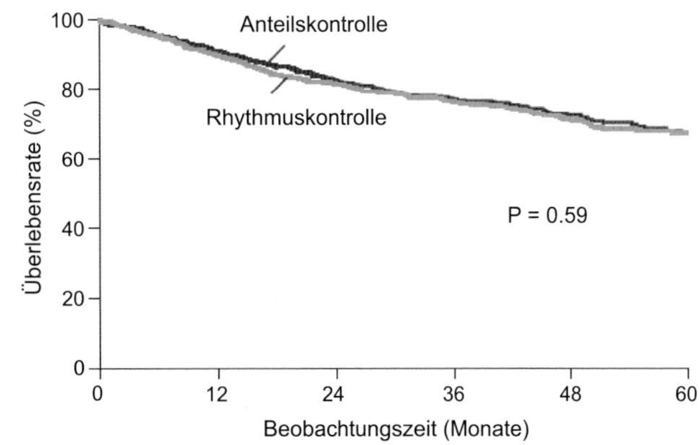

Zahl der Patienten	593	514	378	228	82
Rhythmuskontrolle	604	521	381	219	69
Anteilskontrolle					

◘ **Abb. 2.19. Kardiovaskulärer Tod unter Rhythmuskontrolle vs. Frequenzkontrolle.** (Aus Roy et al. 2008. Mit freundlicher Genehmigung der Massachusetts Medical Society. Übersetzung des Autors) ternden Ergebnisse sollte aber auch die Therapie gerade bei älteren Patienten sehr kritisch hinterfragt werden, denn die Nebenwirkungsliste dieser Substanz ist sehr lang: Hyper-/Hypothyreose, Hautveränderungen, Photodermatose, Cornea-/Retinaveränderungen, Lungenfibrose, Leberinsuffizienz u. v.m. Die pulmonale Hypertonie tritt meist nur bei Dosen von 200 mg/Tag und mehr auf, die Erhaltungsdosis sollte daher 100 mg/Tag nicht überschreiten.

Aussichtsreich ist eine Regularisierung sowieso nur, wenn

- das Flimmern erst kurz besteht (unter einem Jahr),
- die Größe des linken Vorhofs unter 5 cm ist,
- keine ausgeprägten Klappenveränderungen die Ursache sind.

Die Daten und Nebenwirkungen lassen es in den meisten Fällen nicht ratsam erscheinen, bei älteren Patienten mit häufig langbestehendem Vorhofflimmern eine Regularisierung anzustreben. Wenn obige Kriterien erfüllt sind und der Patient unter den Symptomen sehr leidet, ist die Kardioversion sicher die schonendste Methode. Die Sinusrhythmuserhaltung kann – falls nicht schon erfolglos versucht – zunächst mit einem Betablocker erfolgen, der aber in dieser Indikation nicht sehr erfolgreich ist.

Amiodaron sollte nur durch Spezialisten und in ausgewählten Fällen bei älteren Patienten zur Anwendung kommen.

Die kausale Therapie der auslösenden Ursache ist häufig möglich und sollte unbedingt durchgeführt werden, auch wenn das Vorhoflimmern davon nicht wieder beseitigt wird. Dies ist insbesondere die arterielle Hypertonie, in deren Behandlung den ACE-Hemmern und Angiotensin-Rezeptor-Antagonisten sogar ein präventiver Effekt nachgesagt wird (Remodelling der Vorhöfe).

Der ältere Patient mit Vorhofflimmern wird hinsichtlich aller kardiovaskulären Risikofaktoren therapiert.

Klassifizierung der Pharmaka zur chronischen Therapie bei Vorhofflimmern (die gleichen Substanzen können in anderen Indikationen andere Bewertungen bekommen) nach der Alterstauglichkeit (▶ Abschn. 1.4)

Azetylsalizylsäure (100 mg/Tag)	C (ist selten suffizient)
Orale Antikoagulation (Phenprocoumon, Warfarin)	A
Alternativ niedermolekulare Heparine	A
Frequenzsenkende Betablocker	A
Digoxin	B
Digitoxin	D
Diltiazem, Verapamil	C
Klasse-I–III-Antiarrhythmika außer	D
Amiodaron	C

Literatur

Alikhan R, Cohen AT, Combe S et al. (2003) Prevention of venous thromboembolism in medical patients with enoxaparin: a subgroup analysis of the MEDENOX study. Blood Coagul Fibrinolysis 14(4):341–346

Fuster V, Rydén LE, Cannom DS et al. ACC/AHA/ESC 2006 Guidelines for the Management of Patients with atrial fibrillation: a report of the American College of Cardiology/American Heart Association Task Force on Practice Guidelines and the European Society of Cardiology Committee for Practice Guidelines (Writing Committee to Revise the 2001 Guidelines for the Management of Patients With Atrial Fibrillation): developed in collaboration with the European Heart Rhythm Association and the Heart Rhythm Society. Circulation 114(7):e257–354

Geerts WH, Bergqvist D, Pineo GF, Heit JA, Samama CM, Lassen MR, Colwell CW (2008) Prevention of venous thromboembolism: American College of Chest Physicians Evidence-Based Clinical Practice Guidelines (8th Edition). Chest 133(6 Suppl):381S–453S

Nieuwlaat R, Capucci A, Lip GY et al. (2006) Euro Heart Survey Investigators. Antithrombotic treatment in real-life atrial fibrillation patients: a report from the Euro Heart Survey on Atrial Fibrillation. Eur Heart J 27(24):3018–3026

Rossol-Haseroth K, Vogel CU, Reinecke F et al. (2002) Empfehlungen zur Thromboembolieprophylaxe bei internistischen Patienten im Alter. Internist (Berl) 43(9):1134–1147

Roy D, Talajic M, Nattel S et al. (2008) Atrial fibrillation and congestive heart failure investigators. Rhythm control versus rate control for atrial fibrillation and heart failure. N Engl J Med 358(25):2667–2677
Savelieva I, Camm AJ (2001) Clinical trends in atrial fibrillation at the turn of the millenium. J Intern Med 250(5):369–372
Spyropoulos AC, Merli G (2006) Management of venous thromboembolism in the elderly. Drugs Aging 23(8):651–671

Studien-Akronyme

- AFFIRM
  »Atrial Fibrillation Follow-up Investigation of Rhythm Management«
- AFASAK-Studie
  »Copenhagen Atrial Fibrillation, Aspirin, Anticoagulation Study«
- BAATAF
  »Boston Area Anticoagulation Trial for Atrial Fibrillation«
- CAFA-Studie
  »Canadian Atrial Fibrillation Anticoagulation Study«
- EAFT
  »European Atrial Fibrillation Trial«
- MEDENOX-Studie
  »Prophylaxis in Medical Patients with Enoxaparin Study«
- RACE-Studie
  »Rate Control Versus Electrical Cardioversion Of Persistent Atrial Fibrillation Study«
- SPAF-Studie
  »Stroke Prevention in Atrial Fibrillation Study«
- SPINAF-Studie
  »Stroke Prevention in Nonrheumatic Atrial Fibrillation Study«

2.5 Obstruktive Lungenerkrankungen

Martin Wehling

2.5.1 Bedeutung für den älteren Patienten, Epidemiologie

Die beiden Haupterkrankungen in diesem Bereich sind das Asthma bronchiale mit einer vorwiegend funktionellen und damit weitgehend reversiblen Atemwegsobstruktion und die chronisch-obstruktive Lungenerkrankung (COPD, »chronic obstructive pulmonary disease«) mit irreversiblen Strukturdefiziten der Atemwege und geringer Reversibilität. Letztere ist eine typische Alterserkrankung, während das Asthma bronchiale im Alter neu sehr selten auftritt und auch bei den meisten Patienten mit Erstmanifestation in der Jugend im Alter milder wird.

Daher liegt der Fokus dieses Kapitels fast ausschließlich auf der (Arzneimittel-)Therapie der COPD.

Diese wird allerdings in ihrer Bedeutung gerade auch für die Zukunft heute noch nicht ausreichend beachtet, die COPD ist auf dem Wege, nach Herz-Kreislauf-Erkrankungen und Aids 2030 weltweit die dritthäufigste Todesursache zu werden (◘ Tab. 2.7)!

Diese Epidemie hängt einerseits mit der Alterung der Bevölkerung, andererseits mit den immer noch hauptsächlichen Noxen zusammen, ganz überwiegend dem **Rauchen**, die nur zaghaft bekämpft werden. Hier werden scheinbar Erfolge bei den Männern durch das »Aufholen« der Frauen teilweise wettgemacht. Bei über 70-Jährigen erreichte die Prävalenz der COPD aller Stadien in Salzburg immerhin 50% (Schirnhofer et al. 2007).

Dies zeigt, dass hier ein großes Missverständnis vorliegt, denn weder die Präventivmaßnahmen noch die Abbildung in der medizinischen Versorgung (es gibt nur wenige Lehrstühle für Pulmologie in Deutschland!) werden dieser riesigen Bedeutung der COPD gerecht. Dies gilt erst Recht für die älteren Patienten, deren spezifischen Probleme dann zu dieser Problematik noch hinzukommen.

Über die eindeutigen Erfolge der Rauchentwöhnung in jedem Stadium der Erkrankung braucht hier nicht weiter berichtet zu werden, medikamentöse

Tab. 2.7. Veränderungen der weltweiten Todesursachen 2002/2030, COPD ist 2030 an dritter Stelle, wenn alle Herz-Kreislauf-Erkrankungen einschl. Schlaganfall zusammengenommen werden. (Aus Mathers u. Lonca 2006)

Kategorie	Erkrankung oder Verletzung	2002 Rang	2030 Ränge	Rangwechsel
Innerhalb der Top 15	Ischämische Herzerkrankungen	1	1	0
	Zerebrovaskuläre Erkrankungen	2	2	0
	Untere Atemwegsinfektionen	3	5	–2
	HIV/Aids	4	3	+1
	COPD	5	4	+1
	Perinatale Erkrankungen	6	9	–3
	Diarrhoe	7	16	–9
	Tuberkulose	8	23	–15
	Trachea-, Bronchus-, Lungenkarzinome	9	6	+3
	Verkehrsunfälle	10	8	+2
	Diabetes mellitus	11	7	+4
	Malaria	12	22	–10
	Hochdruckherzerkrankung	13	11	+2
	Selbstschädigung	14	12	+2
	Magenkrebs	15	10	+5
Außerhalb der Top 15	Nephritis und Nephrose	17	13	+4
	Colon- und Rektumkarzinome	18	15	+3
	Leberkarzinome	19	14	+5

COPD »chronic obstructive pulmonary disease«

Hilfen sind oben beschrieben. Es ist nie zu spät, wenn auch die Erkrankung nicht reversibel ist, aber auch ihre Progression zu stoppen, ist ein wesentlicher Erfolg. Seltene Ursachen wie der angeborene Alpha1-Antitrypsin-Mangel sollen hier aufgrund ihrer untergeordneten Bedeutung nur erwähnt werden.

2.5.2 Therapeutisch relevante Besonderheiten beim älteren Patienten

Wichtig ist in diesem Zusammenhang, dass leider viele COPD-Patienten im Alter weitere Folgen des Rauchens erleiden, vor allem die koronare Herzkrankheit, und sich aus diesem Zusammentreffen von Erkrankungen schwierige therapeutische Konstellationen ergeben. Es ist offensichtlich, dass obstruktive Lungenerkrankungen mit Arzneimitteln behandelt werden, die die Bronchien erweitern, aber leider auch kardial belastend sind (Betamimetika, Theophyllin). Diese sind dann bei koronarer Herzkrankheit auch rel. kontraindiziert. Diese Individualisierung der Therapie nach den Begleiterkrankungen, die eigentlich immer notwendig ist, ist bei der COPD im Alter besonders schwierig und oft unbefriedigend. Niederländische Daten zeigen, dass über 65-Jährige in 25% der Fälle zwei, in 17% sogar drei weitere Diagnosen aufweisen (Weel 1996).

Eine besonders häufige kardiale Begleiterkrankung, die auch differenzialdiagnostische Schwierigkeiten bereitet, ist die Herzinsuffizienz, die bei etwa

20% der Fälle begleitend vorkommt. Da beide Erkrankungen zu Dyspnoe führen, ist die genaue Differenzialdiagnose entscheidend für eine suffiziente Arzneimitteltherapie, die für beide Konditionen grundverschieden ist.

Da diese Komorbiditäten die wesentliche alterstypische Kondition für die Arzneimitteltherapie der COPD sind, wird im nächsten Kapitel darauf besonderer Wert gelegt.

2.5.3 Evidenzorientierte, rationale Arzneimitteltherapie und Klassifizierung der Arzneimittel nach Alterstauglichkeit

In ◘ Abb. 2.20 ist die Therapieempfehlung der »Global Initiative for Chronic Obstructive Lung Disease« (GOLD) von 2007 wiedergegeben (Rabe et al. 2007).

Hiernach ist eine genaue Graduierung des Leidens in eines der vier GOLD-Stadien wichtig, die sich ganz wesentlich an den Tiffeneau-Werten (FEV1, Einsekundenkapazität) und der forciert-exspiratorischen Vitalkapazität (FVC) sowie den Blutgasen zur Beurteilung einer respiratorischen Insuffizienz orientiert. Weiter ist die Häufigkeit von meist infektbedingten Exazerbationen wichtig. Für ältere Patienten sind erstaunlich wenige separate Hinweise zu finden, der wichtigste ist wohl die Tatsache, dass für die Interpretation der Lungenfunktionsmessung alterskorrigierte Normwerte heranzuziehen sind, da sonst die Häufigkeit der COPD überschätzt wird. Therapeutisch geht diese Empfehlung überhaupt nicht auf ältere Patienten ein.

Beta-2-Mimetika

Hierbei werden kurz- und langwirksame Beta-2-Mimetika unterschieden, die sich nur durch ihre

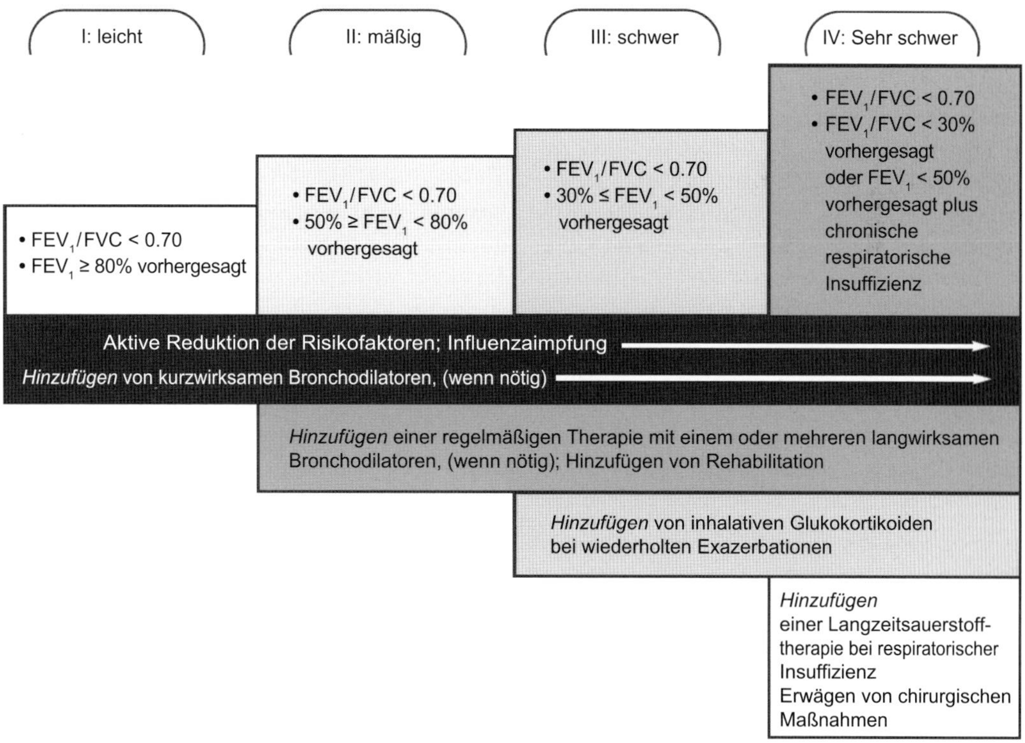

◘ **Abb. 2.20. Stufenschema der Therapie der COPD nach GOLD.** *COPD* »chronic obstructive pulmonary disease«, *GOLD* »Global Initiative for Chronic Obstructive Lung Disease«, *FEV* Einsekundenkapazität (Tiffeneau-Werte), *FVC* forciert-exspiratorischen Vitalkapazität. (Aus Rabe et al. 2007. Mit freundlicher Genehmigung der American Thoracic Society. Übersetzung des Autors)

Wirkdauer unterscheiden. Die Stimulation der Beta-2-Rezeptoren der Bronchien und Bronchioli führt zur Erweiterung und geringerer Obstruktion: dies setzt aber eine Reversibilität der Obstruktion voraus, die (► oben) bei der COPD nur eingeschränkt, beim Asthma bronchiale ausgeprägt ist. Diese Substanzen werden daher auch im diagnostischen Test zur Unterscheidung dieser Erkrankungen eingesetzt: eine Reversibilität der Obstruktion um mehr als 30% spricht für Asthma (und damit gegen den Einsatz von Betablockern!!).

Während ihre Effekte bei COPD eingeschränkt sind, sind doch die Nebenwirkungen genau wie bei Asthmatikern, treffen jedoch im alten Organismus auf geschädigte Organe. Trotz Beta-2-Selektivität und langsamer oder schlechter Resorption aus den Bronchien reichen die ins Herz gelangenden Konzentrationen aus, alle adrenergen Stimulationen auszuüben, die lange bekannt sind:

- Tachykardie,
- Inotropie,
- Bathmotropie und vor allem
- Arrhythmogenität.

Gerade letztere ist bei älteren Patienten mit vorgeschädigtem Herzen ein großes Problem. Gute epidemiologische Untersuchungen zu diesen Nebenwirkungen bei älteren Patienten fehlen, aber große Metaanalysen belegen diesen Zusammenhang für das Gesamtkollektiv (Salpeter 2007). Es ist daher anzunehmen, dass bei älteren Patienten mit größerer Neigung zu Herzrhythmusstörungen und anderen Herz-Kreislauf-Erkrankungen diese Katecholamintoxizität eher noch größer ist. Aus diesem Grund sollten die weiter unten im ► Abschn. »Systemische Therapien« beschriebenen Methoden zur Bronchodilatation und antiinflammatorischen Therapie nicht zu lange verzögert werden.

> **Gerade beim älteren Patienten ist eine erfolgreiche COPD-Therapie eine Vermeidungstherapie von kardiovaskulär belastenden Medikamenten, zu denen neben den Katecholaminen vor allem auch das Theophyllin (systemische Applikation notwendig!!) gehört.**

Im Stadium I nach GOLD werden im Anfall zu applizierende, kurzwirksame Beta-2-Mimetika wie Fenoterol oder Salbutamol als Pulverinhalationen, im Stadium II zusätzlich langwirksame Beta-2-Mimetika wie Formoterol oder Salmeterol empfohlen.

Die inhalative Anwendung ist bei älteren Patienten häufig mit Problemen verbunden, da sie die aktive Mitarbeit des Patienten erfordert. Diese ist aufgrund der nötigen aktiven, kräftigen und kurzfristigen Inhalation bei Pulverinhalatoren anspruchsvoller als bei Sprays. Letztere führen aber zu einer geringeren Deposition des Wirkstoffes in den Lungen (oft nur etwa 20% statt 80%) und lösen so über die orale Aufnahme eher Nebenwirkungen aus. Daher sind Pulverinhalatoren, wenn möglich, vorzuziehen. Sprays sind heute in Deutschland frei von Fluorchlorkohlenwasserstoffen (FCKW), die in Verdacht stehen, selbst arrhythmogen zu wirken und umweltschädlich sind.

Ein einfacher Zeichentest hilft bei der Abschätzung der Inhalationsfähigkeit eines kognitiv eingeschränkten Patienten (Board u. Allen 2006).

Eine Vernebelung der Substanz (als Fertigpräparat oder mit phys. Kochsalzlösung verdünnt) kann bei stark dementen Patienten versucht werden, allerdings ist auf gute Lüftung zu achten, damit Angehörige und Pflegepersonal nicht auch mediziert werden.

Parasympatholytika

Ipratropium ist der Prototyp des schlecht aus dem Bronchialsystem resorbierbaren Parasympatholytikums. Es wirkt aber nur 6–8 h und muss daher mehrmals täglich inhaliert werden. Über eine beschränkte Resorption nach oraler Aufnahme (► oben) kann es selten zu den systemischen Wirkungen der Parasympathikolyse kommen, mit Akkommodationsstörungen, trockenem Mund, Tachykardien. Insgesamt ist die Substanz wesentlich besser verträglich als Betamimetika, aber auch nicht so stark wirksam.

Diese Reihung ist für eine relative Neuerung nicht gegeben: das langwirksame (über 24 h) Tiotropium. Dieses scheint sogar einen Vorteil in der Zahl der Exazerbationen der COPD gegenüber Ipratropium zu haben und seltener kardiale Ereignisse als Betamimetika auszulösen (Jara et al. 2007). Diese Substanz ist daher gerade beim älteren Patienten in der Dauertherapie (ab Stadium II) vorzuziehen. Auch die mögliche Einmalanwendung ist (nicht nur) beim geriatrischen Patienten von Vorteil. Sie ist unter dem Aspekt der Katecholamineinsparung (► oben) eine wichtige Säule der chronischen COPD-Therapie. Falls dies nicht möglich ist, können Betamimetika und Parasympatholytika auch kombiniert werden.

Inhalative Glukokortikoide

Ab Stadium III sollen inhalative Glukokortikoide wie Budesonid oder Fluticason hinzugefügt werden. In den niedrigen und mittleren Dosierungen (◘ Tab. 2.8) sind systemische Nebenwirkungen nicht zu erwarten, in den hohen Dosierungen aber durchaus (Unterdrückung der adrenokortikalen Achse, evtl. erhöhtes Osteoporoserisiko mit Frakturen). Die lokalen Nebenwirkungen (vor allem Heiserkeit, aber auch Soor im Mund-Rachen-Raum) sind durch Pulverinhalatoren im Vergleich zu Sprays aufgrund der besseren Deposition der Substanzen in der Lunge wesentlich seltener. Aufgrund der relativen Immuninkompetenz im Alter sind gerade Soorkomplikationen, z. T. mit systemischer Kandidiasis (hohe Letalität!), im hohen Alter häufiger als bei jüngeren Patienten, obwohl exakte Zahlen hierzu fehlen.

Hinsichtlich der Wirksamkeit ist zu sagen, dass es einen Synergismus zwischen Glukokortikoiden und Katecholaminderivaten gibt, in dem die Steroide die Bronchialmuskulatur gegenüber der Wirksamkeit letzterer sensitivieren. Aus Compliancegründen sollten nach individueller Einstellung auf die einzelnen Komponenten gerade im Alter Kombinationspräparate aus inhalativem Glukokortikoid und langwirksamen Beta-2-Mimetikum angewandt werden (z. B. Formoterol und Budesonid oder Salmeterol und Fluticason).

Systemische Therapien

Allerdings sollte die Wirksamkeit der über Bronchodilatation und Entzündungshemmung agierenden Therapeutika bei der COPD nicht überschätzt werden, denn es handelt sich meist um eine Strukturerkrankung mit untergeordneter entzündlicher Komponente. Wenn die vorgenannten Medikamente nicht greifen, wird gerade das subjektiv angenehm empfundene Betamimetikum (Mechanismus unklar, ZNS-Wirkung wie beim Koffein?) immer höher dosiert, wobei die kardialen Risiken ebenso eskalieren, oder auf systemische Präparate wie Theophyllin, orale Betamimetika oder gar Glukokortikoide zurückgegriffen.

> **Da diese Medikamente bei systemischer Anwendung (für Theophylllin die einzig mögliche!) massive Nebenwirkungen haben (Cushing-Syndrom bei Glukokortikoiden) und bei älteren Patienten die Toleranz gegenüber insbesondere kardialen Nebenwirkungen geringer ist, sollte diese Eskalation unbedingt vermieden werden.**

Gerade **Theophyllin** ist pharmakokinetisch »schwierig«, hat ein großes Interaktionspotenzial, eine enge therapeutische Breite (im Alter Auslösung deliranter Syndrome), eine geringere Clearance bei älteren Patienten und sollte gerade bei diesen nur unter engmaschiger Plasmakonzentrationskontrolle gegeben werden (TDM, Ziel 5–20 mg/l).

◘ Tab. 2.8. Niedrige, mittlere und hohe Dosierungen inhalativer Glukokortikoide. (Aus Buhl et al. 2006, S. 165, Tab. 15. Mit freundlicher Genehmigung des Thieme Verlags)

Tagesdosen inhalativer Steroide (µg)			
Wirkstoff	**Niedrige Dosierung**	**Mittlere Dosierung**	**Hohe Dosierung**
Beclomethason	≤500	≤1.000	≤2.000
Budesonid	≤400	≤800	≤1.600
Ciclesonid	80–160	160	>160
Fluticason	≤250	≤500	≤1.000
Mometason	200	400	800

Dabei müssen alle Register der physikalischen Therapie (Abklopfen, Atemübungen, ggf. Absaugen, Kochsalzvernebler, Mukolytika?!) gezogen werden, bevor unter Inkaufnahme einer möglichen Lebensverkürzung diese systemische Therapien eingesetzt werden. Die Abwägung zwischen Nutzen und Risiko ist allerdings eindeutig auch unter dem Aspekt der Lebensqualität zu sehen; dies ist im geriatrischen Fall oft schwierig, muss aber kritisch die biologische Altersabschätzung, Komorbiditäten und damit die Lebenserwartung einbeziehen. Dies kann auch die präfinale Gabe von Morphin beinhalten, die subjektiv die Erstickungsnot dieser Patienten beeinflusst, aber sicher lebensverkürzend wirkt.

Sauerstoffgabe

Ab dem Stadium IV nach GOLD ist die langfristige Sauerstoffgabe, zunächst mit max. 1,5 l/min (Gefahr der CO_2-Narkose), indiziert. Die Dosis wird dann angepasst mit dem Ziel, eine Sauerstoffsättigung von mindestens 90% zu erzielen.

> **Die Sauerstoffgabe ist die einzige erwiesenermaßen lebensverlängernde Maßnahme bei schwerer COPD. Sie senkt den pulmonalarteriellen Druck und verbessert die Kognition und Lebensqualität.**

Sie sollte auch ältesten Patienten nicht vorenthalten werden, wobei allerdings bei eingeschränkter Kognition für eine adäquate Unterstützung bei der Logistik und Anwendung gesorgt sein muss. Eine Kombination mit chirurgischen Maßnahmen (z. B. Entfernung von großen Bullae = Blasen) kann indiziert sein.

Zu den neueren Möglichkeiten der Senkung des Pulmonalarteriendrucks z. B. durch den Endothelinantagonisten Bosentan liegen bei älteren Patienten kaum Erfahrungen vor. Diese Substanz ist auch zunächst für die Therapie der primären pulmonalen Hypertonie (also nicht der COPD-bedingten sekundären pulmonalen Hypertonie) zugelassen, und Erfahrungen bei der COPD werden noch gesammelt.

Die sonst noch mögliche Lungentransplantation ist meist jüngeren Patienten vorenthalten, da sie eine große Letalität aufweist und angesichts des Spendermangels eine ausgeprägte Selektion erfordert.

Impfungen

Altersunabhängig ist in allen Stadien der COPD die jährliche Influenza-A-Impfung mit inaktivierter Vakzine sowie ab 65 Jahren die Pneumokokkenimpfung empfohlen. Gerade diese Maßnahmen werden bei älteren Patienten nur eingeschränkt wahrgenommen (in Deutschland von etwa 50% der Betroffenen (Müller u. Szucs 2007)), obwohl die Wirksamkeit unumstritten ist. Hiermit ließe sich mit Sicherheit ein größerer Effekt auf Morbidität und Mortalität erzielen als mit allen Arzneimitteln (außer Sauerstoff), die oben beschrieben sind.

Exazerbationen

Gerade ältere Patienten sind von Infektexazerbationen der COPD bedroht, da ihnen die Bandbreite der körperlichen Anpassung an eine Infektion fehlt.

> **Es gilt die Regel, eine kalkulierte, breit wirksame Antibiotikatherapie bei dem geringsten Verdacht auf eine Infektexazerbation ohne Verzögerung zu beginnen, und zwar nach sofortiger stationärer Aufnahme, denn hier darf gerade bei älteren Patienten keine Zeit verloren werden.**

Die Art der Antibiotika richtet sich nach lokalen Resistenzgegebenheiten und den Umständen der Infektion (stationär oder ambulant erworben, also nosokomial im Krankenhaus = viel gefährlicher, oder in der »normalen« Umwelt = relativ harmlos). Spezielle Daten zur Antibiose im Alter sind spärlich. Die Wahl wird durch die erwarteten oder identifizierten Keime bestimmt, nur die Dosis muss in üblicher Weise an die Nieren- oder Leberfunktion angepasst werden. Für Fluorchinolone sind die ZNS-Wirkungen zu beachten, die insbesondere bei älteren Patienten zu atypischen kognitiven und psychiatrischen Störungen bis hin zu deliranten Syndromen führen können (Arzneimittelkommission der deutschen Ärzteschaft 2008). In der Regel werden Betalaktame (z. B. Aminopenicilline wie Amoxycillin, auch in Kombination mit Betalaktamasehemmern wie Klavulansäure) und Makrolide (z. B. Clarithromycin) bei ädaquater, d. h. meist reduzierter Dosierung (▶ oben), gut vertragen. Bei oralen Cephalosporinen ist darauf zu achten, dass sie schlecht resorbiert werden und daher große

Substanzmengen im Darm bleiben und die Darmflora zerstören (Durchfall/Clostridium difficile-Gefahr). Bei älteren Patienten können Durchfälle sehr schnell zur Exsikkose, Elektrolytstörungen (Hypo- und Hyperkaliämie) und Thrombosen führen. In diesen Fällen ist die ausreichende, auch intravenöse Flüssigkeitszufuhr und Bilanzierung entscheidend.

Eine wichtige Ergänzung der Therapie ist die kurzfristige (7–10 Tage) Anwendung höherer systemischer Glukokortikoiddosen (30–40 mg/Tag Prednisolon) während einer Exazerbation.

Mukolytika wie Azetylzystein oder Bromhexin sind in ihrer Wirksamkeit trotz zahlreicher Studien umstritten. Es ist völlig klar, dass physikalische Maßnahmen (▶ oben, Abschn. »Systemische Therapien«) während des stationären Aufenthaltes (sowie eine ausreichende Hydratation zur Verflüssigung des Mukus) wesentlich wirksamer und wichtiger sind als jedes Mukolytikum, aber häufig unter Sparzwängen und Personalmangel nicht oder nicht ausreichend durchführbar sind. Sich auf Mukolytika zu verlassen, ist ganz schlecht. **Antitussiva** sind nicht hilfreich, da sie das im Alter schon erschwerte Abhusten noch zusätzlich behindern, und sollten daher vermieden werden.

Klassifizierung der Pharmaka zur Therapie der COPD nach der Alterstauglichkeit bei stadiengerechter Anwendung (▶ Abschn. 1.4)

Jährliche Influenzaimpfung	A
Pneumokokkenimpfung bei über 65-jährigen	A
Inhalative Beta-2-Mimetika	B
Inhalative langwirksame Parasympatholytika	A
Inhalative Glukokortikoide	A
Langzeitsauerstoffgabe	A
Theophyllin	C
Systemische Glukokortikoide, chronisch	D
Systemische Glukokortikoide, akut, kurz bei Exazerbation	A
Antibiotika, akut, bei Exazerbation nach kalkulierter, ggf. antibiogrammgerechter Auswahl	A
Mukolytika	C
Antitussiva	D

Literatur

Arzneimittelkommission der deutschen Ärzteschaft (2008) Fluoroquinolones: psychiatric adverse effects. Prescrire Int 17(93):20

Board M, Allen SC (2006) A simple drawing test to identify patients who are unlikely to be able to learn to use an inhaler. Int J Clin Pract 60(5):510–513

Buhl R, Berdel D, Criée CP et al. (2006) Leitlinie zur Diagnostik und Therapie von Patienten mit Asthma. Pneumologie 60(3):139–177

GOLD (Global Initiative for Chronic Obstructive Lung Disease) (2007) Global strategy for the diagnosis, management and prevention of COPD. http://www.goldcopd.org. Gesehen 11.8.08

Jara M, Lanes SF, Wentworth C 3rd, May C, Kesten S (2007) Comparative safety of long-acting inhaled bronchodilators: a cohort study using the UK THIN primary care database. Drug Saf 30(12):1151–1160

Müller D, Szucs TD (2007) Influenza vaccination coverage rates in 5 European countries: a population-based cross-sectional analysis of the seasons 02/03, 03/04 and 04/05. Infection 35(5):308–319

Mathers CD, Loncar D (2006) Projections of global mortality and burden of disease from 2002 to 2030. PLoS Med 3(11): e442

Rabe KF, Hurd S, Anzueto A et al. (2007) Global Initiative for Chronic Obstructive Lung Disease. Global strategy for the diagnosis, management, and prevention of chronic obstructive pulmonary disease: GOLD executive summary. Am J Respir Crit Care Med 176(6):532–555

Salpeter SR (2007) Bronchodilators in COPD: impact of beta-agonists and anticholinergics on severe exacerbations and mortality. Int J Chron Obstruct Pulmon Dis 2(1):11–18

Schirnhofer L, Lamprecht B, Vollmer WM, Allison MJ, Studnicka M, Jensen RL, Buist AS (2007) COPD prevalence in Salzburg, Austria: results from the Burden of Obstructive Lung Disease (BOLD) Study. Chest 131(1):29–36

Weel C van (1996) Chronic diseases in general practice: the longitudinal dimension. Eur J Gen Pract 2:17–21

2.6 Osteoporose

Martin Wehling

2.6.1 Bedeutung für den älteren Patienten, Epidemiologie

Die Osteoporose ist eine Alterskrankheit, die vorwiegend postmenopausale Frauen betrifft. Sie hat erhebliche medizinische und soziale Konsequenzen, da sie häufig ist und über Frakturen der Hüfte und der Wirbelsäule zu Invalidität mit all ihren Konsequenzen einschl. Tod z. B. durch Pneumonie führt. Hierbei ist eine Abnahme der Knochendichte zu verzeichnen, die auch die Struktur der Knochen betrifft, nicht nur die Kalzifizierung. Typische Risikofaktoren sind neben dem weiblichen Geschlecht geringes Körpergewicht, schlechter Ernährungszustand, Alter, physische Inaktivität, Rauchen, Glukokortikoidtherapie über längere Zeit (mehr als 3 Monate). Männer starten den altersgemäßen Abbau der Knochensubstanz bei einem höheren Körpergewicht, mehr physischer Aktivität, der Androgenaktivität von einem höheren Ausgangsniveau; sie können auch an Osteoporose erkranken, aber in der Regel mindestens 10 Jahre nach den Frauen. Bis zur Menopause schützen endogene Östrogene die Frau vor rascher Osteoporoseentwicklung. Da die Diagnose häufig erst durch eine Fraktur evident wird, sind sowohl ein (sekundär-)therapeutischer als auch ein präventiver (vor den Erkrankungsfolgen) Ansatz zu verfolgen.

Die Prävalenz steigt von 6% bei 50-jährigen Frauen auf über 50% bei 80-jährigen Frauen an (Looker et al. 1997). Eine 50-jährige Frau hat eine etwa 40%ige Chance, eine osteoporotisch begünstigte Fraktur (Hüfte, Handgelenk oder Wirbelsäule) während ihres weiteren Lebens zu erleiden. Diese Erkrankungen haben im Alter eine beträchtliche Bedeutung für Morbidität und Mortalität: nach einem Schenkelhalsbruch sterben 20% der Frauen und 40% der Männer nach einem Jahr (Chrischilles et al. 1991), von Abhängigkeit in Pflegeheimen und Depressionen als weiteren möglichen Folgen zu schweigen. Wirbelsäulenfrakturen werden nur zu 1/3 diagnostiziert (Körpergrößenmessung!).

Da diese Erkrankung fast ausschließlich eine Alterserkrankung ist, liegt z. B. in der Empfehlung des Dachverband Osteologie von 2009 eine Altersempfehlung zur detaillierten Verfahrensweise in Abhängigkeit vom Alter und Geschlecht der Patienten vor, eine Zusammenfassung hiervon eignet sich zum raschen Nachschlagen (Dachverband Osteologie 2009).

2.6.2 Therapeutisch relevante Besonderheiten beim älteren Patienten

Zahlreiche Besonderheiten sind beim älteren und vor allem sehr alten Patienten für die Osteoporose und ihre Therapie erwähnenswert. Ein wichtiger Zusammenhang besteht zur Aufnahme von Kalzium und Vitamin D mit der Nahrung. Da im Alter häufig eine insuffiziente Ernährung stattfindet, gerade auch in Alten- und Pflegeheimen, sind in dieser Hinsicht ältere Menschen häufig unterversorgt. Daher ist die Supplementierung mit diesen Nahrungsergänzungsstoffen eindeutig indiziert (▶ unten).

Geringes Körpergewicht ist ein eindeutiger Risikofaktor für die Osteoporoseentwicklung. Da ältere Menschen oft an Sarkopenie leiden, ist die Osteoporose häufig eine Folge des »Haut- und Knochenzustandes«. Eine proteinreiche, kalorisch ausreichende Ernährung ist daher auch ein Osteoporoseschutz. Natürlich hat ein deutliches Übergewicht vor allem im Zusammenhang mit der Auslösung des metabolischen Syndroms auch Nachteile. Vor allem körperliche Aktivität ist daher geeignet, den »richtigen« Anteil der Muskelmasse am Gewicht zu erhalten. Dies setzt allerdings die erwähnte gute Ernährung voraus. Die Osteoporose und die entsprechenden Frakturen sind eine wesentliche Komplikation der bislang zu wenig erforschten Sarkopenie im Alter.

Osteoporotische Frakturen werden fast immer durch Stürze provoziert. Diesem alterstypischen Problem ist ja ein eigenes Kapitel (▶ Kap. 3) gewidmet. Hier sei nur erwähnt, dass die beste Osteoporoseprophylaxe bei häufigen Stürzen wenig ausrichten kann. Protektive Maßnahmen (z. B. Hüftprotektor), vor allem aber das Weglassen sturzprovozierender Arzneimittel erscheint daher dringend erwähnenswert. Auch ein Körpertraining zur

Sturzprophylaxe sollte angeboten werden. Thyroxin- und Vitamin-D-Mangel sind ebenfalls mit erhöhtem Sturzrisiko verbunden.

> **Benzodiazepine, Antidepressiva, Antiepileptika, orthostasefördernde Medikamente (Hochdruckmittel) sind hier als vorwiegende Risikomedikamente zu nennen.**

Jede systemische Glukokortikoidtherapie über 3 Monate kann zur Osteoporose führen, wie auch die langfristige Heparinisierung. Für niedermolekulare Heparine ist die Lage unklar. Diese Nebenwirkungsrisiken sollten in die Risiko-Nutzen-Abwägung unbedingt einbezogen werden. Auch diese Nebenwirkung ist ein Grund, andauernde systemische Glukokortikoidtherapien über der Cushingschwelle (7,5 mg/Tag Prednisonäquivalent, bei alten Patienten eher niedriger) als fast immer kontraindiziert einzustufen. Nikotin- und Alkoholabusus gelten als Risikofaktoren, sind aber nicht alterstypisch erhöht wie der Gebrauch der zuvor genannten Medikamente.

Zahlreiche in der Therapie der Osteoporose und der Prophylaxe ihrer Komplikationen eingesetzte Medikamente werden renal eliminiert (z. B. Bisphosphonate); die generischen Einschränkungen bzgl. der Nierenfunktion sind daher zu beachten. Bei oraler Einnahme können altersbedingte Motilitätsstörungen besonders des Ösophagus und des Schluckaktes (Zeichen: häufiges Verschlucken) die Anwendung oraler Bisphosphonate gefährlich machen; dann sind parenterale Anwendungen zu bevorzugen.

2.6.3 Evidenzorientierte, rationale Arzneimitteltherapie und Klassifizierung der Arzneimittel nach Alterstauglichkeit

Neben den schon erwähnten nichtmedikamentösen Prophylaxemaßnahmen wie ausgewogener, kalorisch ausreichender Ernährung (Body-Mass-Index über 20!), Förderung körperlicher Aktivitäten und Sturzanamnese/Sturzprophylaxe ist vor allem auf eine ausreichende Zufuhr von Kalzium in der Nahrung zu achten. Die tägliche Kalziumzufuhr sollte 1.500 mg nicht überschreiten. Je nach Ernährungssituation sollte daher bei älteren Patienten ggf. 500–1.000 mg Kalzium (und je nach Sonnenexposition 800–2.000 IE/Tag Vitamin D_3) zugeführt werden. Leider wird dies in der reinen Prophylaxe von den Kassen nicht bezahlt. Allerdings gibt es wenige Nahrungsergänzungsstoffe, deren Wirksamkeit so gut belegt ist, wie in dieser Situation. Da Vitamin D normalerweise unter Sonnenlichteinfluss entsteht, ist für eine ausreichende Sonnenexposition zu sorgen, auch in Altersheimen (Balkonaufenthalte, Ausflüge). Da dies aber schon aufgrund klimatischer Gegebenheiten nicht zu einer ausreichenden Versorgung führt, muss Vitamin D_3 in der Regel substituiert werden. Unsere Vorfahren kamen aus der Sonne Afrikas, und bildeten trotz der dunklen Haut genug aktives Vitamin D_3; erst in den nordischen Regionen musste die Haut abblassen, damit überhaupt annähernd genug Sonnenlicht zu dieser entscheidenden Funktion beitragen konnte. Da dies aber bei älteren Patienten trotz der oft ausgeprägten Blässe nicht ausreicht, kann praktisch immer von einer Substitutionsnotwendigkeit ausgegangen werden (ggf. teure Plasmakonzentrationsbestimmungen). Bei den genannten Mengen sind Überdosierungen nicht zu erwarten; Eskimos decken ihren Bedarf durch »fertiges« Vitamin D_3 aus lipidreichen Fischen, da es in der Arktis zu lange dunkel ist.

Für Vitamin D werden darüber hinaus kardioprotektive und antidemenzielle Effekte diskutiert. In diesem Bereich sind wesentliche neue Erkenntnisse zu erwarten; indes spricht vieles dafür, dass wir in den nordischen Breiten grundsätzlich mehr Vitamin D »vertragen« könnten.

Aber allein die unbestrittene, in kontrollierten Studien gut belegte Knochenwirksamkeit sollte Grund für eine wesentlich umfassendere Supplementierung sein als dies derzeit geschieht. Warum diese keine Kassenleistung ist, ist unverständlich und kontraproduktiv, da die Kosten der Frakturen immens zu Buche schlagen.

Neben diesen unspezifischen vorbeugenden Maßnahmen und nach eingetretener Fraktur (Wirbelfraktur!) einer rationalen und effektiven Schmerztherapie stehen **spezifische** antiosteoporotische Arzneimitteltherapien zur Verfügung.

In ◘ Tab. 2.9 sind die oben zitierten Empfehlungen zur Indikationsstellung für eine spezifische Therapie zusammengefasst. Es gibt fast keine andere arzneitherapeutische Empfehlung, die auf dem

Konsensuswege eine so detaillierte altersgestufte Differenzierung der Indikationsstellung gibt. Diese basiert auf Alter, Geschlecht und der Abweichung der Knochendichtemessung (DXA) von der Norm jüngerer Erwachsener in Standardabweichungen (T-Wert) ab. Nach eingetretener Wirbelkörperfraktur ist diese in jedem Fall, bei peripheren Frakturen, Schenkelhalsfraktur bei Elternteil, multiplen Stürzen, Rauchen, Immobilisation schon bei einem um eine Einheit kleineren DXA-Wert (statt 3,5 bei 2,5) nötig. Es ist zu erkennen, dass ähnlich zur oben beschriebenen Thromboseprophylaxetherapie eine Abstufung der Indikation nach einem Risiko-Scoring-System angewandt wurde. Allerdings fehlt eine Abschätzung der Lebenserwartung und der Verzögerungseffekte dieser Therapien. Es ist schwer vorstellbar, dass bei einer 95-jährigen Patientin mit einer Lebenserwartung von etwa 1–2 Jahren noch ein großer Effekt zu erwarten ist. Daher sind bei sehr alten Patienten dann doch wieder Abstriche zu machen, will man nicht jeder 90-Jährigen diese differenten und nicht nebenwirkungsfreien Medikamente geben. Dies zeigt, dass selbst hinsichtlich des Alters sehr differenzierte Empfehlungen wesentliche Fragen offenlassen müssen und der Arzt hier eine Individualentscheidung vornehmen muss. Dass sich hier ein Dilemma einstellt (niemand möchte, dass sich eine 90-Jährige bei einem kleinen Sturz einen osteoporotischen Bruch zuzieht), ist offensichtlich. Nach den Studien benötigt aber eine antiosteoporotische Therapie mindestens 6 Monate, damit sich erste Erfolge einstellen, die dann aber noch klein sind. Für die signifikanten Effekte werden regelhaft mehrere Jahre der Therapie benötigt. Nach der oben zitierten DVO-Empfehlung (◘ Tab. 2.9) sollte eine derartige Therapie immer auf 3–5 Jahre angelegt sein. Damit ist der mögliche Nutzen bei einer kurzen Lebenserwartung an sich begrenzt, wenn überhaupt existent, da für sehr alte Patienten nur wenige oder keine Daten vorliegen.

Hierbei kommen Bisphosphonate, Östrogene und SERMs, Strontiumranelat und Alfacalcidol zur Anwendung.

Bisphosphonate und andere Knochenresorptionshemmer

Die **Bisphosphonate** hemmen die Osteoklasten und behindern damit den Knochenabbau. Sie lagern sich in die Knochenmatrix ein und können daher diesen Effekt z. T. monate- und jahrelang ausüben.

◘ **Tab. 2.9.** Empfehlung der DVO 2006 (Kitteltaschenversion) zur Indikationsstellung einer spezifischen Osteoporosetherapie. (Dachverband der Deutschsprachigen Osteologischen Fachgesellschaften 2006. Mit freundlicher Genehmigung)

ohne WK-Fraktur bei Lebensalter (Jahre)		T-Wert (nur anwendbar auf DXA-Werte)				
Frau	**Mann**	**–2,0 bis –2,5**	**–2,5 bis –3,0**	**–3,0 bis –3,5**	**–3,5 bis –4,0**	**< –4,0**
50–60	60–70	Nein	Nein	Nein	Nein	Ja
60–65	70–75	Nein	Nein	Nein	Ja	Ja
65–70	75–80	Nein	Nein	Ja	Ja	Ja
70–75	80–85	Nein	Ja	Ja	Ja	Ja
>75	>85	Ja	Ja	Ja	Ja	Ja
mit WK-Fraktur		Ja – Rasche Therapie wichtig, da hohes akutes Folgerisiko für WK-Frakturen!				

1. Bei Vorliegen eines oder mehrerer der folgenden Risikofaktoren wird eine max. um einen T-Wert höher liegende Therapieschwelle empfohlen (d.h. Therapie z.B. ab einem T-Wert von max. –2,5 statt –3,5):
   A. periphere Fraktur. B. Schenkelhalsfraktur eines Elternteils. C. Nikotinkonsum. D. multiple Stürze. E. Immobilität
2. In Abhängigkeit von der klinischen Gesamtsituation ist eine um max. einen T-Wert niedriger liegende Therapieschwelle möglich (d.h. Therapie z.B. ab einem T-Wert von max. –3,5 statt –2,5)

An ihrer Wirksamkeit zur Prävention osteoporotischer Frakturen besteht sowohl primär als auch sekundär kein Zweifel. Hierbei werden gegenüber Placebo Senkungen der Wirbelsäulenfrakturen, aber auch Schenkelhalsfrakturen zwischen 60% und 20% beobachtet. Es ist jedoch zu beachten, dass Erfahrungen jenseits max. 5-jähriger Therapien nicht vorliegen. Angesichts der Langzeitwirkung ist aber nicht auszuschließen, dass es ein Weiterwirken auch nach Absetzen gibt, nur ist unklar, für wie lange. Kürzlich wurde für Zoledronat als erstem Osteoporosemedikament sogar die Senkung der Mortalität der Patienten nach Schenkelhalsfraktur beschrieben (◘ Abb. 2.21); dies unterstreicht auch die vitale

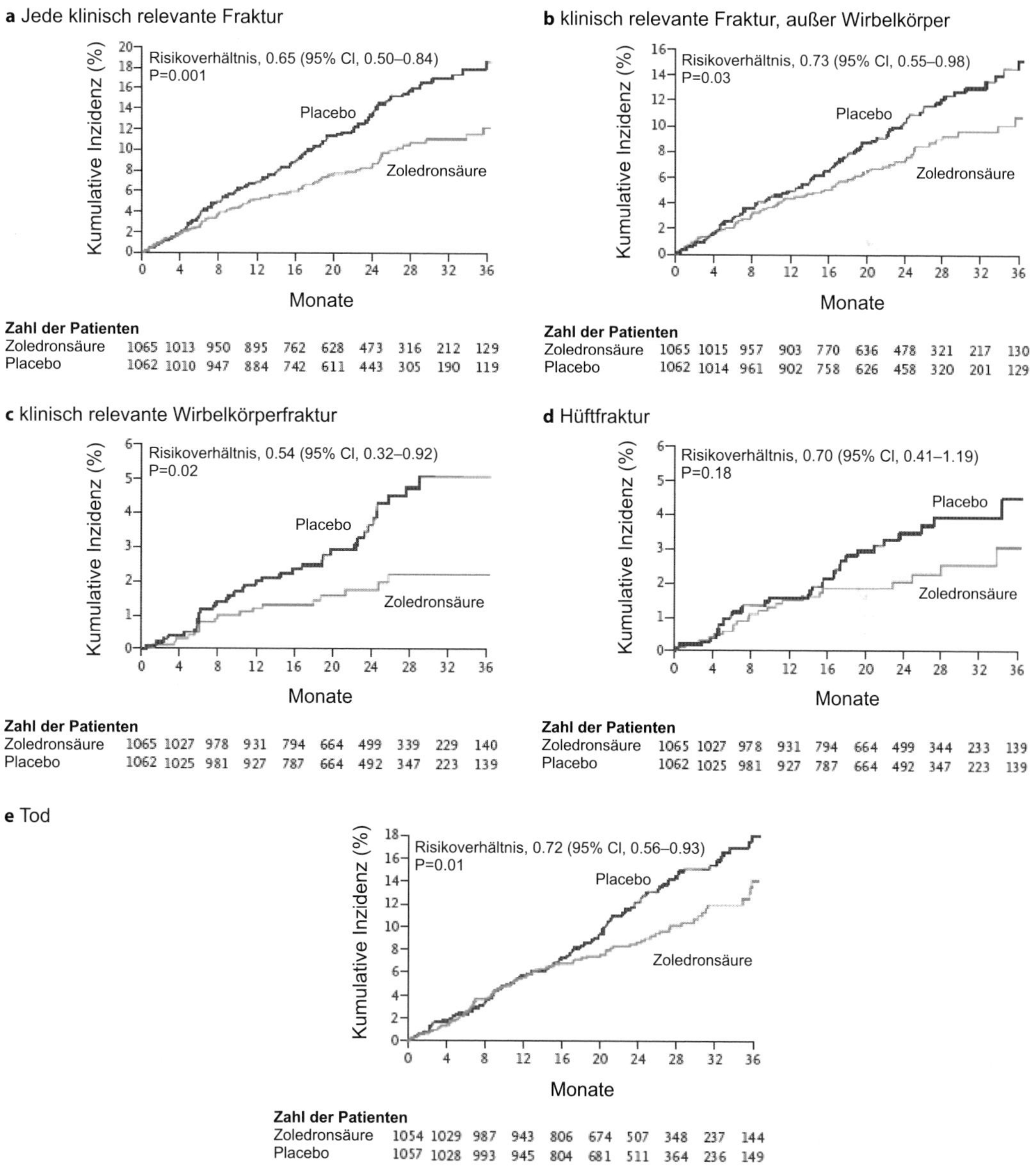

◘ **Abb. 2.21. Die Wirkung von jährlich 5 mg Zoledronat auf das Frakturrisiko und die Mortalität bei Patienten nach Schenkelhalsfraktur.** **a** jede klinisch relevante Fraktur, **b** klinisch relevante Fraktur, außer Wirbelkörper, **c** klinisch relevante Wirbelkörperfraktur, **d** Hüftfraktur, **e** Tod. (Aus Lyles et al. 2007. Mit freundlicher Genehmigung der Massach

Bedrohung von älteren Patienten durch das Frakturrisiko.

Eingeführt sind u. a. Alendronat, Ibandronat, Risedronat und – als Jahresinfusion – Zoledronat. Eine tägliche Gabe (z. B. Alendronat) wird heute zunehmend zugunsten der selteneren Applikationen (z. B. Alendronat 70 mg/Woche, Ibandronat 150 mg/Monat) verlassen; dies ist unter Compliance-Gesichtspunkten einerseits zu begrüßen. Andererseits werden auch seltene Anwendungen vergessen, sodass die jährliche ärztliche Infusion hier durchaus einen Fortschritt darstellt.

Da die Abbauhemmung auch mit einer Remineralisation einhergeht (dies ist das einzige, das die Knochendichtemessung bestimmt), ist auf eine Zufuhr von Kalzium und Vitamin D (▶ oben) unbedingt zu achten. Ohne diese Substitution kann es sogar zur Hypokalzämie (und Hypophosphatämie) kommen.

Leider ist die Verträglichkeit dieser Substanzen beschränkt. Bei oraler Applikation ist unbedingt auf die Einnahme mit aufrechtem Oberkörper 30 min vor dem Essen (danach 30 min aufrecht bleiben!) und die Zufuhr von 200 ml Wasser zum sicheren Transport in den Magen zu achten. Es kann sonst zur Wirkstofffreisetzung im unteren Ösophagus mit Geschwürbildung kommen. Gastrointestinale Beschwerden sind nicht selten, aber häufig vorübergehend; schlimmer sind aber insbesondere bei Therapieeinleitung und parenteraler Gabe grippeähnliche Symptome mit Fieber, Muskelschmerzen und Zerschlagenheit. Auch diese Nebenwirkungen sind temporär, der Patient sollte darüber unbedingt aufgeklärt werden. Paracetamol hilft sicher.

Vorwiegend bei Hochdosistherapie (zur Knochenmetastasenbehandlung), selten auch in der Osteoporosetherapie sind Kieferosteonekrosen aufgetreten, die schwer heilen und häufig entstellende und funktionell katastrophale Operationen nach sich ziehen. Risikopatienten (Krebs, Strahlentherapie im Halsbereich, Glukokortikoidtherapie) sollten daher präventiv einer zahnärztlichen Untersuchung zum Ausschluss insbesondere von Wurzelgranulomen zugeführt werden.

Bei allen Bisphosphonaten erfolgt die Ausscheidung des nicht an den Knochen gebundenen Anteils über die Nieren, deren Funktion daher für die Dosierung entscheidend ist. Eine Nephrotoxizität ist bei der Osteoporosetherapie (niedrige Dosierungen) selten. Seltene Nebenwirkungen wie Phototoxizität oder Exantheme sollten nicht übersehen werden.

Strontiumranelat führt zur Knochenresorptionshemmung und steigert die Osteoblastenaktivität. In wenigen Studien wurde seine Wirksamkeit nachgewiesen, leider aber auch eine Steigerung der Beinvenenthrombosehäufigkeit. Insgesamt sind gerade bei Patienten mit eingeschränkter Nierenfunktion die Daten spärlich und seine Beurteilung für die Anwendung bei alten Patienten sollte erst bei Vorlage weiterer Daten abgeschlossen werden. Jetzt wurden Fälle mit toxischer Epidermiolyse bekannt, die diese Zurückhaltung unterstreichen.

Teriparatid ist ein Parathormonanalogon (n-terminale Aminosäuren 1–34 des menschlichen Parathormons, gentechnisch hergestellt), das den Knochenaufbau fördert, aber auch in den Kalziumtransport im Darm eingreift. Es kann zu Hyperkalämien führen. Eine Wirksamkeit auf die Verhinderung von Schenkelhalsfrakturen konnte nicht gezeigt werden. 20 µg/Tag müssen subkutan verabreicht werden; damit ist diese Substanz gerade für ältere Patienten schwer handhabbar oder muss von Pflegepersonal verabreicht werden. Neben Alendronat hat diese Substanz die Zulassung in der Osteoporosetherapie auch für Männer. Insgesamt sollte – auch aufgrund des Preises und der auf 18 Monate beschränkten Anwendung – diese Substanz nur von osteologischen Spezialisten angewandt werden.

Östrogen und SERM

Der antiosteoporotische Effekt der Östrogene ist unbestritten; er ist der Grund des seltenen Auftretens einer Osteoporose vor der Menopause, und ihrer dann schnell häufigeren Manifestationen. Nun ist die Hormonersatztherapie (HRT) nach der Menopause in mehreren großen Studien (WHI, »Womens Health Initiative«; Million Women Study) hinsichtlich ihrer Effekte auf das Überleben und wichtige Erkrankungen gut untersucht: knapp zusammengefasst erhöht die spätpostmenopausale Östrogengabe das Risiko eines kardiovaskulären und thrombembolischen Ereignisses und des Auftretens hormonaktiver Tumoren (Brust, Uterus), senkt allerdings die Kolonkrebsgefahr und Osteoporosefolgen.

Diese Studien haben oft Frauen lange nach der Menopause (10 und mehr Jahre) eingeschlossen, für die vasomotorische Probleme der Menopause nicht mehr im Vordergrund standen.

Ein rationaler Ansatz ist daher, die HRT auf eine möglichst kurze Phase zeitlich während und direkt an die Menopause anschließend zu begrenzen. Diese Therapie sollte 1–2 Jahre möglichst nicht überschreiten und wäre streng symptomorientiert (Flush-Symptome, Schweißausbrüche). Meist wären dann ältere Patientinnen keine Kandidaten für diese Form der Osteoporoseprophylaxe.

Raloxifen ist ein selektiver Östrogenrezeptormodulator (SERM); die Substanz verändert im Vergleich zum natürlichen Liganden Östradiol die Konformation des intrazellulären Östrogenrezeptors nur partiell. Der so veränderte Ligand-Rezeptorkomplex übt dann die agonistischen Östrogenwirkungen nur noch partiell aus, und ist in anderen Bereichen ein partieller Antagonist. Diese Substanz hat daher z. B. kein Potenzial mehr, Brustkrebs zu fördern, sondern wird auch in seiner Therapie als Östrogenantagonist eingesetzt. Anders verhält es sich im Hinblick auf die Osteoporose: hier wirkt Raloxifen wie Östrogen und kann diese wirksam behandeln. Das kardiovaskuläre Risiko scheint zu sinken, das Thrombembolierisiko eher anzusteigen. Diese Therapie ist nur bei postmenopausalen Frauen zugelassen. Hier wäre sicher eine Differenzialindikation ein familiäres Brustkrebsrisiko, obwohl der eindeutige Beweis für eine Brustkrebsprävention bislang nicht erbracht wurde.

Andere Substanzen wie **Fluorid, Nandrolondekanoat, Kalzitonin** und **Alfakalzidol** haben die frakturpräventive Wirkung nur auf einem niedrigeren Evidenzniveau belegt, sind in der Handhabung oder hinsichtlich der Nebenwirkungen keinesfalls sicherer als obige Substanzen. Alfakalzidol nutzt die durch Substitution sowieso ausgeschöpfte antiosteoporotische Vitamin-D-Wirkung.

Die zuvor beschriebenen Substanzen bieten genügende Möglichkeiten, eine verträgliche und wirksame Osteoporosetherapie auch beim alten Menschen durchzuführen; sie sind ausführlich untersucht, und zwar vorwiegend an älteren und alten Patienten.

Die kritische Handhabung in diesem Zusammenhang bei sehr alten Patienten ist oben erwähnt; einem ständig bettlägerigen, dauernd pflegebedürftigen Patienten kann diese Therapie noch Linderung von Sinterungsbeschwerden bei Wirbelkörperbrüchen bringen; eine suffiziente Schmerztherapie erscheint hier aber effizienter. Daher sollte das dauerhafte (ganz im Gegenteil zum vorübergehenden) Fehlen von Mobilität auch als Anlass genommen werden, eine dann unsinnige Osteoporosetherapie einzustellen, was nicht immer geschieht. Im Liegen tritt eine Osteoporose neu klinisch praktisch nicht in Erscheinung.

Die Grundtherapie mit Kalzium- und Vitamin-D-Substitution sowie physikalische Aktivierungstherapie sollte aber in allen Alters- und Pflegeheimen in stärkerem Umfange wahrgenommen werden. Die spezifische Pharmakotherapie ist nach den oben genannten Grundsätzen allen auch nur teilweise mobilen Patienten zu gewähren. In einer kanadischen Konsensuskonferenz (Duque et al. 2007) wurde neben der Grundprophylaxe für Langzeitpflegeeinrichtungen die spezifische Pharmakotherapie bei allen Hochrisikopatienten und solchen mit bereits erlittenen Frakturen für indiziert eingestuft. Insgesamt wird die Osteoporosetherapie in Langzeitpflegeeinrichtungen aber viel zu selten eingesetzt.

Klassifizierung der Pharmaka zur Prophylaxe und Therapie der Osteoporose nach der Alterstauglichkeit (► Abschn. 1.4)

Grundergänzung mit Kalzium und Vitamin-D-Supplement	A
Bisphosphonate (Alendronat, Ibandronat, Risedronat, Zoledronat)	A
Raloxifen	A
Teriparatid	B
Strontiumranelat	B
Alfakalzidol	C
Parathormon	C
Nandrolondekanoat	D
Fluorid	D
HRT (Östrogen, außer perimenopausal)	D

2

Literatur

Chrischilles EA, Butler CD, Davis CS, Wallace RB (1991) A model of lifetime osteoporosis impact. Arch Intern Med 151:2026–2032

Dachverband Osteologie (2009) DVO-Leitlinie 2009 zur Prophylaxe, Diagnostik und Therapie der Osteoporose bei Erwachsenen, Langfassung: http://www.dv-osteologie.org/uploads/leitlinien/DVO-Leitlinie%202009%20Langfassung%2015.10.2009.pdf, Kurzfassung: http://www.dv-osteologie.org/uploads/leitlinien/DVO-Leitlinie%202009%20Kurzfassung%2015.10.09_1.pdf. Gesehen 7.12.2009

Dachverband der Deutschsprachigen Osteologischen Fachgesellschaften (2006) Kitteltaschenfassung 2006 der Leitlinie des Dachverbands der Deutschsprachigen Osteologischen Fachgesellschaften zur Prophylaxe, Diagnostik und Therapie der Osteoporose bei Frauen ab der Menopause, bei Männern ab dem 60. Lebensjahr. http://www.dv-osteologie.org/uploads/leitlinien/Kitteltasche_DVO-Leitlinien_15-03-06.pdf. Gesehen 7.12.09

Duque G, Mallet L, Roberts A, Gingrass S, Kremer R, Sainte-Marie LG, Kiel DP (2007) To treat or not to treat, that is the question: proceedings of the Quebec symposium for the treatment of osteoporosis in long-term care institutions,.Saint-Hyacinthe, Quebec, November 5th, 2004. J Am Med Dir Assoc 8(3 Suppl 2):e67–73

Looker AC, Orwoll ES, Johnston CC Jr et al. (1997) Prevalence of low femoral bone density in older US adults from NHANES III. J Bone Miner Res 12:1761–1768

Lyles KW, Colón-Emeric CS, Magaziner JS et al. (2007) HORIZON Recurrent Fracture Trial. Zoledronic acid and clinical fractures and mortality after hip fracture. N Engl J Med 357(18):1799–1809

2.7 Diabetes mellitus

Heinrich Burkhardt

2.7.1 Bedeutung für den älteren Patienten, Epidemiologie

Diabetes mellitus ist eine der wichtigsten chronischen Erkrankungen. Die Prävalenz, insbesondere des Diabetes mellitus Typ II, steigt insgesamt weltweit weiter an. Außerdem zeigen die Prävalenzdaten konsistent einen deutlichen Anstieg mit zunehmendem Alter (◘ Abb. 2.22). Seine klinische Bedeutung erlangt der Diabetes hauptsächlich durch die von ihm verursachten Folgeschäden; gemeint sind die vaskulären Komplikationen, die einen maßgeblichen Einfluss auf die Mortalität haben. Aber auch die Morbidität und die in diesem Rahmen eintretenden Verluste der Funktionalität bzw. das Auftreten von Behinderung bedeuten für den betroffenen Patienten eine erhebliche Last und führen zu signifikanten Einbußen an Lebensqualität und Selbstständigkeit. Für die Allgemeinheit bedeutet dies schließlich ebenfalls eine nicht geringe Belastung durch notwendige und häufige Inanspruchnahme von ärztlichen, pflegerischen und anderen therapeutischen Maßnahmen. So schätzt man, dass der Diabetes mellitus für ca. 17% der Gesamtausgaben im Gesundheitssystem verantwortlich ist. Das entspricht in Deutschland ca. 60 Mrd. € pro Jahr (Hauner 2006).

2.7.2 Therapeutisch relevante Besonderheiten beim älteren Patienten

Die Population der Patienten mit Diabetes mellitus ist in mehrerlei Hinsicht ausgesprochen heterogen. Das betrifft nicht nur die unterschiedlichen Typen des Diabetes, wobei der Diabetes mellitus Typ II – die nicht primär insulinabhängige Form des Diabetes – den weitaus größten Anteil aufweist (über 90%). Es soll daher im Folgenden hauptsächlich auf die Behandlung des Diabetes mellitus Typ II eingegangen werden. Darüber hinaus sind die Patienten bzgl. der Krankheitsdauer sehr inhomogen. So bestimmt die Krankheitsdauer durch das eventuelle Auftreten vaskulärer Komplikationen die Therapiestrategien. Meist tritt beim Diabetes mellitus Typ II im Verlauf eine stetig zunehmende Insulinresistenz und ein allmähliches β-Zell-Versagen auf, das in einem individuell unterschiedlichen Ausmaß eine Therapieeskalation bzw. auch -deeskalation und Anpassung erforderlich werden lässt. Die ADA (American Diabetes Association) weist in ihren Leitlinien ausdrücklich darauf hin, dass eine strikte metabolische Kontrolle sowohl bei weit fortgeschrittenen vaskulären Komplikationen, als auch unter bestimmten Umständen bei einer längeren Krankheitsdauer nicht mehr angezeigt sein kann (American Diabetes Association 2006). Dazu zählen auch Patienten mit ausgeprägten geriatrischen Syndromen und einer verkürzten verbleibenden Lebenserwartung.

Abb. 2.22. Altersabhängige Diabetes-mellitus-Prävalenz in verschiedenen deutschen *(D)* und US-Studien *(US)*

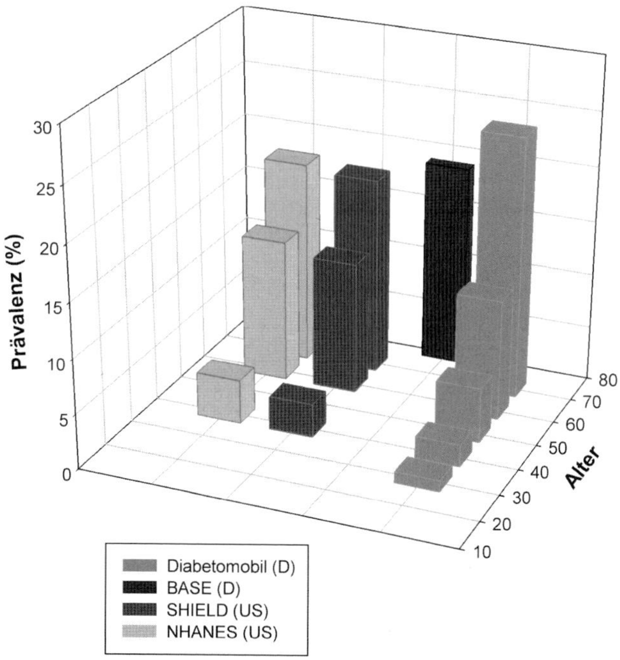

> **Strenge metabolische Kontrolle ist eher nicht sinnvoll bei:**
> - **bereits mehreren eingetretenen Spätkomplikationen,**
> - **mehreren schweren Hypoglykämien,**
> - **umfangreichen Komorbiditäten,**
> - **kurzer verbleibender Lebenserwartung (z. B. fortgeschrittene Demenz oder Tumorerkrankung),**
> - **langer Krankheitsdauer und Versagen konventioneller antihyperglykämischer Strategien,**
> - **geriatrietypischer Multimorbidiät,**
> - **geringer Funktionalität (chronische Bettlägrigkeit, Visusprobleme, ADL-Defizit).**

Die zu verfolgenden Therapieziele und möglichen therapeutischen Strategien sind daher nicht nur aufgrund der Pathogenese definierbar, sondern unterliegen auch einer zeitlichen, individuellen Dynamik. Einen Überblick über das Zusammenspiel dieser Aspekte gibt Abb. 2.23.

Grundsätzlich lassen sich drei Therapieziele unterscheiden:

1. Verhindern von Akutkomplikationen wie hyperglykämischem, ketoazidotischem oder hypoglykämischem Koma,
2. Beeinflussen der direkten Symptome und Folgen der hyperglykämischen Stoffwechsellage wie Polyurie, Abgeschlagenheit, Infektanfälligkeit, Juckreiz,
3. Mindern der langfristigen vaskulären Folgen der chronischen Hyperglykämie (Mikro- und Makroangiopathie).

Die Therapie des Diabetes mellitus lässt sich nicht allein auf pharmakotherapeutische Konzepte reduzieren, auch wenn diese die Behandlung und Vermeidung der Akutkomplikationen erst möglich gemacht haben. Jede Diabetesbehandlung muss multimodal angelegt sein.

> **Ganz essenziell sind bei einer langfristig angelegten optimierten Behandlungsstrategie die Beeinflussung des Lebensstils mit entsprechendem angepassten Ernährungs- und Bewegungsverhalten.**

Ohne diesen geänderten Lebensstil kann der maximale Nutzen einer Pharmakotherapie nicht er-

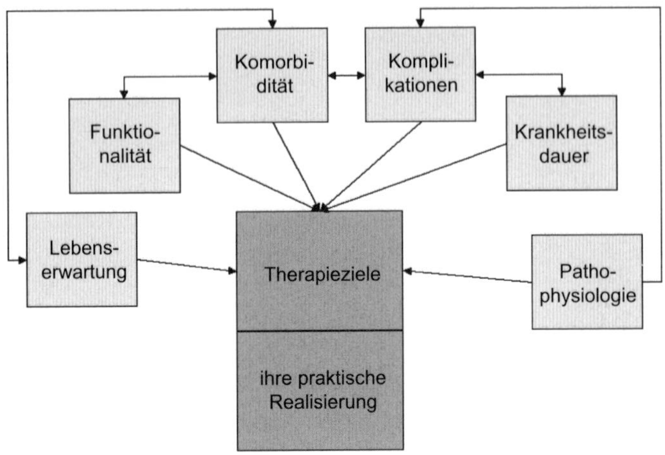

Abb. 2.23. Wichtige Aspekte und Bedingungen der Therapieziele und ihrer Realisierung beim älteren Patienten

reicht werden kann. An dieser Stelle soll auf diese wichtigen Therapiebausteine – Ernährung und Bewegung – aber nicht detailliert eingegangen werden.

Im Rahmen der Pharmakotherapie werden zwei grundsätzliche pharmakotherapeutische Therapieprinzipien verfolgt:

1. Metabolische Kontrolle durch antihyperglykämische Medikation – es soll eine möglichst normoglykämische Stoffwechselsituation erzielt werden.
2. Flankierende Therapie zur Minderung des vaskulären Risikos (Beeinflussung des RAAS-Systems, Thrombozytenaggregationshemmung, Lipidsenkung, optimierte normotensive Behandlung eines Bluthochdruckes).

Seit den Ergebnissen der dänischen STENO-Studie (Gaede et al. 2003) ist allgemein anerkannt, dass eine optimale Beeinflussung der zu erwartenden Mortalität und Morbidität beim Diabetes mellitus Typ II nur gelingen kann, wenn beide pharmakotherapeutische Therapieprinzipien optimal ausgeschöpft werden.

Pharmakotherapeutische Therapieprinzipien

Auch hier gelten die allgemeinen Aspekte bei älteren Patienten (► Kap. 1) zu Einflussfaktoren, die bei einer Abwägung des Nutzen-Risiko-Profils in Betracht gezogen werden müssen. Insbesondere sind dies

- Einschränkungen der funktionellen Performance, die bestimmte Therapiestrategien erschweren, und
- eine begrenzte verbleibende Lebenserwartung, die die Bedeutung einer präventiven Behandlungsstrategie mit mehrjährigem Erwartungshorizont schmälert.

Zusätzlich gibt es bei der Behandlung des Diabetes mellitus aber auch spezielle Besonderheiten bei älteren Patienten, die zu beachten sind.

1. Häufig findet sich gerade bei älteren Menschen eine geringere Ausprägung der Polydypsie aufgrund eines geringeren Durstempfindens (Phillips et al. 1984). Dadurch entsteht eine erhöhte Dehydratationsgefahr durch die osmotisch bedingte Diurese bei Blutzuckerwerten deutlich über 200 mg/dl.
2. Mit zunehmendem Alter besteht allgemein eine zunehmende Inzidenz hypoglykämischer Episoden bei Diabetespatienten (Shorr et al. 1997). Darüber hinaus besteht auch eine zunehmend schlechtere Wahrnehmung der Hypoglykämie (Thomson et al. 1991). In letzter Zeit ist erneut eine Diskussion um die prognostische Bedeutung der Hypoglykämien entstanden. Der Grund sind drei großen Studien zum Diabetes mellitus Typ II (ACCORD, ADVANCE und VADT), in denen sich Hinweise für ein erhöhtes kardiovaskuläres Risiko in Zusammenhang mit häufigeren Hypoglykämien bzw. keine zusätzlich günstigen Effekte auf makrovaskuläre End-

punkte durch sehr strenge metabolische Kontrolle mit Inkaufnahme einer gewissen erhöhten Inzidenzrate an Hypoglykämien zeigten (Skyler et al. 2009).

Die heterogene Gruppe der älteren Diabetespatienten muss in einem individualisierten Ansatz behandelt werden.

Dieser kann alle gängigen Therapiestrategien umfassen, die nach den individuellen Ressourcen und Barrieren des einzelnen Patienten auszuwählen sind. Eine optimale Diabetesbehandlung erfordert ein hohes Maß an Selbstmanagement des Patienten, das heißt in hohem Umfang eine aktive Mitarbeit, regelmäßige Schulung und Beratung, da unter Umständen auch ein hohes Maß an eigenverantwortlicher Therapieentscheidung beim Patienten liegen soll. Dies gilt insbesondere für die mahlzeitadaptierten oder an dem aktuellen Blutzuckerwert ausgerichteten Behandlungskonzepte. Aber auch einfachere Strategien können, wenn wichtige Aspekte des Therapiemonitorings (Blutzuckerbestimmungen) vom Patienten übernommen werden sollen, den älteren Patienten schnell überfordern, ein Umstand, der nicht selten in der Praxisroutine des behandelnden Arztes verkannt werden kann. Einen Überblick hierzu gibt Tab. 2.10.

Tab. 2.10. Anforderungen an das Selbstmanagement bei unterschiedlichen Therapiestrategien

Therapieregime		Anforderungen	Beurteilung insgesamt
Orale Antidiabetika	Metformin	Therapiepause vor Eingriffen	–
	Sulfonylharnstoffe	Hypoglykämie	b
	Glinide	Hypoglykämie (Umgang mit BE)	a
	Thiazolidindione	(Hypoglykämie)	a
	Acarbose	–	–
Insulintherapie	Basal unterstützende Therapie	(Hypoglykämie) Insulinapplikation, BZ-Messung	b
	Konventionelles starres Regime	Hypoglykämie Insulinapplikation BZ-Selbstmessung (Umgang mit BE)	c
	Prandiale Therapie (SIT oder ICT)	Hypoglykämie Insulinapplikation, BZ-Messung Umgang mit BE	d

– kein im Vergleich zur Beratung bei Pharmakotherapie allgemein erhöhter Bedarf; [a] zusätzlicher spezieller Beratungs- und Managementbedarf in einem Punkt; [b] zusätzlicher erheblicher Schulungs- und Managementbedarf in zwei Punkten; [c] zusätzlicher spezieller Beratungs-, Schulungs- und Managementbedarf in mehr als zwei Punkten; [d] zusätzlicher spezieller Beratungs-, Schulungs- und Managementbedarf einschließlich der vollständig selbstständigen variablen Dosierung und Monitoring; *BE* Broteinheiten; *BZ* Blutzucker; *ICT* Intensivierte konventionelle Insulintherapie; *SIT* Supplementäre Insulintherapie

2.7.3 Evidenzorientierte, rationale Arzneimitteltherapie und Klassifizierung der Arzneimittel nach Alterstauglichkeit

Strategien zur Normalisierung der metabolischen Kontrolle

Generell ist seit langem akzeptiert, dass eine nahezu normoglykämische Kontrolle der Stoffwechselsituation einen präventiven Effekt für das Auftreten von vaskulären Sekundärkomplikationen bietet, die meist den größten Beitrag zur Morbidität und Mortalität stellen. Dies wurde für die beiden großen Gruppen der Diabetespatienten – Diabetes mellitus Typ I (DCCT) und Diabetes mellitus Typ II (UKPDS) – in großen Studien nachgewiesen, wobei erwähnenswert ist, dass der präventive Einfluss der glykämischen Kontrolle viel stärker bei den mikrovaskulären Folgeerkrankungen Retinopathie und Nephropathie nachweisbar ist, als bei makrovaskulären Komplikationen wie koronare Herzkrankheit.

In den letzten Jahren hat sich hier allerdings im Gefolge der STENO-Studie allgemein, besonders aber bzgl. der Behandlung des Diabetes mellitus Typ II, ein gewisses Umdenken ergeben. Heute wird man nicht mehr alleine der Güte der metabolischen Kontrolle den Haupteffekt in der Prävention zuschreiben wollen, insbesondere nicht bei Diabetespatienten, bei denen zusätzliche Erkrankungen mit vaskulärem Langzeitrisiko vorliegen wie z. B. die arterielle Hypertonie. In der STENO-Studie konnte auch unter den optimierten Bedingungen, die generell im Protokoll einer solchen Studie gelten, nur in einer Minderheit der Fälle (unter 20%) das ursprünglich angestrebte metabolische Ziel (strenge metabolische Kontrolle; ▶ unten) erreicht werden, in einer weit größeren Zahl der Fälle aber z. B. das Ziel optimierte Behandlung der arteriellen Hypertonie (70%). Dies dürfte, obwohl nicht speziell für über 70-jährige Patienten überprüft, auch für alle älteren Patienten so gelten. Grundsätzlich gibt es nur wenige Daten zu älteren Diabetespatienten. In den maßgeblichen Studien sind sie deutlich unterrepräsentiert oder sogar wie in der UKPDS explizit ausgeschlossen.

Die Güte der metabolischen Kontrolle wird integrierend über einen Zeitraum von bis zu 4 Wochen retrospektiv mittels des HbA_{1c}-Wertes beurteilt. Grundsätzlich gilt für eine optimale metabolische Kontrolle abgeleitet aus den grundlegenden Studien hierzu ein anzustrebender Wert unter 6,5%, ohne dass allerdings gehäufte Hypoglykämie-Ereignisse auftreten. Eine solche optimale metabolische Kontrolle zielt primär nicht nur auf Symptomfreiheit von hyperglykämischen Symptomen sondern auf das Erreichen eines möglichst niedrigen zu erwartenden vaskulären Risikos. Man spricht auch von einer strengen metabolischen Kontrolle.

> **Symptomfreiheit von typischen hyperglykämischen Episoden und Minderung eines dadurch auch kurzfristig zu erwartenden Risikos für einen ungünstigeren Verlauf bei Akuterkrankungen, Abgeschlagenheit, Juckreiz und Polyurie-Polydipsie ist bereits bei einem HbA_{1c}-Wert von unter 8% zu erreichen.**

Dies stellt daher das Minimalziel der metabolischen Kontrolle dar, das bei allen Diabetespatienten erreicht werden sollte und sicherlich auch in den meisten Fällen – anders als die strenge metabolische Kontrolle – erreicht werden kann.

Ein Beispiel für den Nutzen einer moderaten glykämischen Kontrolle ist, dass auch bei funktionell schwer eingeschränkten Patienten hierdurch das Auftreten und der Verlauf von Dekubitalulzerationen, einem typisch geriatrischen Aspekt, günstig beeinflusst werden kann (Moty et al. 2003). Leider gibt es aber zu diesem Gesichtspunkt – Erreichbarkeit der minimalen metabolischen Kontrolle insbesondere bei geriatrischen Patienten und die Auswirkung auf die Lebensqualität bzw. Morbidität insgesamt – nur sehr unbefriedigende Daten. Das liegt zum Teil sicher auch an der schwierigen Operationalisierbarkeit solcher Endpunkte. Aufgrund der allgemeinen klinischen Überlegungen ist dennoch davon auszugehen, dass es sich hier für alle Patienten um ein primär wichtiges, anzustrebendes therapeutisches Ziel handelt. Unterstützt wird diese Überlegung auch von der Beobachtung, dass die metabolische Kontrolle im Rahmen von Akuterkrankungen einen günstigeren Verlauf unterstützen kann (Van den Berghe et al. 2001).

> **Eine strenge metabolische Kontrolle ist allerdings nur dann sinnvoll, wenn sie ohne zusätzliche Hypoglykämie erreicht werden kann und wenn insgesamt noch eine realistische präventive Perspektive bzgl. des Vermeidens vaskulärer Komplikationen besteht.**

In Anlehnung an die Empfehlungen der ADA kann dies bei vielen Diabetespatienten mit gravierenden Komorbiditäten, reduzierter Lebenserwartung oder eben auch bei typischer geriatrischer Multimorbidität nicht angemessen sein. Hinzu tritt das erheblich größere Risiko des älteren Menschen für das Eintreten einer signifikanten Hypoglykämie, sodass bei älteren und insbesondere denjenigen älteren Patienten mit typischer geriatrischer Multimorbidität und funktionellen Einschränkungen das Risiko einer strengen metabolischen Kontrolle den Nutzen übersteigen wird. Daher wurden die Empfehlungen der ADA bzgl. des Anstrebens der strengen metabolischen Kontrolle hier entsprechend ergänzt. Im deutschsprachigen Raum existiert eine spezielle Leitlinie für ältere Diabetespatienten, die auf typisch geriatrische Aspekte eingeht (DDG 2008).

Strategien zur Reduktion des vaskulären Risikoprofils

Gilt für die metabolische Kontrolle die Notwendigkeit einer individuellen kritischen Analyse und Bewertung des erwarteten Nutzens und des eingegangenen Risikos, so ist dies für die flankierenden pharmakotherapeutischen Strategien zur Minderung des vaskulären Risikoprofils bzw. zur progressionshemmenden Therapie bei bereits eingetretenen vaskulären Komplikationen analog zu sehen.

Kein zusätzliches Risiko entsteht durch die unterstützende Therapie mit einem ACE-Hemmer. Dies bleibt auch beim typischen geriatrischen Patienten oftmals indiziert, da ein Großteil der zu erwartenden Morbidität aus einem gleichzeitig bestehenden Hypertonus entsteht und für die Behandlung des Hypertonus mittels ACE-Hemmer keine spezielle altersspezifische Einschränkung gemacht werden sollte (► Abschn. 2.1). Hier gilt es das mit zunehmendem Alter ansteigende Schlaganfall- und Hirnblutungsrisiko günstig zu beeinflussen.

Auch für Simvastatin ist prinzipiell kein zusätzliches Risiko mit höherem Lebensalter zu sehen. Allerdings zielt diese Therapie rein auf die Progression der Arteriosklerose und allgemeine Minderung des vaskulären Risikos. Unklar bleibt, ob die für jüngere Dekaden gut und für ältere teilweise nachgewiesenen günstigen Effekte (Shepherd et al. 2002) so auch noch für multimorbide und funktionell eingeschränkte Patienten gelten können. Diese Therapiestrategie ist der Blutdruckkontrolle in dieser Hinsicht wahrscheinlich untergeordnet. Allerdings sind in dem hier besonders interessierenden Kollektiv der funktionell eingeschränkten Patienten über 75 Jahren keine adäquaten Untersuchungen durchgeführt worden.

Thrombozytenaggregationshemmung mit ASS zielt hier in eine ähnliche Richtung. Auch hier bestehen keine grundsätzlich zusätzlichen Risiken für das Kollektiv der älteren Patienten. Unklar ist, ob es bei Älteren eine differenzielle Erwartung bzgl. des präventiven Effektes gibt. Dazu sind keine gezielten Untersuchungen durchgeführt worden. Man kann aber annehmen, dass eine derartige differenzielle Wirkung nicht besteht und die Risiko-Nutzen-Abwägung bzgl. Thrombozytenaggregationshemmern lediglich durch eine etwaig verkürzte Lebenserwartung bestimmt wird.

Kritische Wertung einzelner pharmakotherapeutischer Strategien zur metabolischen Kontrolle: Orale Antidiabetika

Orale Antidiabetika bieten den Vorteil, dass sie wesentlich einfacher zu handhaben sind als Insulin bzw. ihre Anwendung auch einfacher auf Dritte übertragbar ist, wenn erhebliche funktionelle Barrieren einem Selbstmanagement des Patienten entgegenstehen. Der Einsatz oraler Antidiabetika ist bei älteren Patienten hauptsächlich durch das erwartete Profil unerwünschter Arzneimittelwirkungen begrenzt und bestimmt. Die wichtigste unerwünschte Arzneimittelwirkung ist in diesem Zusammenhang die Hypoglykämie. Wie mehrere Untersuchungen konsistent gezeigt haben, ist ein höheres Lebensalter ein unabhängiger Risikofaktor für das Eintreten einer Hypoglykämie (Abram et al. 2006). Allerdings gibt es zu diesem interessanten Punkt keine strukturierten Daten, die Aufschluss darüber geben, ob dies generell für alle Ältere zutrifft oder eher an einer mit höherem Lebensalter häufiger vorzufindenden reduzierten Funktionalität liegt bzw. evtl. mit milden kognitiven Defiziten zusammenhängt. Folgende wichtige Risikofaktoren für das Eintreten einer Hypoglykämie lassen sich darstellen (▶ Übersicht; Cryer et al. 2003).

Allgemeine Risikofaktoren für das Auftreten einer Hypoglykämie

- Therapie mit Sulfonylharnstoffen
- Therapie mit Insulin
- Alkohol
- Unregelmäßige Nahrungsaufnahme
- Unregelmäßiges Bewegungsmuster
- Höheres Lebensalter
- Längere Krankheitsdauer des Diabetes
- **Eingeschränkte Funktionalität**

Da vieles dafür spricht, dass die reduzierte Funktionalität wie im Zusammenhang mit Pharmakotherapie allgemein auch hier eine signifikante Rolle spielt, wurde diese hinzugefügt.

Sulfonylharnstoffe

Sulfonylharnstoffe werden bereits seit mehreren Dekaden eingesetzt und sind daher auch hinsichtlich auftretender UAW recht gut untersucht (insbesondere gilt dies für Glibenclamid). Sie eignen sich aufgrund ihrer β-zytotropen Wirkung gut zur Behandlung bei denjenigen Patienten mit Diabetes mellitus Typ II mit erhaltener β-Zellfunktion. Sulfonylharnstoffe haben aber ein beachtliches Hypoglykämierisiko. Dieses steigt mit zunehmender Nierenfunktionsstörung, weswegen eine manifeste Niereninsuffizienz als Kontraindikation für die meisten Sulfonylharnstoffe gilt. Einzige Ausnahme ist hier Gliquidon. Es kann unter Vorbehalt auch bei schwerer Niereninsuffizienz (geschätzte glomeruläre Filtrationsrate, GFR, unter 30 ml/min) eingesetzt werden. Besser sollte aber eine alternative Therapie mit Insulin erwogen werden.

Für die anderen gilt, dass das Risiko mit der Wirkdauer steigt, wobei es sich um einen primär pharmakodynamischen Effekt handelt. Glibenclamid ist in dieser Hinsicht besonders ungünstig zu bewerten (Holstein et al. 2001). Außerdem konnte für diese Wirkstoffe insgesamt gezeigt werden, dass das Hypoglykämierisiko als spezieller UAW mit zunehmendem Alter ansteigt (Staa et al. 1997). Dieses stellt das Hauptargument in einer differenziellen Risiko-Nutzen-Analyse für ältere Patienten dar. Daraus ergibt sich, dass Sulfonylharnstoffe der 3. Generation zu bevorzugen sind. Sie ermöglichen aufgrund ihrer längeren Wirkdauer auch eine Einmalgabe, ein Umstand, der zur Therapievereinfachung beitragen kann. Ältere Sulfonylharnstoffe sind zwar aufgrund der mit diesen Substanzen bestehenden größeren Therapieerfahrung besser im klinischen Alltag untersucht (z. B. Glibenclamid im Rahmen der UKPDS), zeigen aber den neueren Sulfonylharnstoffen gegenüber Nachteile. Für Glimepirid und Glipizid wird ein niedrigeres Hypoglykämierisiko postuliert. Sulfonylharnstoffe der ersten Generation wie Chlorpropamid sollten wegen des erheblich höheren UAW-Risikos nicht für ältere Patienten verwendet werden. Auch das Tolbutamid, das besser verträglich ist, sollte wegen der schlechten Wirksamkeit und der erforderlichen hohen Dosen nicht für ältere Patienten verwendet werden. Einen Überblick über die sich derzeit daraus ergebenden Empfehlungen gibt ◘ Tab. 2.11.

Weiter ist zu beachten, dass gleichzeitig verordnete ACE-Hemmer die Wirkung der Sulfonylharnstoffe verstärken und so zu einem erhöhten Risiko für Hypoglykämien in der Eindosierungsphase führen können. Weitere Medikamente, die über eine Hemmung des Abbaus zu einer Wirkungsverstärkung und erhöhter Hypoglykämiegefahr führen können, sind NSAID, Kumarinderivate, Fibrate, Fluconazol und Fibrate.

Glinide

Glinide sind noch relativ neue Pharmaka und werden seit ca. 10 Jahren eingesetzt. Die Erfahrungen mit ihnen sind daher deutlich weniger umfangreich und sie zählten aus denselben Gründen auch nicht zu den bevorzugten Medikamenten in großen Studienkohorten (z. B. UKPDS). Unter kontrollierten Studienbedingungen erwiesen sie sich in zwei, allerdings relativ kleinen Kohorten (66 und 69 Patienten), auch für ältere Patienten (>65 Jahre) als gut verträglich (Nateglinid; Schwarz et al. 2008). Glinide haben prinzipiell denselben Wirkmechanismus wie die Sulfonylharnstoffe. Ihre Wirkung setzt aber rascher ein und hält nicht sehr lange an, sodass diese Medikamente prinzipiell eine prandiale, auch

Tab. 2.11. Risikoprofil ausgewählter Sulfonylharnstoffe

Name	Wirkdauer (h)	Elimination (% renal)	UAW-Profil	Kommentar
Glibenclamid	15	50	Nebenwirkungen insgesamt 1,5–2,5%; Hypoglykämie 1,46%	Mehrfachgabe nicht empfohlen wegen nächtlicher Hypoglykämie, am besten untersucht aus dieser Substanzklasse
Glibornurid	24	60–72	Nebenwirkungen insgesamt 4,7%; Hypoglykämie 0,3%	
Glipizid	8–10	60–80	Nebenwirkungen insgesamt 3–12%; Hypoglykämie 0,35%	Zum Teil in großen Studien eingesetzt (ACCORD), in D derzeit nicht zugelassen
Gliclazid	6–12	60–70	Nebenwirkungen insgesamt 7,6%	
Gliquidon	5–7	5	Nebenwirkungen insgesamt 7,6% (zur Hypoglykämie Datenlage schwach)	Einziger SH, der bei GFR <30 ml/min eingesetzt werden kann
Glimepirid	12–24	50	Etwas geringeres Hypoglykämierisiko postuliert (<0,5%)	SH der 3. Generation, Einmalgabe möglich

ACCORD The Action to Control Cardiovascular Risk in Diabetes Study Group, *D* Deutschland, *GFR* glomeruläre Filtrationsrate, *SH* Sulfonylharnstoffe, *UAW* unerwünschte Arzneimittelwirkung

individuelle (nach Bedarf) Therapie ermöglichen. Prinzipiell besteht auch hier eine Hypoglykämiegefahr, insbesondere dann, wenn in einem prandial orientierten Schema die Mahlzeit nicht eingenommen werden kann. Schwarz et al. haben über die Nebenwirkungsrate von Nateglinid in einem vergleichenden Studiendesign berichtet. In diesem kontrollierten Setting und in einem mahlzeitenadaptierten Regime traten keine signifikanten Hypoglykämien auf, die eindeutig Nateglinid zugeordnet werden konnten. Auch die Glinide sollen wie die Sulfonylharnstoffe nicht bei schwerer Niereninsuffizienz (geschätzte GFR unter 30 ml/min) eingesetzt werden, da auch sie dann eine erhöhte Hypoglykämiegefahr entfalten.

Metformin

Metformin wird bereits seit mehreren Dekaden eingesetzt und war eines der Standardmedikamente in der UKPDS-Studie, sodass insgesamt viel Erfahrung in der Anwendung vorliegt. Metformin wird auch in der Frühphase der Erkrankung und bei metabolischem Syndrom aufgrund seiner guten prophylaktischen Wirkungen verabreicht. Auch für ältere Patienten wurde seine antihyperglykämische Wirksamkeit nachgewiesen. Die wesentlichen Vorteile von Metformin sind seine günstige Wirkung auf das Körpergewicht und die Beeinflussung der Insulinresistenz durch Verbesserung der Glukoseaufnahme in die Muskulatur und Hemmen der hepatischen Glukoneogenese. Unklar ist derzeit, ob der generell günstige Effekt auf das Körpergewicht so auch für ältere Menschen gilt. Ebenso ist unklar, ob es im höheren Lebensalter zu einer differenziellen Wirkung der prophylaktischen Effekte kommt. Hinweise hierfür gibt es aus dem Bereich Primärprävention. In einer größeren Kohorte älterer Menschen (»The Diabetes Prevention Program«, DPP) ohne wesentliche chronische Erkrankungen zeigte sich in der randomisierten Anwendung ein zwar noch nachweisbarer prophylaktischer Effekt des Metformins, was die Entwicklung eines Diabetes anbelangt. Dieser war aber deutlich geringer im Vergleich zu Kohorten jüngeren Alters (The

Diabetes Prevention Research Group 2006). Inwiefern diese Befunde aus dem Bereich Primärprävention bei gesunden älteren Menschen auf die therapeutische Effektivität bei Diabetespatienten übertragen werden dürfen, bleibt unklar. Zumindest kann aber derzeit angenommen werden, dass auch bei älteren Diabetespatienten Übergewicht die antidiabetische Therapie erschwert. Für übergewichtige ältere Diabetespatienten wäre daher auch Metformin ein sehr geeignetes Medikament. Ein weiterer Vorteil in der Anwendung ist das niedrige bzw. aus theoretischen Erwägungen heraus so gut wie nicht vorhandene Hypoglykämierisiko dieses Medikamentes. Prinzipiell wäre es daher gerade für ältere Patienten ein geeignetes Medikament.

Allerdings besteht als Kontraindikation in der Anwendung das Vorhandensein einer Niereninsuffizienz (hier explizit an erhöhten Retentionsmarkern festgemacht). Der Grund hierfür ist das sehr geringe aber prinzipiell nicht auszuschließende Risiko einer potenziell fatalen Laktatazidose. Derzeit geht man von einer Inzidenz von unter 1/10.000 Patientenjahren aus (Josephkutty u. Potter 1990), vorausgesetzt es bestehen keine Komorbiditäten, die das Risiko erhöhen können. Dazu zählen neben der Niereninsuffizienz reduzierte Leberfunktion und das Vorhandensein einer Herzinsuffizienz. Bei allen vorhersehbaren Situationen mit einem Hypoxierisiko oder dem Risiko einer vorübergehenden eingeschränkten Kreislauffunktion ist Metformin rechtzeitig abzusetzen (wichtigstes Beispiel ist ein operativer Eingriff). Auch das Auftreten einer Exsikkose zählt zu diesen Risiken. Dieser Aspekt kann bei älteren Patienten mit bereits bestehenden funktionellen Defiziten oder Einschränkungen im ADL/IADL-Konzept eine große Rolle spielen. Bei älteren Patienten ist daher bei Metformintherapie besonders umsichtig auf eine regelmäßige Flüssigkeitszufuhr zu achten.

Insgesamt ist sicher eine eingeschränkte Nierenfunktion das wesentliche Hindernis für einen Einsatz von Metformin bei älteren Patienten.

Ein Konsens bezogen auf die geschätzte GFR besteht allerdings derzeit nicht. Der Hersteller kontraindiziert generell einen Einsatz bei erhöhten Retentionsmarkern (Kreatinin) als »off-label-use«. Serum-Kreatinin allein spiegelt aber gerade bei älteren Patienten oft nicht eine bereits eingeschränkte GFR wider (erweiterter kreatininblinder Bereich). Auch eine aktuelle Leitlinie zur Behandlung älterer Diabetespatienten spricht generell von Niereninsuffizienz als Kontraindikation, beschreibt aber nicht ein anhand der geschätzten GFR festzuschreibendes Stadium (Hader et al. 2005).

Übertragen auf die Kriterien der K/DOQI (Kidney Disease Outcomes Quality Initiative) muss der Einsatz von Metformin daher derzeit bereits bei einem Unterschreiten einer geschätzten GFR von 60 ml/min kritisch beurteilt werden. Bei einer GFR unter 30 ml/min kann Metformin nicht mehr eingesetzt werden.

Es sei noch einmal darauf hingewiesen, dass für ältere Patienten Schätzformeln in der Praxis am ehesten geeignet sind, die aktuelle Nierenfunktion zu erfassen. Bzgl. des Schweregrades der Nierenfunktionsstörung wird allgemein die Einteilung nach den K/DOQI-Kriterien zugrunde gelegt (National Kidney Foundation 2002; ◘ Tab. 2.12).

PPAR-γ-Liganden

Glitazone und Thiazolidindione als selektive Agonisten des PPAR-γ-Rezeptors sind relativ junge Entwicklungen zur Behandlung des Diabetes mellitus Typ II und waren in den großen Studienkohorten der UKPDS noch nicht eingesetzt. Es gibt insgesamt noch keine ausreichenden Langzeitbeobachtungen und kaum Informationen über den Einsatz bei älteren Patienten. Diese Medikamente sind in der

◘ Tab. 2.12. Stadien der chronischen Niereninsuffizienz. (Nach National Kidney Foundation 2002)

Stadium	Beschreibung	GFR
1	Nierenschädigung	<90
2	Leichte Niereninsuffizienz	60–89
3	Mittelschwere Niereninsuffizienz	30–59
4	Schwere Niereninsuffizienz	15–29
5	Terminale Niereninsuffizienz	<15

GFR glomeruläre Filtrationsrate in ml/min

Lage, die Glukosesensitivität in Leber-, Fett- und Muskelgewebe zu steigern und wären daher ideale Medikamente für Patienten mit einer ausgeprägten Insulinresistenz, insbesondere also für übergewichtige Patienten mit Diabetes mellitus Typ II. Außerdem zeigen die PPAR-y-Liganden im Vergleich zu den Sulfonylharnstoffen ein geringes Hypoglykämierisiko. Auch dies wäre für den Einsatz bei älteren Patienten ein Vorteil.

Allerdings können diese Medikamente bei einer Herzinsuffizienz nicht eingesetzt werden, da sie die Flüssigkeitsretention fördern.

Dies gilt streng genommen bereits für die Anfangsstadien einer Herzinsuffizienz, auch wenn eine detailliertere Analyse der entsprechenden bisher dokumentierten Fälle ergab, dass sich die Flüssigkeitsretentionen nach Absetzen des Medikamentes meist prompt zurückbildeten (Dargie et al. 2007; Erdmann et al. 2007) und daher diese UAW als prognostisch nicht sehr gravierend beurteilt wurden, falls entsprechende Monitoring-Maßnahmen beachtet werden. Unklar bleibt aber dennoch, ob ältere Patienten hier nicht doch einer stärkeren Gefährdung ausgesetzt sind, da sie empfindlicher auf Störungen des Wasserhaushaltes reagieren und die kompensatorische Reserve der Nieren- und Kreislauffunktion häufig eingeschränkt ist. Außerdem wurde im Zusammenhang mit der Gabe von Glitazonen ein erhöhtes Risiko an Frakturen und das Begünstigen einer Osteoporose berichtet (Meier et al. 2008). Entgegen den positiven Erwartungen an die Glitazone wurde außerdem insbesondere für diese Gruppe ein erhöhtes kardiovaskuläres Risiko bei einer längerdauernden Anwendung berichtet. Die meisten Daten hierzu stammen aus den Studienkohorten. Diese Ergebnisse wurden jetzt für ältere Patienten (mindestens 66 Jahre alt) anhand von bevölkerungsgestützten Daten insbesondere für den Wirkstoff Rosiglitazon bestätigt (Lipscombe et al. 2007). Somit bleibt der Einsatz der Glitazone derzeit generell in der Diskussion und für ältere Patienten eher problematisch.

Alpha-Glukosidaseinhibitoren

Alpha-Glukosidaseinhibitoren entfalten ihre Wirkung ausschließlich im Dünndarm und führen daher nicht zu unerwünschten systemischen Wirkungen. Außerdem begünstigen sie normalerweise auch keine erhöhte Hypoglykämiegefahr. Sie wären also ideale Medikamente. Allerdings ist ihre blutzuckersenkende Wirkung geringer ausgeprägt als diejenige der anderen oralen Antidiabetika. Eine einschleichende Dosierung und genaue Aufklärung des Patienten ist wichtig, da durch das Begünstigen gastrointestinaler Beschwerden durch den vermehrten Anfall von Oligosacchariden im Kolon (Flatulenz, Diarrhö) die Adherence des Patienten stark beeinträchtigt werden kann. Für ältere Patienten mit funktionellen Defiziten oder einer bereits manifesten Inkontinenz, die den Toilettengang zum Problem macht, könnten sich hieraus im Alltag signifikante Probleme ergeben. Im Einzelnen ist dies aber nicht genauer untersucht. Für ältere Patienten gilt, dass eine prandiale Gabe von 25 mg bereits den maximalen Effekt erzielt (Mooradian et al. 2000). Eine höhere Dosierung ist meist nicht sinnvoll.

DPP-4-Hemmer und GLP-1-Analoga

Diese jüngsten Entwicklungen verbessern die GLP-1-Wirkung und verbessern die Stimulierung der β-Zelle im Pankreas. Sie haben ein sehr niedriges Hypoglykämierisiko und stellen daher auch interessante pharmakotherapeutische Alternativen für ältere Diabetespatienten dar. Die blutzuckersenkende Wirkung entspricht in etwa der des Metformins (Drucker u. Nauck 2006). Längerfristige Untersuchungen oder gar bevölkerungsgestützte Hinweise gibt es aber bislang noch nicht. Ebenso ist wenig bekannt über eine altersspezifische differenzielle Wirkung über die GLP-1-vermittelte Stimulation der β-Zelle. DPP-4-Hemmer (Sitagliptin und Vildagliptin) können oral verabreicht werden, GLP-1-Analoga (Exenatide) müssen allerdings 2-mal täglich subkutan appliziert werden. Letzteres erfordert daher ein höheres Maß an Selbstmanagementkompetenz des Patienten.

Kritische Wertung einzelner pharmakotherapeutischer Strategien zur metabolischen Kontrolle: Insulin

Über eine differenzielle Wirkung des Insulins bei älteren Patienten ist nichts bekannt, auch wenn einige altersassoziierte Veränderungen in der Regulation des Blutzuckers beschrieben wurden (Meneilly 1999). Die Gabe von Insulin ist indiziert, wenn eine ausreichende metabolische Kontrolle durch die Gabe von oralen Antidiabetika alleine nicht mehr gewährleistet werden kann.

> **Das Initiieren einer Insulintherapie erfordert immer eine ausführliche Schulung des Patienten oder der betreuenden Personen, da sie hohe Anforderungen an das Selbstmanagement stellt.**

Wichtig ist hierbei, zunächst zu überprüfen, ob der Patient überhaupt in der Lage ist, ein sicheres Selbstmanagement zu erlernen. Viele ältere Patienten sind von einem so umfassenden Selbstmanagement der Pharmakotherapie inklusive korrektem Einhalten des Monitorings überfordert. Eine Umfrage unter Diabetesberatern in Deutschland zeigt, dass nach der Erfahrung der Diabetesberater viele ältere Patienten nicht in der Lage waren, innerhalb des üblichen strukturierten Schulungsprogramms die korrekte Insulininjektion mit hinreichender Sicherheit zu erlernen. Speziell auf die Bedürfnisse der älteren Patienten abgestimmte Schulungen können allerdings auch bei leichten funktionellen Defiziten noch ein stabiles Selbstmanagement ermöglichen (Braun et al. 2004; Zeyfang et al. 2001). Oft wird aber ein frühzeitiges Übergehen auf eine professionelle Unterstützung erforderlich sein. Entscheidend ist es, dies rechtzeitig zu erkennen.

Wichtige Barrieren für ein erfolgreiches Selbstmanagement sind Einschränkungen der Kognition, des Visus und der manuellen Geschicklichkeit – wie sie auch allgemein für das Selbstmanagement der Pharmakotherapie gelten. Das Durchführen einer korrekten Insulininjektion erfordert immer einen hohen Grad an erhaltenen Ressourcen in diesen Bereichen. Zur Abschätzung eignen sich Teile des geriatrischen Assessments. Besonders hilfreich ist der »timed test of money counting« (Burkhardt et al. 2006). Auch bei bereits etablierter Insulintherapie ist es bei älteren Patienten wichtig, in regelmäßigen Abständen diese Ressourcen zu überprüfen, da Patienten mit Diabetes ein noch höheres Risiko haben kognitive Einbußen oder eine Verschlechterung des Visus zu erleiden (Allen et al. 2004). Neben der Funktionalität sind aber auch andere Aspekte zu beachten, z. B. Umweltfaktoren, die eine Auswahl des optimalen Therapieregimes beeinflussen. Hier sind die Anzahl, die Verfügbarkeit und die Kompetenz unterstützender Personen des sozialen Umfeldes sowie die Erreichbarkeit von betreuenden Ärzten und Pflegepersonal wichtig. Einen Überblick über die hier grundsätzlich geltenden komplexen Wechselwirkungen, die einen Therapieerfolg erst ermöglichen, gibt ◻ Abb. 2.24.

Bei der Insulintherapie ergeben sich speziell Gefahren aus folgenden möglichen Fehlern:
- Fehldosierung,
- Fehlinjektion,
- Fehler in Abstimmung mit Ernährung und Bewegung.

> **Die Hauptgefahr, die aus einer fehlerhaften Insulinanwendung für den Patienten entsteht, ist die Hypoglykämie.**

Alles für die Gruppe der oralen Antidiabetika diesbzgl. bereits Gesagte gilt hier noch in einem größeren Ausmaß, da die Insulinapplikation zusätzlich noch stärker auf die Nahrungsaufnahme abgestimmt werden muss, um bedrohliche Hypoglykämien zu vermeiden. Dies gilt insbesondere dann, wenn mehrere Risikofaktoren für eine Hypoglykämie gleichzeitig auftreten.

Die Therapie mit Insulin gilt in diesem Zusammenhang als unabhängiger Risikofaktor. Besonders wichtig für ältere Patienten sind in diesem Zusammenhang Probleme oder Unregelmäßigkeiten mit der Nahrungsaufnahme. Ein beachtlicher Prozentsatz älterer Patienten ist von Mangelernährung betroffen bzw. bedroht oder hat Schwierigkeiten, sich ausreichend mit geeigneten Nahrungsmitteln regelmäßig zu versorgen (Thorslund et al. 1990). Dies kann durch vielerlei Gründe bedingt sein, nicht zuletzt auch durch eine begleitende Pharmakotherapie (Pickering 2004). Ältere Patienten mit Diabetes sind hiervon stärker betroffen als diejenigen ohne Diabetes (Turnbull u. Sinclair 2002). Daher muss jede Insulintherapie beim älteren Patienten von einem Monitoring begleitet sein, das diese Aspekte regelmäßig abfragt. Dies gilt insbesondere dann, wenn Präparate mit einem Altinsulinanteil oder schnell wirksame Insulinanaloga verwendet werden. Die größten Anforderungen an ein Selbstmanagement stellen ohne Zweifel die prandial angepassten Therapieschemata mit Altinsulin oder entsprechender Analoga dar. Sie setzten in der Regel auch ein gutes Beherrschen diätetischer Aspekte und ein Beherr-

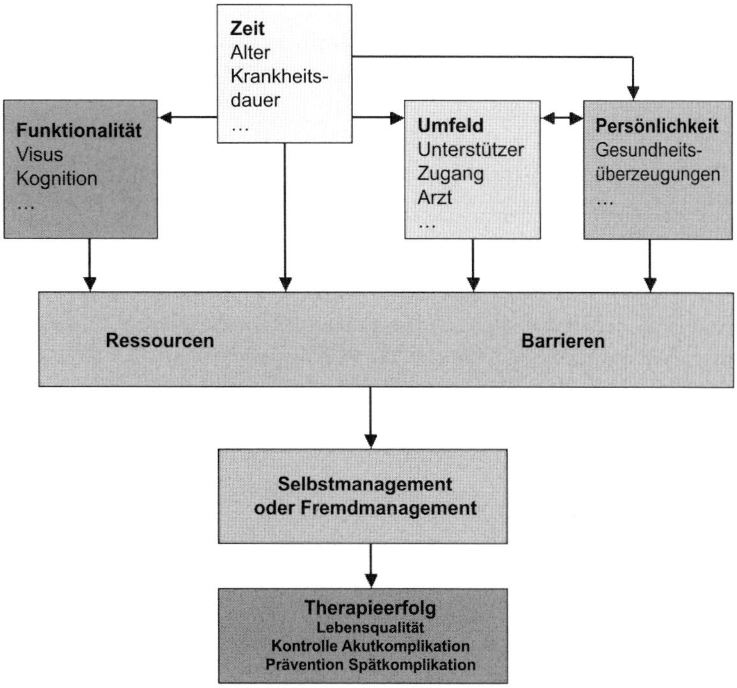

Abb. 2.24. Komplexe Wechselwirkungen in der Therapie des Diabetes mellitus zwischen Patienten, Therapeuten und Umwelt

schen der Blutzuckerselbstmessung voraus. Konventionelle Schemata, die meist mit zwei Injektionen eines Mischinsulins operieren, werden oft auch ohne tägliche Blutzuckermessungen angewendet und können bei sehr regelmäßiger Lebensführung und Nahrungsaufnahme ein gangbares Konzept sein.

> **Die mit den geringsten erwarteten Risiken einer Hypoglykämie behafteten Verfahren sind die ein- oder zweimalige Gabe eines ausschließlich lang wirksamen Insulins oder eines lang wirksamen Insulinanalogons (Insulindetemir oder Insulinglargin).**

Diese lassen sich recht niederschwellig einsetzen und wurden aus diesem Grund bereits früh für den speziellen Einsatz bei älteren Patienten propagiert (Yki-Järvinen et al. 1992). Besonders die Gabe eines langwirksamen Insulinanalogons bietet im ambulanten Sektor weitere Vorteile, ist ihre Wirkung insgesamt doch unabhängig vom Zeitpunkt der Injektion, sodass der Zeitpunkt an die Gegebenheiten des unterstützenden sozialen Netzwerkes angepasst werden kann (»caregiver«). Die unterschiedlichen gängigen Insulinschemata und ihre Einsatzmöglichkeiten und Anforderungen bei älteren Patienten sind in Tab. 2.10 in der Übersicht zusammengestellt.

Differenzialtherapeutischer Algorithmus zur Auswahl der antihyperglykämischen Pharmakotherapie

Die unterschiedlichen Aspekte der oben genannten Medikamente und Medikamentenklassen können in einem mehrschrittigen diagnostischen Algorithmus zusammengefasst werden:

- Zunächst sollte in einem ersten Schritt entschieden werden, inwiefern eine strenge metabolische Kontrolle ein sinnvolles Ziel sein kann. Dieses ist der Prüfstein für eine Eskalation der pharmakotherapeutischen Maßnahmen.
- Im zweiten Schritt muss dann entschieden werden, ob eine eingeschränkte Nierenfunktion besteht.
- Schließlich muss in einem dritten Schritt die individuelle Situation des älteren Patienten beurteilt werden, ob eine erhöhte Hypoglykämiegefahr besteht und wenn ja, ob diese durch geeig-

nete Maßnahmen wie Veränderung des Umfeldes oder Schulung gemindert werden kann (■ Abb. 2.25).

Daraus ergeben sich vier unterschiedliche Kategorien, innerhalb derer je nach metabolischer Kontrolle eskaliert werden kann. Man findet in diesem Schema keine Acarbose, da diese in jeder Kategorie initial bei entsprechender Verträglichkeit eingesetzt werden kann. Ebenso findet man keine Glitazone, DPP-4-Hemmer und GLP-1-Analoga, da aufgrund fehlender Anwendungserfahrung bzw. des UAW-Profils diese für ältere Patienten nicht geeignet erscheinen.

Unbeschadet dieses Algorithmus zur Therapieentscheidung bzgl. der antihyperglykämischen Strategie ist die Therapieentscheidung, inwiefern begleitende pharmakotherapeutische Strategien zur Senkung des vaskulären Risikos verfolgt werden (ACE-Hemmer, Statine, ASS).

Die folgende Aufstellung fasst die verschiedenen antihyperglykämischen Pharmaka mit klassifizierenden Kommentaren zusammen (■ Tab. 2.13), um die anschließende Einstufung nach den FORTA-Kriterien argumentativ zu stützen(Wehling 2008). Hierzu ist zu bemerken, dass bei einer Priorisierung mit dem Ziel, eine Polypharmazie zu vermeiden, natürlich nicht gänzlich auf eine antihyperglykämische Strategie verzichtet werden kann. Aber innerhalb einer solchen kann sicher eine differenzielle Bewertung vorgenommen werden.

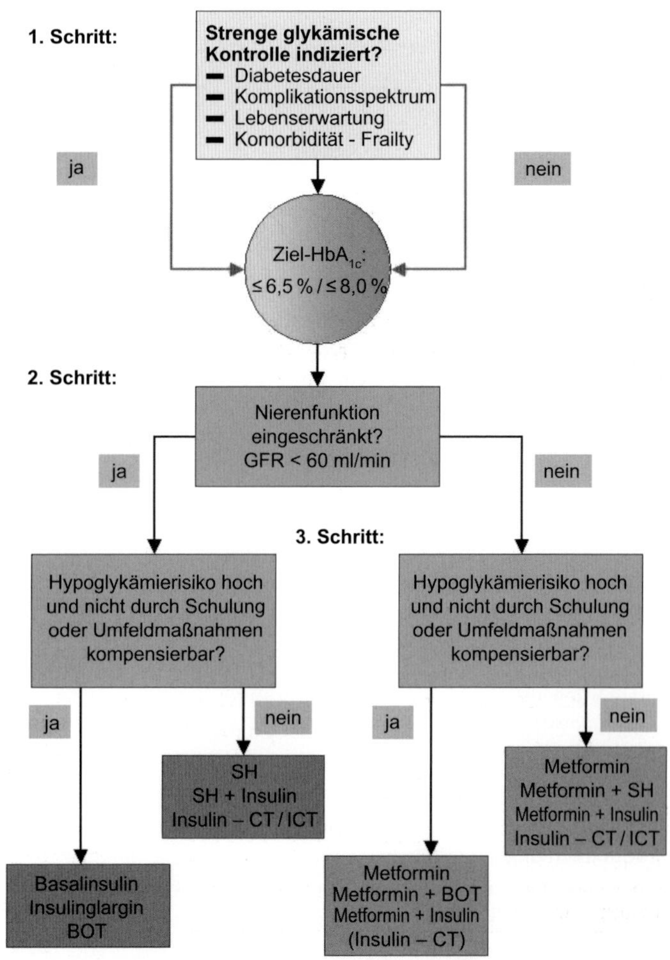

■ **Abb. 2.25. Flussdiagramm zur Behandlung des Diabetes mellitus Typ beim älteren Patienten.** Grundsätzlich muss die »scharfe« von der »milden« Einstellung unterschieden werden und dann nach weiteren Kriterien eine individualisierte Therapie erfolgen
BOT: basalunterstützte orale Therapie
CT: conventional (Insulin)therapy
ICT: intensified conventional therapy

Tab. 2.13. Antihyperglykämische Pharmaka

	Substanz	Kommentar
Orale Antidiabetika	Sulfonylharnstoffe der 3. Generation (als Vertreter Glimepirid)	Allerdings Einschränkungen wegen Hypoglykämiegefahr
	Sulfonylharnstoffe der 1. Generation (als Vertreter Glibenclamid)	Starke Einschränkungen wegen Hypoglykämiegefahr
	Metformin	Einschränkungen wegen reduzierter Nierenfunktion, nur unter engmaschigen Monitoring der Nierenfunktion
	Acarbose	Begrenzte Wirksamkeit
	Glinide (als Vertreter Nateglinid)	Derzeit noch zu begrenzte Erfahrungen
	PPARy-Liganden (als Vertreter Rosiglitazon)	Ungünstiges UAW-Spektrum mit zunehmender Prävalenzerwartung bei älteren Patienten
	DPP-4-Hemmer	Keine Erfahrungen bei älteren Patienten, Alternativen verfügbar
	GLP1-Analoga	Keine Erfahrungen bei älteren Patienten, Alternativen verfügbar
Insulin	Insuline und Insulin-Analoga	Risiko-Nutzen-Relation beim älteren Patienten nicht prinzipiell vom Pharmakon abhängig sondern von der Kompetenz zum Selbstmanagement, Therapieschemata für alle Varianten verfüg- und umsetzbar

Klassifizierung der Pharmaka zur Prophylaxe und Therapie des Diabetes mellitus II nach der Alterstauglichkeit (▶ Abschn. 1.4)

Sulfonylharnstoffe der 3. Generation (als Vertreter Glimepirid)	A
Sulfonylharnstoffe der 1. Generation (als Vertreter Glibenclamid)	B
Metformin	B
Acarbose	B
Glinide (als Vertreter Nateglinid)	C
PPARy-Liganden (als Vertreter Rosiglitazon)	C
DPP-4-Hemmer	D
GLP-1-Analoga	D
Insuline und Insulinanaloga	A

Literatur

Abram K, Pedersen-Bjergaard U, Borch-Johnsen K, Thorsteinsson B (2006) Frequency and risk factors of severe hypoglycemia in insulin-treated type 2 diabetes: a literature survey. J Diabetes Complications 20:402–408

ACCORD (The Action to Control Cardiovascular Risk in Diabetes Study Group) (2008) Effects of intensive glucose lowering in type 2 diabetes N Engl J Med 358:2545–2559

ADVANCE (The ADVANCE Collaborative Group) (2008) Intensive blood glucose control and vascular outcomes in patients with type 2 diabetes. N Engl J Med 358:2560–2572

Allen KV, Frier BM, Strachan MWJ (2004) The relationship between type 2 diabetes and cognitive dysfunction: longitudinal studies and their methodological limitations. Eur J Pharmacol 490:169–175

American Diabetes Association (2009) Standards of medical care in diabetes. Diabetes Care, 32:S13–S61

Braun A, Muller UA, Leppert K, Schiel R (2004) Structured treatment and teaching of patients with type 2 diabetes mellitus and impaired cognitive function – the DICOF trial. Diabet Med 21:999–1006

Burkhardt H, Karaminejad E, Gladisch R (2006) A short performance-test can help to predict adherence to self-adminis-

tration of insulin in elderly patients with diabetes. Age Ageing 35:449–452
Cryer PE, Davis SN, Shamon H (2003) Hypoglycemia in Diabetes. Diabetes Care 26:1902–1912
Dargie HJ, Hildebrandt PR, Riegger GA et al. (2007) A randomized, placebo-controlled trial assessing the effects of rosiglitazone on echocardiographic function and cardiac status in type 2 diabetic patients with New York Heart Association Functional Class I or II Heart Failure. J Am Coll Cardiol 49(16):1696–1704
DCCT (The Diabetes Control And Complications Trial Research Group) (1993) The effect of intensive treatment of diabetes on the development and progression of long-term complications in insulin-dependent diabetes mellitus. N Engl J Med 329:977–986
DDG (Deutsche Diabetesgesellschaft) (2009) Diabetes im Alter. http://www.deutsche-diabetes-gesellschaft.de/redaktion/mitteilungen/leitlinien/Uebersicht_Praxisleitlinien.php. Gesehen 15.12.2009
Drucker DJ, Nauck MA (2006) The incretin system: glucagon-like peptide-1 receptor agonists and dipeptidyl peptidase-4 inhibitors in type 2 diabetes. Lancet 368:1696–1705
Duckworth W, Abraira C, Moritz T et al. (2009) Glucose control and vascular complications in veterans with type 2 diabetes. N Engl J Med 360(2):129–139
Erdmann E, Charbonnel B, Wilcox RG et al. (2007) Pioglitazone use and heart failure in patients with type 2 diabetes and preexisting cardiovascular disease. Diabetes Care 30:2773–2778
Gaede P, Vedel P, Larsen N, Jensen GV, Parving HH, Pedersen O (2003) Multifactorial intervention and cardiovascular disease in patients with type 2 diabetes. N Engl J Med 348:383–393
Hader C et al. (2005) Diagnostik, Therapie und Verlaufskontrolle des Diabetes mellitus im Alter. Diabet Stoffw 13:31–56
Hauner H (2006) Die Kosten des Diabetes und seiner Komplikationen in Deutschland. Dtsch Med Wochenschr 131:S240–242
Holstein A, Plaschke A, Egberts EH (2001) Lower incidence of severe hypoglycemia in patients with type 2 diabetes treated with glimepiride versus glibenclamide. Diabetes Metab Res Rev 17:467–473
Josephkutty S, Potter JM (1990) Comparison of tolbutamide and metformin in elderly diabetic patients. Diabet Med 7:510–514
Lipscombe LL, Gomes T, Lèvesque LE, Hux JE, Juurlink DN, Alter DA (2007) Thiazolidinediones and cardiovascular outcomes in older patients with diabetes. JAMA 298:2634–2653
Meier C, Kraenzlin ME, Bodmer M, Jick SS, Jick H, Meier CR (2008) Use of thiazolidinediones and fracture risk. Arch Intern Med 168:820–825
Meneilly GS (1999) Pathophysiology of type 2 diabetes in the elderly. Clin Geriatr Med 15:239–253
Mooradian AD, Albert SG, Wittry S, Chehade J, Kim J, Bellrichard B (2000) Dose response profile of acrabose in older subjects with type 2 diabetes. Am J Med Sci 319:334–337
Moty C, Barberger-Gateau P, De Sarasqueta AM, Teare GF, Henrad JC (2003) Risk adjustment of quality indicators in french long term care facilities for elderly people. A preliminary study. Rev Epidemiol Sante Publique 51:327–338
National Kidney Foundation (2002) K/DOQI clinical practice guidelines for chronic kidney disease: evaluation, classification, and stratification. Am J Kidney Dis 2002; 39: S1–S246. http://www.kidney.org/professionals/KDOQI. Gesehen 15.1.2009
Phillips P, Phil D, Rolls B et al. (1984) Reduced thirst after water dehydration in healthy elderly men. N Engl J Med 311:753–759
Pickering G (2004) Frail elderly, nutritional status and drugs. Arch Gerontol Geriatr 38:174–180
Schwarz SL, Gerich JE, Marcellari A, Jean-Louis L, Purkayastha D, Baron MA (2008) Nateglinide, alone or in combination with metformin, is effective and well tolerated in treatment–naive elderly patients with type 2 diabetes. Diab Obes Metab 10:652–660
Shepherd J, Blauw GJ, Murphy MB et al. (2002) Pravastatin in elderly individuals at risk of vascular disease (PROSPER): a randomised controlled trial. Lancet 360:1623–1630
Shorr RI, Ray WA, Daugherty JR, Griffin MR (1997) Incidence and risk factors for serious hypoglycemia in older persons using insulin or sulfonylureas. Arch Intern Med 157:1681–1686
Staa T van, Abenhaim L, Monette J (1997) Rates of hypoglycemia in users of sulfonylureas. J Clin Epidemiol 50(6):735–741
Skyler JS, Bergenstal R, Bonow RO et al. (2009) Intensive glycemic control and the prevention of cardiovascular events: implications of the ACCORD, ADVANCE, and VA Diabetes Trials: a position statement of the American Diabetes Association and a scientific statement of the American College of Cardiology Foundation and the American Heart Association. J Am Coll Cardiol 20;53(3):298–304
The Diabetes Prevention Program Research Group (Prepared by Jill Crandall, David Schade, Yong Ma et al.) (2006) The influence of age on the effects of lifestyle modification and metformin in prevention of diabetes. J Gerontol Med Sci 2006, 61A: 1075–1081
Thomson FJ, Masson EA, Leeming JT, Boulton AJ (1991) Lack of knowledge of symproms of hypoglycaemia by elderly diabetic patients. Age Ageing 20:404–406
Thorslund S, Toss G, Nilsson I, Schenk H von, Symbwerg T, Zetterqvist H (1990) Prevalence of protein-energy malnutrition in a large population of elderly people at home. Scand J Prim Health Care 8:243–248
Turnbull PJ, Sinclair AJ (2002) Evaluation of nutritional status and its relationship with functional status in older citizens with diabetes mellitus using the Mini Nutritional Assessment (MNA) tool. A preliminary investigation. J Nutr Health Aging 6:116–120
UKPDS (UK Prospective Diabetes Study (UKPDS) Group. Effect of intensive blood–glucose control with metformin on complications in overweight patients with type 2 diabetes. Lancet 1998, 352:854–865
Van Den Berghe G, Wouters P, Weekers F et al. (2001) Intensive insulin therapy in critically ill patients. N Engl J Med 345:1359–1367

Staa T van, Abenhaim L, Monette J (1997) Rates of hypoglycemia in users of sulfonylureas. J Clin Epidemiol 50(6):735–741
Wehling M (2008) Arzneimitteltherapie im Alter: Zu viel und zu wenig, was tun? Ein neues Bewertungssystem: fit for the aged (FORTA). Dtsch Med Wochenschr 133:2289–2291
Yki-Järvinen H, Kauppila M, Kujansuu E et al. (1992) Comparison of insulin regimens in patients with non-insulin-dependent diabetes mellitus. N Engl J Med 327:1426–1433
Zeyfang A, Feucht I, Fetzer G, Bausenhardt C, Ahl V (2001) Eine strukturierte geriatrische Diabetiker-Schulung (SGS) ist sinnvoll. Diabet Stoffw 10:203–207

Studien-Akronyme

- ACCORD-Studie
  »The Action to Control Cardiovascular Risk in Diabetes Study«
- ADVANCE-Studie
  »Action in Diabetes and Vascular Disease: Preterax and Diamicron MR Controlled Evaluation Study«
- STENO-Studie
  Eigenname einer Studie des Steno Diabetes Centers in Dänemark
- UKPDS
  »UK Prospective Diabetes Study«
- VADT
  »Veterans Affairs Diabetes Trial«

2.8 Demenz

Stefan Schwarz, Lutz Frölich

2.8.1 Bedeutung für den älteren Patienten, Epidemiologie

Demenz ist ein klinisches Syndrom, das von einer Kombination mehrerer Symptome wie Gedächtnis- und Konzentrationsstörungen, Verhaltensauffälligkeiten, Sprachschwierigkeiten sowie Störungen der Auffassung, der Kritikfähigkeit und des Verständnisses gekennzeichnet ist. Gedächtnisstörungen sind häufig das auffälligste Merkmal, jedoch keineswegs Bedingung für die Diagnosestellung. Die Diagnose Demenz wird gemäß der Konvention dann gestellt, wenn die folgenden drei Kriterien zutreffen:

1. neu entstandene kognitive Störungen;
2. Dauer über mindestens ein halbes Jahr;
3. Einschränkungen in den Aktivitäten des täglichen Lebens infolge der kognitiven Defizite.

> **Ohne Einschränkungen in der Alltagskompetenz kann die Diagnose Demenz nicht gestellt werden.**

Von der Demenz abzugrenzen ist die »leichte kognitive Störung« (engl. »mild cognitive impairment«; MCI). Bei diesem, wie die Demenz klinisch definierten Syndrom sind ebenfalls kognitive Störungen vorhanden; die Störungen sind jedoch nicht so schwer ausgeprägt, dass sie zu relevanten Einschränkungen in den Alltagsaktivitäten führen. Menschen mit leichter kognitiver Störung haben ein hohes Risiko, in absehbarer Zeit eine Demenz zu entwickeln und sollten deswegen engmaschig beobachtet werden, um den Zeitpunkt einer Intervention nicht zu verpassen.

Demenz ist ein klinisches Syndrom mit heterogener Ätiologie. Die häufigste Ursache der Demenz ist die Alzheimer-Krankheit (ca. 60% aller Demenzerkrankungen). Im Sprachgebrauch werden die Begriffe Alzheimer-Krankheit und Demenz fälschlicherweise oft synonym verwendet. Tatsächlich gibt es eine große Anzahl anderer Erkrankungen als Ursache einer Demenz. Nach einer groben Unterteilung können primäre Demenzen infolge neurodegenerativer Erkrankungen von sekundärer Demenz als Komplikation anderer Erkrankungen unterschieden werden. Die häufigsten neurodegenerativen Demenzerkrankungen sind die

- Alzheimer-Krankheit,
- Familie der frontotemporalen Demenzen,
- Lewy-Body-Demenz und
- Demenz bei M. Parkinson.

Die häufigsten Demenzen, die nicht primär auf neurodegenerative Prozesse zurückgehen, sind

- vaskuläre Demenz und
- Demenz nach Schlaganfall.

Daneben gibt es eine große Zahl von Demenzsyndromen als Folge infektiöser, entzündlicher, toxischer, endokriner und metabolischer Einflüsse. Dabei gibt es erhebliche regionale Unterschiede. So ist in Afrika südlich der Sahara die HIV-Infektion eine der häufigsten Ursachen von Demenz; dagegen spielt in Europa die HIV-assoziierte Demenz nur eine untergeordnete Rolle.

Demenz ist ein klinisches Syndrom mit heterogener Ätiologie.

Pathologische Studien wiesen nach, dass bei einem Großteil der Patienten mit Demenz verschiedene, konkurrierende Ätiologien vorliegen (z. B. alzheimertypische plus vaskuläre Veränderungen; ◘ Abb. 2.26). Dies ist einer der Gründe, wieso eine eindeutige Einordnung der Demenz bei vielen Patienten schwierig ist. Bei neurodegenerativen Demenzen sind zwar typische Befundkonstellationen bekannt; im Einzelfall ist die sichere Klassifikation der Demenz aber oft nicht möglich.

Wegen der ätiologischen Heterogenität der Demenz ist eine einheitliche Therapie des Syndroms Demenz nicht sinnvoll. Die Therapie richtet sich vielmehr nach der Ursache der Erkrankung. Daher

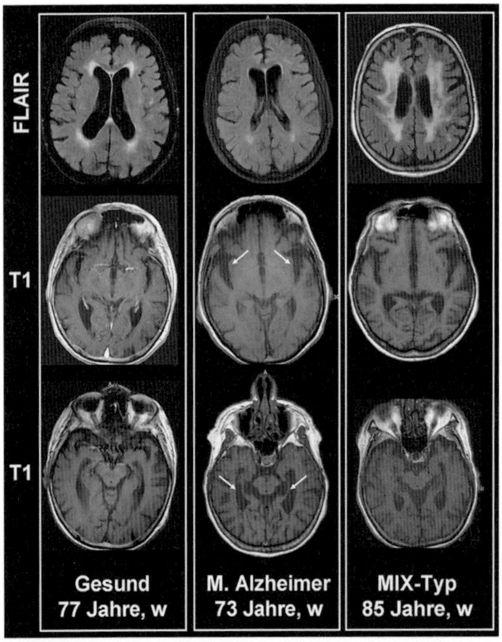

◘ **Abb. 2.26. Typische MRT-Befunde bei Alzheimer-Demenz, vaskulärer Demenz und Demenz vom MIX-Typ (neurodegenerative plus vaskuläre Komponente).** MRT Magnetresonanztomografie.

steht vor jeder Demenzbehandlung eine genaue differenzialdiagnostische Einordnung mittels klinischer, psychologischer und technischer Untersuchungen. Eine sorgfältige klinisch-neurologische Untersuchung, zerebrale Bildgebung und Laboruntersuchungen sind unerlässlicher Bestandteil der Diagnostik (Diener u. Putzki 2008). Einige Demenzen sind kausal behandelbar und heilbar, z. B. infolge infektiöser oder endokriner Ursache. Zur Behandlung neurodegenerativer Demenzen, die insgesamt die weitaus größte Gruppe aller Demenzen darstellen, sind allerdings bis heute keine kausalen Therapien verfügbar.

Die Behandlung der Demenz orientiert sich an der zugrunde liegenden Ursache.

Weltweit ist Demenz eine der häufigsten Erkrankungen mit beträchtlichen gesundheitlichen und volkswirtschaftlichen Auswirkungen. Global wird die Prävalenz von Demenz auf 12 Mio. Menschen geschätzt, wobei diese Zahl bis 2040 auf 25 Mio. Menschen ansteigen soll (Ferri et al. 2005). Der erwartete Anstieg der Prävalenz der Demenzerkrankungen, vor allem in den Industriestaaten, ist durch die Dynamik der Altersentwicklung erklärt. Mit zunehmender Lebenserwartung steigt auch die Prävalenz von Demenz in der Bevölkerung. Bei über 65-Jährigen wird die Prävalenz von Demenz auf 5–8% geschätzt, wobei die Inzidenz mit steigendem Alter stark zunimmt (Lobo et al. 2000): Während bei 65-Jährigen die Prävalenz von Demenz noch bei ca. 1% liegt, erfüllt über ein Drittel aller 90-Jährigen die Kriterien der Diagnose Demenz. In einer Studie an 100-Jährigen hatten 51% der Untersuchten eine Demenz (Andersen-Ranberg et al. 2001). Für Deutschland wird angenommen, dass der Anteil der über 65-Jährigen in der Bevölkerung von 20% im Jahre 2008 auf 34% im Jahr 2060 ansteigen wird. Während im Jahr 2009 etwas über 4 Mio. Menschen in Deutschland leben, die älter als 80 Jahre sind, wird diese Zahl bis ins Jahr 2060 auf über 9 Mio. Menschen steigen (Statistisches Bundesamt 2009). Da in Deutschland ungefähr 60% der über 80-Jährigen alleine leben, sind gravierende Folgen für das soziale Netz unausweichlich, angesichts der hohen Prävalenz von Demenzerkrankungen in dieser Altersgruppe von mindestens 20%.

Die Prävalenz von Demenzerkrankungen wird aufgrund der Bevölkerungsentwicklung in den Industriestaaten in den nächsten Jahren stark zunehmen.

Frauen haben eine höhere Gesamtprävalenz von Demenzerkrankungen als Männer, was vor allem an der höheren Lebenserwartung der Frauen liegt. Das Lebenszeitrisiko für Demenz wurde in einer niederländischen Studie bei Frauen auf 34,5% und bei Männern auf 16% geschätzt (Ott et al. 1998). Aus Umfragen ist bekannt, dass ältere Menschen von allen Erkrankungen am meisten die Entwicklung einer Demenz fürchten.

Demenzerkrankungen werden eine zunehmende volkswirtschaftliche Bedeutung erlangen. Demenz verursacht die höchsten Gesamtkosten aller Erkrankungen für das Sozial- und Gesundheitssystem überhaupt. In Industrienationen sind die direkten und indirekten Kosten einer Demenzerkrankung deutlich höher als die Kosten durch Herzerkrankungen, Schlaganfall oder Krebs (Craig u. Birks 2006). In einer Studie aus dem Jahr 2000 wurden die jährlichen Gesamtkosten für einen Patienten mit Alzheimer-Krankheit in Deutschland auf 43.750 EUR geschätzt, wovon nur ein geringer Anteil dieser Kosten (2,5%) auf die Krankenkassen entfiel (Hallauer et al. 2000).

Demenzerkrankungen verursachen von allen Erkrankungen die höchsten Gesamtkosten.

Die hohen Gesamtkosten der Demenzerkrankungen entstehen durch die im Vergleich zu anderen Erkrankungen langen Dauer der Erkrankung, die in vielen Fällen zu mehrjähriger Hilfs- und Pflegebedürftigkeit führt. Die mittlere Krankheitsdauer beträgt mit einer großen individuellen Variabilität 6–10 Jahre. Eine genaue Prognose im Einzelfall ist bisher nicht möglich. Demenz ist eine der häufigsten Ursachen für den Verlust von Selbstständigkeit im höheren Lebensalter und die häufigste Ursache für die Einweisung in ein Pflegeheim.

Die Finanzierbarkeit einer adäquaten medizinischen und pflegerischen Versorgung von Demenzpatienten ist angesichts des für die Zukunft absehbaren Anstiegs der Prävalenz in Deutschland und anderen Industrienationen mit einer vergleichbaren Bevölkerungsentwicklung bisher nicht gelöst.

2.8.2 Therapeutisch relevante Besonderheiten beim älteren Menschen

Bei einer komplexen Erkrankung wie der Demenz, die sich zudem erheblich auf das soziale Funktionsniveau auswirkt, muss die Therapie multimodal sein. Neben medizinischen Interventionen sind soziale und im weiteren Sinn psychotherapeutische Maßnahmen erforderlich. Eine alleinige medikamentöse Therapie der Demenz ist inadäquat. Da es bei Demenzpatienten regelhaft zu einer erheblichen Belastung der Bezugspersonen kommt, muss ein gutes Behandlungskonzept auch diese Personen unbedingt mit einbeziehen. Dem Arzt kommt in der Versorgung von Demenzpatienten die entscheidende Rolle zu, wobei er in wesentlichen Bereichen auf die Zusammenarbeit und Hilfe von Sozialarbeitern, Psychologen und Pflegekräften angewiesen ist.

Die Behandlung von Demenz ist immer multidimensional und beinhaltet pharmakologische, soziale und psychotherapeutische Maßnahmen.

Da Demenzerkrankungen ganz überwiegend im höheren Lebensalter auftreten, beziehen sich auch die klinischen pharmakologischen Studien auf ältere Menschen. Bei der Mehrzahl der wichtigen klinischen Studien zur Behandlung von Demenz wurde ein unteres Alterslimit, z. B. 50 Jahre, festgelegt. Im Unterschied zu den meisten anderen Erkrankungen betreffen die Studienergebnisse somit ausdrücklich ältere Menschen. Es stellt sich im Gegenteil eher die Frage, ob die Ergebnisse dieser Studien auch auf die seltener vorkommenden jungen Patienten mit Demenz unter 50 Jahren zutreffen, zudem in dieser Altersgruppe häufig besondere Bedingungen, z. B. genetisch determinierte Erkrankungen, vorliegen.

Allerdings gibt es keine aussagekräftigen Untersuchungen auf mögliche Unterschiede der Arzneimittelwirkungen in Abhängigkeit des Lebensalters innerhalb der Gruppe der untersuchten älteren Menschen. Es ist durchaus denkbar, dass sich das Wirkspektrum und vor allem die Rate von Nebenwirkungen zwischen älteren und hochbetagten Patienten unterscheiden. Die verfügbaren Studien geben keine klare Hinweise auf grundsätzlich andere Nebenwirkungsrate bei Demenzpatienten in unterschiedlichen Altersgruppen, waren auf diese Fragestellung meist aber auch nicht ausgerichtet.

> **Antidementiva wurden im Unterschied zu anderen Arzneimitteln besonders an älteren Menschen untersucht.**

Die meisten großen Therapiestudien beziehen sich auf die häufigste Demenzerkrankung, die Alzheimer-Krankheit. Nur für M. Parkinson und die Alzheimer-Krankheit sind von den Arzneimittelbehörden pharmakologische Therapien zugelassen. Bei allen anderen Demenzerkrankungen ist die Datenlage für eine Zulassung bisher nicht ausreichend bzw. gibt es überhaupt keine aussagekräftigen Studien.

Die Aussagekraft der klinischen Studien wird weiter dadurch eingeschränkt, dass in den Zulassungsstudien multimorbide oder Patienten mit schwerwiegenden Erkrankungen wie Tumor-, zerebrovaskulären oder Herzerkrankungen regelhaft ausgeschlossen wurden. Die Zahl der Demenzpatienten, die für eine Therapiestudie rekrutierbar ist, wird allgemein in der Größenordnung von 10% aller Patienten angenommen. Das heißt, dass für die große Zahl der multimorbiden oder schwer gebrechlichen Patienten mit Demenz die zugelassenen medikamentösen Therapien kaum ausreichend evaluiert sind.

> **Wegen zahlreicher Ausschlusskriterien wurde nur ein kleiner Teil aller Demenzpatienten in die Zulassungsstudien der Antidementiva aufgenommen.**

2.8.3 Evidenzorientierte, rationale Arzneimitteltherapie und Klassifizierung der Arzneimittel nach Alterstauglichkeit

Kausale Therapie der Demenz

Grundsätzliche Probleme antidementiver Therapien

Bei sekundären Demenzerkrankungen besteht die kausale Therapie in der Behandlung der Grunderkrankung. Falls noch keine irreversiblen Schäden entstanden sind, können sich kognitive Defizite unter einer erfolgreichen Therapie der Ursache grundsätzlich zurückbilden.

Für die primären, neurodegenerativen Demenzen sind bisher keine Therapien in der Weise verfügbar, dass der zugrunde liegende Krankheitsprozess positiv beeinflusst oder gar umgekehrt werden kann. Allerdings gibt es eine kleine Zahl von Medikamenten mit bewiesener und eine größere Anzahl von Medikamenten mit unsicherer Wirksamkeit, die den progredienten Abbau der kognitiven Leistungen symptomatisch beeinflussen.

> **Eine kausale Therapie degenerativen Demenzerkrankungen ist nicht verfügbar.**

Aus Sicht der Zulassungsbehörden (The European Agency for the Evaluation of Medicinal Products 1997) wird bei der Alzheimer-Krankheit der Nachweis der Wirksamkeit mithilfe psychometrischer Testverfahren auf mindestens zwei Ebenen gefordert:
- auf der kognitiven Ebene,
- auf der funktionalen Ebene (Aktivitäten des täglichen Lebens) und/oder
- auf der globalen Ebene (klinischer Gesamteindruck).

Darüber hinaus ist der Nachweis positiver Effekte auf folgende Bereiche sinnvoll:
- Verhaltensstörungen,
- Angehörigenbelastung und
- Krankheitskosten.

Nur für einen Teil der verfügbaren Medikamente ist eine günstige Wirkung für mindestens zwei der ersten drei Teilbereiche nachgewiesen. Bei den Medikamenten, die diese Kriterien nicht erfüllen, werden von den nationalen Fachgesellschaften unterschiedliche Empfehlungen zur Anwendung gegeben (Müller et al. 2003; DGPPN u. DGN 2009). In ◘ Tab. 2.14 sind die einzelnen Medikamente mit Angabe des Wirknachweises angegeben. Eine Übersicht über die Therapieempfehlungen bei einzelnen Demenzformen gibt ◘ Tab. 2.15.

Inwieweit die nachgewiesenen Therapieeffekte der Antidementiva klinisch und patientenrelevant sind, ist Gegenstand heftiger Debatten, die nicht nur aus dem medizinischen Blickwinkel, sondern auch zunehmend unter gesundheitsökonomischen Gesichtspunkten geführt werden. Zahlreiche Medika-

Tab. 2.14. Einteilung der Antidementiva

Wirkprinzip	Substanz	Handelsname	Wirknachweis[a]	FORTA-Klassifikation[b]	Zugelassene Indikation in Deutschland
Azetylcholinesterase-inhibitoren	Donepezil	Aricept	A	B	Leicht-mittelschwere Alzheimer-Demenz
	Galantamin	Reminyl	A	B	Leicht-mittelschwere Alzheimer-Demenz
	Rivastigmin	Exelon	A	B	Leicht-mittelschwere Alzheimer-Demenz, Demenz bei M. Parkinson
	Tacrin	Cognex	A	/	Leicht-mittelschwere Alzheimerdemenz
NMDA-(Glutamat-) Antagonist	Memantine	Axura Ebixa	A	B	Mittelschwer-schwere Alzheimer-Demenz
Kalziumkanalblocker	Nimodipin	Nimotop	B	C	Hirnorganische Leistungsstörungen im Alter
Antioxidans, Hemmung der Thrombozytenaggregation	Gingko biloba	z. B. Tebonin, Kaveri u.v.a.	C	C	Demenz bei vaskulärer oder degenerativer Ursache
α-adrenerg und 5-HT-agonistisch	Ergolinderivate	z. B. Hydergin, Nicergolin	C, D	C	Hirnleistungsstörung im Alter
Antioxidans	Piracetam	z. B. Normabrain, Nootrop	D	C	Hirnleistungsstörung bei vaskulärer oder degenerativer Ursache
Beeinflussung des zerebralen Metabolismus	Pyritinol	Encephabol Ardeyceryl P	D	C	Hirnleistungsstörung
Antioxidanzien	Vitamin E, Selen, Vitamin C, u.v.a.	Diverse	E	C	Nicht zugelassen
Diverse Phytotherapeutika	z. B. Ginseng	Diverse	E	C	Nicht zugelassen
Hormonpräparate	z. B. DHEA, Testosteron	Diverse	E	C	Nicht zugelassen
MAO-Hemmer Antioxidans	Selegilin	Movergan, Deprenyl	E	C	Nicht zugelassen
Antiphlogistika	z. B. Indomethacin	Diverse	E	C	Nicht zugelassen
Cholesterinsenkung (u. a.)	Statine	Diverse	E	C	Nicht zugelassen
Chelatbildner	Desferrioxamin	Diverse	E	C	Nicht zugelassen

[a] *A* Substanzen mit nachgewiesener Wirkung nach anerkannten Kriterien; *B* Zugelassene Substanzen nach den neuen Richtlinien des BfArM; *C* In den 80er Jahren zugelassene Nootropika ohne anerkannte Wirkung; *D* Zugelassene Substanzen ohne Wirkungsnachweis, aber mit »positiver Aufbereitungsmonografie« nach BfArM-Kriterien; *E* Andere Substanzen, bei denen antidementive Wirkungen beschrieben sind. *MAO* Monoaminooxidase, *NMDA* »N-methyl-D-aspartate«
[b] FORTA-Klassifikation nach Einschätzung der Autoren

Tab. 2.15. Übersicht über die evidenzbasierte Therapie der Demenz

	Alzheimer-Demenz	**Vaskuläre Demenz**	**Frontotemporale Demenzen**	**Lewy-Body-Demenz**	**Demenz bei M. Parkinson**
Antidementive Medikation	Leicht-Mäßig:	Galantamin ⇔	Cholinesteraseinhibitoren ⇔/⇓	Rivastigmin ⇔	Rivastigmin ⇑⇑
	Galantamin ⇑⇑	Donepezil ⇔	Trazodon ⇔		Donepezil ⇑
	Rivastigmin ⇑⇑	Memantine ⇔	Paroxetin ⇔		
	Donepezil ⇑⇑	Rivastigmin ⇔	Moclobemid ⇔		
	Memantine ⇑				
	Mäßig-Schwer:				
	Memantine ⇑⇑				
	Azetylcholinesteraseinhibitoren ⇑				
	Kombinationstherapie Memantine + Azetylcholinesteraseinhibitoren ⇔				
Besonderheiten der symptomatischenTherapie			Bei Männern mit sexueller Enthemmung Leuprorelin ⇑	Bei Parkinsonoid: L-Dopa ⇑	Bei psychotischen Symptomen:
				Bei psychotischen Symptomen:	Clozapin ⇑⇑
				Clozapin ⇑	Olanzapin ⇑
				Quetiapin ⇔	Quetiapin ⇔
				Konventionelle Neuroleptika ⇓	Konventionelle Neuroleptika ⇓

⇑⇑: Wirksamkeit unterstützt durch mehrere valide klinische Studien. Positive Aussage gut belegt
⇑: Wirksamkeit unterstützt durch zumindest eine valide klinische Studie. Positive Aussage belegt
⇔: Keine sichere Studienergebnisse. Fehlen adäquater Studien oder widersprüchliche Ergebnisse
⇓: Negative Aussage zur Wirksamkeit gut belegt

mente sind trotz fehlenden Wirknachweises aufgrund historischer Bedingungen in Deutschland für »Hirnleistungen« zugelassen, können aber aus wissenschaftlicher Sicht nicht für diese Indikation empfohlen werden (Tab. 2.14).

Der Nutzen der zugelassenen Antidementiva auf kognitive Leistungen ist gut belegt. Die klinische Relevanz des Therapieeffekts ist umstritten.

Alle Antidementiva wurden ganz überwiegend bei Patienten mit Alzheimer-Krankheit untersucht, da dies die häufigste Demenzform ist und hier die umfangreichsten Erkenntnisse zur Pathophysiologie vorliegen. Es gibt nur wenige aussagekräftige klinische Studien über die Wirkung von Antidementiva bei anderen Demenzen. Patienten mit konkurrierenden Ätiologien, wie z. B. der häufigen Mischform von vaskulärer und Alzheimer-Demenz, wurden in den meisten Studien ausgeschlossen. Wie bei allen Erkrankungen mit chronisch-progredientem Verlauf ist die Durchführung kontrollierter Studien über einen langen Zeitraum von mehreren Jahren sehr aufwändig und kostspielig. Die meisten kontrollierten Medikamentenstudien hatten aber nur eine kurze Beobachtungszeit von wenigen Monaten bis zu einem Jahr. Dagegen haben die meisten Demenzerkrankungen eine Erkrankungsdauer von mehreren Jahren. Dass der günstige Effekt, der für den kurzen Beobachtungszeitraum in den klinischen Studien sichtbar war, auch über einen mehrjährigen Zeitraum erhalten bleibt, kann bei einzelnen Medikamenten aufgrund unkontrollierter Nachbeobachtungsstudien vermutet werden, ist jedoch nicht sicher belegt.

Aus diesem Grund ist auch die optimale Dauer der antidementiven Therapie mit den zugelassenen Substanzen im Einzelfall nicht sicher bekannt. Prinzipiell gilt die Empfehlung, dass die antidementive Therapie so lange fortgesetzt wird, wie das Medikament vertragen wird und solange die Therapie im (mutmaßlichen) Interesse des Patienten liegt.

Die Einzelfallbeobachtung ist bei Demenzkranken nicht gut geeignet, die Wirksamkeit eines Medikamentes zu beurteilen, da der wesentliche Therapieeffekt der meisten Antidementiva vor allem in der Minderung der Progredienz im Verlauf der Erkrankung liegt. Eine mehr als allenfalls kurzfristige Symptombesserung ist daher bei den meisten Patienten nicht zu erwarten. Da der Spontanverlauf bei Demenzerkrankungen im Einzelfall nicht vorhersehbar ist, ist der individuelle Therapieeffekt eines Medikamentes nicht sicher abschätzbar. Aus diesem Grund ist die von den Behörden geforderte »Therapieerfolgskontrolle« prinzipiell kaum möglich; allenfalls bei einer rasanten Befundverschlechterung unter Medikation kann die Erfolglosigkeit der Therapie angenommen werden. Die Therapieempfehlungen der Deutschen Gesellschaft für Neurologie und der Deutschen Gesellschaft für Psychiatrie und Psychotherapie schlagen Verlaufsuntersuchungen vor, ohne jedoch genaue Empfehlungen zu geben (Benesch et al. 2005). Der Arzt ist zwar verpflichtet, den Verlauf der Erkrankung zu dokumentieren; es besteht aber keine Verpflichtung, eine Erfolgskontrolle bei dem einzelnen Patienten durchzuführen. Wie oben ausgeführt, ist dies auch kaum möglich.

> **Beim einzelnen Patienten kann der Nutzen der antidementiven Therapie kaum beurteilt werden.**

Die Wirkung eines Medikamentes kann von dem Stadium der Demenzerkrankung abhängig sein. Die meisten Therapiestudien wurden bei Patienten mit milden oder moderaten Demenzerkrankungen durchgeführt. Ob die in diesen Arbeiten gefundenen Ergebnisse auch auf andere Stadien der Erkrankung übertragbar sind, ist nicht selbstverständlich. Einige Studien suggerieren einen Nutzen von Antidementiva auf kognitive Parameter bei Patienten auch mit schwerer Demenz; die klinische Relevanz der Therapieeffekte ist jedoch umstritten.

Die meisten Demenzerkrankungen haben eine multifaktorielle Ätiologie und komplexe Pathophysiologie. Deshalb erscheint die Strategie sinnvoll, nicht nur eine einzige Substanz, sondern verschiedene Medikamente mit unterschiedlichen Wirkmechanismen einzusetzen. Es gibt Hinweise aus klinischen Studien, dass die Kombination von Azetylcholinesterasehemmern mit Memantine zusätzliche Vorteile bringen kann (Atri et al. 2008; Lopez et al. 2009). In der Praxis werden die beiden Substanzgruppen häufig kombiniert verordnet, obwohl dieses Vorgehen in aktuellen Leitlinien aufgrund unzureichender Daten nicht klar empfohlen wird.

Prävention

Neurodegenerative Demenzerkrankungen werden erst symptomatisch, wenn die degenerativen Prozesse bereits über längere Zeit zu beträchtlichen Schäden im Gehirn geführt haben. Wirksame Strategien zur Prävention im Frühstadium wären daher sehr wünschenswert.

Leider sind Medikamente zur Prävention von Demenzerkrankungen nicht verfügbar. Diskutiert werden Therapieansätze z. B. mit Vitamin B, Antioxidanzien oder spezifische Immuntherapien. In epidemiologischen Erhebungen wurde die Einnahme von Antiphlogistika, Alkohol, Östrogenen und Statinen mit einer niedrigeren Inzidenz von Demenz in Verbindung gebracht. Therapeutische Empfehlungen lassen sich zum gegenwärtigen Zeitpunkte nicht ableiten; Interventionsstudien mit Vitamin E sowie Statinen sind bisher enttäuschend verlaufen. Eine aktuelle, groß angelegte Studie mit Ginkgo konnte leider keinen positiven präventiven Effekt von Ginkgoextrakt zeigen (Snitz BE et al. 2009).

Bei leichter kognitiver Dysfunktion (»mild cognitive impairment«, MCI) wurden bislang keine Therapien etabliert, die eine Progression zur Demenzerkrankung verhindern. Für die Wirksamkeit der Medikamente, deren Nutzen bei manifester Demenz belegt ist, gibt es bei Patienten mit leichter kognitiver Dysfunktion bisher keine Belege, vermutlich weil es bei diesen Patienten noch nicht zu einem Defizit der Neurotransmitter gekommen ist, die Zielpunkt der heutigen Antidementiva sind.

Zum gegenwärtigen Zeitpunkt können somit keine Medikamente zur Prävention von Demenz oder bei leichter kognitiver Dysfunktion empfohlen werden.

Zur Prävention und bei leichter kognitiver Störung sind keine pharmakologischen Interventionen verfügbar.

Therapie der Alzheimer-Demenz

Azetylcholinesteraseinhibitoren sind für die Behandlung der leichten bis mittelschweren (»mini-mental-status-examination«, MMSE 10–26 Punkte), Memantine ist für die Behandlung der mäßigen bis schweren Alzheimer-Demenz (MMSE <20 Punkten) zugelassen. Beide Medikamentengruppen haben geringe bis mäßige Therapieeffekte, die in einer Milderung der Progredienz der Erkrankung bestehen (Kavirajan et al. 2007). Die Wirkung besteht in einer verbesserten Signaltransmission an den cholinergen bzw. glutaminergen Synapsen. Bis vor kurzem war die Indikationsstellung für Memantine auf Patienten mit mittelschwerer und schwerer Demenz (MMSE <10 Punkte) beschränkt und wurde erst 2006 auch auf leichter erkrankte Patienten ausgeweitet.

Der klinische Nutzen von Memantine wird unterschiedlich bewertet. Ein Gutachten des Instituts für Qualität und Wirtschaftlichkeit im Gesundheitswesen (IQWIG) kam vor kurzem zu dem Schluss, dass die Wirksamkeit von Memantine bei Alzheimer-Demenz nicht nachgewiesen sei (IQWIG 2009). Die aktuelle S3-Leitlinien der Deutschen Gesellschaften für Neurologie, Psychiatrie, Psychiotherapie und Nervenheilkunde sehen dagegen die Wirksamkeit von Memantine bei mittelschwerer und schwerer Alzheimer-Demenz ausreichend belegt, sodass der Einsatz von Memantin bei der Indikation »mittelschwere bis schwere Alzheimer-Demenz« empfohlen wird (DGPPN u. DGN 2009).

Es gibt zahlreiche Hinweise, dass sowohl Azetylcholinesteraseinhibitoren auch bei schwerer Demenz als auch Memantine bei leichter Demenz wirksam sind, sodass in der Praxis bei entsprechenden Kontraindikationen häufig die jeweils andere Stoffgruppe verwendet wird, obwohl der Nutzen außerhalb der o. g. Indikationen nicht sicher belegt ist. Zwischen den Azetylcholinesteraseinhibitoren gibt es keine klare Präferenz; aus den bisherigen Daten geht trotz unterschiedlicher pharmakologischer Eigenschaften keine klare Überlegenheit eines bestimmten Präparats hervor, sodass diese Medikamente in der Wirksamkeit als gleichwertig betrachtet und eingesetzt werden (Hogan et al. 2004).

Es gibt ebenso keine aussagekräftige Studie zum Vergleich von Memantine und Azetylcholinesteraseinhibitoren. Aus den Zulassungsstudien dieser Substanzen ergeben sich ähnliche Therapieeffekte, sodass die Entscheidung zugunsten einer dieser Medikamente am Nebenwirkungsprofil und persönlicher Erfahrung orientieren muss. Häufige Kontraindikationen bei älteren Menschen für die Verwendung von Azetylcholinesteraseinhibitoren sind bradykarde Arrhythmien und eine obstruktive Lungenerkrankung, für Memantine eine höhergradige Niereninsuffizienz.

Memantine und Azetylcholinesteraseinhibitoren sind zur Behandlung der Alzheimer-Demenz zugelassen.

Neben der antidementiven Therapie selbst ist es bei Patienten mit Alzheimer-Demenz von Bedeutung, Medikamente mit ZNS-depressiver oder anticholinerger Wirkung abzusetzen oder, wenn möglich, durch andere Präparate zu ersetzen. Dies sind vor allem trizyklische Antidepressiva, aber auch Urospasmolytika, Asthmamittel, Sedativa, Neuroleptika oder Opioidanalgetika, um die häufigsten Vertreter zu nennen.

Anticholinerg wirksame Medikamente müssen bei Demenzpatienten vermieden werden.

Die Substanzen im Einzelnen

Azetylcholinesteraseinhibitoren

Azetylcholin ist ein zentraler Neurotransmitter im ZNS und nimmt eine entscheidende Rolle für Fähigkeiten des Lernens, Erinnerns, der Aufmerksamkeit und Vigilanz ein. Die cholinerge Hypothese der Alzheimer-Krankheit nimmt an, dass die Erkrankung im Gehirn zu einem cholinergen Defizit führt, das für die verschiedenen klinischen Manifestationen hauptverantwortlich ist. Das Ausmaß des cholinergen Defizits im Gehirn korreliert mit dem Schweregrad der Demenz und mit dem Ausmaß der Ablagerungen von Amyloidplaques und neurofibrillären Bündeln. Die relative Spezifizität der cholinergen Neurotransmitterdegeneration ist ein Beleg dafür, dass es wahrscheinlich zunächst zu einer Funktionsstörung im Metabolismus des präsynaptischen Neurons kommt, bevor dann – möglicherweise als Folge dieser Funktionsstörung – eine synaptische Degeneration eintritt.

Eine pharmakologisch induzierte Steigerung der funktionellen Aktivität des cholinergen Neurotransmittersystems ist zurzeit die effektivste, wenngleich prinzipiell nur symptomatische Therapie der Alzheimer-Krankheit. Es wurden verschiedene Ansätze verfolgt, um die Aktivität des cholinergen Systems im ZNS zu erhöhen. In der klinischen Praxis haben sich nur die Azetylcholinesteraseinhibitoren durchgesetzt. Diese Substanzen erhöhen kurzfristig die Konzentration von Azetylcholin im Gehirn durch Hemmung der Enzyme Azetylcholinesterase und Butyrylcholinesterase, die für die Esterspaltung von Azetylcholin verantwortlich sind.

Aufgrund ihrer vergleichbaren Wirkungsweise gelten die wesentlichen Therapieprinzipien für alle verfügbaren Azetylcholinesteraseinhibitoren gleichermaßen und werden hier gemeinsam besprochen. Vergleiche zwischen den verschiedenen Substanzen ergaben keine klare Überlegenheit eines bestimmten Azetylcholinesteraseinhibitors bzgl. Wirkung oder Nebenwirkungen (Hansen et al. 2008). Tacrin wird wegen der höheren Rate an Nebenwirkungen nicht mehr eingesetzt und hat nur noch historische Bedeutung.

Bei Therapiebeginn mit Azetylcholinesteraseinhibitoren ist es unbedingt erforderlich, mit einer niedrigen Dosis zu beginnen und diese langsam zu steigern, um gastrointestinale Nebenwirkungen zu verhindern und damit die Compliance zu sichern. Bei einzelnen Patienten kann auch ein langsameres Aufdosierungsschema sinnvoll sein, als es in der Produktinformation empfohlen wird. Vor allem zu Beginn der Therapie sind cholinerge gastrointestinale Unverträglichkeiten in Form von Übelkeit, Erbrechen oder Diarrhö häufig. Daneben kann es aufgrund der kardialen Wirkung zu Bradykardie, Schwindel und orthostatischen Regulationsbeschwerden kommen. Die Patienten müssen darüber aufgeklärt werden, dass diese Nebenwirkungen oft reversibel sind; bei längerer Therapie bilden sich diese Komplikationen häufig zurück. Azetylcholinesteraseinhibitoren sind allerdings mit einer höheren Inzidenz von Synkope und Sturz assoziiert. Ulzera ventriculi und duodeni stellen eine relative Kontraindikation dar.

Vor Therapiebeginn ist ein EKG erforderlich. Bei Sick-Sinus-Syndrom, bradykarden Rhythmusstörungen oder verlängerter QTc-Zeit dürfen Azetylcholinesteraseinhibitoren nicht oder nur nach sorgfältiger Abwägung des Risikos verordnet werden. Dasselbe gilt für Patienten mit Asthma bronchiale und obstruktiver Bronchitis, die sich wegen der cholinergen Wirkung der Substanzen unter der Therapie verschlechtern können. Bei Patienten mit kardialen Vorerkrankungen ist ein EKG unter Therapie im Verlauf erforderlich, um bradykarde Rhythmustörungen zu erkennen. Nachdem unter Galantamin und neuerdings auch Donepezil in kontrollierten Studien bei Indikationen außerhalb des zugelassenen Bereichs eine Übersterblichkeit diskutiert wurde, sollten kardiale Kontraindikationen vor Therapiebeginn mit Azetylcholinesteraseinhibitoren sorgfältig ausgeschlossen werden (A.T.I. Arzneimittelinformation Berlin 2005).

Wichtige Kontraindikationen von Azetylcholinesteraseinhibitoren sind bradykarde Herzrhythmusstörungen, Überleitungsstörungen, Asthma bronchiale/obstruktive Bronchitis und Ulkusanamnese.

Donepezil Die Behandlung wird mit einer Einmaldosis von 5 mg zur Nacht begonnen. Nach vier Wochen wird die Therapie auf 10 mg gesteigert. Die Therapie kann vorzugsweise als Einzeldosis am Abend oder aufgeteilt in zwei Dosen gegeben werden. Systemische cholinerge Nebenwirkungen treten bei Donepezil im Vergleich mit den anderen oralen Azetylcholinesteraseinhibitoren relativ seltener auf.

Rivastigmin. Die Therapie wird mit einer Gesamttagesdosis von 3 mg, aufgeteilt in zwei Einzeldosen von jeweils 1,5 mg, begonnen. Diese Dosis wird alle 2 Wochen um 1,5 mg auf eine Zieldosis von 6-12 mg/Tag erhöht, jeweils aufgeteilt in zwei Dosen. Für Patienten mit Schluckstörungen ist Rivastigmin auch als Lösung verfügbar.

Zentrale Nebenwirkungen werden relativ häufiger als unter Donezepil oder Galantamin beobachtet.

Rivastigmin interagiert weniger mit anderen Medikamenten und bietet sich daher z. B. bei Patienten an, die orale Antikoagulanzien einnehmen.

Rivastigmin als transdermales Pflaster ist bei Patienten mit Schluckstörungen oder Aversion gegen Tabletten besonders geeignet. Die Rate gastrointestinaler Nebenwirkungen ist vergleichbar wie bei Donepezil, d. h. wegen der gleichmäßigeren Freisetzung niedriger als unter der oralen Verabreichungsform von Rivastigmin; allerdings führen Hautreizungen bei einigen Patienten zum Absetzen des Medikaments. Bei Verwendung des transdermalen Pflasters wird über 4 Wochen täglich das kleinere Pflaster (4,6 mg/24 h) verwendet; dann wird mit dem Pflaster mit 9,5 mg/24 h fortgesetzt.

Galantamin. Die Therapie wird mit einer Tagesdosis von 8 mg als Einmaldosis am Morgen begonnen. Galantamin wird nur noch als retardierte Form hergestellt, so dass eine Aufteilung der Dosis nicht mehr erforderlich ist. Alle vier Wochen wird die Dosis um 4–8 mg erhöht bis auf eine Dosis von 16–24 mg/Tag, die als Einmaldosis gegeben wird. Galantamin ist für Patienten mit Schluckbeschwerden auch als Lösung erhältlich. Bei Verwendung der Lösung wird die Tagesdosis auf zwei Dosen pro Tag morgens und abends verteilt.

Memantine

Memantine wirkt überwiegend über eine verstärkte glutaminerge Neurotransmission. Memantine ist im Vergleich zu den Azetylcholinesteraseinhibitoren relativ gut verträglich. Vor allem sind relevante cholinerge Nebenwirkungen nicht zu erwarten. Es kann zu – nach Absetzen reversiblen – zentralnervösen Nebenwirkungen kommen, die sich als Unruhe- und Verwirrtheitszustände, epileptischen Anfällen, Agitiertheit, Schwindel und manchmal auch produktiv psychotischen Symptomen äußern. Bei schlecht kontrollierter Epilepsie ist das Medikament kontraindiziert.

Memantine ist nicht nephrotoxisch, wird jedoch renal eliminiert und kumuliert bei Niereninsuffizienz. Bei Patienten mit leicht bis mittelschweren Nierenfunktionsstörungen wird die Maximaldosis auf 10 mg/Tag beschränkt. Bei Patienten mit schweren Nierenfunktionsstörungen (Kreatinin-Clearance <9 ml/min/1,73 m^2) ist das Medikament kontraindiziert. Da Medikamente wie Amantadin, Cimetidin, Ranitidin und Procain dasselbe renale Kationentransportsystem benutzen, kann es zum Anstieg der Plasmaspiegel dieser Medikamente kommen. Hydrochlorothiazid, das bei diesen Patienten recht häufig als Diuretikum verordnet wird, kann ebenfalls unter gleichzeitiger Therapie mit Memantine kumulieren. Bei gleichzeitiger Verwendung von dopaminergen Substanzen und Anticholinergika kann es zu einer Wirkverstärkung kommen; das Risiko einer medikamentös induzierten Psychose steigt damit an.

> **Bei Niereninsuffizienz muss die Dosis von Memantine angepasst werden.**

Memantine wird mit einer Dosis von 10 mg morgens begonnen und nach vier Wochen auf eine Dosis von 20 mg erhöht. Es kann auch, wie in der Produktinformation empfohlen, ein vorsichtigeres Eindosierungsschema verwendet werden (Beginn mit 5 mg, Steigerung alle 2 Wochen um 5 mg). Die Dosis kann als Gesamtdosis am Morgen oder auch aufgeteilt in zwei Einzeldosen morgens und abends gegeben werden. Es ist eine Tablette erhältlich, die 20 mg Memantine als tägliche Einmaldosis am Morgen enthält. Bei Schluckbeschwerden ist Memantine auch als Lösung verfügbar.

Die folgende Übersicht gibt einen Dosierungsvergleich, die ◻ Tab. 2.16 einen Vergleich wesentlicher pharmakologischer/klinischer Eigenschaften wieder.

Dosierungsschema der Antidementiva

- Donepezil
  - Beginn mit 5 mg am Abend
  - Bei guter Verträglichkeit nach 4 Wochen Steigerung auf 10 mg am Abend
  - Maximale Dosis 10 mg/Tag
- Galantamin
  - Verwendung der retardierten Form als Einmaldosis
  - Beginn mit 8 mg am Morgen
  - Bei guter Verträglichkeit Steigerung alle 4 Wochen um 4–8 mg/Tag
  - Maximale Dosis 24 mg/Tag
- Rivastigmin oral
  - Beginn mit jeweils 1,5 mg am Morgen und Abend
  - Bei guter Verträglichkeit Steigerung alle 2 Wochen um 1,5 mg/Tag
  - Maximale Dosis 12 mg/Tag, aufgeteilt in zwei Einzeldosen
- Rivastigmin transdermales Pflaster
  - Beginn mit dem Pflaster mit 4,6 mg/Tag
  - Bei guter Verträglichkeit Steigerung nach 4 Wochen auf das Pflaster 9,5 mg/Tag
- Memantine
  - Beginn mit 10 mg als Einmaldosis am Morgen
  - Steigerung nach 4 Wochen auf 20 mg
  - Maximale Dosis 20 mg als Einmaldosis
  - Langsameres Aufdosieren möglich (Beginn mit 5 mg/Tag, alle 2 Wochen Steigerung um 5 mg/Tag)

Andere Antidementiva bei Alzheimer-Demenz

Nur bei Memantine und den Azetylcholinesterase-inhibitoren ist die Wirkung durch adäquate klinische Studien hinreichend belegt.

Alle anderen Antidementativa sind somit nicht Mittel der ersten Wahl, sondern können allenfalls eingesetzt werden, wenn keines der o. g. Medikamente vertragen wird bzw. Kontraindikationen vorliegen, die den Gebrauch problematisch machen. Dies ist in der Praxis selten der Fall.

Außer bei Memantive und Azetylcholinesterasehemmern ist eine antidementive Wirkung bei keiner anderen Substanz sicher belegt.

Viele Patienten nehmen aus eigener Initative zusätzliche Medikamente, meist Vitamine oder Medikamente auf pflanzlicher Basis, ein. Sofern die wissenschaftlich gesicherte Therapie beibehalten wird, ergeben sich hieraus in der Regel keine Probleme. Es ist meist nicht sinnvoll, aktiv vom Konsum dieser Medikamente abzuraten, sofern es sich nicht um Produkte zweifelhafter Herkunft oder sehr teure Mittel handelt. In aller Regel werden diese Präparate ohne gravierende Nebenwirkungen vertragen, wobei Nebenwirkungen einzelner dieser Substanzen keinesfalls selten sind.

Therapiemonitoring, Kombinationstherapie, Therapiewechsel, Therapiedauer

Das Problem der Therapiekontrolle wurde bereits ausführlich diskutiert.

Bei gesicherter Diagnose haben Verlaufsuntersuchungen kognitiver Funktionen unter der medikamentösen Behandlung keine therapeutische Konsequenz, sofern nicht besondere Aspekte vorliegen.

Dieselbe Problematik ist auch von Bedeutung, wenn wegen offensichtlicher Wirkungslosigkeit ein Wechsel auf ein anderes Antidementativum überlegt wird. Für dieses Vorgehen gibt es keine Informationen aus validen Studien. Falls von einem Medikament auf ein anderes Medikament gewechselt wird, handelt es sich um einen individuellen Versuch.

Eine andere Situation liegt vor, wenn wegen intolerabler Nebenwirkungen einer Substanz gewechselt wird. Trotz ähnlicher Wirkungsweise kann auch bei Unverträglichkeit eines Azetylcholinesteraseinhibitors ein anderer Azetylcholinesteraseinhibitor gut vertragen werden. In diesem Fall sollte die zweite Substanz besonders vorsichtig in kleinen Schritten aufdosiert werden. Aufgrund des unterschiedlichen Nebenwirkungsprofils ist bei Nebenwirkungen der Wechsel von einem Azetylcholinesteraseinhibitor auf Memantine oder umgekehrt häufig erfolgreich.

Die Dauer der antidementiven Therapie ist ein ungelöstes Problem. In den Zulassungsstudien der

Tab. 2.16. Vergleich von Donezepil, Rivastigmin und Galantamin. (Nach Ibach et al. 2003; Hogan et al. 2002)

	Donepezil (Aricept)	Rivastigmin (Exelon) oral	Galantamin (Reminyl)
Klasse	**Piperidin**	**Carbamat**	**Tertiäres Alkaloid**
Mechanismus	Reversibler kompetitiv und nichtkompetitiver AChE-Hemmer	Pseudo-irreversibler AChE-/BuChE-Hemmer	Reversibler kompetitiver AChE-Hemmer und allosterischer Modulator der nikotinergen Rezeptoren
Pharmakokinetik	Schnelle Resorption, hohe Proteinbindung, hepatischer Metabolismus (P450-Isoenzyme 2D6 und 3A4)	Schnelle Resorption, verzögert durch Nahrung, Hydrolyse durch Esterasen, Dauer der ZNS-Wirkung ca. 10 h	Schnelle Resorption, verzögert durch Nahrung, hepatischer Metabolismus (P450-Isoenzyme 2D6 und 3A4)
Plasmahalbwertszeit	70 h	1–2 h	5–7 h
Proteinbindung	93–96%	40%	18–34%
Bioverfügbarkeit	43%	40%	85–100%
Interaktionen	Medikamente, die über P450-Isoenzyme metabolisiert werden, Medikamente, die auf das cholinerge System wirken	Medikamente, die auf das cholinerge System wirken	Medikamente, die über P450 Isoenzyme metabolisiert werden, Medikamente, die auf das cholinerge System wirken
Anfangsdosis	0–0–5 mg	1,5–0–1,5 mg	8–0–0 mg (retardiert)
Dosiseskalation	Steigerung nach 4 Wochen auf 0–0–10 mg	Steigerung alle 2 Wochen um 1,5 mg	Steigerung alle 4 Wochen um 4–8 mg
Maximale Dosis	10 mg (Einzeldosis)	12 mg (2 Einzeldosen)	24 mg (Einzeldosis bei retardierter Form)
Jahrestherapiekosten (in Deutschland, 2009)	1.619 € (10 mg)	1.438 € (12 mg)	1.820 € (24 mg)
Häufige Nebenwirkungen	Übelkeit, Diarrhö, Erbrechen, Insomnie, Muskelkrämpfe, Gewichtsverlust	Übelkeit, Erbrechen, Diarrhö, Bauchschmerzen, Gewichtsverlust	Übelkeit, Diarrhö, Schwindel, Erbrechen, Gewichtsverlust

AChE Azetylcholinesterase, BuChE Butyrylcholinesterase

verfügbaren Medikamente wurde der Verlauf meist über 6–12 Monate untersucht. Über die Langzeiteffekte der Behandlung über lange Zeit – die mittlere Überlebensdauer nach Diagnosestellung der Demenz beträgt 7–10 Jahre – sind keine gesicherten Erkenntnisse aus randomisierten Studien verfügbar. Aus Kohortenstudien ergaben sich einige Hinweise, dass es sinnvoll ist, die Behandlung über einen längeren Zeitraum fortzuführen. Diese Empfehlung wird auch in den aktuellen Leitlinien der Fachgesellschaften gegeben (DGPPN u. DGN 2009).

Die optimale Therapiedauer ist bei Antidementiva nicht genau bekannt.

Der Nutzen einer Kombinationstherapie von einem Azetylcholinesteraseinhibitor mit Memantine ist nicht gesichert. Bei Patienten mit mittelschwerer und leichter Demenz wird eine Kombinationstherapie nicht empfohlen. Allenfalls bei Patienten mit schwerer Demenz (MMSE <10 Punkte) kann eine Add-on-Therapie mit Memantine bei Patienten, die Donepezil erhalten, erwogen werden (DGPPN u. DGN 2009).

Ob Patienten mit schwerer und schwerster Demenz noch mit Antidementiva behandelt werden sollen, wird unterschiedlich diskutiert. Selbst bei Patienten, die wegen einer schweren Demenzerkrankung in einem Pflegeheim leben, können Antidementiva eine nachweisbare Wirkung auf kognitive Funktionen haben und signifikante Verbesserungen auf neuropsychologischen Skalen bewirken (Winblad et al. 2006). Die Therapieeffekte sind jedoch insgesamt nicht erheblich, und die Beurteilung der klinischen Relevanz kontrovers (Hogan 2006). Letztlich sind die Lebensqualität und das mutmaßliche Interesse des Patienten entscheidend. Aus Umfragen bei älteren Menschen geht übereinstimmend hervor, dass die große Mehrheit der Befragten lebensverlängernde medizinische Maßnahmen nicht mehr wünscht, wenn der Zustand erheblicher Pflegebedürftigkeit dadurch nicht abgewendet werden kann.

Therapie der Demenz in Assoziation mit M. Parkinson

Mehr als drei Viertel aller Patienten mit idiopathischem M. Parkinson entwickelt im Krankheitsverlauf eine Demenz (Aarsland et al. 2003). Die Prävalenz einer Demenz bei sämtlichen Patienten mit M. Parkinson beträgt ca. 25% (Fuchs et al. 2004).

Zur Behandlung der kognitiven Defizite wurden Erfolge mit Azetylcholinesteraseinhibitoren, vor allem bei Donepezil, Tacrin und Rivastigmin, berichtet (Camicioli u. Fisher 2004). Aufgrund einer größeren randomisierten Studie (Emre et al. 2004) ist Rivastigmin in einer Dosierung von 6–12 mg zur Behandlung der parkinsonassoziierten Demenz zugelassen. Unter einer Behandlung mit Rivastigman kann bei ca. 15% der Patienten eine klinisch relevanten Besserung erwartet werden (Maidment et al. 2006). Allerdings kommt es zu einer relativ hohen Rate cholinerger Nebenwirkungen, was auch an der hohen Rate von Drop-outs im aktiven Arm der Zulassungsstudie ersichtlich ist. Die Ergebnisse der Studie wurden bis heute nicht durch eine zweite Studie repliziert. Ein weiterer Kritikpunkt an der Studie war, dass der Sponsor für die Datenanalyse zuständig war.

Rivastigmin ist das einzige für Demenz in Assoziation mit M. Parkinson zugelassene Medikament und daher Mittel der Wahl, sofern es gut vertragen wird. Die Applikation als Pflaster ist aus formalen Gründen für diese Indikation nicht zugelassen; es gibt aber keine Gründe, die gegen die Anwendung bei Patienten mit M. Parkinson sprechen.

Rivastigmin ist das einzige für Demenz bei M. Parkinson zugelassene Medikament.

Eine aktuelle, methodisch hochwertige Studie ergab positive Effekte von Memantine bei Patienten mit Demenz in Assoziation mit M. Parkinson oder Lewy-Body-Demenz (Aarsland et al. 2009). Aufgrund dieser Daten ist der Nutzen von Memantine bei dieser Indikation zwar noch nicht sicher belegt; bei Kontraindikation für Rivastigmin kann der Einsatz von Memantine jedoch erwogen werden.

Vaskuläre Demenz

Bisher gibt es keine gesicherte Therapie der vaskulären Demenz. Einer der Gründe liegt in dem diagnostischen Problem der Abgrenzung von Mischformen der Alzheimer-Krankheit sowie der Differenzierung in ätiologisch unterschiedliche Unterformen wie Multiinfarktdemenz, subkortikale vaskuläre Enzephalopathie oder Demenz nach Schlaganfall. Zur Behandlung der vaskulären Demenz wurden in den letzten Jahren mehrere größere Studien mit Donepezil, Galantamin und Memantine veröffentlicht (Übersicht ► Bowler 2005). Eine Cochrane-Analyse fand zu wenig valide Studien, um eine Metaanalyse der Daten zu Rivastigmin durchführen zu können; die Daten aus kleinen Studien mit Rivastigmin bei vaskulärer Demenz sind jedoch mit den Ergebnissen unter Donepezil und Galantamin vergleichbar (Craig u. Birks 2005). Aktuell kann bei vaskulärer Demenz ein Therapieversuch mit Azetylcholinesteraseinhibitoren oder Memantine parallel zur Therapie der Alzheimer-Demenz empfohlen werden. Da der Nutzen dieser Medikamente bei vaskulärer Demenz nicht sicher bewiesen ist, sollte in diesem Fall nach 6–8 Wochen eine kritische Überprüfung des klinischen Nutzens und der Indikation für eine Fortführung der Therapie erfolgen. Obwohl ein Einfluss auf die Progredienz kognitiver Defizite bisher nicht gezeigt wurde, ist es selbstverständlich, bei diesen Patienten zur Sekundärprävention mögliche vaskuläre Risikofaktoren besonders sorgfältig zu untersuchen und zu behandeln.

> **Bei vaskulärer Demenz ist die Wirkung von Antidementiva nicht sicher belegt.**

Lewy-Body-Demenz

Die Datenlage zur medikamentösen Therapie der Lewy-Body-Demenz ist limitiert, was neben der im Vergleich zur Alzheimer-Demenz relativ geringen Inzidenz der Erkrankung vor allem durch die diagnostischen Problemen bei dieser Erkrankung erklärt ist (McKeith et al. 2005). Große kontrollierte Therapiestudien fehlen. Zwei kleinere randomisierte Studien ergaben eine Verbesserung der kognitiven Leistungen unter Azetylcholinesteraseinhibitoren in einer Dosierung wie bei Alzheimer-Demenz, und eine unkontrollierte Studie suggerierte sogar eine bessere Wirkung dieser Substanzen im Vergleich zur Alzheimer-Demenz (Samuel et al. 2000). Dies ist nicht überraschend, da es Hinweise darauf gibt, dass es bei der Lewy-Body-Demenz zu einem ausgeprägten cholinergen Defizit kommt. Langzeiteffekte einer Therapie mit Azetylcholinesteraseinhibitoren wurden bisher nicht untersucht. Aufgrund dieser Daten wird der Einsatz von Azetylcholinesteraseinhibitoren bei Lewy-Body-Demenz »off-label« empfohlen. Auch für Memantine gibt es positive Daten aus einer neueren Studie bei Patienten mit Lewy-Body-Demenz (Aarsland et al. 2009).

Bei motorischen Parkinsonsymptomen sollte ein Versuch mit L-Dopa unternommen werden. Allerdings spricht nur ein kleinerer Teil der Patienten auf diese Therapie an, und die Therapieeffekte sind im Vergleich zu Patienten mit M. Parkinson deutlich geringer ausgeprägt. L-Dopa wird vorsichtig aufdosiert (beginnend mit 100 mg, dann Steigerung alle 3–4 Tage um 50–100 mg) und zur Vermeidung psychotischer Nebenwirkungen in der geringsten wirksamen Dosis verabreicht. Aus diesem Grund sollen auch keine Dopaagonisten eingesetzt werden, da darunter das Risiko einer pharmakoinduzierten Psychose deutlich höher ist. Wenn sich kein eindeutiger Behandlungserfolg unter L-Dopa zeigt, wird das Medikament rasch wieder abgesetzt.

Neuroleptika mit Ausnahme von Quetiapin und Clozapin dürfen bei Lewy-Body-Demenz nicht eingesetzt werden, da sie zu einer krisenhaften Verschlechterung der motorischen Symptome der Erkrankung führen können.

> **Bei Lewy-Body-Demenz dürfen keine Antipsychotika außer Clozapin und Quetiapin eingesetzt werden.**

Frontotemporale Demenzen

Eine Therapie der frontotemporalen Demenzen außerhalb symptomatischer Maßnahmen ist nicht bekannt. Überhaupt gibt es bei diesem Krankheitsbild nur wenige Therapiestudien. Hauptproblem der Planung klinischer Studien bei frontotemporalen Demenzen ist die Heterogenität der Erkrankungen, die sich unter dem Überbegriff verbergen, und die beträchtlichen diagnostischen Schwierigkeiten. Aufgrund pathologischer und PET-Befunde, die Störungen des Serotoninstoffwechsels andeuteten, wurden einige kleinere Studien mit serotonergen Substanzen unternommen. Die Ergebnisse kleinerer Studien mit Trazodon, Moclobemid und Paroxetin waren mehrdeutig und lassen keine klare Empfehlung zu (Adler et al. 2003; Neary et al. 2005). Obwohl es keine klaren Befunde gibt, dass es bei frontotemporalen Demenzen zu einem cholinergen Defizit kommt, wurden in einzelnen Arbeiten Azetylcholinesteraseinhibitoren, insbesondere Rivastigmin, eingesetzt, ohne dass sich daraus klare Hinweise für eine Wirksamkeit dieser Substanzen ergaben.

In der Praxis werden probatorisch häufig SSRI (selektive Serotoninwiederaufnahmehemmer), MAO-A-Inhibitoren und gelegentlich auch Azetylcholinesteraseinhibitoren eingesetzt. Es handelt sich hierbei um individuelle Heilversuche, weswegen die Medikamente bei Nebenwirkungen oder offenkundig fehlender Wirkung rasch wieder abgesetzt werden sollten.

> **Eine wirksame Pharmakotherapie der frontotemporalen Demenz ist nicht bekannt.**

2.8.4 Behandlung von Verhaltensauffälligkeiten und demenzassoziierten Symptomen

Verhaltensauffälligkeiten stehen vor allem in fortgeschrittenen Stadien der Demenzerkrankung häufig im Vordergrund der Symptomatik und stellen eine erhebliche Belastung für die Angehörigen bzw. das Pflegepersonal dar. Die Behandlung der Verhaltensauffälligkeiten bei Demenz ist häufig schwierig. Allgemeine etablierte medikamentöse Behandlungsstrategien sind nicht verfügbar. In ▣ Tab. 2.17 sind pragmatische Therapievorschläge zusammengefasst.

Vor einer symptomatischen Therapie sollte eine adäquate antidementive medikamentöse Therapie erfolgen, da es zahlreiche Hinweise gibt, dass sich die oben diskutierten, zugelassenen Antidementiva nicht nur auf die kognitiven Symptome auswirken, sondern auch die Verhaltensauffälligkeiten bei Demenz positiv beeinflussen.

Bei vielen Patienten ist dennoch eine symptomatische Therapie von Verhaltensauffälligkeiten erforderlich. Vor allem bei der Behandlung von Unruhe und produktiver psychiatrischer Symptome dürfen sedierende Medikamente bzw. Neuroleptika wegen ihrer zahlreichen unerwünschten Arzneimittelwirkungen nur so kurz und niedrig dosiert wie möglich verordnet werden.

Sedativa und Antipsychotika müssen bei Demenzpatienten vermieden werden.

Depression bei Demenz

Häufig liegt bei Demenzpatienten ein depressives Syndrom vor. Vor allem zu Beginn der Erkrankung kann die Abgrenzung der Depression von der Demenzkrankheit problematisch sein. Zur Behandlung der Depression bei gleichzeitiger Demenz gibt es keine großen klinischen Studien, da in Studien zu Antidepressiva Demenz typischerweise ein Ausschlusskriterium darstellte. Die medikamentöse Behandlung orientiert sich deshalb an pragmatischen Überlegungen. Der Nutzen der antidepressiven Pharmakotherapie bei Demenzpatienten ist vermutlich ebenso groß wie bei Patienten ohne Demenz. Neben der Pharmakotherapie dürfen soziale Aspekte, z. B. eine Optimierung der Pflege und Versorgung, nicht vergessen werden.

Aus theoretischen Überlegungen sollten trizyklische Antidepressiva wegen ihrer anticholinergen Wirkungen und systemischen Nebenwirkungen, die gerade bei älteren Patienten Bedeutung erlangen, vermieden werden. Gut geeignet erscheinen Serotonin-reuptake-Hemmer (z. B. Sertralin, Citalopram/Escitalopram, Fluoxetin). Wenn trizyklische Antidepressiva verordnet werden, sind sekundäre Amine (Nortriptylin) anderen Medikamenten vorzuziehen. Allgemein sollten bei älteren Patienten die Medikamente zunächst vorsichtig in niedriger Dosierung eingesetzt werden. Nach 6–8 Wochen sollte die Wirkung und Indikation der Antidepressiva kritisch überprüft und das Medikament ggf. wieder abgesetzt werden.

Paranoide und psychotische Symptome sowie Unruhezustände

Falls bei subjektivem Leidensdruck oder handlungsleitenden Symptomen Medikamente unumgänglich sind, sollten Neuroleptika mit geringer oder fehlender anticholinerger Wirkung eingesetzt werden. Eine aktuelle Übersicht über die kontrollierten Studien zu Neuroleptika bei Demenzpatienten findet sich bei Schneider et al. (2006).

In den letzten Jahren wurden vor allem atypische Neuroleptika, insbesondere Olanzapin und Risperidon, allerdings wiederholt mit einer erhöhten Mortalität in Verbindung gebracht. Vor allem unter Olanzapin steigt das Risiko zerebrovaskulärer Komplikationen, sodass diese Substanz bei Demenzpatienten nur als Reservemedikamtent eingesetzt werden sollte. Metaanalysen ergaben eine signifikant, wenn auch nur geringfügig erhöhte Mortalität bei Demenzpatienten unter Neuroleptika (Herrmann u. Lanctot 2005). Diese Beobachtung wurde vor kurzem eindrucksvoll durch den DART-Trial bestätigt (Ballard et al. 2009). Daher erfordert der Einsatz dieser Substanzen eine sorgfältige Kosten-Nutzen-Beurteilung. Vor allem bei Patienten mit zerebrovaskulären Risikofaktoren ist besondere Vorsicht geboten.

Tab. 2.17. Pragmatische Therapie demenzassoziierter Symptome

Symptome	Stoffgruppe/Medikament FORTA-Klassifikation in (Klammern)	Bemerkungen
Depression	SSRI (z. B. Citalopram/Escitalopram, Sertralin, Fluoxetin in jeweils üblicher Dosierung) (B)	
	Mirtazapin (15-45 mg/Tag) (B)	Wenn sedierende Nebenwirkung gewünscht
	Venlafaxin/Duloxetin (B)	Sinnvoll als Therapieeskalation nach Versagen von SSRI
Paranoide Symptome/ Halluzinationen	Haloperidol (Beginn mit 0,5 mg/Tag, max. 3 mg/Tag) (D)[a]	Hohe Rate motorischer Nebenwirkungen
	Risperidon (Beginn mit 0,5-1 mg/Tag, max. 3 mg/Tag) (D)[a]	In höherer Dosierung motorische Nebenwirkungen häufig
	Quetiapin (25–200 mg/Tag) (D)[a]	
	Aripiprazol (2–15 mg/Tag) (D)[a]	
	Clozapin (10–50 mg/Tag) (D)[a]	Geringste Rate motorischer Nebenwirkungen, besondere Vorschriften beachten
Unruhe, Agitiertheit	Risperidon (Beginn mit 0,5-1 mg/Tag, max. 3 mg/Tag) (D)[a]	In höherer Dosierung motorische Nebenwirkungen häufig
	Quetiapin (25-200 mg/Tag) (D)[a]	
	Trazodon (50-200 mg/Tag) (C)[a]	
	Clomethiazol (5-15 mg/Tag) (D)[a]	Habituation
	Pipamperon (20-120 mg/Tag) (D)[a]	Motorische Nebenwirkungen
	Melperon (25-150 mg/Tag) (D)[a]	Motorische Nebenwirkungen, weniger sedierend als Pipamperon
Schlafstörung	Zolpidem (5-10 mg) (C)	Abhängigkeitspotenzial
	Doxepin (25-50 mg) (C))	Anticholinerge Nebenwirkung
	Mirtazapin (15-30 mg) (C)	
	Melatonin (2 mg) (C)	

[a] Wegen kardiovaskulärer und metabolischer Nebenwirkungen und eines erhöhten Mortalitätsrisikos sollen bei alten Menschen Antipsychotika generell nicht eingesetzt werden. Dies gilt wegen der erhöhten Sturzgefahr auch für Sedativa. Bei akuten Erkrankungen (Delir, Unruhe, Aggression etc.) ist der kurzfristige Einsatz aber gelegentlich nicht vermeidbar.

> **Unter atypischen Antipsychotika steigt bei Demenzpatienten die Mortalität leicht an.**

Hochpotente Neuroleptika werden wegen der erhöhten Rate extrapyramidaler und sedierender Nebenwirkungen bei alten Menschen möglichst vermieden oder allenfalls in niedriger Dosis eingesetzt (z. B. Haloperidol Beginn mit 0,5 mg/Tag bis maximal 3 mg/Tag). Wegen des allgemein günstigeren Nebenwirkungsprofils sind atypische Neuroleptika vorzuziehen. Risperidon ist für diese Indikation zugelassen (Beginn mit 0,5–1 mg/Tag, max. 3 mg/Tag). Quetiapin ist eine sinnvolle Alternative, vor allem, da extrapyramidale Nebenwirkungen hier fast völlig fehlen (Beginn mit 25 mg/Tag, bis max. 200 mg/Tag). Bei Demenzpatienten mit produktiven psychotischen Symptomen kann auch Aripiprazol in einer Dosierung von 2–15 mg/Tag erfolgreich eingesetzt werden. Bei Patienten mit M. Parkinson oder einem Parkinsonsyndrom anderer Ursache ist Clozapin in niedriger Dosierung (10–50 mg/Tag) zugelassen. Quetiapin ist vor allem wegen der geringeren Sedierung eine gute Alternative, dessen Wirkung allerdings unsicher ist.

> **Bei Psychose in Assoziation mit M. Parkinson ist Clozapin in niedriger Dosierung zugelassen.**

Unruhe, Umherlaufen und Störungen des Schlaf-Wach-Rhythmus

Vor allem in fortgeschrittenen Stadien der Erkrankung sind diese Symptome häufig. Neben den oben genannten atypischen Neuroleptika (Risperidon, Beginn mit 0,5–1 mg/Tag, max. 3 mg/Tag; Quetiapin, Beginn mit 25 mg/Tag, bis max. 200 mg/Tag) werden häufig Melperon (Beginn 25 mg, bis 150 mg/Tag) und Pipamperon (Beginn mit 20 mg, bis 120 mg/Tag) erfolgreich eingesetzt.

Benzodiazepine sollten vor allem wegen der Sturzgefahr, aber auch der Abhängigkeitsproblematik möglichst vermieden werden. Falls ein Hypnotikum bzw. Sedativum unvermeidlich ist, kann ein Versuch mit einem Omega-1-Rezeptoragonist (z. B. Zopiclon 3,75–7,5 mg/Tag) oder einem Antihistaminikum (Promethazin 25–50 mg/Tag) unternommen werden. In der Praxis werden manchmal auch die sedierende Nebenwirkungen einiger Antidepressiva ausgenutzt (z. B. Mirtazapin 15–30 mg/Tag, Doxepin 25–50 mg/Tag), obwohl diese Substanzen nur für Depression, jedoch nicht als Hypnotikum zugelassen sind. In der hausärztlichen Praxis wird oft Opipramol verordnet. Opipramol hat jedoch zahlreiche, u. a. anticholinerge, Nebenwirkungen, die den Einsatz bei alten Menschen problematisch machen und ist weder für Schlafstörungen noch für Depression zugelassen. Bei vorwiegenden Störungen des Schlaf-Wach-Rhythmus und Einschlafstörungen kann auch Melatonin (2 mg/Tag), seit kurzem als Fertigarzneimittel verfügbar, als nebenwirkungsarme Substanz versucht werden (Buscemi et al. 2006; Cardinali et al. 2002).

> **Benzodiazepine und andere Sedativa müssen bei Demenz vermieden werden.**

Apathie

Apathie ist eines der häufigsten Symptome bei Demenzerkrankungen und ist vor allem in der Frühphase der Erkrankung von Bedeutung. Im Krankheitsverlauf findet sich Apathie bei der Mehrzahl der Patienten. Die Abgrenzung zur Depression kann schwierig sein. Kontrollierte Studien zur Behandlung der Apathie gibt es nicht. Kleine Fallserien und Einzelfallberichte deuten auf positive Effekte von Amantadin, Amphetaminen, Bromocriptin, Bupropion, Methylpenidat und Selegilin hin (Übersicht ► Boyle u. Malloy 2004). Mehrere Arbeiten sprechen für Vorteile einer cholinergen Therapie. Sinnvoll ist neben der Einleitung einer antidementativen Therapie ein Versuch mit antriebssteigernden Antidepressiva (z. B. Venlafaxin, Citalopram/Escitalopram). Wie in ► Abschn. 2.8.3 ausgeführt, sollte in diesem Fall, da es sich um einen »off-label use« handelt, die Indikation nach 6–8 Wochen kritisch überprüft und das Medikament bei fehlender Wirksamkeit wieder abgesetzt werden. Für den Einsatz anderer Substanzen reicht die bisherige Evidenz nicht aus, um eine Empfehlung aussprechen zu können.

Klassifizierung der Pharmaka zur Prophylaxe und Therapie der Demenz nach der Alterstauglichkeit (▶ Abschn. 1.4)

Azetylcholinesteraseinhibitoren	Donepezil	B
	Galantamin	B
	Rivastigmin	B
	Tacrin	/
NMDA-(Glutamat-)Antagonist	Memantine	B
Kalziumkanalblocker	Nimodipin	C
Antioxidans, Hemmung der Thrombozytenaggregation		
	Gingko biloba	C
α-adrenerg und 5-HT-agonistisch		
	Ergolinderivate	C
Antioxidans	Piracetam	C
Beeinflussung des zerebralen Metabolismus		
	Pyritinol	C
Antioxidanzien	Vitamin E, Selen, Vitamin C, u.v.a.	C
Diverse Phytotherapeutika	z. B. Ginseng	C
Hormonpräparate	z. B. DHEA, Testosteron	C
MAO-Hemmer	Selegilin	C
Antiphlogistika	z. B. Indomethacin	D
Cholesterinsenkung (u. a.)	Statine	C
Chelatbildner	Desferrioxamin	D

DHEA Dehydroepiandrosteron; *MAO* Monoaminooxidase; *NMDA* »N-methyl-D-aspartate«

Literatur

Aarsland D, Andersen K, Larsen JP, Lolk A, Kragh–Sorensen P (2003) Prevalence and characteristics of dementia in Parkinson disease: an 8-year prospective study. Arch Neurol 60:387–392

Aarsland D, Ballard C, Walker Z et al. (2009) Memantine in patients with Parkinson's disease dementia or dementia with Lewy bodies: a double-blind, placebo-controlled, multicentre trial. Lancet Neurol 8:613–618

Adler G, Teufel M, Drach LM (2003) Pharmacological treatment of frontotemporal dementia: treatment response to the MAO-A inhibitor moclobemide. Int J Geriatr Psychiatry 18:653–655

Andersen-Ranberg K, Vasegaard L, Jeune B (2001) Dementia is not inevitable: a population-based study of Danish centenarians. J Gerontol B Psychol Sci Soc Sci 56:152–159

A.T.I. Arzneimittelinformation Berlin (2005) Übersterblichkeit unter Alzheimermittel Galantamin (Reminyl). Arznei-Telegramm 36:24

Atri A, Shaughnessy LW, Locascio JJ, Growdon JH (2008) Long-term course and effectiveness of combination therapy in Alzheimer disease. Alzheimer Dis Assoc Disord 22:209–221

Ballard C, Hanney ML, Theodoulou M et al. (2009) The dementia antipsychotic withdrawal trial (DART-AD): long-term follow-up of a randomised placebo-controlled trial. Lancet Neurol 8:151–157

Benesch G, Frölich L, Riepe MW (2005) Therapie degenerativer Demenzen. In: HC Diener, N Putzki, P Berlit (Hrsg) Leitlinien für Diagnostik und Therapie in der Neurologie. 3. Aufl. Thieme, Stuttgart

Bowler JV (2005) Vascular cognitive impairment. J Neurol Neurosurg Psychiatry 76 (Suppl 5):v35–44

Boyle PA, Malloy PF (2004) Treating apathy in Alzheimer's disease. Dement Geriatr Cogn Disord 17:91–99

Buscemi N, Vandermeer B, Hooton N et al. (2006) Efficacy and safety of exogenous melatonin for secondary sleep disorders and sleep disorders accompanying sleep restriction: meta-analysis. BMJ 332:385–393

Camicioli R, Fisher N (2004) Progress in clinical neurosciences: Parkinson's disease with dementia and dementia with Lewy bodies. Can J Neurol Sci 31:7–21

Cardinali DP, Brusco LI, Liberczuk C, Furio AM (2002) The use of melatonin in Alzheimer's disease. Neuro Endocrinol Lett 23 (Suppl 1):20–23

Craig D, Birks J (2005) Rivastigmine for vascular cognitive impairment. Cochrane Database Syst Rev CD004744

Craig D, Birks J (2006) Galantamine for vascular cognitive impairment. Cochrane Database Syst Rev CD004746

DGPPN (Deutsche Gesellschaft für Psychiatrie, Psychotherapie und Nervenheilkunde), DGN (Deutsche Gesellschaft für Neurologie) (2009) S3-Leitlinie Demenzen. www.dgn.org. Gesehen 11.01.2010

Diener HC, Putzki N (Hrsg) (2008) Leitlinien für Diagnostik und Therapie in der Neurologie. Diagnostik degenerativer Demenzen. Thieme, Stuttgart, S 154–167

European Medicines Agency (2009) Committee for medicinal products for human use. Guidelines on medicinal products for the treatment of Alzheimer's disease and other dementias. http://www.ema.europa.eu/pdfs/human/ewp/055395en.pdf. Available 11.01.2010

Emre M, Aarsland D, Albanese A et al. (2004) Rivastigmine for dementia associated with Parkinson's disease. N Engl J Med 351:2509–2518

Ferri CP, Prince M, Brayne C et al. (2005) Global prevalence of dementia: a Delphi consensus study. Lancet 366:2112–2117

Fuchs GA, Gemende I, Herting B et al. (2004) Dementia in idiopathic Parkinson's syndrome. J Neurol 251 (Suppl 6):VI/28–32

Hallauer JF, Schons M, Smala A, Berger K (2000) Untersuchungen von Krankheitskosten bei Patienten mit Alzheimer-Erkrankung in Deutschland. Gesundheitsökon Qualitätsmanag 5:73–79

Hansen RA, Gartlehner G, Webb AP et al. (2008) Efficacy and safety of donepezil, galantamine, and rivastigmine for the treatment of Alzheimer's disease: a systematic review and meta–analysis. Clin Interv Aging 3:211–225

Herrmann N, Lanctot KL (2005) Do atypical antipsychotics cause stroke? CNS Drugs 19:91–103

Hogan DB (2006) Donepezil for severe Alzheimer's disease. Lancet 367:1031–1032

Hogan DB, Patterson C (2002) Progress in clinical neurosciences: Treatment of Alzheimer's disease and other dementias – review and comparison of the cholinesterase inhibitors. Can J Neurol Sci 29:306–314

Hogan DB, Goldlist B, Naglie G, Patterson C (2004) Comparison studies of cholinesterase inhibitors for Alzheimer's disease. Lancet Neurol 3:622–626

Ibach B, Lange K, Haen E (2003) Das cholinerge System und die Therapie der Alzheimer-Demenz. In: Förstl H (Hrsg) Antidementiva. Urban & Fischer, München, S 93–143

IQWIG (Institut für Qualität und Wirtschaftlichkeit im Gesundheitswesen) (2009) Memantin bei Alzheimer Demenz. www.iqwig.de/index.404.html. Gesehen 11.01.2010

Kavirajan H, Schneider LS (2007) Efficacy and adverse effects of cholinesterase inhibitors and memantine in vascular dementia: a meta-analysis of randomised controlled trials. Lancet Neurol 6:782–792

Lobo A, Launer LJ, Fratiglioni L et al. (2000) Prevalence of dementia and major subtypes in Europe: A collaborative study of population-based cohorts. Neurologic Diseases in the Elderly Research Group. Neurology 54:S4–9

Lopez OL, Becker JT, Wahed AS et al. (2009) Long-term effects of the concomitant use of memantine with cholinesterase inhibition in Alzheimer disease. J Neurol Neurosurg Psychiatry 80:600–607

Maidment I, Fox C, Boustani M (2006) Cholinesterase inhibitors for Parkinson's disease dementia. Cochrane Database Syst Rev, CD004747

McKeith IG, Dickson DW, Lowe J et al. (2005) Diagnosis and management of dementia with Lewy bodies: third report of the DLB Consortium. Neurology 65:1863–1872

Müller U, Wolf H, Kiefer M, Gertz HJ (2003) Ein systematischer Vergleich nationaler und internationaler Demenzrichtlinien. Fortschr Neurol Psychiatr 71:285–295

Neary D, Snowden J, Mann D (2005) Frontotemporal dementia. Lancet Neurol 2005;4:771–780

Ott A, Breteler MM, Harskamp F van, Stijnen T, Hofman A (1998) Incidence and risk of dementia. The Rotterdam Study. Am J Epidemiol 147:574–580

Samuel W, Caligiuri M, Galasko D et al. (2000) Better cognitive and psychopathologic response to donepezil in patients prospectively diagnosed as dementia with Lewy bodies: a preliminary study. Int J Geriatr Psychiatry 15:794–802

Schneider LS, Dagerman K, Insel PS (2006) Efficacy and adverse effects of atypical antipsychotics for dementia: meta-analysis of randomized, placebo-controlled trials. Am J Geriatr Psychiatry 14:191–210

Snitz BE, O'Meara ES, Carlson MC et al. (2009) Ginkgo Evaluation of Memory (GEM) Study Investigators. Ginkgo biloba for preventing cognitive decline in older adults: a randomized trial. JAMA 302:2663–2670

Statistisches Bundesamt (2009) Bevölkerung Deutschlands bis 2060 – Ergebnisse der 12. koordinierten Bevölkerungsvorausberechnung, www.destatis.de. Gesehen 11.01.2010

Winblad B, Kilander L, Eriksson S et al. (2006) Donepezil in patients with severe Alzheimer's disease: double-blind, parallel-group, placebo-controlled study. Lancet 367:1057–1065

2.9 M. Parkinson

Heinrich Burkhardt

2.9.1 Bedeutung für den älteren Patienten, Epidemiologie

Die Parkinson-Krankheit ist überwiegend eine Krankheit des älteren Menschen. Derzeit leben in Deutschland ca. 200.000 Menschen mit einer Parkinson-Krankheit. Unter den über 80-Jährigen haben ca. 2,6% eine Parkinson-Krankheit (Rijk et al. 2000). Bis zu 70% der Erkrankten waren bereits zu Beginn der Erkrankung älter als 50 Jahre. Ähnlich wie bei den Demenz-Erkrankungen rechnet man auch bei dieser neurodegenerativen Erkankung mit einem weiteren Ansteigen der Prävalenzraten und bis 2030 insgesamt mit einer Verdopplung der zu behandelnden Patienten. Zu bedenken ist, dass neben dem idiopathischen Parkinson-Syndrom unter den älteren Menschen auch sehr häufig nichtidiopathische Parkinson-Syndrome auftreten. Diese zeigen eine deutlich größere Prävalenz. Man nimmt an, dass diese eine Prävalenzrate von bis zu 51% bei den über 84-Jährigen erreichen (Bennett et al. 1996). Eine genaue diagnostische Klärung ist erforderlich, da unter Umständen differenzielle therapeutische Strategien favorisiert werden und auch aus prognostischer Sicht dies durchaus eine Bedeutung hat. Bezüglich der Genese lassen sich die sekundären Parkinson-Syndrome wie folgt unterteilen:
- postinfektiöses Parkinson-Syndrom,
- toxische Parkinson-Syndrome,
- metabolische Parkinson-Syndrome und
- medikamenteninduziertes Parkinson-Syndrom.

Die ersten drei Syndrome kommen selten vor; die medikamenteninduzierte Form findet sich dagegen häufiger. Ihr Anteil an allen Parkinson-Syndromen soll bei mindestes 7% liegen (Rajput et al. 1984), wobei für ältere Bewohner in Pflegeheimen aber auch sehr viel höhere Zahlen berichtet wurden – bis zu 50% (Stephen u. Wiliamson 1984). Sie ist auch deswegen von Bedeutung, da die therapeutische Strategie hier ganz anders aussieht (Absetzen des ursächlichen Medikamentes), will man eine unangemessene pharmakotherapeutische Kaskade vermeiden.

Kontraindizierte Medikamente bei M. Parkinson und Auslöser eines medikamenteninduzierten Parkinson-Syndroms
- **Dopaminantagonisten**
  - **Metoclopramid**
  - **Klassische hochpotente Neuroleptika**
  - **Olanzapin**
  - **Risperidon**
- **Flunarizin**
- **Cinnarizin**
- **Netilmicin**
- **Reserpin**
- **Moxonidin**
- **Indometacin**

Als Auslöser spielen antidopaminerge Medikamente insbes. Neuroleptika die dominante Rolle. Bei bis zu 2/3 aller Neuroleptikagaben kann ein extrapyramidal-motorisches Syndrom auftreten (Janno et al. 2004). Neben dem Absetzen des auslösenden Medikamentes ist gegebenenfalls der kurzfristige Einsatz von Anticholinergika wie Biperiden erforderlich.

2.9.2 Therapeutisch relevante Besonderheiten beim älteren Menschen

Für die Behandlung älterer Patienten ist von besonderer Bedeutung, dass Parkinson-Syndrome auch im Rahmen neurologisch degenerativer Erkrankungen mit Einbezug zusätzlicher zerebraler Strukturen auftreten. Hierzu zählen:
- Multisystematrophie (MSA),
- Lewy-Body-Demenz,
- progressive supranukleäre Paralyse,
- kortikobasale Degeneration (CBD),
- frontotemporale Demenzen und
- M. Huntington,

um die wichtigsten zu nennen.

Weitere wichtige Differenzialdiagnosen, die klinisch ähnliche Symptomatik hervorrufen können und daher häufig als Parkinson-Syndrome fehlinterpretiert werden sind:

- subkortikale arteriosklerotische Enzephalopathie,
- Normaldruckhydrozephalus und
- Tremorsyndrom.

Aus therapeutischer Sicht stellt ◘ Tab. 2.18 für die im Zusammenhang mit anderen degenerativen Erkrankungen des Nervensystems auftretenden Parkinson-Syndrome wichtige Abweichungen im Vergleich zur Behandlung des idiopathischen Parkinson-Syndroms zusammen. Es kann hier aber nicht auf alle komplexen diagnostischen Details eingegangen werden. Hierfür wird auf weiterführende Literatur verwiesen (Schwarz u. Storch 2007).

Obwohl die neurochemische Ursache des Parkinson-Syndroms bekannt ist, bleiben die Ursache und der Mechanismus der Degeneration der dopminergen Neuronen im Striatum und der Substantia nigra nicht komplett verstanden. Mutmaßlich handelt es sich um einen komplexen Prozess unter Einschluss von oxidativem Stress, Veränderungen des zellulären Energiemetabolismus und Akkumulation toxischer Produkte durch Veränderung intrazellulärer Enzymsysteme. Dieser Prozess führt zu einem progredienten Verlust weiterer striataler dopaminerger Neurone (bei Ausbruch der Krankheit sind in der Regel bereits mehr als 50% zugrunde gegangen).

2.9.3 Evidenzorientierte, rationale Arzneimitteltherapie und Klassifizierung der Arzneimittel nach Alterstauglichkeit

Allgemeine Therapiestrategien

Im Folgenden soll auf die Behandlung des idiopathischen M. Parkinson eingegangen werden. Sie fußt auf mehreren Therapiestrategien und zielt in diesem mehrdimensionalen Ansatz darauf ab, so lange wie möglich die Selbsthilfefähigkeit des Patienten aufrecht zu erhalten. Die Therapiestrategien neigen zur Komplexität und erfordern eine individuelle Planung. Dies ist auch einer der Gründe, warum differenzierte Therapiestudien – wie man sie z. B. aus dem kardiologischen Bereich kennt, insbesondere solche, die altersbezogene differenzielle Effekte beurteilen – kaum vorliegen:

- medikamentöse Behandlung der Kardinalsymptome (Akinese, Rigor, Tremor),
- nichtmedikamentöse Behandlung von Gangstörungen, Sprechstörungen, Dysphagie und posturaler Instabilität,
- Therapie von Begleitsymptomen (Depression, Demenz, psychotische Symptome, orthostatische Dysregulation etc.) sowie
- (Neuroprotektion).

Leider ergeben sich bzgl. neuroprotektiver Behandlungsansätze derzeit noch keine wirksamen

◘ **Tab. 2.18.** Therapeutische Besonderheiten bei Parkinson-Syndromen in Zusammenhang mit anderen degenerativen zerebralen Erkrankungen

	Kennzeichen	Kommentar
Multisystematrophie (MSA)	Frühes autonomes Syndrom, zusätzliche zerebelläre Zeichen	Keine Dopaminagonisten
Lewy-Body-Demenz	Primär progrediente Demenz	Keine Dopaminagonisten
Progressive supranukleäre Paralyse	Supranukleäre vertikale Blickparese, frühe posturale Instabilität	Kaum Ansprechen auf medizinische Therapie
Kortikobasale Degeneration (CBD)	Apraxie, Dysphasie, fokaler Reflexmyoklonus	Pharmakologische Beeinflussung kaum möglich
frontotemporale Demenzen	Frühe Persönlichkeitsstörung mit Enthemmung	Kaum Ansprechen auf medizinische Therapie
M. Huntington	Hyperkinetisches Syndrom	Genetische Testung möglich

Strategien. Obwohl für einige Substanzen im experimentellen Ansatz eine neuroprotektive Wirkung nachgewiesen werden konnte (Antioxidanzien, MAO-B-Hemmer, Dopaminagonisten), hat sich dies in einem klinischen Ansatz nicht bestätigen lassen (Parkinson Study Group 1993).

Mit zunehmender Krankheitsdauer wird die Therapie des M. Parkinson komplexer und muss immer individueller ausgestaltet werden.

Ein besonderes Problem hierbei ist das Auftreten von Wirkungsschwankungen mit typischen Motorfluktuationen:

- End-of-dose-Akinesie,
- On-Off-Phänomene und
- »freezing«.

Außerdem können Dyskinesien in Assoziation mit der »peak-dose« und »off-dose« auftreten, was die Dosierung der Medikation ebenfalls erheblich erschwert. Nach 5 Jahren L-Dopa Therapie zeigten 50% der Patienten eine End-off-dose-Akinesie, 30% Dyskinesien und 25% ein »freezing« (Poewe u. Wenning 1998). Besonders betroffen sind hiervon allerdings jüngere Patienten.

Kritische Wertung der generellen pharmakotherapeutischen Strategien

Generell ist die Wirksamkeit der verschiedenen Medikamente zur Symptomkontrolle des M. Parkinson als ausreichend durch Studien und klinische Erfahrung belegt anzusehen. Allerdings gilt auch hier, dass trotz der mit höherem Alter weiter ansteigenden Prävalenz dieser Krankheit die mittleren Lebensalter in den maßgeblichen Studien auffallend gering sind (im Mittel um 61 Jahre) und mit Recht bemängelt werden muss, dass gerade die große Gruppe der über 75-Jährigen Parksinon-Patienten so gut wie gar nicht untersucht ist (Mitchell et al. 1997). Daran hat sich auch in neuerer Zeit nichts geändert. Obwohl in den großen Untersuchungen z. B. der Parkinson Study Group auch etliche über 80-jährige Patienten enthalten waren, wurden keine Subgruppenanalysen oder ähnliche weiterführende Untersuchungen durchgeführt, die eine evtl. differenzielle Wirksamkeit bzw. UAW-Profil hätten erhellen können. Hier bleibt man also weitgehend auf eine indirekte Betrachtung angewiesen. Da die medikamentösen Strategien beim M. Parkinson auf eine ausreichende Symptomkontrolle und Erhalt der Selbsthilfefähigkeit zielen, ergibt sich daraus zunächst keine differenzielle Bewertung für Patienten im höheren Lebensalter.

Ein anderer Aspekt zeigt aber sehr wohl einen Ansatz zur differenzierten Wertung bzgl. des Alters.

Je höher das Alter bei Ersterkrankung, desto geringer das Risiko einer Begünstigung des Spätsyndroms durch eine L-Dopa-Therapie.

Das heißt aber auch, dass bei der Auswahl der Medikamente zur Behandlung der Kardinalsymptome eher weniger die Begünstigung eines Spätsyndroms als vielmehr das potenzielle Spektrum der unerwünschten Arzneimittelwirkungen im Vordergrund steht. Eine in der Diskussion über die optimale Strategie hierfür häufig verwendete Altersgrenze zwischen den sog. jungen Patienten mit M. Parkinson und den älteren Parkinson-Patienten ist die 70-Jahres-Grenze (Deutsche Gesellschaft für Neurologie 2009). Diese kann jedoch nicht als starre Grenze sondern nur als Anhaltspunkt betrachtet werden. Hier muss betont werden, dass diese Grenze lediglich Ausdruck eines gewissen Konsensus unter den Autoren der Leitlinien der Deutschen Gesellschaft für Neurologie ist, nicht aber auf Daten beruht, die z. B. aus größeren RCT oder Untersuchungen zum Eintreten von UAW unter Therapie extrahiert wurden. Unter dem Gesichtspunkt mögliche Begünstigung eines früh eintretenden Spätsyndroms muss insgesamt auch die verbleibende Lebenserwartung auf dem Boden der bestehenden Komorbiditäten und eines evtl. vorliegenden allgemeinen Frailty-Syndroms berücksichtigt werden. Dementsprechend gilt als Richtlinie, dass unter 70 Jahre alte Patienten im Frühstadium eher nicht mit einem L-Dopa-Präparat behandelt werden sollten, sondern primär mit einem Dopaminagonisten (evtl. in Kombination mit einem MAO-B-Hemmer), wohingegen über 70 Jahre alte Patienten, solche mit Zeichen der Multimorbidität oder des Frailty-Syndroms eher primär bereits mit einem L-Dopa-Präparat behandelt werden können (Buhmann 2008). Der Autor ist der Meinung, dass das Entscheidungsmerkmal kalendarisches Alter über 70 Jahre hier ein untergeordnetes Kriterium sein sollte und vielmehr Gesichtspunkte wie verbleibende Lebenserwartung und Frailty-Syndrom eine primäre Rolle spielen müssen.

Beim Spätsyndrom mit Wirkungsfluktuationen kann durch die Gabe eines COMT-Hemmers (COMT, »Catechol-O-Methyl-Transferase«) das Wirkungsprofil verbessert werden, falls Dyskinesien im Vordergrund stehen. Weiter kann Amantadin in die Behandlung eingeführt und die morgendliche Akinesie mit retardierten Präparaten behandelt werden. Durch die Gabe mehrerer Präparate ergibt sich aber zwangsläufig ein hohes Interaktionspotenzial mit unübersichtlichen Wechselwirkungen (Csoti u. Fornadi 2008). Bei nicht zufriedenstellender Symptomkontrolle trotz Gabe mehrerer Präparate bleiben als Reservestrategien noch die subkutane Apomorphinapplikation, die duodenale L-Dopa-Applikation oder die tiefe Hirnstimulation (THS). Diese sollen hier aber nicht besprochen werden und sind speziellen Zentren und Indikationen vorbehalten (Schwarz u. Storch 2007). In diesen Situationen sollte die zu erreichende Lebensqualität der Patienten und das durch Polypharmazie eingegangene Risiko kritisch gegeneinander abgewogen werden. Pauschale Empfehlungen können hier nicht gegeben werden.

Kritische Wertung einzelner medikamentöser Strategien zur Symptomkontrolle

L-Dopa-Präparate

L-Dopa Präparate werden seit 1962 in der Therapie des M. Parkinson eingesetzt. Entsprechend groß ist die therapeutische Erfahrung in der Anwendung auf die zurückgegriffen werden kann. Es wird heute immer mit einem peripher wirksamen DOPA-Dekarboxylaseinhibitor kombiniert. Damit ist die Plasmahalbwertszeit des Präparats zwischen 1–3 h anzusiedeln. Allerdings muss beachtet werden, dass die Wirkung des L-Dopa sehr komplex und bis heute nicht vollständig verstanden ist (Nutt 2003). Daher korreliert dieser pharmakokinetische Parameter nur bedingt mit der pharmakodynamisch erzielten Wirkung (on-Phase). Die Wirksamkeit von L-Dopa ist überzeugend nachgewiesen (Fahn et al. 2004) und es gilt als das Parkinson-Medikament mit dem besten Risiko-Nutzen-Profil. Im Profil der unerwünschten Wirkungen dieses Medikamentes mit peripheren Wirkungen (Übelkeit, Erbrechen, Orthostase) und zentralen Wirkungen (delirantes Syndrom und Halluzinationen) nehmen bzgl. der Anwendung beim älteren Patienten die orthostatische Dysregulation sowie das delirante Syndrom eine besondere Rolle ein.

> **Dopaminerge unerwünschte Wirkungen bei Parkinson-Therapeutika:**
> - **Übelkeit und Erbrechen**
> - **Schwindel**
> - **Orthostatische Dysregulation**
> - **Verwirrtheit**
> - **Halluzinationen**

Insbesondere für das Auftreten eines deliranten Syndroms besteht bei älteren Patienten ein deutlich erhöhtes Risiko. Dies gilt allerdings generell für alle delirogenen Medikamente und nicht nur speziell für L-Dopa-Präparate. Wichtig ist, zu Beginn der Behandlung die Dosis vorsichtig zu wählen (bis 300 mg/Tag) und erst, falls erforderlich, im weiteren Verlauf auf 500–600 mg/Tag zu steigern.

L-Dopa-Präparate lassen sich mit allen anderen Parkinson-Medikamenten kombinieren. Problematische Kombinationen mit anderen Medikamenten sind die Kombination mit
- Opioiden,
- Vitamin B_6 in höheren Dosen, das eine Wirkungsabschwächung des L-Dopa-Präparates hervorruft,
- Anticholinergika, die eine Verzögerung des Wirkungseintritts (Reduktion der gastointestinalen Motilität) zur Folge haben, und
- Baclofen (zur Senkung des erhöhten Muskeltonus), das gehäuft zum deliranten Syndrom (Chou et al. 2005) führt.

Erwähnt werden muss auch die Wirkungssteigerung durch eine Komedikation mit Johanniskrautpräparaten (via P-Glykoprotein). Eine gleichzeitige Einnahme von Fe-Präparaten kann über eine Chelatbildung zur Wirkungsabschwächung führen.

> **Fe-Präparate dürfen nicht gleichzeitig mit Parkinson-Medikamenten eingenommen werden.**

MAO-B-Hemmer

Die symptomatische Wirkung des MAO-B-Hemmers ist deutlich geringer als die der L-Dopa-Präparate einzustufen. So konnte in der Monotherapie bei de-novo-Patienten nur in 10% der Fälle eine symptomatische Wirkung erzielt werden. Die Daten bzgl. eines günstigen Effektes beim Spätsyndrom sind uneinheitlich. Es ist hier nicht das Medikament der ersten Wahl. Unerwünschte Wirkungen sind vor allem Schlafstörungen, Appetitlosigkeit und Verwirrtheitszustände; insgesamt wird die Verträglichkeit aber günstig beurteilt. Günstige Effekte ergeben sich auch aus einer zusätzlichen antidepressiven und antriebssteigernden Wirkung.

Der MAO-B-Hemmer darf nicht mit einem Antidepressivum (SSRI, NaSSA, SNRI) kombiniert werden, da die Gefahr für die Entwicklung eines bedrohlichen serotonergen Syndroms besteht.

Derzeit sind in Deutschland Selegilin und Rasagilin zugelassen. Für letztere Substanz bestehen weniger Erfahrungen, hier wird allerdings eine bessere Wirksamkeit bzgl. der Dämpfung von Wirkungsfluktuationen im Spätstadium postuliert (Rascol et al. 2005).

COMT-Inhibitoren

Derzeit ist nur Entacapone zugelassen. COMT-Inhibitoren hemmen den L-DOPA-Abbau in der Peripherie. Dadurch kann die L-DOPA-Verfügbarkeit ohne Steigerung des Spitzenspeigels verbessert werden. Insbesondere für Patienten mit Wirkungsfluktuationen ist dies eine gute Behandlungsoption mit deutlicher Verlängerung der on-Phasen (Brooks 2004). Eine Verhinderung oder ein Hinauszögern dieser Wirkungsfluktuation durch frühzeitige Zugabe zu einer L-DOPA-Therapie konnte allerdings bisher nicht nachgewiesen werden.

Die Domäne der COMT-Patienten sind Patienten mit Wirkungsfluktuationen.

Eine sehr häufige aber harmlose UAW ist die rötliche Verfärbung des Urins. Auch für diese Substanz werden Verwirrtheitszustände sowie motorische Störungen (Dyskinesien) als wichtige UAW beschrieben, daneben können gastrointestinale Symptome wie Übelkeit und Diarrhö auftreten. Insgesamt wird Entacapone jedoch gut vertragen und eignet sich daher gut zur Behandlung von älteren Patienten mit Wirkungsfluktuationen. COMT-Inhibitoren und Selegilin interagieren am CYP-2D6-System in der Leber. Dadurch kann es zu unvorhersehbaren Spiegelerhöhungen und z. B. zu Dyskinesien kommen, insbesondere wenn weitere Medikamente zusätzlich gegeben werden, die dieses System inhibieren (Fluoxetin, Paroxetin, Sertralin). Besonders die letztgenannten Antidepressiva können hier problematisch sein. Bei gleichzeitiger Gabe von Fe-Präparaten kann eine Chelatbildung auftreten und eine Wirkungsabschwächung verursachen. Fe-Präparte dürfen daher nicht zusammen mit Parkinson-Medikamenten eingenommen werden.

Dopaminagonisten

Dopaminagonisten sind eine heterogene Gruppe von Medikamenten mit direkter Wirkung auf die prä-und postsympatischen dopaminergen Neuronen. Sie bewirken eine Verminderung des Metabolismus der dopaminergen Neurone und werden daher auch günstig in ihrer Wirkung auf die Entwicklung eines Spätsyndroms beurteilt. Die derzeit zur Verfügung stehenden 8 Substanzen unterschieden sich stark in ihrer Wirksamkeit und dem Spektrum ihrer unerwünschten Wirkungen. Insgesamt gelten Dopaminagonisten aber als deutlich weniger verträglich als L-DOPA-Präparate (■ Abb. 2.27).

Auch ihre Wirkung ist deutlich geringer als die von L-DOPA. Sie werden insbesondere für jüngere Patienten in der Primärtherapie im Frühstadium

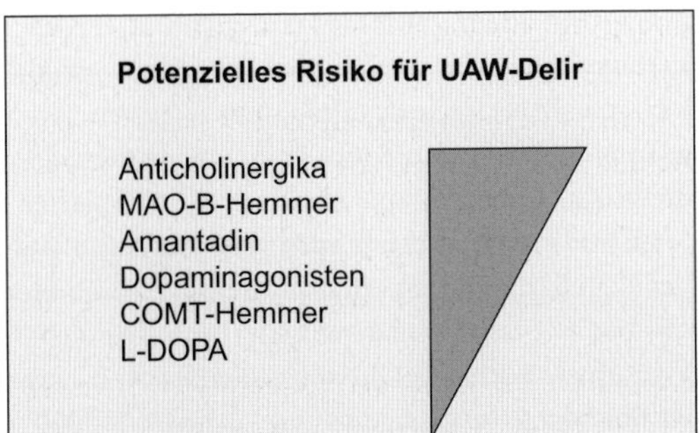

■ **Abb. 2.27. Unterschiedliche Parkinson-Mittel: Risiko für ein Delir als unerwünschte Arzneimittelwirkung (UAW).** *COMT* »Catechol-O-Methyl-Transferase«, *L-DOPA* Levo-DOPA, *MAO* Monoaminooxidase

propagiert (Parkinson Study Group 2000). Prinzipiell ist auch eine Kombination mit anderen Parkinson-Medikamenten möglich. Dopaminagonisten werden in zwei Gruppen eingeteilt:
1. Ergot-Präparate und
2. Non-Ergot-Präparate.

Dopaminagonisten verursachen häufiger als L-DOPA-Präparate psychotische Symptome, insbesondere Halluzinationen und Verwirrtheitszustände. Außerdem besteht die Gefahr einer orthostatischen Dysregulation insbesondere bei einer zu starken Initialdosis.

> **Dopaminagonisten bergen eine große Gefahr der orthostatischen Dysregulation in der Eindosierungsphase.**

Diese für die gesamte Substanzklasse geltende Problematik erfordert eine besonders vorsichtige Aufdosierung insbesondere bei Patienten mit einer bereits gestörten Kreislaufregulation bzw. anderen blutdrucksenkenden Medikamenten. Zusätzlich besteht als klassenspezifischer Effekt eine Neigung zur Ödembildung.

Ergot-Präparate führen zu einer selten auftretenden Auslösung von Weichteilfibrosen und insbesondere Herzklappenveränderungen, weswegen diese Medikamente nur unter kontinuierlicher echokardiographischer Kontrolle und bei bereits bestehenden strukturellen Veränderungen an den Herzklappen überhaupt nicht gegeben werden sollten. Auch dieses Problem schränkt die Indikation für ältere Patienten weiter ein. Daher sind sie allgemein für ältere Patienten problematischer und Medikamente zweiter Wahl, insbesondere wenn die Prophylaxe einer frühzeitigen Entwicklung von Dyskinesien nicht im Vordergrund steht. Allerdings ist hier eine Risiko-Nutzen-Analyse durch gezielte Untersuchungen schlecht gestützt und kann nur indirekt über Anhaltspunkte zu den Risiken erschlossen werden. Dies liegt vor allen Dingen auch daran, dass die ermutigenden Ergebnisse bzgl. der Neuroprotektion bzw. Verzögern der weiteren nigrostriatalen Degeneration aus experimentellen Ansätzen im Tiermodell und in Zellkulturen stammen und sich bisher im klinischen Ansatz an Patienten noch nicht schlüssig haben nachvollziehen lassen.

> **Bei älteren Patienten sollte, falls überhaupt ein Dopaminagonist eingesetzt wird, den Non-Ergot-Präparaten der Vorzug gegeben werden.**

Die beste Datenlage und die beste Verträglichkeit unerwarteter Wirkungen kann derzeit dem Ropinirol und dem Pramipexol zugeschrieben werden. Eine neuere Therapieoption mit einem Non-Ergot-Dopaminagonisten ist die transdermale Gabe von Rotigotin. Diese würde prinzipiell eine kontinuierliche Abgabe des Medikamentes ermöglichen. Derzeit bestehen mit dieser Therapieform nur begrenzte Erfahrungen und insbesondere keine differenzierten Daten bzgl. älterer Patienten (Jenner 2005). Die Verträglichkeit scheint insgesamt günstig zu sein.

Glutamatantagonisten

Hier steht noch das Amantadin zur Verfügung. Das ebenfalls zu den Glutamatantagonisten zu zählende Budipin, das vorwiegend zur Behandlung des Tremors verwendet wurde, ist aufgrund gravierender QT-Zeit-Verlängerungen mit der Gefahr einer »Torsade des pointes« nicht mehr anwendbar. Ein Vorteil des Amantadins ist nach allerdings rein experimentellen Ansätzen dessen vermutete neuroprotektive Wirkung. Dieses dürfte für ältere Patienten vermutlich in den meisten Fällen ein schwaches Argument für einen primären Einsatz sein. Amantadin wirkt ebenfalls gut auf L-Dopa induzierte Dyskinesien (Verhagen Metman et al. 1998). Amantadin wird bereits seit langer Zeit in der Parkinson-Therapie eingesetzt, seine Wirkung auf die Symptome ist als lediglich moderat einzustufen. Allerdings ist das Risiko bzgl. Verwirrtheit und anderen typischen dopaminergen UAW größer als bei L-DOPA einzustufen (◘ Abb. 2.27). Zusätzlich können anticholinerge Wirkungen auftreten wie Harnverhalt, Akkommodationsstörungen, Tachykardie. Es ist daher als Medikament zur zusätzlichen Therapie bei Auftreten von Dyskinesien einzustufen, hier allerdings wegen des UAW-Profils im Vergleich zu COMT-Hemmern für ältere Patienten nachrangig. Auch wenn die Gefahr einer QT-Zeit-Verlängerung für Amantadin deutlich geringer ist als für das Budipin, soll Amantadin nicht mit anderen potenziell die QT-Zeit beeinflussenden Medikamenten gegeben werden. Hierzu zählen neben den Klasse-IA-

(z. B. Chinidin) und Klasse-III- (z. B. Amiodaron und Sotalol) Antiarrhythmika auch Domperidon, Amitriptylin, Haloperidol und Chlorpromazin.

Prinzipiell muss zu Beginn einer Therapie sowie bei Zufügen weiterer Medikamente zu einer Überprüfung der QT-Zeit mit EKG geraten werden.

Bei Einsatz von Amantadin muss die QT-Zeit im EKG überprüft werden.

Anticholinergika

Anticholinergika habe nur eine begrenzte Wirkung auf Parkinson-Symptome, lösen dafür aber häufig UAW aus, insbesondere Störungen der Magen-Darm-Motilität, Harnverhalt und delirante Syndrome (◘ Abb. 2.27). Sie sind daher generell als ungünstig in der Behandlung älterer Patienten einzustufen, sollten hier vermieden werden und gelten auch für jüngere Patienten nicht mehr als Medikamente der ersten Wahl. Eine Indikation kann bei ansonsten nicht ausreichend beherrschbarem Tremor bestehen. Zur Verfügung stehen Biperiden, Bornaprin, Metixen, Trihexyphenidyl und Pridinol. Interaktionen auf der pharmakodynamischen Ebene können sich zudem mit Antidepressiva im Sinne einer Verstärkung der anticholinergen Wirkung und höherem UAW-Risiko z. B. für delirante Syndrome ergeben.

2.9.4 Behandlung spezieller Probleme

Depressive Erkrankungen bei M. Parkinson

Ein depressives Syndrom tritt bei Patienten mit M. Parkinson sehr häufig auf. Es werden Prävalenzraten bis zu 69% berichtet (Starkstein et al. 1990). Eine realistische Schätzung geht von ca. 40% aus. Interessanterweise können depressive Syndrome der Entwicklung motorischer Symptomatik beim M. Parkinson vorausgehen und werden von einigen auch als Prodromalsymptome des M. Parkinson gewertet (Santamaria et al. 1986). Häufig werden depressive Symptome bei Patienten mit M. Parkinson verkannt und fälschlicherweise unter der motorischen Symptomatik des Patienten subsummiert. Grundsätzlich ist immer eine spezifische antidepressive medikamentöse Therapie ausgerichtet an den Zielsymptomen anzustreben, wobei nach Möglichkeit eine Monotherapie anzustreben ist, um eine weitere Polypharmazie zu vermeiden. Zuvor sollte jedoch die dopaminerge Therapie optimiert werden, da es hierunter in vielen Fällen zu einer Besserung der Symptomatik kommt. Keine Indikation zur antidepressiven Therapie mit Antidepressiva besteht, wenn depressive Symptome streng an die Off-Phasen gebunden sind (Ebersbach 2008). Hier besteht dann vorrangig die Indikation zur Behandlung der Wirkungsfluktuationen.

Vor dem Einsatz zusätzlicher Antidepressiva steht immer der Versuch die Parkinson-Therapie zu optimieren.

Ob eine differenzielle antidepressive Wirkung der unterschiedlichen Parkinson-Medikamente besteht, ist nicht geklärt und noch in der Diskussion. Daher kann derzeit keine differenzielle Behandlungsstrategie bei Parkinson-Patienten mit depressiver Symptomatik bzgl. der Auswahl der Parkinson-Medikamente getroffen werden. Dies gilt erst recht für die älteren Patienten. Hier hat das zu erwartende UAW-Spektrum Vorrang. Auch bei der Auswahl des Antidepressivums spielt das zu erwartende UAW-Spektrum eine wichtige Rolle. Aufgrund dieser Argumentation sollte den SSRI der Vorzug vor den klassischen Antidepressiva gegeben werden. Hier kommt vorzugsweise Mirtazapin bei agitierten Patienten und Citalopram bei antriebsgeminderten in Betracht. Zum Einsatz und der differenzialtherapeutischen Gabe von Antidepressiva liegen insgesamt nur sehr wenige und kleine sowie qualitativ eingeschränkte Untersuchungen vor (Ebersbach 2008), so dass eine Bewertung auf einer soliden empirischen Basis derzeit nicht möglich ist.

Kontraindiziert ist die Gabe von SSRI oder auch SNRI zusammen mit MAO-B-Hemmern, was die Therapie depressiver Syndrome insbesondere bei älteren Patienten mit MAO-B-Hemmern stark einschränkt.

Hier empfiehlt sich ein Umsetzen auf eine alternative Parkinson-Medikation, um die Depression mit einem niedrigeren UAW-Risiko behandeln zu können. In seltenen Fällen wurde nach Gabe eines SSRI eine Verschlechterung der motorischen Symptomatik beobachtet (Dell'Agnello et al. 2001). In solchen Fällen käme alternativ auch bei älteren Patienten ein SNRI wie Reboxetin in Betracht, bei denen der Einsatz von Trizyklika grundsätzlich problematisch ist. Systematische Untersuchungen hierzu existieren bisher allerdings nicht.

Demenzielles Syndrom bei M. Parkinson

Ebenfalls häufig ist ein mit dem M. Parkinson vergesellschaftetes demenzielles Syndrom. Im Verlauf der Parkinson-Erkrankung muss bei bis zu 40% der Patienten mit der Entwicklung eines demenziellen Syndroms gerechnet werden (Aarsland et al. 2005). Hier ergibt sich stets die differenzialdiagnostische Aufgabe eine mit dem sporadischen Parkinson-Syndrom in Zusammenhang stehende demenzielle Entwicklung von der Lewy-Body-Demenz abzugrenzen. Um eine Lewy-Body-Demenz abzugrenzen, muss die motorische Symptomatik der demenziellen Entwicklung mindestens um ein Jahr vorausgegangen sein. Weiter ist wichtig zu erwähnen, dass viele geläufige Testverfahren zur Demenz-Diagnostik (z. B. MMST) nicht für die Diagnostik einer parkinsonassoziierten Demenz geeignet sind.

Auch für die demenzielle Entwicklung bei M. Parkinson gilt, dass eine Optimierung der dopaminergen Therapie diese Symptome mildern kann.

Inwiefern durch Antidementiva, insbesondere Cholinesteraseinhibitoren die weitere Entwicklung günstig beeinflusst werden kann, ist im Vergleich zur Alzheimer-Demenz für diese Form der demenziellen Entwicklung wesentlich weniger gut untersucht. Für Rivastigmin liegen allerdings positive Studienergebnisse vor, die einen moderaten und günstigen Einfluss auf die kognitiven Funktionen nachweisen konnte (Emre et al. 2004). Außerdem können auch psychotische Symptome hierdurch günstig beeinflusst werden. Häufige UAW sind Überlkeit und Erbrechen sowie Agitiertheit und Somnolenz. Auch kann ein Tremor verstärkt werden (Schwarz und Storch 2007).

Delirantes Syndrom und Halluzinationen bei M. Parkinson

Psychotische Symptome, insbesondere Halluzinationen (meist optischer Art) treten im Laufe der Parkinson-Krankheit bei bis zu 50% der Patienten auf (Holroyd et al. 2001) und stellen damit ein sehr häufiges Problem in der Behandlung dar. Prinzipiell können alle Parkinson-Medikamente dosisabhängig dieses als UAW hervorrufen. Ein zusätzlicher Risikofaktor stellt hier das Alter der Patienten dar, so dass gerade bei älteren Patienten mit einem gehäuften Auftreten von psychotischen Episoden gerechnet werden muss. Nach Korrektur anderer möglicher Auslöser (z. B. Dehydratation und Infektion), sollte daher eine Therapieoptimierung unter Auslassen risikoreicher Medikamente erfolgen. Hierzu zählen Anticholinergika, MAO-B-Hemmer und Amantadin. Zusätzlich ist aber in vielen Fällen die Gabe eines Neuroleptikums erforderlich. Hierfür kommen aufgrund der für die klassischen Neuroleptika vom Butyrophenontyp bestehenden Problematik der extrapyramidalen UAW nur atypische Neuroleptika in Betracht. Zugelassen ist Clozapin, für das ausreichende Studienergebnisse vorliegen, die nachweisen, dass motorische Symptome nicht beeinflusst werden und eine ausreichende Wirksamkeit auf psychotische Phänomene besteht (Pollak et al. 2004).

Allerdings besteht bei Clozapin die Gefahr des Auftretens einer sehr seltenen idiosynkratischen UAW der Agranulozytose, sodass die Gabe dieses Medikamentes an strenge Vorgaben (z. B. Blutbildkontrollen) gebunden ist. Andere atypische Neuroleptika wie Olanzapin und Risperidon weisen dieses Problem nicht auf, zeigen aber doch einen deutlichen Einfluss auf die motorische Symptomatik auch bereits in niedriger Dosierung (Goetz et al. 2000), sodass sie bei ausgeprägten psychotischen Phänomenen keine optimale Alternative darstellen.

Eine Alternative könne Quetiapin sein, für das bislang kein relevanter Einfluss auf motorische Symptome nachgewiesen werden konnte (Reddy et al. 2002), dessen Einsatz aber insgesamt nicht so gut untersucht ist wie das Clozapin. Eine weitere insbesondere für ältere Patienten wichtige UAW des Clozapins und der atypischen Neuroleptika ist die Begünstigung einer orthostatischen Dysregulation mit nachfolgender vermehrter Sturzinzidenz. Bei akut stark agitierten Patienten kommt die Gabe eines niederpotenten Neuroleptikums insbesondere Melperon oder gegebenenfalls auch Lorazepam und Clomethiazol in Betracht.

2

Orthostatische Dysregulation

Ein weiteres relevantes Problem insbesondere bei älteren Parkinson-Patienten ist die Neigung zur orthostatischen Dysregulation. Sie tritt bei bis zu zwei Drittel der Patienten im fortgeschrittenen Stadium auf. Im Vordergrund sollten hier nichtpharmakotherapeutische Maßnahmen wie angemessene Flüssigkeitszufuhr, Muskeltraining und Kompressionsstrümpfe stehen. Pharmakotherapeutische Maßnahmen sind lediglich auf dem Boden klinischer Erfahrung abgesichert, systematische Untersuchungen hierzu gibt es nicht. Eingesetzt werden Fludrokortison oder Midodrin (Schwarz u. Storch 2007).

2.9.5 Zusammenfassende Wertung

Zusammenfassend bleibt die Parkinson-Therapie des älteren Patienten eine schwierige Aufgabe, die nur in einem individuellen Ansatz angemessen gelöst werden kann. Die Hauptgefahren dabei sind die Eskalation in eine nicht mehr zu überschauende Polypharmakotherapie und die Inkaufnahme gravierender UAW. In einem groben Schema kann bzgl. der Initialtherapie eine Stratifizierung nach den Risiken vorgenommen werden (◘ Abb. 2.28).

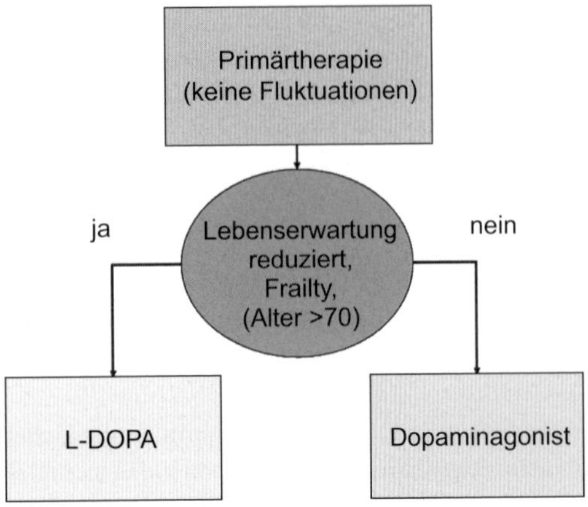

◘ **Abb. 2.28. Stratifizierung der Primärtherapie nach Lebenserwartung/Frailty.** Zentrale Dopaminagonisten (z. B. Ropinirol, Pramipexol) bei Einschränkungen eher nicht geben, sondern L-Dopa bevorzugen

Da es sich bei einer Parkinson-Therapie stets um eine prinzipiell unverzichtbare symptomatische Behandlung handelt, kann eine Wertung nach Priorisierungsgesichtspunkten (FORTA-Kriterien nach Wehling, ► Abschn. 1.4) lediglich innerhalb dieser Strategie im Rahmen eines differenzierten Einsatzes einzelner Wirkstoffe vorgenommen werden ► nachfolgender Überblick.

Klassifizierung der Pharmaka zur Prophylaxe und Therapie des M. Parkinson nach der Alterstauglichkeit (► Abschn. 1.4)

	Substanz	Kommentar	FORTA-Wertung
L-DOPA		Standardmedikament für ältere Patienten in der Primärtherapie	B
MAO-B-Hemmer	Selegilin Rasagilin	Geringe Wirkung, problematische Interaktionen mit Antidepressiva	C
COMT-Inhibitoren	Entacapone	Zusätzlich bei Wirkungsfluktuationen	B
Dopaminagonisten	Ropinirol Pramipexol	Keine Ergot-Präparate bei älteren Patienten, nur bei geringen Komorbiditäten und fehlenden Merkmalen/Frailty-Syndrom	C
Glutamatantagonisten	Amantadin	QT-Zeit-Verlängerung beachten, nur bei Auftreten von Dyskinesien als Zusatzmedikament	C
Anticholinergika	Biperiden	Sehr hohes UAW-Risiko, nur bei nicht anders beherrschbarem Tremor	D

Literatur

Aarsland D, Zaccai J, Brayne C (2005) A systematic review of prevalence studies of dementia in Parkinson's disease. Mov Disord 20(10):1255–1263

Bennett DA, Beckett LA, Murray AM, Shannon KM, Goetz CG, Pilgrim DM, Evans DA (1996) Prevalence of parkinsonian signs and associated mortality in a community population of older people. N Engl J Med 334(2):71–76

Brooks DJ (2004) Safety and tolerability of COMT inhibitors. Neurology 62(Suppl 1):S39–46

Buhmann C (2008) Diagnostik und Therapie des Morbus Parkinson beim älteren Patienten. NeuroGeriatrie 5:137–145

Chou KL, Messing S, Oakes D, Feldman PD, Breier A, Friedman JH (2005) Drug-induced psychosis in Parkinson disease: phenomenology and correlations among psychosis rating instruments. Clin Neuropharmacol 28(5):215–219

Csoti I, Fornadi F (2008) Medikamentöse Interaktionen in der Parkinson-Therapie. NeuroGeriatrie 5:160–168

Dell'Agnello G, Ceravolo R, Nuti A et al. (2001) SSRIs do not worsen Parkinson's disease: evidence from an open-label, prospective study. Clin Neuropharmacol 24(4):221–227

Deutsche Gesellschaft für Neurologie (2009) Leitlinien der Deutschen Gesellschaft für Neurologie 2008. Parkinson-Syndrome. Diagnostik und Therapie. http://www.dgn.org. Gesehen 18.12.2009

Ebersbach G (2008) Depressive Störungen bei der Parkinson-Erkrankung. NeuroGeriatrie 5:146–153

Emre M, Aarsland D, Albanese A et al. (2004) Rivastigmine for dementia associated with Parkinson's disease. N Engl J Med 351(24):2509–2518

Fahn S, Oakes D, Shoulson I et al. (2004) Levodopa and the progression of Parkinson's disease. N Engl J Med 351(24):2498–2508

Goetz CG, Blasucci LM, Leurgans S, Pappert EJ (2000) Olanzapine and clozapine: comparative effects on motor function in hallucinating PD patients. Neurology 55(6):789–794

Holroyd S, Currie L, Wooten GF (2001) Prospective study of hallucinations and delusions in Parkinson's disease. J Neurol Neurosurg Psychiatry 70(6):734–738

Janno S, Holi M, Tuisku K, Wahlbeck K (2004) Prevalence of neuroleptic-induced movement disorders in chronic schizophrenia in patients. Am J Psychiatry 161(1):160–163

Jenner P (2005) A novel dopamine agonist for the transdermal treatment of Parkinson's disease. Neurology 65(2 Suppl 1):S3–5

Mitchell SL, Sullivan EA, Lipsitz LA (1997) Exclusion of elderly subjects from clinical trials for Parkinson disease. Arch Neurol 54(11):1393–1398

Nutt JG (2003) Long-term L-DOPA therapy: challenges to our understanding and for the care of people with Parkinson's disease. Exp Neurol 184(1):9–13

Parkinson Study Group (2000) A randomized controlled trial comparing pramipexole with levodopa in early Parkinson's disease: design and methods of the CALM-PD Study. Clin Neuropharmacol 23(1):34–44

Poewe WH, Wenning GK (1998) The natural history of Parkinson's disease. Ann Neurol 44(3 Suppl 1):S1–9

Pollak P, Tison F, Rascol O et al. (2004) Clozapine in drug induced psychosis in Parkinson's disease: a randomised, placebo controlled study with open follow up. J Neurol Neurosurg Psychiatry 75(5):689–695

Rajput AH, Offord KP, Beard CM, Kurland LT (1984) Epidemiology of parkinsonism: incidence, classification, and mortality. Ann Neurol 16(3):278–282

Rascol O, Brooks DJ, Melamed E et al. (2005) Rasagiline as an adjunct to levodopa in patients with Parkinson's disease and motor fluctuations (LARGO, Lasting effect in adjunct therapy with rasagiline given once daily, study): a randomised, double-blind, parallel-group trial. Lancet 365(9463): 947–954

Reddy S, Factor SA, Molho ES, Feustel PJ (2002) The effect of quetiapine on psychosis and motor function in parkinsonian patients with and without dementia. Mov Disord 17(4):676–681

Rijk MC de, Launer LJ, Berger K (2000) Prevalence of Parkinson's disease in Europe: A collaborative study of population-based cohorts. Neurologic Diseases in the Elderly Research Group. Neurology 54(11 Suppl 5):S21–23

Santamaría J, Tolosa E, Valles A (1986) Parkinson's disease with depression: a possible subgroup of idiopathic parkinsonism. Neurology 36(8):1130–1133

Schwarz J, Storch A (2007) Parkinson-Syndrome. Kohlhammer, Stuttgart

Starkstein SE, Preziosi TJ, Bolduc PL, Robinson RG (1990) Depression in Parkinson's disease. J Nerv Ment Dis 178(1):27–31

Stephen PJ, Williamson J (1984) Drug-induced parkinsonism in the elderly. Lancet 2(8411):1082–1083

Szegedi A, Jansen WT, Willigenburg AP van , van der Meulen E, Stassen HH, Thase ME (2009) Early improvement in the first 2 weeks as a predictor of treatment outcome in patients with major depressive disorder: a meta-analysis including 6562 patients. J Clin Psychiatry 70:344–353

The Parkinson Study Group (1993) Effects of tocopherol and deprenyl on the progression of disability in early Parkinson's disease. N Engl J Med 328(3):176–183

Verhagen Metman L, Del Dotto P, van den Munckhof P, Fang J, Mouradian MM, Chase TN (1998) Amantadine as treatment for dyskinesias and motor fluctuations in Parkinson's disease. Neurology 50(5):1323–1326

Studien-Akronyme

- RCT
  »Randomised Controlled Trial«

2.10 Depression

Stefan Schwarz, Lutz Frölich

2.10.1 Bedeutung für den älteren Menschen, Epidemiologie

Depressionen manifestieren sich bei älteren Menschen häufig untypisch. Bei alten Menschen ist Depression oft mit körperlicher oder kognitiver Beeinträchtigung assoziiert. Im Vergleich mit jüngeren Patienten äußert sich eine Depression bei alten Menschen oft überwiegend mit somatischen Beschwerden, wodurch die affektive Verstimmung selbst in den Hintergrund des klinischen Syndroms treten kann (Heok u. Ho 2008). Die behandelnden Ärzte lassen sich zunächst oft von den organischen Beschwerden leiten, insbesondere wenn keine Vorgeschichte psychiatrischer Erkrankungen besteht.

Gerade ältere Menschen können oft schlecht akzeptieren, dass sie an einer Depression leiden. Bei der älteren Bevölkerung ist die Diagnose Depression wie auch andere psychische Erkrankungen nicht selten mit stark negativen Vorurteilen besetzt. Dies führt im Alltag dazu, dass ältere Patienten die Diagnose Depression oft vehement ablehnen und anstatt einer psychiatrischen Therapie eine weitere organische Ursachenabklärung und Behandlung ihrer Beschwerden wünschen. Da gerade ältere Patienten bei depressiven Symptomen nicht primär einen Nervenarzt aufsuchen, kommt dem Hausarzt hier die entscheidende Rolle bei der Diagnostik der Depression zu.

> **Bei alten Menschen mit Depression stehen somatische Beschwerden oft im Vordergrund der klinischen Symptomatik.**

Aufgrund dieser Faktoren wird die Diagnose Depression bei alten Menschen typischerweise verzögert gestellt und erst spät eine adäquate Behandlung eingeleitet. Insbesondere in Gegenwart einer organischen Erkrankung, die mit Schmerzen, körperlicher Behinderung oder kognitiver Einschränkung einhergeht, wird die Komorbidität Depression häufig übersehen. Daher muss gerade bei älteren Patienten mit unerklärbaren körperlichen Beschwerden oder inadäquaten Symptomschilderungen frühzeitig die Differenzialdiagnose Depression erwogen werden.

Ältere Patienten haben häufig mehrere Erkrankungen. Für den Geriater oder Hausarzt steht oft die Depression nicht im Vordergrund des Interesses, sondern in erster Linie die organische Erkrankung auf dem jeweiligen Fachgebiet. Zudem wird mit dem falschen, aber häufig vertretenen Argument, eine depressive Verstimmung sei angesichts der organischen Erkrankungen und des Lebensalters des Patienten gut nachvollziehbar, in gewisser Weise also »normal« und daher nicht behandlungsbedürftig, die Chance einer erfolgreichen Behandlung vertan. Im Gegensatz zu dieser oft geäußerten Einstellung ist ebenso wie bei jungen Patienten eine angemessene Behandlung bei der Mehrheit der Patienten erfolgreich.

> **Depression wird bei alten Patienten häufig übersehen oder verzögert diagnostiziert.**

Für die Lebensqualität der Patienten spielt die Depression oft eine weit wichtigere Rolle als organische Beschwerden. Neben Auswirkungen auf die Lebensqualität begünstigt Depression soziale Isolation und ganz allgemein Inaktivität und Hilfsbedürftigkeit.

Depression ist in jedem Lebensalter die häufigste Ursache für Suizid. Im höheren Lebensalter steigt die Suizidrate mit zunehmendem Alter an; insgesamt ist die Suizidrate bei alten Menschen ungefähr doppelt so hoch wie bei Erwachsenen im mittleren Lebensalter. Untersuchungen zum Suizid bei alten Menschen unterstreichen die Bedeutung der Diagnosestellung Depression: Mehr als drei Viertel der alten Menschen, die einen Suizid begehen, suchen innerhalb des Monats davor ihren Hausarzt auf (Hawton u. Heeringen 2009). Die meisten dieser Patienten leiden an einer Depression, die jedoch entweder nicht erkannt oder nicht adäquat behandelt wurde.

> **Die Suizidrate steigt im höheren Alter stark an. Depression ist die häufigste Suizidursache.**

Trotz der besonderen Umstände und Manifestationsformen der Depression bei alten Menschen sind bisher keine altersspezifischen Diagnosekriterien etabliert (► Übersicht).

Depressive Episode: Diagnostische Kriterien nach der »International Classification of Diseases« (ICD-10; verkürzte Darstellung)

1 Depressives Syndrom

Hauptsymptome (typische Symptome)

- Depressive Stimmung
- Verlust von Interesse und Freude
- Erhöhte Ermüdbarkeit

Zusätzliche häufige Symptome

- Defizite in Konzentration und Aufmerksamkeit
- Reduktion von Selbstwertgefühl und Selbstvertrauen
- Schuldgefühle und Gefühle von Wertlosigkeit
- Negative und pessimistische Zukunftsperspektiven
- Suizidgedanken, Selbstverletzung oder Suizidhandlungen
- Schlafstörungen
- Verminderter Appetit
- Optional: Bestehen eines »somatischen Syndroms«

2 Depressive Episode

2.1 Leichte depressive Episode (F32.0)

- Mindestens zwei der drei Hauptsymptome und zwei der zusätzlichen Symptome
- Dabei nicht besonders ausgeprägt
- Über mindestens 2 Wochen
- Optional: Bestehen eines »somatischen Syndroms«
- Deutliches Leiden; Leistungsfähigkeit aber höchstens teilweise eingeschränkt

2.2 Mittelgradige depressive Episode (F32.1)

- Mindestens zwei Hauptsymptome und mindestens drei der zusätzlichen Symptome
- Einige Symptome dabei besonders ausgeprägt
- Über mindestens 2 Wochen
- Optional: Bestehen eines »somatischen Syndroms«

▼

- Erhebliches Leiden (kann nur unter erheblichen Schwierigkeiten soziale, häusliche und berufliche Aktivitäten fortsetzen)

...

2.4 Schwere depressive Episode (ICD-10 F32.2)

- Alle drei typischen Symptome müssen vorhanden sein und mindestens vier zusätzliche Symptome
- Einige der zusätzlichen Symptome sollten ausgeprägt sein
- In der Regel über 2 Wochen Dauer, bei besonders schweren Fällen aber auch Diagnosestellung »nach weniger als 2 Wochen« erlaubt.
- Psychotische Symptome (Wahnideen, Halluzinationen oder ein depressiver Stupor) möglich
- Im Alltag kaum noch leistungsfähig

Bei unkomplizierten Fällen kann auch der Geriater, Internist oder Hausarzt die Diagnose Depression mit hinreichender Sicherheit stellen und eine adäquate Therapie durchführen. Zur Sicherung der Diagnose und differenziellen Therapieindikation bei komplexen Erkrankungen oder spätestens bei Versagen der Initialtherapie sollte es bei Patienten mit einer klinisch relevanten Depression selbstverständlich sein, dass ein psychiatrischer Facharzt hinzugezogen wird. Neben der depressiven Episode und rezidivierenden affektiven Erkrankungen gibt es mehrere verwandte psychiatrische Erkrankungen wie Dysthymia, Mischbilder, die unter dem Einfluss prämorbider Persönlichkeitsakzentuierungen entstehen, oder Anpassungsreaktionen, die alle ein abweichendes Behandlungskonzept bedürfen und differenzialdiagnostisch nicht immer leicht abzugrenzen sind.

Ein diagnostisches Problem ist die Verwendung psychometrischer Skalen, die durchgehend an jungen Erwachsenen ohne organische Komorbidität evaluiert wurden. Bei einem Teil dieser Skalen können Symptome bei alten Menschen häufig vorkommender organischer Erkrankungen leicht als Symptome einer Depression missgedeutet werden. Spezifische Skalen für Depression bei alten Menschen, die dieses Problem umgehen, sind zwar verfügbar; in den meisten klinischen Studien werden jedoch nach wie vor die gängigen Skalen verwendet, die spezifische Belange alter Menschen nicht berücksichtigen.

Vor Beginn einer psychiatrischen Therapie müssen immer organische Ursachen einer Depression ausgeschlossen bzw. behandelt werden (▶ Übersicht).

Häufige organische Ursachen oder Kofaktoren einer Depression (Auswahl)

- Medikamente
  - Sedativa, Hypnotika, Neuroleptika
  - Opiate
  - Betablocker
  - Clonidin
  - Parkinson-Mittel
  - Steroide
  - Antiöstrogene/Antiandrogene
  - Interferone
- Virale Infektion
- Tumorerkrankungen
- Allgemeine Schwäche, Kachexie, Gewichtsverlust
- Zerebrovaskuläre Erkrankungen
  - Schlaganfall
  - Vaskuläre Enzephalopathie
- Neurodegenerative Erkrankungen
  - M. Parkinson
  - Demenzerkrankungen
- Metabolische Erkrankungen
  - Mangelernährung
  - Vitamin-B_{12}-Mangel
- Endokrine Erkrankungen
  - Hypo- und Hyperthyreose
  - Hyperparathyroidismus
  - M. Cushing
- Alkohol und andere Suchterkrankungen

Bei alten Menschen sind häufige Ursachen oder Kofaktoren einer Depression:
- Hypothyroidismus,
- Schlaganfall,
- Mangelernährung,
- Vitamin-B_{12}-Mangel und
- diverse Medikamente, die ein depressives Syndrom hervorrufen oder verstärken können.

Organische Ursachen oder Kofaktoren einer Depression sind bei alten Patienten häufig und müssen sorgfältig ausgeschlossen werden.

Die Angaben zur Prävalenz von Depression im höheren Lebensalter schwanken stark. Ursachen hierfür sind vor allem methodische Gründe, da in den diversen Studien verschiedene Arten der Diagnosestellung und der diagnostischen Kriterien verwenden wurden. Daher überrascht es nicht, dass die Angaben zur Punktprävalenz der Major Depression bei Menschen über 65 Jahren zwischen 1–20% variieren (Alexopoulos 2005). Über 75 Jahren steigt die Prävalenz der Depression deutlich an. Vorsichtig geschätzt kann angenommen werden, dass ältere Menschen im Vergleich zu jungen Erwachsenen eine niedrigere Inzidenz von Depression haben; allerdings steigt die Inzidenz im hohen Alter (>75 Jahren) wieder deutlich an. Hierzu tragen vermutlich vor allem die organische Komorbidität, aber auch ein Verlust des sozioökonomischen Status und der kognitiven Leistungsfähigkeit bei. Zudem ist in dieser Altersgruppe als bedeutsamer Belastungsfaktor der Verlust des Lebenspartners ein häufiges Ereignis, insbesondere bei alten Frauen, die meist länger leben als ihre Partner.

Dazu kommt noch eine ebenso große oder sogar größere Anzahl von Personen mit subsyndromaler und »Minor Depression«, die ein hohes Risiko haben, in der nächsten Zeit eine Major Depression zu entwickeln (Heok u. Ho 2008). Darüber hinaus steigt aufgrund der allgemeinen Lebenserwartung der Teil älterer Patienten mit rezidivierender unipolarer oder bipolarer Depression deutlich an.

Eine deutlich höhere Prävalenz der Depression als in bevölkerungsbasierten Studien stellte sich bei Untersuchungen in Krankenhäusern und Pflegeheimen heraus. Durchgehend lag hier die Prävalenz der Depression weit über 10%.

Allgemeingültige Angaben zur Prävalenz der Depression im höheren Lebensalter sind aufgrund der bisherigen Studien nicht möglich. Alle Untersuchungen über dieses Thema bestätigen aber, dass Depression im höheren Lebensalter ein gesundheitliches Problem von großer Bedeutung für einen erheblichen Teil der Allgemeinbevölkerung, aber vor allem bei Patienten in Krankenhäusern, Pflegeheimen oder anderen Institutionen darstellt.

Therapeutisch relevante Besonderheiten beim älteren Menschen

Bei älteren Patienten gilt ganz besonders, dass eine erfolgreiche Behandlung nicht nur die individuelle Gesundheit und Lebensqualität verbessert sowie die Suizidrate senkt, sondern sich auch auf die Bezugspersonen, ggf. die Pflegepersonen auswirkt und die medizinischen Gesamtkosten in dieser Population senkt (Alexopoulos et al. 2001).

Ziele der Behandlung sind somit:

1. Besserung der Depression,
2. Verhinderung von Rezidiven,
3. Verbesserung der Lebensqualität und des Funktionsniveaus,
4. Verbesserung der Gesundheitssituation allgemein und insbesondere der Mortalität und
5. Verringerungen der Gesundheitskosten.

Die Behandlung der Depression folgt den gleichen Grundregeln wie bei Depression im jüngeren Erwachsenenalter.

Grundsätzlich folgt die Behandlung der Depression bei älteren Menschen den Richtlinien bei Depression allgemein (DGPPN et al. 2009). Allerdings gibt es eine Reihe von Aspekten, die bei älteren Menschen besondere Bedeutung erlangen:

- Häufig sind ältere Patienten multimorbide, was die Verträglichkeit der Antidepressiva negativ beeinflussen kann.
- Viele alte Menschen nehmen andere Medikamente ein, die mit Antidepressiva interagieren können.
- Die Pharmakokinetik und Toxizität von Antidepressiva kann bei alten Menschen verändert sein.
- Nichtbeeinflussbare Belastungsfaktoren wie Nachlassen der körperlichen und geistigen Leistungen, sozialer Abstieg sowie Komorbidität sind häufig und erschweren den Behandlungserfolg.

Die Übertragbarkeit der Ergebnisse klinischer Studien zur Depressionsbehandlung auf alte Menschen ist problematisch. In den Zulassungsstudien aller Antidepressiva wurden überwiegend junge Menschen ohne Komorbidität untersucht. In vielen klinischen Studien über Antidepressiva waren alte Menschen sogar explizit ausgeschlossen, um das Risiko von Komplikationen gering zu halten. Ausreichende Daten zur Pharmakokinetik und Verträglichkeit speziell bei älteren Patienten liegen kaum vor. Folgerichtig wird in aktuellen Therapierichtlinien der Depression die große Gruppe geriatrischer Menschen kaum differenziert (DGPPN et al. 2009). Empfehlungen zur antidepressiven Behandlung älterer Menschen beruhen daher in großen Teilen auf Studienergebnissen, die an einer Personengruppe gewonnen wurde, die für geriatrische Patienten kaum repräsentativ ist, gehen auf unbewiesene pathophysiologische Erwägungen zurück oder beruhen auf kleinen, methodisch angreifbaren Studien sowie persönlicher klinischer Erfahrung der Studienautoren.

Die meisten klinischen Studien zur Wirkung von Antidepressiva wurden an jungen, gesunden Erwachsenen durchgeführt. Die Übertragbarkeit der Studienergebnisse auf geriatrische Patienten ist daher problematisch.

Pharmakotherapie der geriatrischen Depression

Generell gilt, dass bei Major Depression der Nutzen einer antidepressiven medikamentösen Therapie unbestritten ist. Bei schwerer Depression ist die klinische Relevanz des Therapieeffekts anerkannt, bei leichter Depression haben klinische Studien dagegen durchwegs nur geringe Vorteile einer antidepressiven Pharmakotherapie gegenüber Placebo gezeigt. Gerade für ältere Patienten gilt daher, dass eine pharmakologische antidepressive Therapie bei leichter Depression i. Allg. nicht indiziert ist.

Allerdings ist die Pharmakotherapie der Depression nur ein Baustein im Gesamtkonzept der Depressionsbehandlung, die immer auch soziale Faktoren berücksichtigen muss und psychotherapeutische Verfahren einbezieht. Das Rezeptieren eines Antidepressivums als einzige Intervention stellt bei den meisten Patienten keine ausreichende Behandlung der Depression dar.

Die Pharmakotherapie der geriatrischen Depression ist ein wichtiger Teil der Behandlung, die aber immer auch soziale und psychologische Maßnahmen berücksichtigen muss.

Auch bei älteren Menschen ist der Nutzen von Psychotherapie gut belegt (Pinquart et al. 2007). Die Therapieeffekte werden ähnlich hoch eingeschätzt wie bei alleiniger Pharmakotherapie (Pinquart et al. 2006). Verhaltenstherapeutische Verfahren sind bei diesem Patientenkollektiv analytischen Psychotherapiestrategien meist vorzuziehen. Bei leichter Depression ist eine alleinige Psychotherapie häufig erfolgreich und ausreichend. Bei schweren Depressionen ist die Kombination von Pharmaka mit Verhaltenstherapie einer alleinigen Pharmako- oder Psychotherapie überlegen.

Bei Patienten mit schwerer, therapieresistenter Depression ist eine Elektrokrampftherapie indiziert. Die Elektrokrampftherapie kann jedoch auch indiziert sein, wenn die antidepressiven Medikamente wegen Kontraindikationen nicht verwendet werden können oder komplexe Kombinationstherapien notwendig erscheinen. Im Gegensatz zu dem häufig geäußerten Vorurteil, die Elektrokrampftherapie stelle eine riskante Therapie dar, ist sie tatsächlich auch bei alten Menschen sehr sicher anwendbar und bei vielen Patienten mit Begleiterkrankungen einer Therapie mit potenziell nebenwirkungsreichen Antidepressiva vorzuziehen (Tess u. Smetana 2009). Bei folgenden Bedingungen kann eine Elektrokrampftherapie indiziert sein:

- Depression mit psychotischen Symptomen,
- therapieresistente schwere Depression,
- fortgesetzte Suizidalität und
- bedrohliche Malnutrition wegen unzureichender Nahrungs- bzw. Flüssigkeitsaufnahme infolge der Depression.

Bei alten Menschen wird die Depression häufig durch externe Faktoren wie körperliche Erkrankungen, Schmerzen, soziale Isolierung oder wirtschaftliche Sorgen ausgelöst oder mit unterhalten. Eine sorgfältige Anamnese muss diese Aspekte der Depression identifizieren. Bei vielen Patienten bildet sich die Depression überraschend schnell zurück, wenn in Kooperation mit der Familie, Vertretern anderer Fachdisziplinen, ggf. auch durch eine Verbesserung der sozialen Versorgung oder Pflege eine Lösung für die zugrunde liegende Problemsituation gefunden werden kann.

2.10.2 Evidenzorientierte, rationale Arzneimitteltherapie und Klassifizierung der Arzneimittel nach Alterstauglichkeit

Alterstauglichkeit der verschiedenen Medikamentengruppen

Antidepressiva sind eine heterogene Gruppe von Psychopharmaka, die auf unterschiedliche Symptome der Depression wirken. Aus psychiatrischer Sicht werden die Substanzen heute vorzugsweise nach dem Angriffspunkt im ZNS eingeteilt; die traditionelle Einteilung nach der chemischen Struktur ist jedoch weiterhin in der Praxis verbreitet.

Ein eindeutiger Nachweis einer Überlegenheit einer bestimmten Stoffgruppe wurde bis heute nicht erzielt. Allerdings unterscheiden sich die Substanzen nicht nur in ihren pharmakologischen, sondern auch erheblich in ihren unerwünschten Wirkungen. Daher sind Komorbidität und individuelle Indikationen und Kontraindikationen wichtige Gesichtspunkte bei der Auswahl des Antidepressivums (Bauer et al. 2007).

In diesem Kapitel kann die Vielzahl der einzelnen Antidepressiva nicht erschöpfend dargestellt werden. Referenzsubstanzen der einzelnen Stoffgruppen sind in ◘ Tab. 2.19 zusammengefasst. Die Auswahl der Referenzsubstanzen orientiert sich an der Häufigkeit der Verordnungen bei geriatrischen Patienten und nicht nach eindeutigen wissenschaftlichen Daten; das heißt, dass hier nicht ausdrücklich genannte Substanzen keineswegs unterlegen sein müssen.

Selektive Serotonin-reuptake-Hemmer

Bei den selektiven Serotonin-reuptake-Hemmern (SSRI; z. B. Sertralin, Citalopram, Escitalopram, Fluoxetin, Fluvoxamin, Paroxetin) handelt es sich um eine heterogene Gruppe von Medikamenten, deren gemeinsame Hauptwirkung die Wiederaufnahmehemmung von Serotonin am synaptischen Spalt darstellt und die damit die Wirkung von Serotonin verstärken. Neben der serotonergen Hauptwirkung haben einige Substanzen noch Effekte an anderen Transmittersystemen, was die unterschiedliche Verträglichkeit erklärt.

Von den meisten Autoren werden SSRI bei alten Menschen als Antidepressiva der ersten Wahl ange-

Tab. 2.19. Häufig verwendete Antidepressiva (AD) bei älteren Patienten. Die hier aufgeführten Referenzsubstanzen werden in der klinischen Praxis bei älteren Patienten häufig angewendet. Die Überlegenheit gegenüber hier nicht genannter Vergleichssubstanzen ist nicht gesichert. Die Angaben zur FORTA-Klassifikation beziehen sich auf mittelschwere und schwere Depressionen. Bei leichter Depression gilt für alle Medikamente die FORTA-Klassifikation C

Präparat	Stoffklasse	Dosierung bei älteren Patienten	Tageskosten bei typischer Dosierung (Deutschland, 2009)	FORTA-Klassifikation	Bemerkungen
Sertralin	Serotonin-Reuptake-Hemmer	50 mg, Steigerung auf 150 mg möglich	0,46 € (Generikum, 50 mg)	B	Geringes Interaktionspotential. Gut verträglich. Hyponatriämie möglich
Citalopram	Serotonin-Reuptake-Hemmer	20 mg, Steigerung auf 40 mg möglich	0,36 € (Generikum, 20 mg)	B	Geringes Interaktionspotential. Gut verträglich. Hyponatriämie möglich
Escitalopram	Serotonin-Reuptake-Hemmer	10 mg, Steigerung auf 20 mg möglich	1,46 € (10 mg)	B	S-Enantiomer von Citalopram. Überlegenheit gegenüber Citalopram umstritten. Kosten gegenüber Citalopam-Generika deutlich höher
Nortriptylin	Trizyklisches AD	Initial 3x10 mg, langsame Steigerung auf 75-150 mg	0,91 € (100 mg)	C	Beachtung der zahlreichen Kontraindikationen. Anticholinerge Wirkungen. Serumkonzentrationsbestimmung im Steady State (60–120 µg/l). EKG-Kontrollen
Mirtazapin	Nordrenerg und sertonerges AD	15 mg, Steigerung auf 45 mg möglich	0,35 € (Generikum, 15 mg)	C	Sedierende Nebenwirkung. Gewichtszunahme. Häufig orthostatische Regulationsstörungen
Venlafaxin	Serotonin-Noradrenalin-Reuptake-Hemmer	Initial 25–75 mg, Steigerung auf 75-225 mg/Tag	1,00 € (Generikum, 150 mg)	C	Häufig gastrointestinale Nebenwirkungen, Schlafstörungen und innere Unruhe. Blutdruckanstieg möglich. Hyponatriämie häufig
Duloxetin	Serotonin-Noradrenalin-Reuptake-Hemmer	Initial 30 mg/Tag, Steigerung auf 60–120 mg	2,62 € (Generikum, 60 mg)	C	Häufig gastrointestinale Nebenwirkungen, Schlafstörungen und innere Unruhe. Blutdruckanstieg möglich. Möglicherweise Vorteile bei begleitender Schmerzsymptomatik
Moclobemid	MAO-Hemmer	2-mal 150 mg, Steigerung auf 600 mg/Tag möglich	0,67 € (Generikum, 300 mg)	C	Keine Kombination mit SSRI und anderen serotonergen Pharmaka
Reboxetin	Noradrenalin-Reuptake-Hemmer	2-mal 2 mg, Steigerung auf 10 mg möglich	1,06 € (Generikum, 4 mg)	C	Häufig Tachykardie, Mundtrockenheit, bei Männern Harnverhalt. Dosisreduktion bei Nieren- und Leberinsuffizienz erforderlich
Bupropion	Noradrenalin-Dopamin-Reuptake-Hemmer	150 mg/Tag, ggf. Steigerung auf 300 mg/Tag möglich	1,31 € (150 mg)	C	Blutdruckanstieg häufig; Regelmäßige Kontrollen erforderlich. Erhöhtes Risiko epileptischer Anfälle
Agomelatin	Melatonerges und serotonerges AD	25 mg zur Nacht, Steigerung auf 50 mg möglich	2,07 € (25 mg)	--	Medikament mit guter Verträglichkeit. Mögliche Vorteile bei assoziierten Schlafstörungen. Noch keine umfangreiche Erfahrungen bei alten Patienten, daher keine Klassifikation

SSRI selektive Serotonin-reuptake-Hemmer

sehen. Dies wird vor allem mit der vergleichsweise guten Verträglichkeit begründet. Tatsächlich gibt es wenige Studien, die speziell bei alten Menschen mit Depression Medikamente verschiedener Stoffgruppen verglichen haben. Aus diesem Grund ist die Überlegenheit von SSRI in Bezug auf die Inzidenz von Nebenwirkungen weniger durch umfangreiche Daten gesichert als durch Erfahrung und theoretische Überlegungen unterstützt.

Selektive Serotonin-reuptake-Hemmer sind bei alten Patienten wegen ihrer guten Verträglichkeit die Stoffgruppe der ersten Wahl.

Innerhalb der Gruppe der SSRI gibt es keine klare Präferenz. Citalopram und das S-Enantiomer Escitalopram, die hochselektiv serotonerg wirken, sowie Sertralin, das noch eine dopaminerge Komponente hat, werden bei alten Menschen am häufigsten eingesetzt. Die Therapiekosten von SSRI sind unter Escitalopram am höchsten; von den anderen Substanzen sind preisgünstige Generika verfügbar. Der Vorteil von Escitalopram gegenüber Citalopram wird unterschiedlich beurteilt und rechtfertigt den erheblichen Kostenunterschied nicht.

Lebensbedrohende Nebenwirkungen sind unter SSRI sehr selten. Selbst nach der Einnahme extrem hoher Dosen in suizidaler Absicht entstehen meist keine lebensbedrohlichen Komplikationen. Unerwünschte Wirkungen, die zum Absetzen führen, bestehen vor allem in unspezifischen Symptomen wie

- gastrointestinaler Unverträglichkeit,
- Schlafstörungen,
- Unruhe,
- Schwindel und
- Kopfschmerzen.

Das potenziell bedrohliche Serotoninsyndrom ist eine schwere, jedoch sehr seltene Komplikation, die vor allem unter Kombinationstherapien beobachtet wird. Sehr häufig sind Störungen der Libido und Erektion, die die Patienten oft nicht von sich aus berichten. Daher muss gezielt nach diesen Nebenwirkungen gefragt werden.

Unter SSRI kommt es gehäuft zum Auftreten einer Hyponatriämie, die zum Absetzen des Medikamentes führt. Alte Menschen sind hier besonders disponiert, insbesondere wenn zusätzlich Diuretika eingenommen werden. Eine Bestimmung des Serum-Natriums nach einigen Wochen Therapiedauer oder bei entsprechenden klinischen Symptomen ist empfehlenswert.

Hyponatriämie ist eine häufige Komplikation von selektiven Serotonin-reuptake-Hemmern.

Einige SSRI beeinflussen die Glukosetoleranz, was jedoch selten ein klinisch relevantes Problem darstellt.

Im Vergleich zu anderen Antidepressiva haben SSRI ein geringes Interaktionspotenzial mit anderen Medikamenten. Eine Komedikation mit MAO-Hemmern ist wegen der Gefahr des Serotoninsyndroms kontraindiziert. Eine Komedikation mit Lithium erhöht ebenfalls das Risiko für ein Serotoninsyndrom, ist jedoch keine Kontraindikation.

Ein wichtiger Vorteil von SSRI ist, dass ein umständliches Eindosieren entfällt und bei den meisten Substanzen mit einer therapeutischen Dosis begonnen werden kann. Die meisten SSRI werden als morgendliche Einmaldosis verwendet. Unspezifische Absetzphänomene treten erst nach langer Einnahme über Monate auf und sind selten klinisch relevant. Bei Unverträglichkeit oder fehlender Wirkung sind Bestimmungen der Serumkonzentration empfehlenswert, da die SSRI interindividuell stark unterschiedlich metabolisiert werden.

Tri- und tetrazyklische Antidepressiva

Trizyklische Antidepressiva sind von Imipramin abgeleitete Substanzen, die in der chemischen Struktur durch drei Ringe charakterisiert sind. Durch die Unterschiede an den Seitenketten ergeben sich grundlegende Auswirkungen auf die Wirkungen sowie die Verträglichkeit. Tetrazyklische Antidepressiva (Mianserin, Maprotilin) werden heute kaum als First-line-Medikament eingesetzt. Mirtazapin ist strukturchemisch ebenfalls ein tetrazyklisches Antidepressivum, wird aber wegen des unterschiedlichen Wirkprofils meist nicht in dieser Gruppe aufgezählt.

Die antidepressive Wirkung trizyklischer Antidepressiva ist gut belegt. Es gibt eine Reihe von Studien, die darauf hinweisen, dass die Wirkung den Therapieeffekten der neuen Antidepressiva überlegen ist.

Die antidepressive Wirkung tritt wie bei allen Antidepressiva verzögert nach 2–3 Wochen ein.

Trizyklische Antidepressiva haben eine Reihe von Nebenwirkungen, die sie für den Einsatz speziell bei alten Patienten weniger attraktiv erscheinen lassen. Die meisten relevanten Nebenwirkungen lassen sich aus den starken anticholinergen und α1-adrenergen Wirkungen der trizyklischen Antidepressiva herleiten.

Bei alten Menschen ist die Empfindlichkeit für periphere und zentrale anticholinerge Symptome aufgrund degenerativ bedingter Verringerung der cholinergen Reserven im Alter erhöht, was die vermehrte Neigung zu anticholinergen Nebenwirkungen in dieser Altersgruppe erklärt. Bei alten Patienten kommen anticholinerge Nebenwirkungen nicht selten bereits bei üblichen Dosen und Serumkonzentrationen im mittleren Wirkbereich vor.

Die wichtigste kardiale Nebenwirkung ist eine Verlangsamung der kardialen Erregungsleitung. Bradykarde Rhythmusstörungen, eine verlängerte QT_c-Zeit sowie Komedikationen mit Pharmaka, die die QT_c-Zeit verlängern können, sind daher absolute Kontraindikationen. Allgemein wird jede kardiale Vorschädigung als relative Kontraindikation angesehen, was den Einsatz der Substanzgruppe bei alten Patienten erheblich einschränkt. Das Herzinfarktrisiko ist unter trizyklischen Antidepressiva erhöht. Vor Therapie mit trizyklischen Antidepressiva ist deswegen ein EKG unerlässlich, das nach einigen Wochen Therapiedauer wiederholt werden muss. Dabei muss insbesondere die QT_c-Zeit im Verlauf berücksichtigt werden. Die α-adrenerge Wirkung führt häufig zu Tachykardien.

Eine weitere altersrelevante anticholinerge Komplikation sind Miktionsbeschwerden, vor allem bei Männern mit vorbestehender Prostatahypertrophie. Erektionsstörungen und Impotenz sind häufige Nebenwirkungen.

Wie auch bei den meisten anderen Antidepressiva kommt es oft zu einer erheblichen Gewichtszunahme.

Im ZNS kann die anticholinerge Wirkung der trizyklischen Antidepressiva kognitive Defizite verstärken. Dies kann häufig bei Patienten mit Alzheimer-Demenz oder leichter kognitiver Störung (MCI) beobachtet werden. Unabhängig von kognitiven Defiziten sind unerwünschte Sedierungseffekte häufig, was bei manchen Patienten mit agitierter Depression oder Schlafbeschwerden erwünscht ist, oft jedoch als störend erlebt wird und zum Absetzen des Medikaments führt. Bei manchen Patienten, regelmäßig bei Überdosierung, entstehen unter trizyklischen Antidepressiva Verwirrtheitszustände oder delirante Bilder.

Häufig tritt gerade bei alten Patienten eine orthostatische Regulationsstörung auf, besonders zu Beginn der Behandlung. Deswegen müssen trizyklische Antidepressiva langsam aufdosiert werden. Typischerweise wird mit 25 mg/Tag begonnen und langsam auf wirksame Dosen von 100–150 mg/Tag aufdosiert. Bei alten Patienten wird die Zieldosis in Abhängigkeit von der Verträglichkeit nach 7–14 Tagen angestrebt. Eine schnellere Aufdosierung führt sehr oft zu intolerablen Nebenwirkungen und zum Therapieabbruch.

Wegen zahlreicher Nebenwirkungen sind trizyklische Antidepressiva bei alten Menschen Medikament der zweiten Wahl.

Die therapeutische Breite bei trizyklischen Antidepressiva ist gering. Gerade zentralnervöse anticholinerge Nebenwirkungen treten im Alter schon in therapeutischer Dosierung auf. Die Compliance, im Alter oft beeinträchtigt, muss daher zwingend sichergestellt sein. Bei akzidenteller Überdosierung oder Überdosierung in suizidaler Absicht kommt es rasch zu lebensgefährlichen Herzrhythmusstörungen, zentralnervösen Erregungszuständen und epileptischen Anfällen. Vergiftungen enden auch unter adäquater intensivmedizinischer Behandlung nicht selten tödlich.

Wegen der Gefahr der Überdosierung wird eine Bestimmung der Serumkonzentration nach Erreichen des Steady-States oder beim klinischen Verdacht auf eine Überdosierung empfohlen (Zielbereich 60–120 μg/l).

Aufgrund dieser Limitationen und Risiken ist der Einsatz trizyklischen Antidepressiva bei alten Patienten problematisch. Einschränkend gilt, dass im Einzelfall nicht durch eine aussagekräftige Head-to-head-Studie belegt wurde, ob die Verträglichkeit der neueren Antidepressiva bei alten Menschen generell günstiger ist. Für einige Substanzklassen, wie der selektiven Serotonin-reuptake-Hemmer, trifft dies jedoch nach klinischer Erfahrung zweifellos zu, auch wenn der Beweis aus großen klinischen Studien noch aussteht. Eine Studie bei Patienten mit Depression in Assoziation mit M. Parkinson ergab allerdings überraschenderweise keine erhöhte Nebenwirkungsrate unter Nortriptylin im Vergleich zu Sertralin.

In der Praxis werden trizyklische Antidepressiva meist erst nach dem Versagen anderer Medikamente eingesetzt. Das sekundäre Amin Nortriptylin hat relativ geringere anticholinerge und α1-adrenerge Wirkungen und wird deswegen bevorzugt bei alten Patienten eingesetzt (Bondareff et al. 2000). Die Datenlage ist bei alten Patienten für Nortriptylin am umfangreichsten, weshalb in mehreren Metaanalysen diese Substanz herausgestellt wird, falls ein trizyklisches Antidepressivum verwendet werden soll.

Nortriptylin ist bei alten Patienten das trizyklische Antidepressivum mit der besten Verträglichkeit.

In der hausärztlichen Praxis wird häufig Opipramol verordnet. Dieses Medikament teilt sämtliche Probleme der trizyklischen Antidepressiva und ist zudem für die Indikation Depression nicht zugelassen. Opipramol kann deswegen nicht zur Behandlung der Depression empfohlen werden.

Gelegentlich wird die sedierende Nebenwirkung einiger trizyklischer Antidepressiva (z. B. Doxepin, Opipramol, Trimipramin) ausgenutzt, und die Medikamente werden in niedriger Dosierung bei Schlafstörungen verwendet. Allerdings stehen weit besser verträgliche Hypnotika zur Verfügung, so dass dieses Vorgehen gerade bei alten Patienten nicht gerechtfertigt ist.

Mirtazapin

Mirtazapin ist ein noradrenerg und spezifisch sertonerges Antidepressivum mit einer α2-adrenorezeptor-antagonistischen Wirkung. Die Wirksamkeit bei mittelschwerer und schwerer Depression ist gut gesichert. Im Vergleich zu anderen Antidepressiva ist das Risiko sexueller Funktionsstörungen geringer. Wegen der sedierenden Nebenwirkung wird Mirtazapin häufig bei Patienten mit Schlafstörungen oder dem Subtyp der agitierten Depression eingesetzt. Es kommt regelmäßig zur Appetits- und Gewichtszunahme, was vor allem bei längerer Anwendung problematisch ist. Eine seltene Komplikation ist die reversible Knochenmarkdepression unter Mirtazapin. Bei schwerer Leber- und Nierenfunktionsstörung darf Mirtazapin nicht gegeben werden.

Eine häufige Nebenwirkung, vor allem bei Therapiebeginn, sind orthostatische Regulationsstörungen. Nach eigener Beobachtung ist dies bei älteren Patienten ein relevantes Problem, was den Einsatz in dieser Patientengruppe problematisch macht. Bei älteren Patienten kann es sinnvoll sein, mit einer subtherapeutischen Dosis von 7,5 mg am Abend zu beginnen, um die Verträglichkeit zu verbessern.

Selektive Serotonin- und Noradrenalin-Reuptake-Hemmer

Substanzen in dieser Stoffgruppe sind Venlafaxin und Duloxetin. Venlafaxin ist bereits länger verfügbar, was bedeutet, dass hier mehr klinische Erfahrungen vorliegen und inzwischen kostengünstige Generika verfügbar sind. Für Venlafaxin wird im Vergleich mit anderen Antidepressiva eine etwas bessere Wirkung diskutiert. Beide Substanzen, vor allem Duloxetin, sollen Vorteile bei begleitenden Schmerzsyndromen haben (Raskin et al. 2007).

Besonders bei älteren Patienten ist die Verträglichkeit von Venlafaxin und Duloxetin im Vergleich zu reinen Serotonin-reuptake-Hemmern (SSRI) schlechter. Vor allem bei Therapiebeginn kommt es häufig zu

- gastroinstinalen Symptomen,
- Verstärkung innere Unruhe,
- Agitiertheit und
- Kopfschmerzen.

Vegetative Regulationsstörungen sind häufig. Deswegen werden die Medikamente einschleichend dosiert. Retardpräparate sollen wegen der besseren Verträglichkeit bevorzugt werden. Vor allem bei höheren Dosierungen wird gelegentlich ein Blutdruckanstieg beobachtet, Blutdruckkontrollen sind daher erforderlich.

Wegen der im Vergleich zu reinen SSRI schlechteren Verträglichkeit werden bei älteren Patienten die selektiven Serotonin- und Noradrenalin-reuptake-Hemmer (SSNRI) meist nicht als Medikament erster Wahl eingesetzt, können aber wegen der möglicherweise überlegenen antidepressiven Wirkung bei Versagen der Standardmedikation verwendet werden. Bei Unverträglichkeit oder fehlender Wirkung sind Bestimmungen der Serumkonzentration empfehlenswert.

MAO-Hemmer

Die ältere Substanz Tranylcypromin wird wegen der zahlreichen Nebenwirkungen und Notwendigkeit einer tyraminarmen Diät kaum noch verwendet. Das einzige Medikament aus dieser Stoffgruppe, das bei älteren Patienten eingesetzt wird, ist Moclobemid. Im Vergleich zu trizyklischen Antidepressiva sind anticholinerge und vegetative Nebenwirkungen seltener. Moclobemid hat keine sedierende Wirkungen. Unter den üblichen Dosierungen sind Blutdruckspitzen nach dem Verzehr tyraminhaltiger Lebensmittel nicht zu erwarten. Trotzdem wird empfohlen, auf bestimmte Käsesorten (z. B. Cheddar, Stilton) zu verzichten, die große Mengen Tyramin enthalten. Die in der Literatur immer wieder genannten Käsesorten werden allerdings in Mitteleuropa selten konsumiert. Moclobemid darf nicht mit Serotonin-reuptake-Hemmern oder 5-HT_1-Agonisten wie Sumatriptan oder verwandten Migränemitteln kombiniert werden, da dies mit einem erhöhten Risiko für ein Serotoninsyndrom assoziiert ist. Bei Leberinsuffizienz darf das Medikament allenfalls in einer deutlich reduzierten Dosis gegeben werden.

Bei älteren Patienten ist die Datenlage limitiert, weswegen Moclobemid bei dieser Patientengruppe nicht als Medikament der ersten Wahl empfohlen werden kann. Daten aus kleineren Studien deuten jedoch auf eine gute Verträglichkeit hin.

Noradrenalin-Reuptake-Hemmer

Die einzige Substanz in dieser Gruppe ist Reboxetin. Bei älteren Patienten sind vegetative Nebenwirkungen wie Tachykardie und Hypotonie häufig. Im Vergleich zu anderen Antidepressiva kommt es relativ häufig, vor allem bei älteren Männern, zu Harnverhalt, was zum Absetzen der Medikation zwingt. Bei Nieren- oder Leberinsuffizienz muss die Dosis reduziert werden. Metaanalysen, die verschiedene Antidepressiva verglichen, deuten auf eine im Vergleich zu anderen Antidepressiva geringer Wirkung und schlechtere Verträglichkeit hin (Cipriani et al. 2009). Daher ist Reboxetin nicht Mittel der ersten Wahl.

Bupropion

Bupropion ist ein kombinierter selektiver Noradrenalin-Dopamin-reuptake-Hemmer. Die Wirksamkeit ist vor allem bei anhedonen/depressiv-gehemmten Patienten gut belegt. Bupropion hat keine sedierende Nebenwirkungen. Dagegen können Agitiertheit, Unruhe und Schlaflosigkeit gerade bei Therapiebeginn auftreten. Bei älteren Patienten ist problematisch, dass es unter Bupropion zu teils erheblichem Blutdruckanstieg kommen kann. Regelmäßige Blutdruckkontrollen sind daher erforderlich. Ein weiteres Problem ist die Senkung der zerebralen Krampfschwelle. Epileptische Anfälle sind daher eine Kontraindikation; zerebrale Erkrankungen, die zu epileptischen Anfällen disponieren, sind eine relative Kontraindikation. Bei eingeschränkter Leber- und Nierenfunktion soll Bupropion nicht gegeben werden.

Aus diesen Gründen ist Bupropion bei älteren Patienten Mittel der zweiten Wahl.

Melatonerge Substanzen

Seit kurzem ist Agomelatin, eine melatonerge Substanz mit zusätzlich serotonergen Eigenschaften, zur Behandlung der Depression zugelassen. Bei älteren Patienten liegen noch keine umfassenden Erfahrungen oder Studiendaten vor. Die Substanz wird trotzdem in diesem Zusammenhang aufgeführt, weil sie nach den bisherigen Erfahrungen sehr gut verträglich ist und daher in Zukunft einen Platz in der antidepressiven Behandlung älterer Patienten einnehmen könnte.

Pragmatische pharmakologische Behandlung der Depression

Initialtherapie der Depression

Bei Patienten, die bereits zu einem früheren Zeitpunkt mit einem spezifischen Medikament behandelt waren oder gegenwärtig unter Behandlung stehen, wird die Entscheidung über das weitere Vorgehen individuell getroffen. Bei unsinniger bzw. unübersichtlicher Vormedikation empfiehlt sich ein Absetzen aller entsprechenden Medikamente und ein Neubeginn mit einem anderen Präparat. Grundsätzlich ist die Therapie der Depression individualisiert, wobei vor allem Begleiterkrankungen und die klinisch vorherrschende Symptomatik (agitiert, gehemmt, antriebsarm etc.) wesentlichen Einfluss auf die Therapieentscheidungen nehmen.

Das Vorgehen ist schematisiert in der ◻ Abb. 2.29 zusammengefasst.

In der Praxis werden häufig vermeidbare Fehler bei der Depressionsbehandlung begangen.

Die häufigsten Fehler bei der Pharmakotherapie der Depression sind (► Übersicht):

- Zu früher Wechsel auf ein anderes Medikament. Der Wirkungseintritt der meisten Antidepressiva ist erst nach 1–3 Wochen zu erwarten. Ein Wechsel sollte erst nach frühestens 2–3 Wochen erfolgen.
- Unzureichende Dosierung. Jedes Medikament soll immer bis zur Maximaldosis bzw. zum Auftreten von Nebenwirkungen dosiert werden, bevor ein zweites Medikament eingesetzt wird.

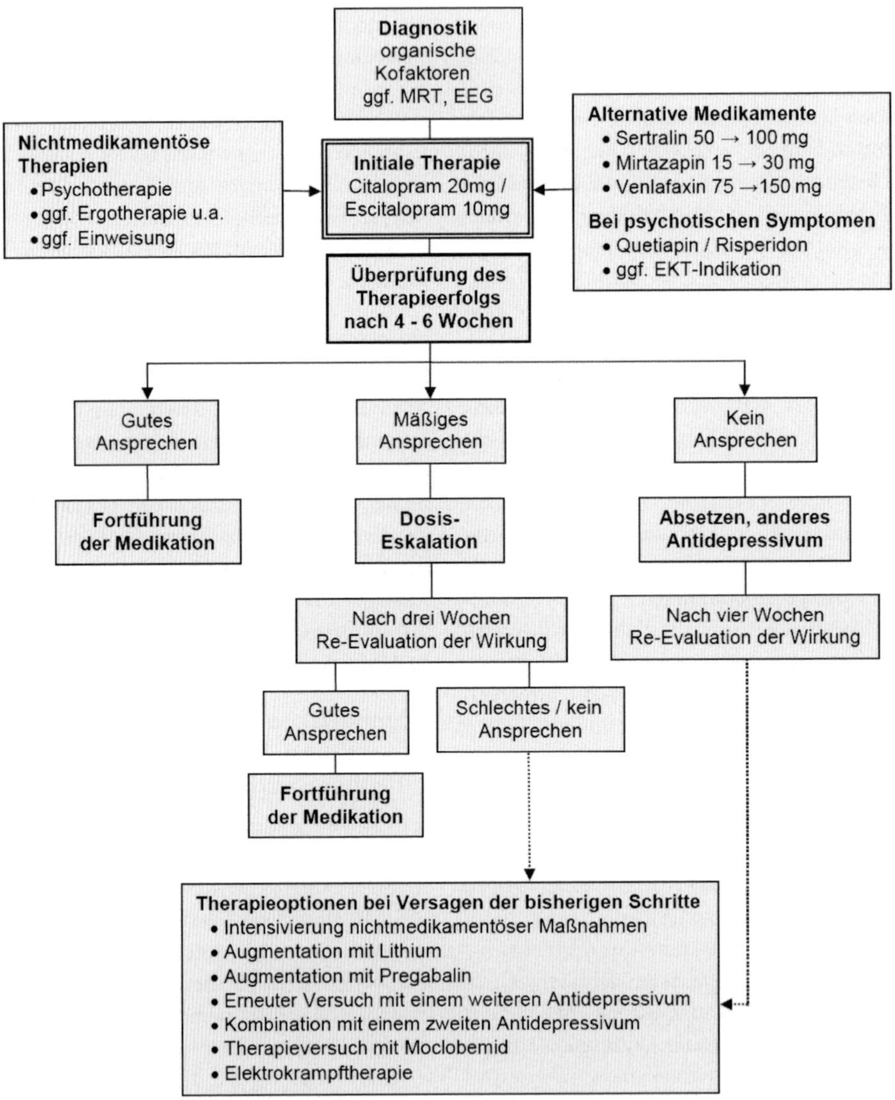

◻ **Abb. 2.29. Mannheimer Schema zur Behandlung der geriatrischen Depression.** Diese Empfehlungen orientieren sich an aktuellen Leitlinien. Die Auswahl und Präferenz der einzelnen Pharmaka und andere Details stützen sich wegen unzureichender Datenlage für ältere Patienten zwangsläufig auf klinische Erfahrung und lokalem Usus und nicht durchwegs auf gesicherte wissenschaftliche Evidenz
EKT: Elektrokrampftherapie

- Verwendung nichtindizierter Medikamente. Beispielhaft werden hier Opipramol oder Depotneuroleptika genannt, die in der hausärztlichen Praxis häufig verwendet werden, obwohl sie für die Indikation Depression weder zugelassen noch geeignet sind.
- Unsinnige Kombinationstherapien. Generell gilt, dass antidepressive Kombinationstherapien wenig evidenzbasiert sind. Wenn überhaupt eine Kombinationstherapie eingesetzt wird, sollte das erste Medikament zuvor ausdosiert worden sein und zumindest eine gewisse Wirkung gezeigt haben.
- Vernachlässigung nichtmedikamentöser Maßnahmen. Die pharmakologische Therapie ist nur ein Baustein der antidepressiven Behandlung. Psycho- oder soziotherapeutische Verfahren dürfen nicht vernachlässigt werden.
- Unkritischer Einsatz von Sedativa. Generell sollen Benzodiazepine und andere Sedativa bei Depression im höheren Lebensalter nicht eingesetzt werden. Wenn dies, z. B. bei schwerer agitierter Depression oder bei Suizidalität, unumgänglich ist, dürfen Benzodiazepine nur kurz und so gering dosiert wie möglich eingesetzt werden.
- Verkennung einer demenziellen Entwicklung. Gerade in der Frühphase einer Demenzerkrankung kann die Erkrankung als Depression verkannt werden. Bei jedem Patienten mit Depression im höheren Lebensalter sollte differenzialdiagnostisch eine Demenz berücksichtigt werden.

Häufige Fehler bei der Pharmakotherapie der Depression
- Zu früher Wechsel auf eine andere Substanz
- Zu niedrige Dosierung
- Verwendung nichtindizierter Medikamente (z. B. Opipramol, Depotneuroleptika)
- Unsinnige Kombinationstherapien
- Einsatz von Benzodiazepinen
- Vernachlässigung nichtmedikamentöser Maßnahmen
- Verkennung einer Demenzerkrankung

Bei psychotischen Symptomen wird zusätzlich zu dem Standardantidepressivum ein Neuroleptikum verordnet. Als Standardmedikament wird Risperidon verwendet (Beginn bei älteren Patienten typischerweise z. B. 2-mal 0,5 mg/Tag, weitere Dosierung nach Wirkung und Nebenwirkungen). Als Alternative kann Quetiapin eingesetzt werden (Beginn bei älteren Patienten typischerweise z. B. 25 mg am Abend, weitere Dosierung nach Wirkung und Nebenwirkungen). Haloperidol und andere ältere Antipsychotika werden möglichst vermieden. Diese Empfehlung zuungunsten älterer Antipsychotika beruht allerdings vor allem auf allgemeinem Konsens und weniger auf zuverlässigen Studiendaten.

Benzodiazepine werden bei älteren Patienten vor allem wegen der Sturzgefahr, der Gefahr paradoxer Wirkungen bis hin zum Delir, und der Toleranzentwicklung grundsätzlich nicht eingesetzt. Falls unumgänglich, wird Lorazepam in der geringst möglichen Dosierung so kurzfristig wie möglich gegeben. Wird Lorazepam verordnet, sollte auf täglicher Basis neu überdacht werden, ob das Medikament nicht abgesetzt bzw. in der Dosis reduziert werden kann.

Vor Verordnung eines Benzodiazepins wird ein Versuch mit sedierenden Antipsychotika (z. B. Pipamperon, Melperon etc.) bzw. bei Schlafstörungen mit neueren Hypnotika mit geringerem Suchtpotenzial (z. B. Zopiclon) unternommen.

Benzodiazepine werden grundsätzlich nicht zur symptomatischen Behandlung von Schlafstörungen in Assoziation mit einer Depression eingesetzt.

Benzodiazepine sind generell nicht indiziert. Bei Suizidalität oder schwerer agitierter Depression kann ein kurzfristiger Einsatz von Lorazepam sinnvoll sein.

Empfehlungen zum Vorgehen nach Versagen der Initialtherapie

Vier bis sechs Wochen nach Initialtherapie wird das Ansprechen auf die Therapie nach klinischen Kriterien und den Ergebnissen der Depressionsskalen in »gut«, »mäßig« oder »keine Wirkung« eingeteilt.

Das Dogma, eine so lange Zeit warten zu müssen, bevor die Wirksamkeit der Initialtherapie beurteilt werden kann, ist allerdings durch neuere Arbeiten infrage gestellt worden, die darauf hinweisen, dass das Ansprechen auf ein Medikament bereits nach zwei Wochen beurteilt werden kann (Szegedi A et al. 2009). Bei Patienten mit schwerer Depression kann daher im Einzelfall schon nach 2–3 Wochen eine Therapieänderung überlegt werden, falls die initiale Behandlung keinen erkennbaren Nutzen zeigt.

Falls der Patient auf die initiale Behandlung gut anspricht, wird die antidepressive Medikation unverändert fortgeführt.

Hat die Initialtherapie eine gewisse, aber keine ausreichende Wirkung gezeigt, wird die Dosis des Antidepressivums unter Monitoring jeweiliger spezifischer Nebenwirkungen, ggf. auch der Serumkonzentrationen, eskaliert. Eine erneute Evaluation findet ungefähr drei Wochen nach Dosissteigerung statt. Zusätzliche nichtmedikamentöse Verfahren werden, wenn irgend möglich, intensiviert. Bei prominenter Angst bzw. Schlafstörungen kann **off-label** Pregabalin eindosiert werden (Beginn mit 75 mg/Tag, nach einer Woche Steigerung auf 150 mg/Tag).

War die Initialtherapie nach vier Wochen vollkommen wirkungslos, wird das Antidepressivum abgesetzt und ein alternatives Medikament aus einer anderen Stoffgruppe wird neu verordnet. Eine erneute Evaluation findet nach 3–4 Wochen statt.

Empfehlungen zum Vorgehen nach Versagen der Initialtherapie und einer adäquaten Dosiseskalation bzw. erstem Medikamentenwechsel

Bereits bei jungen Patienten ist hier die Datenlage unzureichend, für ältere Patienten liegen keine Daten vor, die verbindliche Empfehlungen erlauben.

Neben der Diskussion über die geeignete Medikation sollen in dieser Situation je nach Indikation nichtmedikamentöse Verfahren intensiviert werden.

Bei Nichtansprechen der antidepressiven Medikation sollte immer die Konzentration des Medikaments im Blut untersucht werden, um Complianceprobleme oder einen abnormen Medikamentenstoffwechsel zu erkennen.

Hat die bisherige Medikation trotz ausreichender Dosierung und Serumkonzentrationen überhaupt keinen Effekt gehabt, ist es i. Allg. sinnvoll, diese ganz abzusetzen und mit einer anderen Strategie neu zu beginnen.

Allgemein stehen folgende pharmakologischen Möglichkeiten zur Verfügung (in grober hierarchischer Gliederung):

Augmentation mit Lithium Bei jungen Patienten ist der Nutzen einer Augmentation mit Lithium gut belegt. Allerdings müssen die zahlreichen Kontraindikationen bei älteren Patienten für Lithium beachtet werden (insbesondere Niereninsuffizienz, Schilddrüsenerkrankungen, Diuretika). Die Eindosierung und die Kontrolluntersuchungen der Serumkonzentrationen erfolgen wie bei jüngeren Erwachsenen.

> **Lithium ist ein Standardmedikament zur Therapieaugmentation bei Depression und zur Rezidivprophylaxe bei rezidivierender depressiver Störung. Bei älteren Menschen liegen oft Kontraindikationen vor. Ein engmaschiges Therapiemonitoring ist erforderlich.**

Alternativ wird in der letzten Zeit vermehrt Lamotrigin eingesetzt, das deutlich besser vertragen wird. Nachteil ist die Notwendigkeit einer langen Aufdosierungsphase (Zieldosis 200 mg/Tag), bevor wirksame Serumkonzentrationen erreicht werden. Bei alten Menschen sind die klinischen Daten über Lamotrigin noch sehr spärlich.

Augmentation mit Pregabalin Diese Strategie wird off-label in der klinischen Praxis oft eingesetzt, vor allem bei begleitender Angstsymptomatik und/oder Schlafstörungen. Die Therapie wird mit 75 mg am Abend begonnen, nach einer Woche Steigerung auf 150 mg in zwei Einzeldosen; eine Steigerung ist bis auf 225 mg/Tag möglich.

Erneuter Versuch mit einem weiteren Antidepressivum Das bisherige Antidepressivum wird abgesetzt, und ein weiteres Medikament mit einem differenten Wirkmechanismus wird eindosiert. Traditionell werden Nortriptylin und Venlafaxin als relativ stärker wirksame Antidepressiva angesehen und können deswegen in dieser Situation bevorzugt eingesetzt werden; diese Meinung ist jedoch wissenschaftlich nicht klar belegt.

Kombination mit einem zweiten Antidepressivum Die Datenlage über antidepressive Kombinationstherapien ist schlecht; konkrete Empfehlungen sind daher nicht möglich. Das zusätzliche Medikament sollte einen unterschiedlichen Wirkmechanismus haben.

Bei unzureichendem Ansprechen auf das Standardmedikament Citalopram (oder einen anderen

SSRI) ist theoretisch eine Kombination mit Bupropion (Beginn mit 150 mg/Tag, nach einer Woche Steigerung auf 300 mg/Tag) oder Nortriptylin möglich (oder vice versa).

Therapieversuch mit Moclobemid Empirisch ist bei manchen Patienten nach dem Versagen eines Standardantidepressivums ein Therapieversuch mit Moclobemid sinnvoll. Zwingend müssen vorher wegen des Risikos eines Serotoninsyndroms alle anderen serotonergen Medikamente abgesetzt werden. Bei älteren Patienten wird eine Maximaldosis von 150–300 mg/Tag empfohlen.

Die Kombination von Moclobemid mit einem serotonergen Medikament ist streng kontraindiziert.

Elektrokrampftherapie Bei Versagen der medikamentösen Therapie kann die Indikation für eine elektrokonvulsive Therapie gestellt werden. Diese Entscheidung sollte im Einzelfall nicht zulange herausgezögert werden, da die Elektrokrampftherapie häufig rasche Therapieerfolge bringt und das Risiko der Therapie i. Allg. weit geringer ist als eine prolongierte Behandlung mit einer Kombination diverser Antidepressiva.

Bei Versagen der pharmakologischen Therapie kann eine Elektrokrampftherapie indiziert sein.

Therapiedauer

Über die optimale Dauer einer antidepressiven Therapie gibt es keine verbindlichen Empfehlungen. Bei vielen älteren Patienten ist die Depression eine rezidivierende Erkrankung. In einer Studie erlitten 90% aller älteren Patienten mit Major Depression unter Placebo innerhalb von drei Jahren eine erneute Depression, aber nur 20% bzw. 43% unter psychotherapeutischer bzw. medikamentöser Weiterbehandlung (Alexopoulos et al. 2002). Keinesfalls darf die antidepressive Medikation daher schnell abgesetzt werden, sobald die Symptomatik remittiert ist. Die Therapie sollte bei fortgesetzter Remission mindestens über 12 Monate fortgesetzt werden, wobei viele Autoren eine längerfristigere Behandlung empfehlen. Bei Patienten, die bereits mehrere depressive Episoden hatten, soll die antidepressive Behandlung über mindestens 3 Jahre fortgesetzt werden. Bei Patienten mit Depression und psychotischen Symptomen soll das Antipsychotikum für mindestens 6 Monate weiter gegeben werden (Alexopoulos 2005).

Phasenprophylaxe bei bipolaren affektiven Erkrankungen

Die Indikation sowie das praktische Vorgehen erfolgt hier analog zum Vorgehen bei jüngeren Erwachsenen. Lithium ist Medikament der ersten Wahl. Allerdings müssen die zahlreichen Kontraindikationen für Lithium bei älteren Patienten beachtet werden.

Alternativ kommen Quetiapin (übliche Zieldosis 200 mg/Tag), Valproinsäure (übliche Zieldosis 1000 mg/Tag) oder Lamotrigin (übliche Zieldosis 200 mg/Tag) infrage.

Carbamazepin ist wegen der negativen Auswirkungen auf kognitive Funktionen bei älteren Patienten Mittel der zweiten Wahl.

Klassifizierung der Pharmaka zur Prophylaxe und Therapie der Depression nach der Alterstauglichkeit (▸ Abschn. 1.4)

Stoffklasse	Präparat	FORTA-Wertung
Serotonin-reuptake-Hemmer	Sertralin	B
	Citalopram	B
	Escitalopram	B
Trizyklisches AD	Nortriptylin	C
Nordrenerg und sertonerges AD	Mirtazapin	C
Serotonin-Noradrenalin-reuptake-Hemmer	Venlafaxin	C

▼

Stoffklasse	Präparat	FORTA-Wertung
	Duloxetin	C
MAO-Hemmer	Moclobemid	C
Noradrenalin-reuptake-Hemmer	Reboxetin	C
Noradrenalin-Dopamin-reuptake-Hemmer	Bupropion	C
Melatonerg und serotonerges Antidepressivum	Agomelatin	/

Literatur

Alexopoulos GS (2005) Depression in the elderly. Lancet 365:1961–1970

Alexopoulos GS, Katz IR, Reynolds CF 3rd, Carpenter D, Docherty JP (2001) The expert consensus guideline series. Pharmacotherapy of depressive disorders in older patients. Postgrad Med Spec No Pharmacotherapy:1–86

Alexopoulos GS, Borson S, Cuthbert BN, Devanand DP, Mulsant BH, Olin JT, Oslin DW (2002) Assessment of late life depression. Biol Psychiatry 52:164–174

Bauer M, Bschor T, Pfennig A, Whybrow PC, Angst J, Versiani M, Moller HJ (2007) World Federation of Societies of Biological Psychiatry (WFSBP) guidelines for biological treatment of unipolar depressive disorders in primary care. World J Biol Psychiatry 8:67–104

Bondareff W, Alpert M, Friedhoff AJ, Richter EM, Clary CM, Batzar E (2000) Comparison of sertraline and nortriptyline in the treatment of major depressive disorder in late life. Am J Psychiatry 157:729–736

Cipriani A, Furukawa TA, Salanti G et al. (2009) Comparative efficacy and acceptability of 12 new-generation antidepressants: a multiple-treatments meta-analysis. Lancet 373:746–758

DGPPN, BÄK, KBV et al. (Hrsg) (2009) S3-Leitlinie/Nationale Versorgungsleitlinie Unipolare Depression.1. Aufl, DGPPN, ÄZQ, AWMF - Berlin, Düsseldorf. http://media.dgppn.de/mediadb/media/dgppn/pdf/leitlinien/s3-nvl-unipolare-depression-lf.pdf. Gesehen 11.01.2010

Hawton K, Heeringen K van (2009) Suicide. Lancet 373:1372–1381

Heok KE, Ho R (2008) The many faces of geriatric depression. Curr Opin Psychiatry 21:540–545

Pinquart M, Duberstein PR, Lyness JM (2006) Treatments for later-life depressive conditions: a meta-analytic comparison of pharmacotherapy and psychotherapy. Am J Psychiatry 163:1493–1501

Pinquart M, Duberstein PR, Lyness JM (2007) Effects of psychotherapy and other behavioral interventions on clinically depressed older adults: a meta-analysis. Aging Ment Health 11:645–657

Raskin J, Wiltse CG, Siegal A et al. (2007) Efficacy of duloxetine on cognition, depression, and pain in elderly patients with major depressive disorder: an 8-week, double-blind, placebo-controlled trial. Am J Psychiatry 164:900–909

Tess AV, Smetana GW (2009) Medical evaluation of patients undergoing electroconvulsive therapy. N Engl J Med 360:1437–1444

2.11 Schlafstörungen

Stefan Schwarz, Lutz Frölich

2.11.1 Bedeutung für den älteren Menschen, Epidemiologie

Schlafstörungen sind bei älteren Menschen eine der häufigsten Beschwerden überhaupt. Meist wird über Insomnie, also die Schwierigkeit, einzuschlafen oder durchzuschlafen, geklagt. Ein vermehrtes Schlafbedürfnis oder abnorme Tagesmüdigkeit kommen zwar bei älteren Menschen oft vor, werden aber von den Patienten selbst vergleichsweise selten als relevantes Problem angesehen. In diesem Kapitel wird Insomnie als wichtigste und häufigste Schlafstörung bei alten Menschen diskutiert.

Epidemiologische Studien zur Prävalenz von Insomnie ergaben in Abhängigkeit von der Studienmethodik, der untersuchten Population und der Definition von Schlafstörungen unterschiedliche Ergebnisse (Ancoli-Israel u. Cooke 2005). Zusammengefasst, berichten 30–60% aller älteren Menschen in Europa und anderen industrialisierten Ländern über Insomnie. Somatische oder psychiatrische Komorbidität, Gebrechlichkeit, geringes Einkommen, niedriger Bildungsgrad und Verlust des Lebenspartners sind disponierende Faktoren (Bloom et al. 2009; Foley et al, 1999).

30–60% aller älteren Menschen klagen über Insomnie.

Besonders häufig ist die Prävalenz von Insomnie während einer stationären Krankenhausbehandlung. Bei hospitalisierten Patienten werden Hypnotika häufig verordnet: Auf Allgemeinstationen erhalten 31–41% und auf chirurgischen Stationen

33–88% aller Patienten Hypnotika (Flaherty 2008). Schon allein aus diesen Zahlen geht die Bedeutung von Insomnie hervor.

In der Praxis werden Schlafstörungen bei älteren Menschen häufig überhaupt nicht und noch häufiger nicht adäquat behandelt. Die häufigsten Behandlungsfehler bestehen in

- der langfristigen Verschreibung eines Hypnotikums,
- der Unterlassung einer sorgfältigen Abklärung und
- dem Verzicht auf eine exakte diagnostische Einordnung.

Oft werden alle drei Fehler in Kombination begangen.

Einer der Gründe für die geringe Beachtung von Schlafstörungen ist die falsche Einschätzung, Schlafstörungen seien ein gesundheitliches Problem untergeordneter Bedeutung. Tatsächlich handelt sich bei Schlafstörungen um ein komplexes, multifaktorielles geriatrisches Syndrom (Vaz Fragoso u. Gill 2007), das vielfältige Ursachen hat und erhebliche Auswirkungen sowohl auf die Lebensqualität der Patienten als auch auf zahlreiche organische ausüben kann (Wolkove et al. 2007). Patienten mit Schlafstörungen haben ein höheres Risiko, Bluthochdruck, Depression, kardiovaskuläre und zerebrovaskuläre Erkrankungen zu entwickeln. Umgekehrt disponieren diese Erkrankungen zur Entwicklung von Schlafstörungen. Schlafstörungen sind eine wichtige Ursache für kognitive Leistungsminderung. So suchen z. B. Patienten mit Schlafapnoe-Syndrom den Arzt häufig nicht wegen einer Schlaferkrankung, sondern wegen kognitiver Defizite auf.

Die Mehrheit älterer Patienten mit Insomnie wird nicht adäquat behandelt. Die unkritische Verordnung von Hypnotika ist ein häufiger Fehler.

Die physiologische Schlafarchitektur und das Schlafbedürfnis verändern sich mit dem Alter (Bloom et al. 2009; Vaz Fragoso u. Gill 2007). Während Säuglinge 16–20 h Schlaf am Tag benötigen, beträgt der Schlafbedarf bei Erwachsenen 7–8 und sinkt bei Menschen über 60 Jahren auf 6,5 h. Dies sind Durchschnittswerte; das individuelle Schlafbedürfnis variiert stark. Neben der Gesamtschlafdauer sinkt bei alten Patienten der Anteil der tiefen Delta-Schlafstadien (Stadium III und IV) und des REM-Schlafs. Der Schlaf-Wach-Rhythmus verändert sich; ältere Menschen gehen früher zu Bett und wachen früher auf. Bei älteren Menschen ist der Schlaf stärker fragmentiert, wozu im Alter auch eine geringere Arousal-Schwelle auf externe Stimuli hin beiträgt.

Bereits diese physiologischen Veränderungen im Alter erklären einen großen Teil der subjektiven Schlafstörungen bei älteren Menschen. Für viele Patienten ist bereits die Information hilfreich, dass ihr subjektiver Schlafmangel nicht Ausdruck einer relevanten Erkrankung, sondern Folge der natürlichen Veränderung des Schlafbedarfs im Alter ist.

Es gibt eine Fülle von Ursachen für Schlafstörungen bei alten Menschen. Sinnvoll ist eine Unterscheidung zwischen primären, idiopathischen Schlafstörungen und sekundären Schlafstörungen als Komplikation anderer Erkrankungen oder als Nebenwirkung von Medikamenten. Die folgende Übersicht sowie Tab. 2.20 zeigen die häufigsten Ursachen primärer und sekundärer Schlafstörungen.

Begleiterkrankungen und Medikamente tragen häufig zu Schlafstörungen im höheren Lebensalter bei.

Ursachen für Schlafstörungen im höheren Lebensalter (Auswahl)

1 Primäre spezifische Schlaferkrankungen
- Zirkadiane Schlafstörung
- Schlafapnoe-Syndrom
- Restless-Legs-Syndrom
- REM-Schlaf-Erkrankungen
- Periodische Beinbewegungen im Schlaf

2 Sekundäre Schlaferkrankungen

2.1 Somatische Erkrankungen
- Schmerzsyndrome
- Herzinsuffizienz, nächtliche Angina pectoris
- Obstruktive Lungenerkrankungen, chronische Rhinitis

▼

- Ösophageale Refluxerkrankung, Diarrhö, Obstipation
- Nykturie, Inkontinenz

2.2 Neurologisch-psychiatrische Erkrankungen
- Schlaganfall
- M. Parkinson
- Demenzerkrankungen
- Delir
- Depression

...

2.4 Verhalten
- Inaktiver Lebensstil
- Mittagsschlaf
- Frühes Zubettgehen
- Alkohol, Kaffee, Schwarztee am Abend
- Schwere Mahlzeiten am Abend

2.5 Umweltfaktoren
- Lärm, Licht, ungünstige Zimmertemperatur
- Ungeeignetes Bett oder Bettwäsche

2.6 Medikamente und Drogen (Tab. 2.20)

2.11.2 Therapeutisch relevante Besonderheiten beim älteren Menschen

Eine adäquate Behandlung der Insomnie im höheren Lebensalter beinhaltet folgende Therapieziele:
1. sorgfältige Abklärung behandlungsbedürftiger Ursachen,
2. Information des Patienten,
3. Besserung der Schlafbeschwerden und damit
4. Verbesserung der Lebensqualität und der allgemeinen Gesundheit.

Prinzipiell unterscheiden sich die diagnostischen und therapeutischen Prinzipien nicht von denen bei jungen Erwachsenen.

Das diagnostisch-therapeutische Vorgehen ist in folgender Übersicht zusammengefasst.

Tab. 2.20. Medikamente und andere Substanzen, die häufig zu Schlafstörungen beitragen (Auswahl)

Substanz	Bemerkung
Alkohol	Schlafinduktion, später Durchschlafstörung
Koffein, Schwarztee	Kein Konsum in den Abendstunden
Nikotin	Stimulierende Wirkung
Amphetamine	Stimulierender Effekt, Schlafstörungen, Alpträume
Antidepressiva (SSRI/SSNRI, Bupropion)	Schlaflosigkeit häufige Nebenwirkung
Trizyklische Antidepressiva, Mirtazapin	Vermehrte Müdigkeit
Thyroxin	Bei Überdosierung Schlaflosigkeit, bei Unterdosierung Hypersomnie
Theophyllin	Verstärkung von Schlaflosigkeit
Phenytoin	Kann sowohl Schlaflosigkeit als auch Müdigkeit induzieren
Diuretika	Vermehrte Nykturie, möglichst morgendliche Dosierung wählen
L-Dopa und andere Parkinson-Medikamente	Schlafstörungen, Alpträume
Betablocker	Veränderung der Schlafarchitektur
Azetylcholinesterasehemmer, Memantine	Schlafstörungen, Alpträume
Kortikoide	Stimulierender Effekt, Schlafstörungen, Alpträume

SSRI selektive Serotonin-reuptake-Hemmer, *SSNRI* selektive Serotonin-Noradrenalin-reuptake-Hemmer

Vorgehen bei der Behandlung älterer Menschen mit Insomnie

- Anamnese
  - Abklärung, ob der Patient tatsächlich unter Insomnie leidet
  - Genaue symptomatische Anamnese (Schlafbeginn, -dauer, -verlauf)
  - 24-h-Schlafmuster (Wach-/ Schlafphasen)
  - Familienanamnese auf Schlaferkrankungen (z. B. auf Schlafapnoe-Syndrom)
  - Fremdanamnese des Bettpartners
- Untersuchungen
  - Schlaftagebuch über eine Woche
  - Körperliche und psychiatrische Untersuchung
  - Labor- und technische Untersuchungen nach individueller Indikation
- Diagnose
  - Primäre Schlaferkrankung
  - Sekundäre Schlaferkrankung
    - Somatische Erkrankung
    - Psychiatrische Erkrankung
    - Verhaltensbedingte Schlafstörung
    - Schlafstörungen durch äußere Faktoren
    - Medikamenteneffekte
- Behandlung
  - Behandlung der primären Ursache, sofern möglich
  - Information des Patienten über die Erkrankung
  - Maßnahmen der Schlafhygiene
  - Nichtpharmakologische Maßnahmen
  - Pharmakologische Behandlung (wenn unumgänglich)
  - Ggf. Überweisung zu einem Spezialisten

Angesichts der umfangreichen Differenzialdiagnosen ist es selbsterklärend, dass die Untersuchung und Behandlung von Schlafstörungen bei alten Menschen komplex ist. Eine kurze Vorstellung in der niedergelassenen Hausarztpraxis reicht nicht für die benötigte ausführliche Anamnese und Differenzialdiagnose aus. Falls nicht ausreichend Zeit zur Verfügung steht, ist es daher zweifellos vorteilhafter, ältere Patienten mit Insomnie an einen Spezialisten oder ein spezialisiertes Zentrum zu überweisen, als unter dem Diktat des Zeitmangels eine inadäquate pharmakologische Behandlung ohne ausreichende vorherige Diagnostik zu beginnen.

Der häufigste Fehler bei der Behandlung von Insomnie im höheren Lebensalter ist die Verordnung eines Hypnotikums ohne ausreichende Diagnostik.

Von besonderer Bedeutung ist zunächst die Feststellung, ob eine behandlungsbedürftige Schlafstörung überhaupt vorliegt. Viele ältere Menschen klagen über Schlaflosigkeit; eine genaue Analyse des Schlafmusters und der Schlafdauer ergibt jedoch oft, dass diese Patienten tatsächlich eine ganz normale Schlafdauer haben, ihr Alltag jedoch mit so wenigen Aktivitäten ausgefüllt ist, dass sie subjektiv eine zu geringe Schlafdauer wahrnehmen. Eine pharmakologische Intervention wäre bei dieser großen Patientengruppe sinnlos. Im Fall einer sekundären Schlafstörung muss zunächst versucht werden, die Ursache zu behandeln, bevor eine symptomatische Behandlung indiziert ist. Wichtige Differenzialdiagnosen sind in ► obiger Übersicht »Ursachen für Schlafstörungen im höheren Lebensalter« aufgelistet. So würde z. B. bei Schlafapnoe-Syndrom eine symptomatische Behandlung mit einem sedierenden Hypnotikum die Symptomatik verschlechterten, während eine adäquate Behandlung nicht nur das Symptom Insomnie verbessern, sondern auch einen wesentlichen kardiovaskulären Risikofaktor beseitigen kann.

Bei zahlreichen Patienten finden sich in einer genauen Schlaf- und Verhaltensanalyse Faktoren, die unmittelbar in einer Beratung über Schlafhygiene umgesetzt werden können (► Übersicht).

Maßnahmen zur Schlafhygiene bei Insomnie

- **Das Bett wird nur zum Schlafen und zum Sex benutzt**
  Der Patient soll das Bett verlassen, wenn er nicht einschlafen kann, zunächst andere Aktivitäten durchführen und erst dann wieder ins Bett gehen

▼

- **Kein Schlaf tagsüber**
  Der Patient soll tagsüber nicht schlafen, sich tagsüber nicht hinlegen, und am Abend nicht zu früh ins Bett gehen
- **Optimierung der Schlafumgebung**
  Geringer Lärmpegel, optimale Temperatur, Lüftung, Beleuchtung, Bettwäsche etc.
- **Vermeidung von Aktivitäten, die den Schlaf negativ beeinflussen**
  Am Abend kein Alkohol, schweres Essen, Nikotin, Kaffee
- **Aktivitäten, die guten Schlaf fördern**
  Tagsüber ausreichend körperliche Aktivität Verschiedene Maßnahmen und Schlafrituale wie warmes Bad, Entspannungsübungen, Yoga, »Schlaftee«, kleine Mahlzeit, die reich an Tryptophan (z. B. Banane) oder Kohlenhydraten ist

Häufig ergibt die Anamnese bei älteren Menschen, dass diese Patienten den Tag inaktiv verbringen, tagsüber vielleicht sogar im Bett liegen, einen Mittagsschlaf abhalten oder bereits sehr früh am Abend zu Bett gehen. Bei diesem Verhalten ist es gut verständlich, dass die Dauer des Nachtschlafs nicht lange sein kann. Durch eine Modifikation des Verhaltens kann hier oft eine Verbesserung der Symptomatik erzielt werden.

Vor der Verordnung von Pharmaka sollten immer alle nichtpharmakologischen Maßnahmen ausgeschöpft werden. Hierunter fallen in erster Linie alle Techniken zur besseren Schlafhygiene. Bei einzelnen Patienten können spezifische Maßnahmen wie Verhaltenstherapie oder Lichttherapie Anwendung finden. Für viele Patienten mit Schlafstörungen ist das Erlernen von Entspannungstechniken wie autogenes Training, progressive Muskelrelaxation oder Yoga hilfreich.

> **Verbesserung der Schlafhygiene und andere nichtpharmakologische Maßnahmen haben Vorrang vor pharmakologischen Interventionen.**

Bei der pharmakologischen Behandlung von Schlafstörungen wird zwischen akuten und chronischen Schlafstörungen unterschieden. Typische Beispiele für eine akute Schlafstörung sind Trauerreaktionen oder ein Krankenhausaufenthalt, wenn die ungewohnte Umgebung und externe Störfaktoren, z. B. durch die Kontrollgänge der Nachtschwester oder eine schnarchende Zimmernachbarin, den gewohnten Schlaf stören. Bei diesen Patienten kann eine vorübergehende Therapie mit einem Hypnotikum sinnvoll sein. Allgemein soll die Dauer der Hypnotikatherapie einen Zeitraum von 10 Tagen nicht überschreiten.

> **Bei akuter Insomnie in vorübergehenden Belastungssituationen kann für maximal 10 Tage ein Hypnotikum indiziert sein.**

Generell nicht sinnvoll ist dagegen die Verordnung eines Hypnotikums bei Patienten mit chronischen Schlafstörungen. Aufgabe des Arztes ist hier vielmehr, den vielfach geäußerten Wunsch der Patienten nach Medikamenten abzuwehren und auf alternative nichtpharmakologische Maßnahmen zu verweisen. Bei chronischer Insomnie haben Pharmaka zahlreiche Nachteile: Aufgrund ihrer zentral dämpfenden Haupteigenschaft und muskelrelaxierenden Wirkung vermindern Benzodiazepine, in geringerem Ausmaß aber auch ω1-Benzodiazepin-Rezeptor-Agonisten, den Muskeltonus und erhöhen die Sturzgefahr. Viele Substanzen, vor allem Benzodiazepine und ω1-Benzodiazepin-Rezeptor-Agonisten, haben bei längerfristiger Anwendung ein hohes Suchtrisiko. Andere Medikamentengruppen wie Antidepressiva oder Antipsychotika weisen ein erhebliches Nebenwirkungspotenzial auf, und bei neueren Substanzen wie Melatonin-Rezeptor-Agonisten ist die langfristige Effektivität und Sicherheit bei älteren Patienten noch nicht ausreichend untersucht.

> **Bei chronischer Insomnie sollen pharmakologische Interventionen prinzipiell vermieden werden.**

In einer idealen Welt, in der sich Ärzte und Patienten nach dem besten medizinischen Wissen verhalten, würden Hypnotika bei Schlafstörungen nicht eingesetzt werden. In der Realität sind Hypnotika dagegen trotz zahlreicher Nebenwirkungen und bei älteren Menschen insgesamt geringer Effektstärke eine der am häufigsten verordneten Medikamentengruppen. Gründe hierfür sind zum einen die Bequemlichkeit der Ärzte, für die das Ausstellen eines

Rezeptes die einfachere Lösung ist als ein langwieriges, schlecht honoriertes Aufklärungsgespräch über schlafhygienische Verhaltensregeln, und die Tatsache, dass viele Patienten zwar einen hohen Leidensdruck haben, aber nicht motivierbar oder in der Lage sind, theoretisch sinnvolle Regeln zur Schlafhygiene tatsächlich umzusetzen oder verhaltenstherapeutische Maßnahmen durchzuführen.

Es ist daher nicht verwunderlich, dass Hypnotika auch die Substanzen darstellen, die bei älteren Patienten am häufigsten missbräuchlich verwendet werden. In der Allgemeinbevölkerung, aber leider auch in der Ärzteschaft, ist die Sensibilität gegenüber Medikamentenmissbrauch bei älteren Menschen niedrig, sodass der größte Teil dieser Suchterkrankungen mit legalen Substanzen nicht diagnostiziert wird und unbehandelt bleibt. In den USA wird bei 11% der älteren Bevölkerung ein Medikamentenmissbrauch angenommen, wobei Hypnotika für die Behandlung von Insomnie die wichtigste Rolle spielen (Culberson u. Ziska 2008). Nach einer größeren Untersuchung wurde ein Viertel aller Patienten in Pflegeheimen fälschlicherweise mit Benzodiazepinen behandelt (Svarstad u. Mount 2001).

Unglücklicherweise ließen sich in den letzten Jahren viele Ärzte durch irreführende Marketingstrategien dazu verleiten, ω1-Benzodiazepin-Rezeptor-Agonisten als unproblematisch für die Entstehung einer Sucht anzusehen. Dies ist einer der wichtigsten Gründe, dass ω1-Benzodiazepin-Rezeptor-Agonisten fälschlicherweise oft längerfristig verordnet werden und Benzodiazepine als Hypnotikum der ersten Wahl abgelöst haben. Für Deutschland sind genaue Zahlen nicht erhältlich, da Benzodiazepine wie ω1-Benzodiazepin-Rezeptor-Agonisten preisgünstig sind und zunehmend auf Privatrezept verordnet werden, womit sie einer statistischen Erfassung entgehen. Bei der Entstehung von Medikamentenabhängigkeit bei älteren Menschen spielen – im Gegensatz zu Suchterkrankungen bei jungen Patienten – die behandelnden Ärzte die wichtigste Rolle. Die Verordnung dieser Substanzen sollte daher äußerst restriktiv, in kleinen Mengen, und nur bei klarer Indikation erfolgen. Zahlreiche Patienten erlangen ihre Suchtmittel allerdings durch »Doctor-Shopping«, indem sie verschiedene Ärzte aufsuchen, um jeweils ein weiteres Rezept für das Medikament zu erlangen.

Medikamentenmissbrauch ist bei älteren Menschen häufig. Infolge unkritischer und falscher Verordnungspraktiken sind Hypnotika die wichtigsten Suchtmittel.

2.11.3 Evidenzorientierte, rationale Arzneimitteltherapie und Klassifizierung der Arzneimittel nach Alterstauglichkeit

Alterstauglichkeit der verschiedenen Medikamentengruppen

Im Allgemeinen werden Hypnotika bei Schlafstörungen vermieden. Wenn überhaupt, werden sie nur über einen kurzen Zeitraum bei akuten Schlafstörungen eingesetzt. Eine Übersicht über häufig verwendete Hypnotika findet sich in ◘ Tab. 2.21.

Ein Beispiel für ein pragmatisches Stufenschema zur kurzfristigen Hypnotikatherapie bei stationären Patienten ist in folgender Übersicht aufgeführt. Alle Angaben beziehen sich nur auf die kurzfristige Gabe von Hypnotika über einen Zeitraum von maximal 10 Tagen. Über diesen Zeitraum hinaus werden Hypnotika bei älteren Patienten prinzipiell nicht empfohlen, obwohl die Zulassung für einige Substanzen zeitlich nicht limitiert ist. Falls Hypnotika aus besonderen individuellen Gründen (z. B. bei Demenzerkrankungen, in der Palliativmedizin, bei schwerer Depression etc.) längerfristig gegeben werden müssen, sollte die Indikation kurzfristig überprüft und ein Plan zur Abdosierung erstellt werden.

Mannheimer Stufenschema zur kurzfristigen pharmakologischen Behandlung der Insomnie bei älteren Menschen

Dieses Schema wurde für ältere Patienten entwickelt, die stationär behandelt werden. Die Kontraindikationen der einzelnen Medikamente müssen individuell beachtet werden. Eine Therapiedauer über mehr als 10 Tage ist nicht empfohlen. Die Nennung von Pipamperon beruht auf klinischer Erfahrung und nicht auf wissenschaftlicher Evidenz.

▼

Tab. 2.21. Häufig verwendete Medikamente zur Behandlung von Insomnie bei älteren Patienten. Die hier aufgeführten Referenzsubstanzen werden in der klinischen Praxis bei älteren Patienten häufig angewendet. Die Überlegenheit gegenüber hier nicht genannten Vergleichssubstanzen ist nicht gesichert. Die FORTA-Klassifikation bezieht sich ausschließlich auf eine kurzfristige Anwendung über maximal 10 Tage nach dem Versagen nicht-pharmakologischer Maßnahmen und wenn eine Therapie der Insomnie unumgänglich ist

Präparat	Stoffklasse	Dosierung bei älteren Patienten	Tageskosten bei typischer Dosierung (Deutschland, 2009)	FORTA	Bemerkungen
Zolpidem	ω1-Benzodiazepin-Rezeptor-Agonist	5–10 mg	0,65 € (Generikum, 5 mg)	C	Für kurzfristige Behandlung (<10 Tage) bei akuter Insomnie, wenn nichtpharmakologische Maßnahmen nicht erfolgreich sind und eine Behandlung der Insomnie unumgänglich ist. Geringe Wirksamkeit. Suchtgefahr bei längerer Anwendung
Zopiclon	GABA-Rezeptor-Agonist	3,75–7,5 mg	0,69 € (Generikum, 3,75 mg)	C	Wie Zolpidem
Zaleplon	ω1-Benzodiazepin-Rezeptor-Agonist	5–10 mg	1,17 € (5 mg)	C	Wie Zolpidem. Wegen der kurzen Halbwertszeit vor allem bei Einschlafstörungen
Oxazepam	Benzodiazepin	10 mg	0,23 € (Generikum, 10 mg)	D	Geringe Wirkung, zahlreiche Nebenwirkungen. Hohe Suchtgefahr. Keine Empfehlung
Triazolam	Benzodiazepin	0,25 mg	0,25 € (0,25 mg)	D	Geringe Wirkung, zahlreiche Nebenwirkungen. Hohe Suchtgefahr. Keine Empfehlung
Pipamperon	Antipsychotikum mit sedierender Wirkung	Initial 20 mg, Steigerung bis auf 80 mg/Nacht[a]	0,38 € (Generikum, 20 mg Saft)	C	Wirkung unbewiesen, zahlreiche Nebenwirkungen. Trotz fehlendem wissenschaftlichem Wirknachweis wegen langjähriger klinischer Erfahrung geeignet zur kurzfristigen Behandlung akuter Schlafstörungen. Mittel der 2. Wahl
Mirtazapin	Nordrenerg und sertonerges AD	15 mg, Steigerung auf 45 mg möglich[a]	0,35 € (Generikum, 15 mg)	D[b]	Orthostatische Regulationsstörungen. Gewichtszunahme. Metabolische Auswirkungen. Wirkung unbewiesen. Bei Patienten ohne Depression nicht empfehlenswert
Opipramol	Trizyklisches Anxiolytikum	50 mg[a]	0,15 € (Generikum, 50 mg)	D[b]	Unbewiesene Wirkung, zahlreiche Nebenwirkungen. Bei älteren Menschen nicht empfohlen.
Doxepin	Trizyklisches Antidepressivum	25 mg[a]	0,15 € (Generikum, 25 mg)	D[b]	Unbewiesene Wirkung, zahlreiche Nebenwirkungen. Keine Empfehlung
Diphenhydramin	Antihistaminikum	50 mg	0,38 € (Generikum, 50 mg)	D	Unbewiesene Wirkung, zahlreiche Nebenwirkungen. Keine Empfehlung
Melatonin (retardiert)	Melatonin	2–4 mg	2,07 € (2 mg)	C	Gute Verträglichkeit. Keine Toleranzentwicklung, keine Entzugssymptome. Geringes Suchtpotenzial. Noch keine umfangreiche Erfahrungen. Vermutlich geringe Effektstärke. Mittel der 2. Wahl zur kurzfristigen Therapie akuter Insomnie

[a] Dosierung beruft auf Erfahrungswerten, [b] Angabe bezieht sich auf die Indikation Insomnie

Allgemeine Regeln
- Hypnotika möglichst vermeiden
- Keine Benzodiazepine
- Schlafmedikamente allgemein nicht nach 24 Uhr verabreichen (Ausnahme ▶ unten)

- **1. Schritt: Zopiclon**
  - Beginn mit 3,75 mg Zopiclon pro Nacht
  - Bei fehlender Wirkung nach einer halben Stunde erneut 3,75 mg Zopiclon
  - Bei Patienten, die bereits mit 7,5 mg Zopiclon pro Nacht vorbehandelt worden sind, ggf. sofort 7,5 mg Zopiclon verabreichen.
  - Maximale Dosis 7,5 mg Zopiclon pro Nacht
- **2. Schritt bei mangelnder Wirksamkeit von Schritt 1: Pipamperon**
  - Beginn mit 20 mg Pipamperon pro Nacht, vorzugsweise als Lösung
  - Bei fehlender Wirkung nach einer halben Stunde erneut 20 mg Pipamperon (kann wiederholt werden, bis maximal 80 mg pro Nacht)
  - Bei Patienten, die bereits mit einer höheren Dosis vorbehandelt worden sind, ggf. sofort 40–60 mg Pipamperon pro Nacht verabreichen
  - Maximale Dosis 80 mg Pipamperon pro Nacht

Bedarfsmedikation nach 24 Uhr
- Nur verabreichen, wenn in dieser Nacht noch keine Hypnotika eingesetzt worden sind
- Nach 3 Uhr morgens keine Hypnotika
- Falls unumgänglich:
- **1. Schritt: einmalig 5 mg Zaleplon**
  - falls bei einer vorherigen Gabe 5 mg Zaleplon nicht erfolgreich waren, kann einmalig 10 mg Zaleplon gegeben werden
- **2. Schritt: einmalig 20 mg Pipamperon**

Bei überwiegender Einschlafstörung
- Beginn mit 2 mg Melatonin (ret.), ggf. Wiederholung nach einer halben Stunde
- Bei fehlender Wirkung einmalig 5 mg Zaleplon

Die Effektivität und Verträglichkeit von Hypnotika ist spezifisch bei alten Menschen nur schlecht untersucht. Insbesondere gibt es kaum valide Studien, die einzelne Substanzen untereinander vergleichen.

Die hier genannten Referenzsubstanzen sind Medikamente, die im Alltag häufig bei älteren Patienten eingesetzt werden. Dies bedeutet nicht, dass hier nicht genannte Vertreter der einzelnen Stoffgruppen unterlegen sind.

Benzodiazepine

1960 wurde unter dem Handelsnamen Librium (Chlordiazepoxid) das erste Benzodiazepin eingeführt, 1963 folgte Diazepam. 1970 erschien mit Flurazepam das erste Benzodiazepin, das spezifisch für Schlafstörungen vermarktet wurde. Gegenüber ihren Vorgängersubstanzen, den Barbituraten und Chloralhdyrat, setzten sich die Benzodiazepinen rasch wegen ihrer besseren Wirkung und geringeren Nebenwirkungsrate durch. Ein großer Vorteil war die große therapeutische Breite von Benzodiazepinen, was die Suizidrate infolge Medikamentenüberdosierung, vorher unter Barbituraten hoch, rasch abklingen ließ. Das größte Problem von Benzodiazepinen, die rasche Entwicklung von Toleranz und Abhängigkeit, wurde anfangs nicht entsprechend gewürdigt.

Heute ist eine große Zahl von Benzodiazepinen verfügbar, die sich in ihrer Pharmakokinetik, aber auch in der Wirkstärke auf einzelne Aspekte (Angst, Sedierung, Schlafinduktion) unterscheiden.

Die Effektivität von Benzodiazepinen in der Behandlung von Schlafstörungen bei jungen Erwachsenen ist gut belegt. Bei alten Menschen ist der Nutzen bei Insomnie weit weniger gut gesichert. Eine Metaanalyse aller Studien über sedierende Hypnotika (Benzodiazepine und ω1-Benzodiazepin-Rezeptor-Agonisten) bei alten Menschen ergab unter Benzodiazepinen eine signifikante Verbesserung wichtiger Schlafparameter; die absolute Effektgröße war aber klein und von fraglicher klinischer Relevanz (Glass et al. 2005). Dagegen war die Rate unerwünschter Nebenwirkungen unter den Hypnotika erhöht. Die Autoren folgerten, dass der geringe Nutzen das Risiko nicht rechtfertigt.

Eine Reihe von Problemen limitiert den Einsatz von Benzodiazepinen. Viele Substanzen haben zusammen mit ihren wirksamen Metaboliten eine sehr lange Halbwertszeit und eine lange Wirkdauer, die häufig zu einem Hang-over mit Tagesmüdigkeit am nächsten Tag führt. So beträgt z. B. die Halbwertszeit von Flurazepam bei älteren Menschen über 100 h. Davon sind gerade ältere Patienten mit einem im Alter oft langsameren Metabolismus betroffen. Insbesondere bei Leberinsuffizienz können Benzodiazepine eine Wirkdauer über mehrere Tage haben. Aus diesen Gründen wurden kürzer wirksame Benzodiazepine wie Triazolam (Halbwertszeit 1,5–5 h) entwickelt. Lorazepam sollte wegen des sehr hohen Suchtpotenzials generell nicht gegen Schlafstörungen verordnet werden.

Bei alten Menschen gut dokumentiert ist die deutlich erhöhte Sturzgefahr, die Folge der zentral sedierenden und muskelrelaxierenden Wirkung der Benzodiazepine ist.

Insbesondere bei Patienten mit vorbestehender kognitiver Einschränkung führen Benzodiazepine zu einer Verschlechterung kognitiver Defizite, weshalb sie bei Patienten mit Demenz oder leichter kognitiver Störung nicht eingesetzt werden sollen.

Die Langzeitwirkung begrenzen die nach wenigen Tagen einsetzende Toleranzentwicklung und die Entstehung einer Abhängigkeit. Nach längerer Anwendung kommt es beim Absetzversuch fast obligat zu teils lebensbedrohenden Entzugserscheinungen wie

- epileptische Anfälle,
- vegetative Störungen,
- Agitation und Unruhe bis zum
- Delir.

Nach längerem Konsum von Benzodiazepinen ist ein Entzug nur unter engmaschiger ambulanter Betreuung, besser aber vollstationär durchführbar.

Aufgrund dieser Gesichtspunkte werden Benzodiazepine bei älteren Patienten mit Schlafstörungen nicht mehr empfohlen.

> **Häufige Nebenwirkungen von Benzodiazepinen sind Sturzgefahr, Sedierung und Suchtentwicklung. Benzodiazepine werden bei älteren Patienten nicht empfohlen.**

ω1-Benzodiazepin-Rezeptor-Agonisten

In den 80er Jahren des letzten Jahrhunderts wurden die ω1-Benzodiazepin-Rezeptor-Agonisten (»Z-drugs«) eingeführt. Diese Substanzen wirken an der ω1-Untereinheit des Benzodiazepinrezeptors, sind strukturchemisch aber nicht mit den Benzodiazepinen verwandt. Aus der Wirkungsweise ergeben sich prinzipiell ähnliche Wirkungen und Nebenwirkungen wie bei den Benzodiazepinen.

Die Substanzen haben jedoch zahlreiche Vorteile gegenüber Benzodiazepinen. Sie führen zu keiner relevanten Toleranzentwicklung, haben insgesamt eine geringere Wirkdauer und sind daher auch seltener mit Tagesmüdigkeit und Sedierung am nächsten Morgen assoziiert. Daher haben diese Substanzen Benzodiazepine als Medikamente der ersten Wahl abgelöst.

Unterschätzt wurde zunächst das Missbrauchspotenzial der Substanzen. Mittlerweile sind ω1-Benzodiazepin-Rezeptor-Agonisten nach den Benzodiazepinen die häufigste Ursache von Medikamentenmissbrauch bei alten Menschen. Bei einer prolongierten Anwendung von über 4 Wochen haben ω1-Benzodiazepin-Rezeptor-Agonisten ein Suchtpotenzial wie Benzodiazepine (Kupfer u. Reynolds 1997).

Aktuell sind die Substanzen Zolpidem und Zaleplon verfügbar. Zopiclon und Eszopiclon (das S-Enantiomer von Zopiclon, in Europa nicht erhältlich) sind streng genommen kein Mitglied der Gruppe, da sie nicht am ω1-Benzodiazepin-Rezeptor GABAerg wirken, werden aber pharmakologisch nicht korrekt meist in derselben Gruppe aufgezählt.

Die Datenlage für ältere Menschen ist nicht umfangreich. Dolder et al. (2007) schlossen aus einer Metaanalyse aller Studien bei älteren Patienten, dass die Medikamente eine »bescheidene« (»modest«) Wirkung auf die Schlafqualität und die Einschlaflatenz, weniger auf die Gesamtschlafdauer, ausüben, allerdings – im Unterschied zu den Benzodiazepinen – generell sehr gut verträglich sind. Die häufigsten Nebenwirkungen waren Kopfschmerzen, Schwindel und Müdigkeit; diese Nebenwirkungen traten aber unter Placebo genauso häufig auf. Allgemein konnte keine relevante Toleranzentwicklung unter ω1-Benzodiazepin-Rezeptor-Agonisten gefunden worden.

> **ω1-Benzodiazepin-Rezeptor-Agonisten verbessern bei alten Menschen geringfügig Schlafqualität und Einschlaflatenz und sind allgemein gut verträglich.**

Im Vergleich mit Benzodiazepinen haben ω1-Benzodiazepin-Rezeptor-Agonisten geringere Auswirkungen auf den Muskeltonus und die Sturzgefahr. Bisher wurde nur unter Zolpidem eine erhöhte Sturzgefahr berichtet, was auch daran liegen kann, dass diese Substanz am besten untersucht wurde. Seltene, aber klinisch relevante psychiatrische Komplikationen bei älteren Patienten sind Delir, Halluzinationen und Wahnvorstellungen.

Nach dem Absetzen kann es zu einer Rebound-Insomnie kommen; die Absetzphänomene sind aber allgemein weit weniger stark ausgeprägt als bei Benzodiazepinen.

Unterschiede zwischen einzelnen ω1-Benzodiazepin-Rezeptor-Agonisten waren bisher nicht Gegenstand zahlreicher Untersuchungen, sodass eine klare Präferenz nicht möglich ist (Dundar et al. 2004).

Zolpidem ist der in Europa und den USA am häufigsten verordnete ω1-Benzodiazepin-Rezeptor-Agonist. Zolpidem hat eine Halbwertszeit von 2,5(–9) h. Zolpidem verändert die Schlafarchitektur nicht und verursacht keine Toleranz.

Zaleplon hat eine Halbwertszeit von nur einer Stunde und damit die kürzeste Halbwertszeit von allen ω1-Benzodiazepin-Rezeptor-Agonisten. Zaleplon wird daher bevorzugt bei Einschlafstörungen eingesetzt oder wenn ein Hypnotikum erst spät am Abend gegeben werden soll.

Zopiclon ist ein Agonist am GABA-Rezeptor. Es hat damit eine etwas unterschiedliche Wirkung, wird aber trotzdem unter den ω1-Benzodiazepin-Rezeptor-Agonisten aufgeführt. Die Halbwertszeit beträgt 5,5 h. Zopiclon wirkt sich nur minimal auf die Leistungsfähigkeit am nächsten Tag aus.

Eszopiclon ist das S-Enantiomer des Razemats Zopiclon, das kurz vor dem Ablauf des Patentschutzes für Zopiclon auf den Markt gebracht wurde. Ob die Substanz klinisch relevante Vorteile gegenüber Zopiclon hat, ist nicht gesichert. Aus diesem Grund verweigerte die EU der Substanz das Kriterium »Neue Wirksubstanz«, worauf der Hersteller auf die Vermarktung in Europa verzichtete. Die Halbwertszeit beträgt 6,5 h. Eine Metaanalyse von 5 Studien zeigte eine gute Verträglichkeit und Effektivität spezifisch bei älteren Patienten (Melton et al. 2005).

Antidepressiva

Antidepressiva wurden nicht für die Behandlung von Schlafstörungen entwickelt und sind außerhalb der Depressionsbehandlung für diese Indikation nicht zugelassen. Trotzdem werden Antidepressiva mit sedierenden Nebenwirkungen traditionell häufig gegen Schlafstörungen eingesetzt.

Typischerweise werden trizyklische Antidepressiva, Trazodon, Opipramol und Mirtazapin in vergleichsweise geringen Dosen eingesetzt. Opipramol ist kein Antidepressivum, wird aber wegen der Strukturverwandtheit hier mit aufgezählt.

Es gibt keine ausreichende Evidenz aus klinischen Studien, die dieses Vorgehen unterstützt. Studien zum schlaffördernden Effekt von Antidepressiva wurden fast ausschließlich bei Patienten mit Depression unternommen, wobei Insomnie bei diesen Patienten eines der Symptome der Depression darstellt.

Weder die Wirksamkeit noch die optimale Dosierung bei Insomnie ohne begleitende Depression ist belegt. Die wenigen Studien, die bei primärer Insomnie unternommen wurden, ergaben keine Ergebnisse, die für den Gebrauch von Antidepressiva sprechen (Erman 2005).

Neben dem fehlenden Wirknachweis sprechen die zahlreichen unerwünschten Wirkungen der einzelnen Substanzen gegen den Einsatz von Antidepressiva bei älteren Menschen.

> **Wegen der unbewiesenen Wirksamkeit bei gleichzeitig gut bekannten unerwünschten Nebenwirkungen können Antidepressiva bei Insomnie ohne begleitende Depression nicht empfohlen werden.**

Antipsychotika

Ebenso wie Antidepressiva wurden Antipsychotika nicht zur Behandlung von Schlafstörungen entwickelt. In der Praxis machen sich viele Ärzte die sedierenden Nebenwirkungen der meisten Antipsychotika zunutze, um Schlafstörungen zu behandeln. Vor allem werden niedrig-potente Antipsychotika der älteren Generation in geringerer Dosierung eingesetzt, die weniger starke antipsychotische, aber deutlich sedierende Eigenschaften haben.

Parallel zur Studienlage bei Antidepressiva gibt es keine aussagekräftigen Studien, die den Einsatz von Antipsychotika bei Schlafstörungen rechtfertigen würden. Die optimale Dosis für Schlafstörungen ist unbekannt. Antipsychotika haben dagegen insgesamt eine hohe Rate von Nebenwirkungen wie

- extrapyramidale Symptome,
- negative metabolische Auswirkungen,
- Gewichtszunahme und in seltenen Fällen
- das maligne neuroleptische Syndrom.

Im klinischen Alltag werden seit Jahren trotz fehlender wissenschaftlicher Evidenz vor allem niedrig-potente Neuroleptika eingesetzt. Erfahrungsgemäß werden Pipamperon und vergleichbare Substanzen bei einem limitierten Einsatz über wenige Tage gut vertragen. Diese Beobachtung basiert jedoch nicht auf wissenschaftlichen Daten, sondern auf klinischer Erfahrung.

Die Wirksamkeit und Verträglichkeit von Antipsychotika bei Insomnie ist nicht ausreichend untersucht.

Melatonin und Melatonin-Rezeptor-Agonisten

Große randomisierte Studien über chemisch unverändertes Melatonin liegen nicht vor, vermutlich vor allem wegen des fehlenden kommerziellen Potenzials der körpereigenen und damit schwer lizenzierbaren Substanz. Kleine Studien zeigten Vorteile in Bezug auf Schlafqualität und Einschlaflatenz. Aus theoretischen Überlegungen ist Melatonin vor allem bei Einschlafstörungen sinnvoll. Die Substanz ist bei kurzfristigem Konsum gut verträglich. In Deutschland ist Melatonin nicht erhältlich. In den USA und anderen Ländern ist die Substanz als Nahrungsergänzungsmittel frei erhältlich. Allerdings garantieren diese Nahrungsergänzungsmittel kaum eine ausreichende pharmazeutische Qualitätskontrolle. Zudem ist die optimale Dosis nicht bekannt. Von dem Konsum dieser Präparate muss deswegen abgeraten werden.

Vor kurzem wurde Melatonin in retardierter Form zur Behandlung von Schlafstörungen spezifisch für Personen über 55 Jahren zugelassen. In den Zulassungsstudien war die Verträglichkeit exzellent, die Wirkung jedoch vergleichsweise gering. Auch Melatonin ist nur »für kurzfristige Behandlung« zugelassen, da bisher nur wenige Daten zum Langzeitgebrauch verfügbar sind. Die Gefahr einer Toleranz- oder Suchtentwicklung ist vermutlich gering. Die bisherige klinische Erfahrung mit retardiertem Melatonin spricht für die gute Verträglichkeit der Substanz bei älteren Menschen, wobei die Wirkung offensichtlich vergleichsweise gering ist. Wenn überwiegend Einschlafstörungen vorliegen, erscheint der Einsatz des Medikaments sinnvoll.

Vor kurzem wurde in den USA Ramelteon eingeführt, ein selektiver Melatoninagonist mit zusätzlichen Wirkungen als Serotonin-reuptake-Hemmer. Die Verträglichkeit ist sehr gut, allerdings war die Effektstärke gering. Aus diesem Grund wurde die Substanz in Europa nicht zugelassen.

Antihistaminika, Antikonvulsiva, Phythotherapeutika und Chloralhydrat

Diese sehr heterogenen Substanzen werden unter einer Überschrift zusammengefasst, da bei älteren Menschen weder die Wirksamkeit noch die Verträglichkeit ausreichend gut untersucht wurde, um zuverlässige Aussagen zu machen.

Bei Patienten mit Schmerzsyndromen und Depression hat Pregabalin einen günstigen Einfluss auf Schlafqualität und Schlafdauer. Ob dies auch für Patienten mit Insomnie zutrifft, ist bisher nicht gesichert. Gelegentlich wird die sedierende Nebenwirkung von Valproat bei Schlafstörungen ausgenutzt; auch dieses Vorgehen ist aufgrund wissenschaftlicher Daten nicht zu rechtfertigen.

Diphenhydramin ist ein frei verkäufliches, preisgünstiges Antihistaminikum gegen Schlafstörungen. Weder der Nutzen noch die möglichen Nebenwirkungen sind gut untersucht. Die wenigen Studien über Diphenhydramin erbrachten inkonklusive Ergebnisse oder waren methodisch insuffizient (Ancoli-Israel u. Cooke 2005). Die sedierende Wirkung unterliegt einer schnellen Toleranzentwicklung. Zusätzlich haben Diphenhydramin und andere Antihistaminika eine anticholinerge Wirkung, die den Einsatz bei alten Menschen problematisch macht. Bei kognitiv unauffälligen älteren Menschen führte die Gabe von Diphenhydramin zu deutlichen kognitiven Defiziten.

Wegen der anticholinergen Nebenwirkung bei ungewisser Wirksamkeit werden Diphenhydramin und andere Antihistaminika bei alten Menschen nicht empfohlen.

Chloralhydrat ist ein seit 1869 verwendetes Hypnotikum, das gelegentlich immer noch eingesetzt wird. Zuverlässige Studien zur Wirksamkeit fehlen, die Substanz hat aber eine Reihe von Nebenwirkungen (Verlängerung der QT-Zeit, Suchtpotenzial), die den Gebrauch nicht empfehlenswert machen.

Zahlreiche frei verkäufliche pflanzliche Medikamente wie Johanniskraut, Kamille, Hopfen, Kava-Kava und Passionsblume werden gegen Schlafstörungen vermarktet. Für keine Substanz liegen adäquate Daten vor. Kava-Kava-Extrakte sind in Deutschland wegen vereinzelter Leberschäden nicht mehr erhältlich. Die pharmazeutische Qualität vieler dieser Produkte ist nicht gewährleistet.

Bei Schlafstörungen kann ein erheblicher Placebo-Effekt angenommen werden. Daher sollte vom Konsum dieser pflanzlichen Medikamente nicht aktiv abgeraten werden, wenn sie gut vertragen werden und subjektiv eine Symptombesserung erbringen.

Klassifizierung der Pharmaka zur Prophylaxe und Therapie der Schlafstörung (Insomnie) nach der Alterstauglichkeit (▶ Abschn. 1.4)

Stoffklasse	Präparat	FORTA-Klassifikation
ω1-Benzodiazepin-Rezeptor-Agonist	Zolpidem	C
ω1-Benzodiazepin-Rezeptor-Agonist	Zaleplon	C
Benzodiazepin	Oxazepam	D
Benzodiazepin	Triazolam	
GABA-Rezeptor-Agonist	Zopiclon	C
Antipsychotikum mit sedierender Wirkung	Pipamperon	C
Nordrenerges und sertonerges AD	Mirtazapin	D[a]
Trizyklisches Anxiolytikum	Opipramol	D[a]
Trizyklisches Antidepressivum	Doxepin	D[a]
Antihistaminikum	Diphenhydramin	D
Melatonin (retardiert)	Melatonin	C

[a] keine Zulassung für die Indikation »Insomnie«, in der Praxis jedoch häufiger Einsatz »off-label«

Literatur

Ancoli-Israel S, Cooke JR (2005) Prevalence and comorbidity of insomnia and effect on functioning in elderly populations. J Am Geriatr Soc 53:S264–271

Bloom HG, Ahmed I, Alessi CA et al. (2009) Evidence-based recommendations for the assessment and management of sleep disorders in older persons. J Am Geriatr Soc 57:761–789

Culberson JW, Ziska M (2008) Prescription drug misuse/abuse in the elderly. Geriatrics 63:22–31

Dolder C, Nelson M, McKinsey J (2007) Use of non-benzodiazepine hypnotics in the elderly: are all agents the same? CNS Drugs 21:389–405

Dundar Y, Dodd S, Strobl J et al. (2004) Comparative efficacy of newer hypnotic drugs for the short-term management of insomnia: a systematic review and meta-analysis. Hum Psychopharmacol 19:305–322

Erman MK (2005) Therapeutic options in the treatment of insomnia. J Clin Psychiatry 66 (Suppl 9):18–23

Flaherty JH (2008) Insomnia among hospitalized older persons. Clin Geriatr Med 24:51–67

Foley DJ, Monjan A, Simonsick EM et al. (1999) Incidence and remission of insomnia among elderly adults: an epidemiologic study of 6,800 persons over three years. Sleep 22 (Suppl 2):S366–372

Glass J, Lanctot KL, Herrmann N et al. (2005) Sedative hypnotics in older people with insomnia: meta-analysis of risks and benefits. BMJ 331:1169

Kupfer DJ, Reynolds CF 3rd (1997) Management of insomnia. N Engl J Med 336:341–346

Melton ST, Wood JM, Kirkwood CK (2005) Eszopiclone for insomnia. Ann Pharmacother 39:1659–1666

Svarstad BL, Mount JK (2001) Chronic benzodiazepine use in nursing homes: effects of federal guidelines, resident mix, and nurse staffing. J Am Geriatr Soc 49:1673–1678
Vaz Fragoso CA, Gill TM (2007) Sleep complaints in community-living older persons: a multifactorial geriatric syndrome. J Am Geriatr Soc 55:1853–1866
Wolkove N, Elkholy O, Baltzan M et al. (2007) Sleep and aging: 1. Sleep disorders commonly found in older people. CMAJ 176:1299–1304

2.12 Therapie des chronischen Schmerzes

Heinrich Burkhardt

2.12.1 Epidemiologie und klinische Bedeutung

Schmerzen sind bei älteren Menschen sehr häufig. Für die Gruppe der über 70-jährigen Menschen werden Prävalenzraten je nach Erfassungsmethode bis zu 70% berichtet (Brattberg et al. 1996), wobei in Institutionen wie in Krankenhäusern teilweise noch höhere Prävalenzraten gefunden werden. Dies gilt für akute und chronische Schmerzprobleme (Ferrell et al. 1990). Von besonderer Bedeutung im Zusammenhang mit Pharmakotherapie sind die chronischen Schmerzsyndrome, da sie eine problembehaftete Langzeittherapie erfordern. Es gibt keine eindeutige Grenze, ab welcher ein andauerndes Schmerzproblem als chronisch definiert wird. Gebräuchlich ist als Kriterium eine Dauer von über 3 Monaten (Charette u. Ferrell 2007), wobei dies bereits relativ hoch gegriffen erscheint. Ebenfalls ist anerkannt, dass die Prävalenzraten für chronischen Schmerz mit zunehmendem Lebensalter allgemein ansteigen. Dies ist im wesentlich auf die zunehmende Inzidenz von muskuloskeletalen Problemen zurückzuführen.

Schmerzereignisse, ob akut oder chronisch, haben in den meisten Fällen einen starken Einfluss auf die Lebensqualität und Selbsthilfekompetenz und fördern das Entstehen einer dauernden Behinderung bzw. Hilfsbedürftigkeit. Dies geschieht durch Einschränkung der Mobilität aber auch durch Begünstigung einer Mangelernährung, die eine Sarkopenie begünstigen bzw. allgemein die körpereigenen Ressourcen mindern. Darüber hinaus führen chronische Schmerzen zu psychischen Veränderungen, kognitive Defiziten und fördern Angst und Depression. Auch dies schmälert wiederum die Lebensqualität und begünstigt das Entstehen von Behinderung (Schuler et al. 2004).

Das vordringliche therapeutische Ziel ist in jedem Fall die optimale Schmerzkontrolle, unabhängig davon, in welcher Situation der Schmerz auftritt und unabhängig, bei welchem Patienten der Schmerz auftritt. Wichtig ist ferner, eine vorhandene Schmerzproblematik überhaupt rechtzeitig und adäquat zu erkennen, um eine frühzeitige Behandlung einleiten zu können. Diese wiederum ist sehr bedeutsam um eine Chronifizierung des Schmerzproblems durch spinale oder zerebrale Remodeling-Prozesse zu vermeiden.

> **Schmerzen sind bei älteren Patienten häufig nicht erkannt oder untertherapiert.**

Leider gibt es viele Hinweise darauf, dass Schmerzzustände bei älteren Patienten untertherapiert werden. In einer Analyse über 65-jähriger postoperativer Patienten konnte z. B. gezeigt werden, dass bis zu 62% dieser Patienten schwere postoperative Schmerzen erleben und das Schmerzmonitoring erhebliche Lücken aufweist (Sauaia et al. 2005). In einer anderen Querschnittsuntersuchung unter älteren Patienten im Pflegeheim wurde nicht nur eine hohe Prävalenzrate chronischer Schmerzen gefunden (49%), sondern 25% der Patienten mit chronischen Schmerzen erhielten auch keinerlei Schmerzmittel (Won et al. 2004). Der letzte Befund stellt eine eindeutige und im Grunde inakzeptable Untertherapie dar.

2.12.2 Besonderheiten bei älteren Patienten

Es gibt einige Untersuchungen darüber, inwiefern die Schmerzwahrnehmung sich mit zunehmendem Lebensalter verändert. Basierend auf der klinischen Erfahrung, dass viele ältere Patienten bei durchaus schwerwiegenden Problemen wenig Schmerzsymptomatik berichten, zeigte sich auch in standardisierten Experimenten im Durchschnitt eine etwas höhere Schmerzschwelle aber eine geringere Toleranz gegenüber andauernden Schmerzempfindungen. Außerdem gibt es Hinweise, dass auch die Qualität des empfundenen Schmerzes sich mit zunehmendem Alter verändern kann (McCleane 2008). Dazu kommt, dass in höherem Lebensalter vermehrt Barrieren auftreten, die ein adäquates Erkennen einer Schmerzsymptomatik erschweren. Insbesondere sind hier die demenziellen Erkrankungen mit den durch sie hervorgerufenen kognitiven und in fortgeschrittenen Stadien auch sprachlichen Defiziten zu nennen. Bei Demenzkranken werden Schmerzen daher oft primär durch Verhaltensauffälligkeiten deutlich und nicht direkt als Schmerzen geschildert. Dies sind auch diejenigen Patienten, die am häufigsten untertherapiert sind (Frondini et al. 2007). Aus beiden Punkten ergibt sich die große diagnostische Herausforderung bei älteren Patienten, Schmerzen rechtzeitig zu erkennen (Laurell et al. 2006) und analog hierzu auch ein valides Monitoring zu etablieren. Für beides werden standardisierte Messinstrumente, z. B. die gebräuchlichen Analogskalen, verwendet. Diese können aber bei älteren Patienten in vielen Fällen nicht hinreichend sein (Bruckenthal 2008) und sollten insbesondere bei Demenzpatienten durch spezielle Instrumente ergänzt werden (Zwakhalen et al. 2006).

Schmerzen sollten immer in einem multimodalen Ansatz behandelt werden.

Mehr noch als beim jüngeren Schmerzpatient wird beim älteren ein multimodaler Behandlungsansatz gefordert, in dem die Pharmakotherapie nur einen Baustein unter mehreren darstellt (Mattenklodt et al. 2008). Der Nutzen nichtpharmakologischer Methoden sollte nicht vergessen werden. Dies kann entscheidend dazu beitragen, die Schmerzkontrolle zu verbessern und helfen, eine nicht nötige Polypharmazie zu vermeiden. Zu diesen nichtpharmakologischen Methoden zählen

- physikalische Maßnahmen wie TENS (transkutane elektrische Nervenstimulation),
- physikalische Therapie (z. B. Wärme oder Kälteanwendung),
- Bewegungstherapie,
- Ergotherapie und auch
- psychologische Verfahren wie progressive Muskelrelaxation oder auch Verhaltenstherapie.

Ebenfalls von großer Bedeutung ist eine adäquate Beratung des älteren Patienten mit Schmerzproblemen. Diese umfasst ein ausführliches Eingehen und ggf. eine direkte Anleitung hinsichtlich der Handhabung von Medikamenten. Ein wichtiges Thema hierbei ist der Umgang mit frei erhältlichen Schmerzmedikamenten z. B. NSAID, die für eine große Anzahl unerwünschter Arzneimittelwirkungen verantwortlich sind. Oft ist dem behandelnden Arzt gar nicht bekannt, in welchem Umfang derartige Medikamente eingenommen werden. Bei Patienten mit chronischen Schmerzen sollte neben weiteren grundsätzlichen Aspekten des Therapiemonitorings außerdem explizit das Verhalten bzw. Erkennen von UAW besprochen werden.

Alle Patienten, die einer chronischen Schmerztherapie bedürfen, sollten hinsichtlich folgender wichtiger Punkte beraten werden:

- Einnahmeregeln (Zeitpunkt, Dosis),
- Dosissteigerung im Bedarfsfall oder Bedarfsmedikation,
- mögliche unerwünschte Wirkungen sowie
- Umgang mit frei erhältlichen Medikamenten.

2.12.3 Allgemeine Therapieziele und -strategien

Die differenzierte Beurteilung von Therapiezielen und -strategien sowie die sich daran anschließende Beurteilung der Besonderheiten der einzelnen Medikamentengruppen soll hier an der Behandlung chronischer Schmerzen dargestellt werden.

Oberstes Therapieziel ist für alle Patienten das Erreichen von Schmerzfreiheit. Dies gilt für ältere Patienten wie für alle anderen Patienten. Um dieses Ziel zu erreichen, muss auch eine Polypharmazie in Kauf genommen werden. In einem solchen Fall bedarf es eines besonders umsichtigen Monitorings des Patienten bzw. einer intensiven Beratung, um eine effektive Therapie ohne Auftreten von gehäuften UAW zu ermöglichen.

Grundsätzlich folgt die Behandlung chronischer Schmerzpatienten einem Stufenschema (WHO-Stufenschema). Dieses ursprünglich für die Behandlung tumorinduzierter Schmerzen propagiertes Schema (WHO 1996) kann prinzipiell für alle Patienten mit einem chronischen Schmerzsyndrom angewendet werden (◘ Abb. 2.30; Nikolaus u. Zeyfang 2004). Hierbei werden die Analgetika nicht scharf nach Wirkstoffklassen getrennt, sondern nur in 4 grobe Gruppen, die teilweise recht unterschiedliche Substanzen beinhalten:

- Nichtopioide Analgetika
- schwache Opioide
- starke Opioide
- Adjuvanzien

Die Unterteilung in diesem Stufenschema richtet sich nach der Schwere des Schmerzes, wobei hier recht unscharf formuliert und zwischen drei Kategorien unterschieden wird:

1. leichter Schmerz,
2. mäßig schwerer Schmerz und
3. schwerer Schmerz.

Für eine absolute Quantifizierung und somit Einstufen der Schmerzintensität in eine der genannten Kategorien eigenen sich monodimensionale Messinstrumente wie die häufig verwendete visuelle Analogskala eher weniger, da zur Beurteilung der Schmerzintensität beim chronischen Schmerzerleben auch Merkmale wie emotionale und funktionelle Beeinträchtigung hinzukommen (Waldvogel 1996). Eine vorläufige Einteilung muss daher in einer Synopsis aus unterschiedlichen Befunden erfolgen und unterliegt auch immer einem dynamischen Prozess der Reevaluierung. Für letzteres eigenen sich die genannten Instrumente zur Messung der Schmerzintensität relativ gut. Ihre Stärke liegt im Monitoring des Symptomverlaufs, nicht in der absoluten Quantifizierung.

Prinzipiell gibt es kein eindeutiges Argument, bei älteren Patienten von diesem Stufenschema abzuweichen, obwohl die WHO mittlerweile eine differenziertere Sicht auf die unterschiedlichen Altersklassen propagiert und eine Berücksichtigung dieser in der Erstellung neuer allgemein gültiger Empfehlungen einfordert (WHO 2007). Die Auswahl der Medikamente innerhalb des Stufenkon-

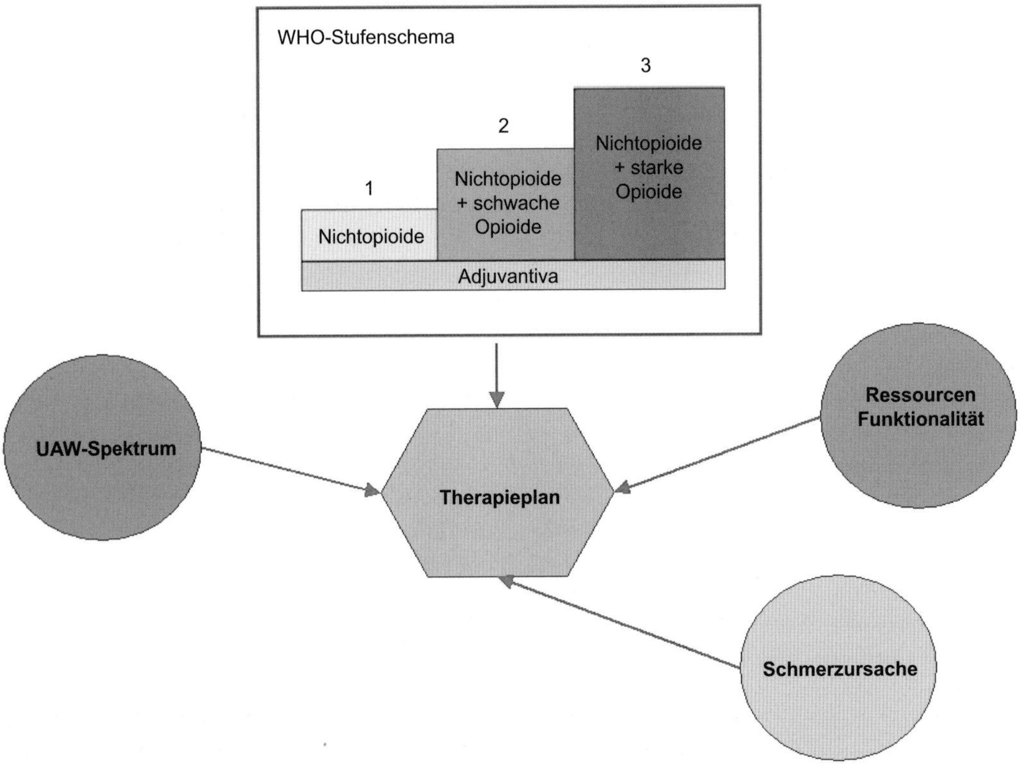

◘ Abb. 2.30. **Planung einer rationalen medikamentösen Schmerztherapie.** *UAW* Auftreten spezieller unerwünschter Wirkungen zeptes und der Eskalationsstrategien können nämlich durch zusätzliche Argumente bei älteren Patienten wie z. B. funktionelle Beeinträchtigungen und reduzierte Ressourcen modifiziert sein. Eine spezielle Wertung einzelner Substanzen bzw. Substanzgruppen wird im speziellen Teil gegeben. Ein weiteres wichtiges Argument ist das zu erwartende UAW-Spektrum einzelner Substanzen. Hier können sich durch eine altersbedingte andere Wertung des UAW-Spektrums Argumente für einen differenziellen Einsatz bei älteren Patienten ergeben. Ein Beispiel hierfür ist die erhöhte Sturzneigung des älteren Menschen, die die Risiko-Nutzen-Wertung für bestimmte Medikamente stark beeinflussen kann.

Schließlich wird das Vorgehen innerhalb des Stufenschemas auch durch eine differenziertere Sicht der Schmerzursache und des Schmerzcharakters beeinflusst. Knochenschmerzen werden anders behandelt als neuropathische Schmerzen. Bei älteren Patienten können aufgrund der häufig bestehenden Multimorbidität sowohl die genaue diagnostische Eingrenzung der Schmerzursache als auch das Erkennen einer Schmerzproblematik schwierig sein. Eine schematische Übersicht über die unterschiedlichen Argumente, die schließlich eine rationale Medikamentenauswahl ermöglichen, gibt ◘ Abb. 2.30. Wie in anderen Bereichen der Pharmakotherapie auch spielt bei älteren Patienten hier der Faktor Funktionalität eine deutlich größere Rolle im Vergleich zu jüngeren Altersdekaden. Allerdings sind die Anforderungen an das Selbstmanagement bzgl. der Schmerztherapeutika in aller Regel nicht besonders komplex, sieht man von der Notwendigkeit einer regelmäßigen Einnahme, z. T. auch nach der Uhrzeit, ab. Eine Anpassung der Pharmakotherapie wird daher nur für schwerer betroffene Patienten mit z. B. Demenz oder erheblichen manuellen Handhabungsproblemen erfolgen müssen. Hier gibt es teilweise die Möglichkeit auf günstiger zu handhabende Darreichungsformen (z. B. transdermale Systeme) zurückzugreifen und/oder diese Aufgabe Dritten (»caregiver«, professionelle Helfer) zu übertragen.

Es gibt insgesamt zu wenig geeignete Untersuchungen und Datenmaterial, um eine ggf. differenzierte Wirksamkeit oder ein UAW-Risiko für ältere Patienten zu beurteilen. Dies gilt insbesondere leider gerade für die schwer betroffenen multimorbiden Patienten, bei denen Barrieren und Interaktionen eine große Bedeutung haben und die Auswahl einer rational begründeten wirksamen und doch mit möglichst wenig Substanzen auskommenden Pharmakotherapie von größter Bedeutung ist. Viele Hinweise und Einschätzungen der folgenden Abschnitte können daher nur durch indirekte Schlüsse aus den vorhandenen Erfahrungen und dem gegebenen Datenmaterial begründet werden.

Folgende allgemeine Regeln können für die Schmerztherapie bei älteren Menschen aufgestellt werden:

- Vermeiden frühzeitiger Eskalation im Stufenplan und von Höchstdosen;
- Beachten funktioneller Limitierungen,
- regelmäßige Evaluation der Symptomatik, eventueller UAW und des Therapieplanes,
- aktives Erfragen evtl. eingenommener frei erhältlicher Schmerzmittel (OTC),
- Erstellen fester Medikationspläne mit Uhrzeit,
- Ausnutzen nichtpharmakotherapeutischer Maßnahmen (z. B. Kälte-Wärme)
- Anregen körperlicher Aktivität sowie
- Favorisieren der am wenigsten invasiven Verabreichung (oral, transdermal)

2.12.4 Kritische Wertung einzelner Medikamentengruppen

Nichtopioidartige Schmerzmittel

Azetylsalizylsäure

Azetylsalizylsäure eignet sich zur Behandlung bestimmter akuter Schmerzzustände (z. B. Migräne oder Spannungskopfschmerz), ist aber für eine Daueranwendung aufgrund der dann doch erheblichen gastrointestinalen Nebenwirkungen in den dafür erforderlichen hohen Dosen (500–1.000 mg/Tag) nicht geeignet.

Paracetamol

Der Wirkungsmechanismus von Paracetamol ist nicht genau bekannt, vermutlich handelt es sich aber um eine zentrale Wirkung. Es eignet sich für leichte Schmerzzustände und wird wegen seiner, insbesondere im Vergleich zu den NSAID geringeren UAW-Raten bei älteren Patienten propagiert und bevorzugt. Insbesondere ist die gastrointestinale und renale Toxizität erheblich geringer einzustufen.

Beachtenswert ist die hepatische Toxizität von Paracetamol bei sehr hohen Dosen (über 4 g/Tag) oder Leberfunktionsstörung sowie begleitendem ausgeprägtem Alkoholkonsum.

Die therapeutische Breite ist aber so groß, dass die im Mittel mit zunehmendem Alter etwas abnehmende Leberfunktion (Leberdurchblutung und enzymatische Aktivität) nicht ins Gewicht fällt. Die Wirksamkeit ist im Vergleich zu NSAID relativ schwach und weist einen ausgeprägten Ceiling-Effekt auf. In einer randomisierten Untersuchung fand sich kein Unterschied zwischen Paracetamol und Ibuprofen bezüglich des Schmerzempfindens bei Osteoarthrose (Bradley et al. 1991). Allerdings war das Durchschnittsalter der Studienpopulation deutlich unter 60 Jahre. Ein weiteres wichtiges Argument, das einen Einsatz dieses Medikamentes bei älteren Patienten favorisiert, ist die geringe Wechselwirkungsrate mit anderen Medikamenten (Baxter 2008); besonders wichtig bei multimorbiden Patienten. Lediglich bei gleichzeitiger Gabe von oralen Antikoagulanzien kann in wenigen Fällen eine Dosisadaptation der Antikoagulanzien erforderlich werden (Van den Bemt et al. 2002). Die Datenlage ist hierzu aber unklar, sodass keine generelle Empfehlung zu einer erhöhten Monitoringfrequenz des antikoagulatorischen Effektes resultiert.

Metamizol

Der Wirkmechanismus von Metamizol ist nicht sicher verstanden. Vermutlich handelt es sich um eine Kombination von peripheren und zentralen Effekten. Zusätzlich besitzt diese Substanz eine spasmolytische Eigenschaft, die insbesondere bei abdominalen Schmerzzuständen gut genutzt werden kann. Allerdings gibt es in der Anwendung von Metamizol die potenzielle Gefahr einer idiosynkratischen schweren UAW (Agranulozytose). Dies hat dazu geführt, dass Metamizol in vielen Ländern (z. B. in den USA) nicht zugelassen ist. In Schweden wurde die Zulassung nach einer Phase der Wiedereinführung wieder zurückgezogen. Es ist letztlich nicht ganz klar, wie häufig mit einer derartigen UAW zu rechnen ist. Die Zahl von unter 1/1.000.000 Anwendungsfällen ist mutmaßlich zu niedrig und soll auch regionalen Schwankungen unterliegen. Die schwedischen Behörden nahmen Metamizol vom Markt, nachdem dort auf 1.439 Verordnungen eine bedrohliche Blutbildveränderung vorgekommen war (Hedenmalm u. Spigset 2002). Diese Daten erlauben aber keine Aussage darüber, ob ältere Patienten überproportional von dieser UAW betroffen sind. Es wird zu einer restriktiven Verordnung und einem engmaschigen Monitoring des Blutbildes geraten (Arzneimittelkommisson der deutschen Ärzteschaft 2003). Allerdings wird Metamizol aber in der Praxis häufig angewendet und zeichnet sich insgesamt durch eine deutlich bessere Verträglichkeit wie z. B. die NSAID aus. Auch die Rate der bedrohlichen Blutbildveränderungen dürfte noch deutlich unter derjenigen der signifikanten UAW bei den NSAID liegen. Ein weiterer Nachteil, der insbesondere bei funktionell eingeschränkten älteren Patienten von Bedeutung ist, ist die relativ kurze Halbwertszeit, die bei Behandlung chronischer Schmerzzustände ein sehr kurzes Dosierungsintervall von 4 h erforderlich macht. Dies erschwert die Behandlung chronischer Schmerzzustände erheblich.

NSAID

NSAID gehören zu den umsatzstärksten Schmerzmedikamenten und werden in der Praxis sehr häufig insbesondere bei muskuloskeletalen Schmerzen eingesetzt, sowohl im ambulanten als auch im stationären Bereich und auch bei vielen älteren Patienten mit funktionellen Einschränkungen. Dies ist klar bedingt durch die zunehmende Inzidenz der Osteoarthrose bei diesen Patienten. Eine Untersuchung aus den USA fand bei institutionalisierten älteren Patienten Verschreibungsraten bis zu 10% (Lapane et al. 2001).

Die Wirkung kommt hauptsächlich in der Peripherie durch Beeinflussung des Prostaglandinstoffwechsels (reversible Inhibierung der Zyklooxygenase) zustande. Prinzipiell wirken alle Klassen der NSAID auf diese Weise und prinzipiell ergeben sich daraus auch die typischen UAW-Spektren (Yost unu.d Morgan 1994):

1. gastrointestinale UAW insbesondere Ulzerationen und Blutungen;
2. Verschlechterung der Nierendurchblutung im hyperreninämischen Zustand (Volumendepletion, Herzinsuffizienz, Natriummangel);

3. Blutdruckanstieg (bei essenzieller Hypertonie). Hinzu treten weitere UAW, die für ältere Patienten eine potenziell bedeutsamere Rolle spielen, deren pathophysiologische Grundlage aber noch nicht komplett verstanden ist;
4. zentralnervöse Symptome wie Müdigkeit, Delir und Depression und
5. erhöhte Inzidenz von kardio- und zerebrovaskulären Ereignissen.

Grundsätzlich ist die Analyse der UAW für die Gruppe der älteren Patienten auch hier schwierig und eigentlich nur indirekt möglich, da wenig oder gar keine gesonderten Daten hierfür vorliegen. Man bleibt daher meist auf die klinische Extrapolation und indirekte Analyse der vorhandenen Informationen über die Frequenz der einzelnen Ereignisse angewiesen.

Nach wie vor stellen die gastrointestinalen Läsionen, Ulzerationen und dadurch hervorgerufene gastrointestinale Blutungen die klinisch bedeutendste UAW dieser Medikamentengruppe dar.

Hier sind die älteren Patienten einem deutlich höheren Risiko ausgesetzt, wie in einer jüngeren Untersuchung aus Großbritannien erneut schlüssig gezeigt werden konnte (Hippisley-Cox et al. 2005). Das besonders vulnerable Kollektiv derjenigen älteren Patienten mit den Merkmalen des Frailty-Syndroms zeigt ein 5- bis 6fach erhöhtes Risiko (Nikolaus u. Zeyfang 2004). Ein weiterer wichtiger Aspekt in diesem Zusammenhang ist, dass ältere Patienten oft bei Eintreten dieser UAW keine oder nur milde Symptome ausprägen, sodass Warnhinweise oft nicht erkannt werden können (Lapane et al. 2001).

Die differenzielle Wertung bzgl. der Häufigkeit der UAW bei einzelnen Substanzen geht etwas auseinander, aber man muss davon ausgehen, dass für die konventionellen, nicht rein COX-2-selektiven NSAID die Rate der UAW über 10% liegt (Ammon 2001). Ältere Daten, die ein niedrigeres Risiko für Ibuprofen und Diclofenac im Vergleich zu Indomethacin, Piroxicam und Naproxen vorfanden (Henry et al. 1996), beruhten evtl. auf nicht vergleichbaren mittleren Dosierungen. Erstaunlicherweise gibt es nur wenig konsistente Daten, dass die Rate der signifikanten gastrointestinalen UAW bei COX-2-Inhibitoren wirklich deutlich niedriger ist, wie zunächst in einer kontrollierten randomisierten Vergleichsstudie mit Naproxen bei einem relativ stark selektierten Kollektiv von Patienten mit rheumatoider Arthritis gezeigt wurde (Bombardier et al. 2000). Überraschenderweise konnte nämlich in einer großen populationsgestützten Kohorte in der Langzeitanwendung keine deutlicher Überlegenheit des Celerocoxib dargestellt werden (Hippisley-Cox et al. 2005). Auch bei näherer Analyse ergab sich im direkten Vergleich zu Diclofenac kein Vorteil mehr in der Langzeitanwendung (Jüni et al. 2002). Wenn eine längere Anwendung der NSAID erforderlich ist, wird bei konventionellen NSAID die zusätzliche Gabe eines PPI (Protonenpumpeninhibitor) empfohlen (Kean et al. 2008). Es gibt Hinweise darauf, dass bei Diclofenac hierdurch das Risiko am wenigsten gut minderbar ist (Hippisley-Cox et al. 2005).

Die zweite wichtige UAW der NSAID ist die Verschlechterung der Nierenfunktion, die auf unterschiedlichen pathophysiologischen Effekten beruht (Yost u. Morgan 1994).

Diese ist meist mild und reversibel. Aber bei ca. 5% aller Anwendungen muss mit klinisch signifikanten Ereignissen gerechnet werden und es kann zum Vollbild eines akuten Nierenversagens kommen. Hiervon sind ältere Patienten ebenfalls in einem höheren Umfang betroffen, da hier häufiger begünstigende Begleitumstände und Komorbiditäten bestehen (Herzinsuffizienz, Volumendepletion im Rahmen einer Exsikkose, Hyponatriämie). Auch diese UAW kann prinzipiell bei allen NSAID auftreten. Anders als bei jüngeren Patienten zeigen die selektiven COX-2-Hemmer bei älteren Patienten diesbzgl. keine Vorteile (Ruoff 2002).

Bereits ältere Metaanalysen zeigten, dass mit einem mittleren Blutdruckanstieg von ca. 5 mmHg zu rechnen ist, im Einzelfall also auch mit einer gravierenden Blutdruckentgleisung, die mit einer Verschlechterung der Therapieeffektivität einer antihypertensiven Kopharmakotherapie einhergeht. Die Inzidenz eines Blutdruckanstiegs ist aber aus epidemiologischen Untersuchungen aufgrund methodischer Probleme schwerer zu extrahieren. Dieser Effekt tritt bei allen NSAID auf und wurde auch für die Coxibe gezeigt (Chan et al. 2002). Es gibt Hinweise, dass er bei Piroxicam und Indomethacin am ausgeprägtesten vorzufinden ist. Der Anstieg der mittleren Blutdruckwerte unter NSAID trägt sicher zu der beschriebenen erhöhten Mortalität unter NSAID bei (Andrade et al. 1998) langfristiger Anwendung bei. Diese liegt 4- bis 5-mal höher als bei Azetylsalizylsäure.

> **Eine weitere wichtige UAW der NSAID bei älteren Patienten ist das Begünstigen eines Delirs bzw. anderer zentralnervöser Symptome wie Müdigkeit und Schwindel.**

Hier sind die pathophysiologischen Hintergründe unklar. Ebenso wie bei den gastrointestinalen UAW handelt es sich um sehr häufige Ereignisse. Auch hier bergen vermutlich alle Substanzen dieser Gruppe dieses Risiko. Genauere Daten, insbesondere für ältere Patienten liegen zu dieser Frage aber nicht vor.

Schließlich sind vor allem für die selektiven COX-2-Hemmer gehäufte Inzidenzzahlen für das Auftreten eines Myokardinfarktes oder Schlaganfalles berichtet worden. Zwei dieser Präparate mussten sogar vom Markt genommen werden (Rofecoxib und Valdecoxib). Die Ursache für diese erhöhten Inzidenzraten ist letztlich nicht geklärt. Vermutet wird eine Up-Regulation des COX-2-Enzyms im Endothel unter ischämischen Bedingungen und in diesem Zusammenhang eine prokoagulatorische Wirkung des COX-2-Hemmers durch Störung der Balance zwischen pro- und antikoagulatorischen Eikosanoiden des Endothels (Schmedtje et al. 1997; Mukkerjee et al. 2001).

Diese Ereignisse haben eine Diskussion angestoßen, inwiefern es sich bei dieser UAW um einen systematischen Effekt aller NSAID handeln könnte, der bei denjenigen mit überwiegender COX-2-Hemmung, insbesondere den Coxiben stärker ausgeprägt ist. In einer aktuellen Metaanalyse zu den verfügbaren Daten wird von den herkömmlichen NSAID das Diclofenac noch als problematisch beurteilt (McGettigan u. Henry 2006). Celecoxib wurde in diesem Datensatz entgegen den Erwartungen nicht mit einem erheblich erhöhten Risiko auffällig. Insgesamt gilt jedoch derzeit das Naproxen als das bzgl. dieser UAW sicherste NSAID . Man muss befürchten, dass diese UAW trotz ihrer relativ geringen ableitbaren Inzidenz aufgrund der potenziellen Schwere einen Teil der Exzess-Mortalität der NSAID bedingt. Dies schmälert entscheidend einen differenziellen Nutzen der selektiven COX-2-Hemmer, auch im Blick auf die Behandlung älterer Patienten.

> **Heute können diese selektiven COX-2-Hemmer entgegen früherer Einschätzungen (Nikolaus u. Zeyfang 2004) nicht mehr für ältere Patienten als prinzipiell vorteilhafter angesehen werden, sondern im Gegenteil, der Einsatz der Coxibe wird derzeit nur mit strenger Indikationsstellung bei Patienten über 65 Jahren empfohlen (Arzneimittelkommission der deutschen Ärzteschaft 2004).**

Wichtige Aspekte der unterschiedlichen Pharmaka in dieser Substanzklasse fasst ◘ Tab. 2.22 zusammen:

> **Alle NSAID sind in der Langzeitanwendung problematisch.**

Die NSAID sind bei älteren Patienten aufgrund ihres UAW-Spektrums in der Langzeitanwendung sicher hochproblematische Medikamente. Ihre Anwendung erfordert eine strenge Indikationsstellung und ein umsichtiges Monitoring. Das günstigste Medikament könnte das Naproxen sein. Auch dies sollte in der Langzeitanwendung nicht ohne PPI als Kopharmakotherapie eingesetzt werden.

2.12.5 Opioidartige Substanzen

Die Unterteilung des Einsatzes der Opioide innerhalb des WHO-Stufenschemas wird derzeit diskutiert. Bei schweren Schmerzzuständen ist es sicher gerechtfertigt, primär mit einem starken Opioid zu therapieren (Mercadante u. Arcuri 2007). Der differenzialtherapeutische Einsatz dieser Substanzen richtet sich nach vier Gesichtspunkten:

1. Wirkstärke,
2. Wirkdauer,
3. UAW-Spektrum und
4. Handhabbarkeit.

Bezüglich des letzten Punktes sind für einige Substanzen transdermale oder transbukkale Applikationssysteme bzw. Zubereitungen verfügbar, die eine schnelle Verfügbarkeit unabhängig von Störungen des Gastrointestinaltraktes (Übelkeit, Erbrechen In-

Tab. 2.22. UAW-Spektren einzelner nichtsteroidaler Antiphlogistika

Wirkstoff	Gastrointestinale Ulzera	Kardiovaskuläre Komplikationen	Blutdruckanstieg	Nierenfunktion ↓	Zentralnervöse UAW	Kommentar
Diclofenac	++	#	*	+	++	Ungünstiges UAW-Spektrum
Naproxen	++	–	*	+	++	Gilt als NSAID mit den geringsten kardiovaskulären UAW
Indomethacin	+++	Keine Daten	**	+	++	Gilt als NSAID mit der höchsten Inzidenz von gastrointestinalen UAW
Piroxicam	++	–	**	+	++	
Ibuprofen	++	–	*	+	++	
Celecoxib	+	#	*	+	+	Alle Coxibe gelten derzeit als problematisch

(+) unter 5%, + 5–10%, ++ 10 , 5% +++ über 25%, * im Mittel nachgewiesen; ** deutlicher Effekt nachgewiesen; – kein erhöhtes relatives Risiko, # erhöhtes relatives Risiko (geschätzte Inzidenz unter 1/1.000), *NSAID* »*non steroidal anti-inflammatory drugs*«; *UAW* unerwünschte Arzneimittelwirkung

appetenz) ermöglichen. Tabelle 2.23 gibt hierzu einen Überblick. Inwiefern sich eine differenzielle Strategie bzgl. der Schmerzursache ergibt, ist noch in der Diskussion. Anerkannt ist allerdings, dass sich Opioide sowohl zur Behandlung der Tumorbedingten Schmerzen wie auch der stärker ausgeprägten muskuloskelettal bedingten Schmerzen eignen. Weniger gut ist das Ansprechen bei neuropathischen Schmerzen (z. B. postzosterische Neuralgie). Hier werden deutlich höhere Dosen benötigt.

Das UAW-Spektrum der Opioide umfasst folgende wichtige Punkte:

1. Übelkeit und Erbrechen
2. Konstipation
3. Schwindel, Delir und Somnolenz
4. Atemdepression

Insgesamt gilt für die Opioide auch, dass es kaum spezielle kontrollierte Daten für den Einsatz bei älteren Patienten gibt. Die für jüngere Patienten gewonnenen Ergebnisse müssen daher hier extrapoliert werden. Insgesamt besteht jedoch derzeit kein schlüssiges Argument, eine veränderte Wirksamkeit dieser Medikamente bei älteren Patienten oder bei solchen anzunehmen, die die Kriterien des Frailty-Syndroms erfüllen. Die Auswahl der Medikamente richtet sich daher hauptsächlich nach dem UAW-Spektrum und der Handhabbarkeit. Einen Überblick hierzu gibt Tab. 2.23.

Übelkeit und Erbrechen werden bei älteren Patienten seltener beobachtet als bei jüngeren (Mercadante u. Arcuri 2007). Außerdem treten diese Probleme meist in der Eindosierungsphase auf und lassen sich durch Antiemetika gut kupieren. Eine Obstipation kann ein ernstes Problem darstellen, insbesondere bei inaktiven oder gar bettlägrigen älteren Patienten, die zusätzlich bei geringer Flüssigkeitsaufnahme zur Exsikkose neigen. Atemdepression ist die gefürchtetste UAW, es gibt aber keine schlüssigen Hinweise darauf, dass ältere Patienten in dieser Hinsicht besonders gefährdet sind. Bei angemessener Eindosierung des Opioids sollte dieses Problem nicht auftreten.

Ein problematischer Punkt bei älteren Patienten ist der delirogene Effekt der Opioide und die mitunter kräftig ausgeprägte Sedierung.

Beides kann das Sturzrisiko erheblich erhöhen und stellt ein Hauptargument für eine vorsichtige Eindosierung dar. Ein Verwirrtheitszustand ist insgesamt ein ungünstiger prognostischer Faktor und stellt per se ein erhebliches klinisches Problem mit vielen Gefahren dar. Das Auftreten dieser UAW ist darüber hinaus nicht direkt dosisabhängig und lässt sich oft im Vorfeld schlecht einschätzen. Bei Patienten mit Risikofaktoren für ein Delir – damit sind hauptsächlich vorbestehende zerebrale Erkrankungen oder Störungen gemeint (z. B. vorbestehende Demenz, Apoplex in der Anamnese) – sollten daher nach Möglichkeit Opiate mit möglichst niedriger delirogener Potenz verwendet werden (Gaudreau et al. 2007). Außerdem sollte immer bedacht werden, dass Verwirrtheitszustände oder ein medikamentös induziertes Delir auch nach Absetzen der auslösenden Substanz noch für längere Zeit (Wochen) anhalten kann. Der sedierende Effekt ist meist ein dosisabhängiges Phänomen und bei entsprechend rechtzeitiger Dosisanpassung auch gut beherrschbar. In der Eindosierungsphase sollten aus diesem Grund auch keine Retardpräparate verwendet werden. Die meisten Opioide werden hepatisch eliminiert. Eine eingeschränkte Elimination kann hier für ältere Menschen generell angenommen werden, lässt sich aber im Einzelfall ohne Vorliegen eindeutiger Hinweise für eine Lebererkrankung schlecht abschätzen.

> **Das beste Vorgehen ist daher die umsichtige Eindosierung der Medikamente.**

Eine Ausnahme stellt hierbei das Buprenorphin dar, das keine verlängerte Halbwertszeit bei älteren Menschen aufweisen soll (Pergolizzi et al. 2008).

Ein weiterer Gesichtspunkt ist die potenzielle Gefahr der Gewöhnung. Dieses Argument wird aber stark überschätzt und alle epidemiologischen Untersuchungen hierzu zeigen, dass nur bei einer kleinen Minderheit der Fälle hier ein echtes Problem entsteht (McQuay et al. 1997). Einer Toleranzentwicklung kann durch die regelmäßige Gabe der Opioide entgegengewirkt werden, ebenso wird dadurch die Rate der UAW erniedrigt.

Pentazozin, Pethidin und Dextropropoxyphen zeigen ein besonders ungünstiges UAW-Profil. Pentazozin wegen seiner psychotropen Wirkung (in Deutschland nicht mehr verfügbar), Pethidin und Dextropropoxyphen (in Deutschland nicht verfügbar) wegen häufiger toxischer Wirkungen (Erregungszustände und Tremor). Diese Substanzen werden auch in einer aktuellen Konsensus-Übersicht nicht mehr für den Einsatz bei älteren Menschen diskutiert (Pergolizzi et al. 2008). Kodein – ein schwaches Opioid – ist in Deutschland in der chronischen Schmerztherapie wenig gebräuchlich, ebenso wie das Methadon. Bei letzerem besteht eine deutliche Tendenz zur Akkumulation aufgrund der verlängerten Wirkdauer und der speziellen pharmakokinetischen Aspekte dieser Substanz. Beide sollten zur Schmerztherapie bei älteren Menschen nicht eingesetzt werden.

In ◘ Tab. 2.23 sind diejenigen Opioide aufgeführt, die prinzipiell für einen Einsatz bei älteren Menschen geeignet erscheinen.

> **Gezielte Untersuchungen zu einer differenziellen Verträglichkeit in dieser Altersgruppe liegen für keine Substanz vor.**

Auch die Häufigkeitsangaben zu den UAW beruhen nicht auf Untersuchungen, die nach Altersklassen differenziert haben, sondern geben lediglich die derzeit wahrscheinlichste Einschätzung der Frequenz dieser Ereignisse auf der Basis von Häufigkeiten in Fallberichten, Registern und Studien sowie pharmakoepidemiologischen Abwägungen wieder. Tramadol hat einen zusätzlichen Effekt auf die Noradrenalinwiederaufnahme und kann evtl. mit Antidepressiva interagieren (serotonerges Syndrom). Es hat dadurch auch einen erhöhten sedierenden Effekt und könnte bei älteren Patienten hinsichtlich der Sturzgefahr problematisch sein. Des Weiteren ist eine erhöhte Anfallsbereitschaft beschrieben. Dies sollte insbesondere bei Komedikation mit anderen Medikamenten, die die Krampfschwelle senken können (z. B. Neurolepika), beachten werden. Tilidin/Naloxon hat kaum einen sedierenden Effekt, eine Eigenschaft, die sich in manchen Situationen beim älteren Menschen als günstig erweisen kann. Hier ist allerdings zu bemerken, dass aufgrund der kurzen Halbwertszeit eine häufige Gabe erforderlich ist. Dies kann für die Handhabbarkeit bei älteren Patienten ein großes Problem werden. Für die Therapie des chronischen, einer Dauertherapie bedürftigen Schmerzes ist diese Substanz daher nur eingeschränkt verwendbar (Nikolaus u.

Tab. 2.23. UAW-Spektren verschiedener Opioide

Wirkstoff	Wirkstärke	Wirkdauer (h)	Übelkeit	Obstipation	Müdigkeit - Somnolenz	Delir	Kommentar
			(%)				
Tramadol (retardierte Form verfügbar)	0,1–0,2	4–8	>10	>10	>10	1–10	Sedierender Effekt, senkt die Krampfschwelle
Tilidin/Naloxon (retardierte Form verfügbar)	0,2	3–5	>10	-	1–10	-	Selten sedierender Effekt, zu kurze Wirkdauer
Buprenorphin (transdermales System verfügbar)	75–100	6–10	1–10	<1	>10	<1	Stärker sedierender Effekt, geringer delirogener Effekt, transderme Appilkation
Morphin (retardierte Form verfügbar)	1	4–5	9	40	48	>10	Verzögerte Elimination bei Älteren, Hypotension häufig
Hydromorphon (retardierte Form verfügbar)	7,5–8	4–5	1–10	1–10	1–10	5–7	Geeignet zur Akutbehandlung bei Schmerzdurchbrüchen, auch bei eingeschränkter Nierenfunktion
Fentanyl (transdermales System verfügbar)	100	<1	>10	1–10	>10	1–10	Transdermale Applikation, Hypotension häufig
Oxycodon (retardierte Form verfügbar)	1,5–2	2–3	>10	1–10	>10	-	Nur in retardierter Form anwendbar

UAW unerwünschte Arzneimittelwirkung

Zeyfang 2004). Es wäre im Einzelfall zu prüfen, ob eine 4- bis 5-malige Gabe überhaupt umsetzbar ist. Von diesem Problem in besonderem Maß betroffen sind diejenigen chronischen Schmerzpatienten, die ambulant in ihrem vertrauten häuslichen Bereich behandelt werden.

Besonders schwierig ist das Abschätzen des delirogenen Potenzials, weil viele hypoaktive Verwirrtheitszustände der Registrierung entgehen können und uneinheitliche diagnostische Kriterien verwendet werden. In diesem Punkt bestehen daher besonders große Unsicherheiten. Nach den vorliegenden Daten bzgl. der Opiate, wird derzeit dem Oxycodon, dem Tilidin/Naloxon und dem Buprenorphin das geringste delirogene Risiko zugewiesen. Sie wären daher die Opiate der ersten Wahl bei älteren Patienten. Buprenorphin hat aber auch einen deutlichen sedierenden Effekt. Eine Alternative zum Buprenorphin, falls die Sedierung durch Dosisanpassung nicht ausreichend beherrscht werden kann bzw., falls dies primär auf jeden Fall vermieden werden sollte, wäre hier das Hydromorphon, das etwas weniger sedierend wirken soll. Eine solche Situation ist denkbar, wenn durch Komorbiditäten oder im Rahmen von Fatigue, Dysthymia oder Depression bereits eine Sedierung oder Adynamie besteht. Das Oxycodon schließlich sollte in der Dauertherapie nur in retardierter Form angewendet werden, eignet sich daher für eine Eindosierungsphase eher weniger.

Ist in der Eindosierungsphase eine wirksame Dosis gefunden, empfiehlt sich für viele chronische Schmerzpatienten der Übergang auf Präparate mit Langzeitwirkung. Hierfür stehen neben oral einzunehmenden Retard-Präparaten auch transdermale Systeme zur Verfügung. Dies vereinfacht für den Patienten die Therapie ganz erheblich und kann entscheidend sowohl zur Therapieeffektivität – geringere Gefahr einer Therapiepause – und Therapietreue beitragen. Dies gilt besonders für ältere Patienten mit funktionellen Defiziten.

2.12.6 Adjuvantiva

Besonders bei neuropathischen Schmerzen kommen neben den klassischen Schmerzmedikamenten sog. Adjuvantiva zum Einsatz, die in der Kotherapie einen deutlichen Effekt zeigen. Generell modulieren diese Substanzen die Schmerzwahrnehmung. Ihr Einsatz sollte erwogen werden, wenn wie beim neuropathischen Schmerz, eine verminderte Wirksamkeit der klassischen Schmerzmedikamente zu erwarten ist oder wenn wie z. B. beim tumorbedingten Knochenschmerz eine zusätzliche Wirkkomponente erwartet werden kann. Ein unkritischer oder schematischer Einsatz kann aber nicht befürwortet werden, da viele dieser Medikamente nicht unproblematisch bzgl. ihrer Interaktionen und ihres UAW-Spektrums sind. Die unterschiedlichsten Medikamente sind als Adjuvantiva oder Kotherapeutika propagiert worden.

Keine ausreichende Wirksamkeit bzw. ein erhöhtes UAW-Risiko für ältere Patienten haben
- Antihistaminika,
- Memantine,
- Mexiletin,
- Clonidin und
- Lidocain,

Antihistaminika und Memantine wegen des delirogenen Risikos, die Klasse-I-Antiarrhythmika wegen des proarrhythmogenen Effektes. Diese sollten daher bei älteren Patienten nicht eingesetzt werden – auch bei jüngeren erscheint ihr Einsatz fragwürdig. Im Folgenden werden einige Medikamente mit nachgewiesener Effektivität als Adjuvantiva bei der Behandlung neuropathischer Schmerzen dargestellt. Auf den Einsatz von Kotherapeutika beim tumorbedingten Knochenschmerz (Bisphosphonate und Kalzitonin) wird nicht spezieller eingegangen. Für diese spezielle Medikation ergeben sich keine schlüssigen Argumente für eine altersspezifisch differenzielle Betrachtung.

Adjuvantiva beim neuropathischen Schmerz

Nach aktuellen Definitionen setzt die Diagnose eines neuropathischen Schmerzes das Vorhandensein einer peripheren oder zentralen Läsion im Nervensystem voraus (Cruccu et al. 2004). Genaue Prävalenzdaten sind schwer zu ermitteln, man kann jedoch davon ausgehen, dass es sich um eine häufige Ursache chronischer Schmerzen handelt (vorsichtige Schätzungen gehen von 1–1,5% der Gesamtpopulation aus; Vadalouca et al. 2006). Die wichtigsten Ursachen sind der postzosterische Schmerz, diabetische Polyneuropathie und periphere traumatische Nervenläsionen, aber auch nach Schlaganfall und spinalen Verletzungen oder Affektionen können neuropathische Schmerzen entstehen. Der neuropathische Schmerz stellt daher eine ätiologisch recht heterogene Gruppe dar, was die standardisierte Behandlung weiter erschwert. Grundsätzlich werden beim chronischen neuropathischen Schmerz als Adjuvantiva Medikamente aus zwei Substanzgruppen eingesetzt:
- Antidepressiva und
- Antiepileptika.

Die aktuellen Empfehlungen teilen die pharmakotherapeutischen Möglichkeiten wie folgt ein (Dworkin et al. 2003):
- »First-line«:
  - Gabapentin,
  - Opioide,
  - Tramadol,
  - trizyklische Antidepressiva (Amitriptylin, Nortryptilin, Desipramin) und
  - lokale Behandlung mit 5% Lidocain.
- »Second-line«:
  - andere Antiepileptika (Lamotrigine, Carbamazepin etc.) und
  - andere Antidepressiva (Paroxetin, Citalopram, Venlaflaxin).

Diese Einteilung hat aber nicht die besonderen Bedürfnisse der älteren Patienten berücksichtigt und bedarf daher einer ergänzenden kritischen Wertung und Kommentierung. Das hauptsächliche Kriterium war hier lediglich die allgemeine Datenlage. Für die Medikamente, die unter »first-line« aufgezählt sind, existieren größere randomisierte Studien, die die Wirksamkeit nachwiesen, für die anderen ist die Datenlage eingeschränkter. Allerdings lässt sich aus keinem dieser Datensätzen extrahieren, ob eine differenzielle Wirksamkeit für ältere Patienten besteht.

Antidepressiva

Trizyklische Antidepressiva werden schon seit Jahrzehnten als Kotherapeutika beim neuropathischen Schmerz eingesetzt. Für die Anwendung beim älteren Patienten sind dies aber prinzipiell ungünstige Medikamente mit zahlreichen UAW (▶ Abschn. 2.10). Problematisch sind neben der häufigen anticholinergen Wirkung (◘ Abb. 2.31) auch kardiale UAW (Rhythmusstörungen) und eine nachgewiesene kardiale Exzess-Mortalität in der Langzeitanwendung (ca. 2faches Risiko; Cohen et al. 2000). Auch werden trizyklische Antidepressiva häufig mit einem erhöhten Sturzrisiko in Verbindung gebracht. Erstaunlicherweise sind die älteren Patienten auch in den Studien zur Pharmakotherapie mit Antidepressiva stark unterrepräsentiert (Giron et al. 2005).

Aus den Studiendaten zum Einsatz der Antidepressiva kann daher generell leider wenig über eine differenzielle Nutzen-Risiko-Relation abgeleitet werden. Allerdings wird z. B. Amitriptylin als wichtiger Vertreter der Antidepressiva von vielen Autoren als insgesamt ungeeignetes Medikament für ältere Patienten angesehen (Semla et al. 2003). Die

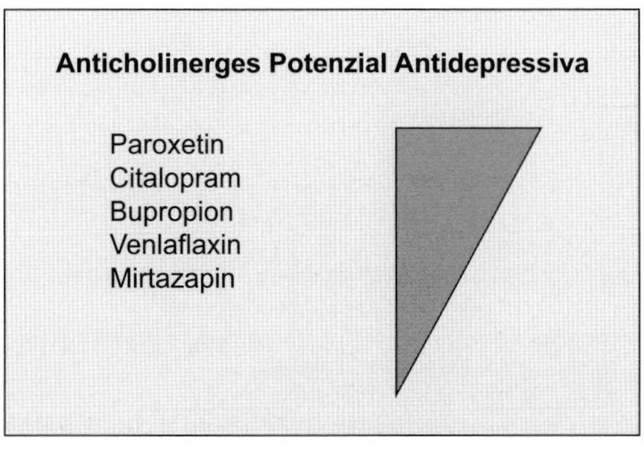

◘ **Abb. 2.31. Anticholinerges Potenzial der Antidepressiva**

Empfehlungen nach Datenlage in den Metaanalysen zu den trizyklischen Antidepressiva spiegeln daher nur eine scheinbare rationale und evidenzbasierte Grundlage vor.

> **Es gibt kaum belastbare Daten zu einem differenziellen Einsatz der Adjuvantiva bei älteren Patienten.**

Für die modernen Antidepressiva wird ein günstigeres UAW-Spektrum propagiert und sie gelten gerade aus diesem Grund als Medikamente der Wahl in der Behandlung älterer Patienten. Hier liegen aber leider deutlich spärlichere Daten über die Wirksamkeit beim neuropathischen Schmerz vor. Positive Ergebnisse gibt es, wenn auch in begrenztem Umfang, für Citalopram, Paroxetin, Bupropion und Venlaflaxin. Ein besonders günstiges UAW-Profil scheint unter diesen Venlaflaxin in den Studien aufzuweisen (Tasmuth et al. 2002). Es wird außerdem von den genannten als günstigstes bzgl. anticholinerger UAW beurteilt.

Für alle Antidepressiva gibt es Hinweise, dass die schmerzmodulierende Wirkung bereits vor der antidepressiven Wirkung eintritt. Ebenso gilt für alle, dass mit einer niedrigen einmaligen Dosis (zumeist abends) begonnen werden soll und etwa alle 1–2 Wochen eine Dosisanpassung erfolgt. Der Effekt sollte aber in 4 Wochen eintreten.

> **Auch in der Schmerztherapie sind bei älteren Patienten moderne SSRI den Trizyklika vorzuziehen.**

In Anlehnung an neuere Behandlungsalgorithmen (Namaka et al. 2004) sollten bei der Behandlung älterer Patienten und insbesondere solcher mit manifestem Frailty-Syndrom eher modernen Antidepressiva der Vorzug gegeben werden (◘ Abb. 2.29). Hier werden allerdings dringend weitere Daten zur Anwendung dieser Medikamente beim chronischen neuropathischen Schmerz benötigt.

Antiepileptika

Antiepileptika stellen die zweite bedeutende Gruppe der Kotherapeutika beim neuropathischen Schmerz dar. Aus dieser Gruppe werden empfohlen:

- Carbamazepin,
- Gabapentin und
- Pregabalin.

Diese Substanzen sind gut wirksam bei der Trigeminusneuralgie, bei anderen neuropathischen Schmerzzuständen ist die Wirksamkeit etwas geringer (Attal et al. 2006), wird aber noch als effektiv angesehen (Finnerup et al. 2005). Daher werden sie bei den unterschiedlichsten Formen des neuropathischen Schmerzes (z. B. Polyneuropathie) häufig eingesetzt und dort auch als Kotherapeutika empfohlen. Unklar bleibt derzeit ihr Stellenwert im Vergleich zu den Antidepressiva. Manche Autoren wollen Antiepileptika erst in zweiter Linie berücksichtigt wissen (Namaka et al. 2004), andere empfehlen eine Anwendung als First-line-Medikamente (Finnerup et al. 2005).

Auch hier existieren wieder nur ungenügende direkte Daten zu einer differenziellen Beurteilung dieser Substanzen bei älteren Patienten. Bei einer Bewertung fallen hier drei Gesichtspunkte ins Gewicht: Das zu erwartende UAW-Spektrum und die zu erwartende UAW-Häufigkeit und die Tatsache, dass viele Antiepileptika – anders als bei den Antidepressiva – einen engen therapeutischen Bereich aufweisen. Es sind daher höhere Anforderungen an ein Monitoring zu stellen. In vielen Fällen handelt es sich um sehr interaktionsfreudige Medikamente, die den Einsatz beim multimorbiden Patienten erschweren. Bereits aus theoretischen Gründen ist daher ein Einsatz bei älteren Menschen nicht unproblematisch.

Antiepileptika zeigen leider in der Daueranwendung häufig UAW, die oft zu einem Medikamentenwechsel bzw. zur Beendigung der Therapie zwingen. In einer Untersuchung zum Einsatz bei Epilepsie gab es Abbruchraten für Carbamazepin bei bis 42% der Fälle (Brodie et al. 1999). Bezüglich des zu erwartenden UAW-Spektrums sind unter diesem Gesichtspunkt Argumente für eine differenzielle Risiko-Nutzen-Bewertung bei älteren Patienten folgende Effekte zu bedenken:

- häufige Hyponatriämie,
- Sedierung und
- kognitive Beeinträchtigungen.

Eine Übersicht über das UAW-Profil gibt ◻ Tab. 2.24.

Obwohl vergleichende Studien nur für den Bereich Epilepsie in nennenswertem Umfang existieren, kann doch geschlossen werden, dass Carbamazepin aufgrund der hohen Rate an UAW und der vielfältigen Interaktionen nur vorsichtig bei älteren Patienten und nicht bei solchen mit Multimorbidität oder Frailty-Syndrom eingesetzt werden soll. Außerdem hat das Carbamazepin eine geringe therapeutische Breite. Hier sollten modernere Antiepileptika eingesetzt werden. Diejenigen mit dem günstigsten UAW-Profil und der besten therapeutischen Breite sind Pregabalin und Lamotrigin (Leppik 2005). Von diesen beiden ist das Pregabalin für den Einsatz beim neuropathischen Schmerz bes-

◻ Tab. 2.24. UAW-Spektrum von Antiepileptika, die als Kotherapeutika in der Schmerztherapie verwendet werden

Substanz	Hyponatriämie	Somnolenz	Kognitive Beeinträchtigung	Kommentar
	(%)			
Carbamazepin	1–10	29	Delirogenes Potenzial	In seiner Anwendung auch bei Älteren für Epilepsie untersucht, relativ viele Interaktionen (CYP3A4)
Oxcarbamazepin	6	>10	1–10	Interaktionen an CYP3A
Gabapentin	<1	20	2	Keine Interaktionen, Akkumulation mit erniedrigter renaler Clearance
Pregabalin	–	>10	1–10	Keine Interaktionen
Lamotrigin	–	12	3	Schlafstörungen, Akkumulation mit erniedrigter renaler Clearance

Tab. 2.25. Schmerzmittel im Alter: vergleichende Wertung

Stoffklasse	Substanz	Kommentar
	Paracetamol	Gute Verträglichkeit, aber eingeschränkter Effekt
	Metamizol	Seltene, dann aber schwerwiegende UAW, sonst sehr gut verträglich
NSAID	Naproxen	Insgesamt problematische Substanzklasse, geringstes UAW-Profil derzeit für Naproxen beschrieben
	Celecoxib	Kein eindeutiger Vorteil für COX-2-Hemmer
Opioide	Buprenorphin Tilidin/Naloxon	Niedriges delirogenes Potenzial
	Morphin	Hohes delirogenes Risiko
Trizyklische Antidepressiva	Amitriptylin	Höchste UAW-Rate
SSRI	Venlafaxin	Niedriges anticholinerges Potenzial
Antiepileptika	Carbamazepin	Höchste Rate an UAW Hyponatriämie, Spiegelbestimmung erforderlich
	Pregabalin	Bessere therapeutische Breite, weniger Hyponatriämie

NSAID »non steroidal anti-inflammatory drugs«, *SSRI* selektive Serotoninwiederaufnahmehemmer, *UAW* unerwünschte Arzneimittelwirkung

ser untersucht (Haslam u. Nurmikko 2008) und kann insgesamt für die Behandlung des neuropathischen Schmerzes bei älteren Patienten favorisiert werden.

2.12.7 Zusammenfassende Wertung der Pharmaka

Die verschiedenen in der Schmerztherapie verwendeten Pharmaka stellt Tab. 2.25 zusammen. Hierzu ist zu bemerken, dass bei einer Priorisierung mit dem Ziel Polypharmazie zu vermeiden, natürlich nicht auf eine wirksame Schmerztherapie verzichtet werden kann. Aber innerhalb einer solchen kann sicher eine differenzielle Bewertung vorgenommen werden. Diese Wertung bezieht sich primär aber auf die Eignung der Medikamente für eine Langzeittherapie.

Klassifizierung der Pharmaka zur chronischen Schmerztherapie nach der Alterstauglichkeit (► Abschn. 1.4)

Stoffklasse	Präparat	FORTA
	Paracetamol	A
	Metamizol	B
NSAID	Naproxen	D
	Celecoxib	D
Opioide	Buprenorphin	B
	Tilidin/Naloxon	B
	Morphin	C
Trizyklische Antidepressiva		
	Amitriptylin	D
SSRI	Venlafaxin	B
Antiepileptika		
	Carbamazepin	D
	Pregabalin	C

NSAID »non steroidal anti-inflammatory drugs«, SSRI selektive Serotoninwiederaufnahmehemmer

Literatur

Ammon HPT (Hrsg) (2001) Arzneimittelneben- und wechselwirkungen. Wissenschaftliche Verlagsgesellschaft, Stuttgart

Andrade SE, Martinez C, Walker AM (1998) Comparative safety evaluation of non-narcotic analgesics. J Clin Epidemiol 51(12):1357–1365

Arzneimittelkommission der deutschen Ärzteschaft (2004) Arzneimittelbrief 2003, 37, 6b., Deutsches Ärzteblatt 101:A3365

Attal N, Cruccu G, Haanpää M et al. (2006) EFNS guidelines on pharmacological treatment of neuropathic pain. Eur J Neurol 13(11):1153–1169

Baxter H (Ed) (2008) Stockley´s drug interactions 2008. Pharmaceutical Press, London

Bombardier C, Laine L, Reicin A et al. (2000) Comparison of upper gastrointestinal toxicity of rofecoxib and naproxen in patients with rheumatoid arthritis. VIGOR Study Group. N Engl J Med 343(21):1520–1528

Bradley JD, Brandt KD, Katz BP, Kalasinski LA, Ryan SI (1991) Comparison of an antiinflammatory dose of ibuprofen, an analgesic dose of ibuprofen, and acetaminophen in the treatment of patients with osteoarthritis of the knee. N Engl J Med 325(2):87–91

Brattberg G, Parker MG, Thorslund M (1996) The prevalence of pain among the oldest old in Sweden. Pain 67(1):29–34

Brodie MJ, Overstall PW, Giorgi L (1999) Multicentre, double-blind, randomised comparison between lamotrigine and carbamazepine in elderly patients with newly diagnosed epilepsy. The UK Lamotrigine Elderly Study Group. Epilepsy Res 7(1):81–87

Bruckenthal P (2008) Assessment of pain in the elderly adult. Clin Geriatr Med 24(2):213–236

Chan FK, Hung LC, Suen BY et al. (2002) Celecoxib versus diclofenac and omeprazole in reducing the risk of recurrent ulcer bleeding in patients with arthritis. N Engl J Med 347(26):2104–2110

Charette SL, Ferrell BA (2007) Rheumatic diseases in the elderly: assessing chronic pain. Rheum Dis Clin North Am 33(1):109–122

Cohen HW, Gibson G, Alderman MH (2000) Excess risk of myocardial infarction in patients treated with antidepressant medications: association with use of tricyclic agents. Am J Med 108(1):2–8

Cruccu G, Anand P, Attal N et al. (2004) EFNS guidelines on neuropathic pain assessment. Eur J Neurol 11(3):153–162

Dworkin RH, Backonja M, Rowbotham MC et al. (2003) Advances in neuropathic pain: diagnosis, mechanisms, and treatment recommendations. Arch Neurol 60(11):1524–1534

Ferrell BA, Ferrell BR, Osterweil D (1990) Pain in the nursing home. J Am Geriatr Soc 38(4):409–414

Finnerup NB, Otto M, McQuay HJ, Jensen TS, Sindrup SH (2005) Algorithm for neuropathic pain treatment: an evidence based proposal. Pain 118(3):289–305

Frondini C, Lanfranchi G, Minardi M, Cucinotta D (2007) Affective, behavior and cognitive disorders in the elderly with chronic musculoskelatal pain: the impact on an aging population. Arch Gerontol Geriatr 44 (Suppl 1):167–171

Gaudreau JD, Gagnon P, Roy MA, Harel F, Tremblay A (2007) Opioid medications and longitudinal risk of delirium in hospitalized cancer patients. Cancer 109(11):2365–2373

Giron MS, Fastbom J, Winblad B (2005) Clinical trials of potential antidepressants: to what extent are the elderly represented: a review. Int J Geriatr Psychiatry 20(3):201–217

Haslam C, Nurmikko T (2008) Pharmacological treatment of neuropathic pain in older persons. Clin Interv Aging (1):111–120

Hedenmalm K, Spigset O (2002) Agranulocytosis and other blood dyscrasias associated with dipyrone (metamizole). Eur J Clin Pharmacol 58:265–274

Henry D, Lim LL, Garcia Rodriguez LA et al. (1996) Variability in risk of gastrointestinal complications with individual non-steroidal anti-inflammatory drugs: results of a collaborative meta-analysis. BMJ 312(7046):1563–1566

Hippisley-Cox J, Coupland C, Logan R (2005) Risk of adverse gastrointestinal outcomes in patients taking cyclo-oxygenase-2 inhibitors or conventional non-steroidal anti-inflammatory drugs: population based nested case-control analysis. BMJ 331(7528):1310–1316

Jüni P, Rutjes AW, Dieppe PA (2202) Are selective COX 2 inhibitors superior to traditional non steroidal anti-inflammatory drugs? BMJ 324(7349):1287–1288

Kean WF, Rainsford KD, Kean IR (2008) Management of chronic musculoskeletal pain in the elderly: opinions on oral medication use. Inflammopharmacology 6(2):53–75

Lapane KL, Spooner JJ, Mucha L, Straus WL (2001) Effect of nonsteroidal anti-inflammatory drug use on the rate of gastrointestinal hospitalizations among people living in long-term care. J Am Geriatr Soc 49(5):577–584

Laurell H, Hansson LE, Gunnarsson U (2006) Acute abdominal pain among elderly patients. Gerontology 52:339–344

Leppik IE, Epilepsy Foundation of America (2005) Choosing an antiepileptic. Selecting drugs for older patients with epilepsy. Geriatrics 60(11):42–47

Mattenklodt P, Ingenhorst A, Wille C et al. (2008) Multimodale Gruppentherapie bei Senioren mit chronischen Schmerzen. Schmerz 22:551–5561

McCleane G (2008) Pain perception in the elderly patient. Clin Geriatr Med 24(2):203–211

McGettigan P, Henry D (2006) Cardiovascular risk and inhibition of cyclooxygenase: a systematic review of the observational studies of selective and nonselective inhibitors of cyclooxygenase 2. JAMA 296(13):1633–1644

McQuay HJ (1997) Opioid use in chronic pain. Acta Anaesthesiol Scand 41(1 Pt 2):175–183

Mercadante S, Arcuri E (2007) Pharmacological management of cancer pain in the elderly. Drugs Aging 24(9):761–776

Mukherjee D, Nissen SE, Topol EJ (2001) Risk of cardiovascular events associated with selective COX-2 inhibitors. JAMA 286(8):954–959

Namaka M, Gramlich CR, Ruhlen D, Melanson M, Sutton I, Major J (2004) A treatment algorithm for neuropathic pain. Clin Ther. 2004 Jul;26(7):951-79. Review. Erratum in: Clin Ther. 2004 Dec;26(12):2163

Nikolaus T, Zeyfang A (2004) Pharmacological treatment for persisitent non-malignant pain in older persons. Drugs Aging 21:19-41

Pergolizzi J, Böger RH, Budd K et al. (2008) Opioids and the management of chronic severe pain in the elderly: consensus statement of an International Expert Panel with focus on the six clinically most often used World Health Organization Step III opioids (buprenorphine, fentanyl, hydromorphone, methadone, morphine, oxycodone). Pain Pract 8(4):287–313

Ruoff GE (2002) Challenges of managing chronic pain in the elderly. Semin Arthritis Rheum 32(3 Suppl 1):43–50

Sauaia A, Min SJ, Leber C, Erbacher K, Abrams F, Fink R (2005) Postoperative pain management in elderly patients: correlation between adherence to treatment guidelines and patient satisfaction. J Am Geriatr Soc 53(2):274–282

Schmedtje JF Jr, Ji YS, Liu WL, DuBois RN, Runge MS (1997) Hypoxia induces cyclooxygenase-2 via the NF-kappaB p65 transcription factor in human vascular endothelial cells. J Biol Chem 272(1):601–608

Schuler MS, Basler HD, Hesselbarth S, Kaluza G, Sohn W, Nikolaus T (2004) Einfluss von Schmerzwahrnehmung, Morbidität und aktueller Stimmung auf funktionelle Beeinträchtigung Älterer mit chronischen Schmerzen. Z Gerontol Geriatr 37(4):257–264

Semla TP, Beizer JL, Higbee MD (2003) Geriatric dosage handbook. 9th edn, Lexi Comp, Hudson

Tasmuth T, Härtel B, Kalso E (2002) Venlafaxine in neuropathic pain following treatment of breast cancer. Eur J Pain 6(1):17–24

Vadalouca A, Siafaka I, Argyra E, Vrachnou E, Moka E (2006) Therapeutic management of chronic neuropathic pain: an examination of pharmacologic treatment. Ann N Y Acad Sci 1088:164–186

Van den Bemt PM, Geven LM, Kuitert NA, Risselada A, Brouwers JR (2002) The potential interaction between oral anticoagulants and acetaminophen in everyday practice. Pharm World Sci 24(5):201–204

Waldvogel HH (1996) Analgetika, Antinozizeptiva, Adjuvantien. Handbuch für die Schmerzpraxis. Springer, Berlin Heidelberg New York Tokyo

Wehling, M (2008) Arzneimitteltherapie im Alter: Zu viel und zu wenig, was tun? Dtsch Med Wochenschr 133, 2289–2291

WHO (World Health Organisation) (2007) Normative Guidelines on pain management. Geneva WHO. www.who.int/medicines/areas/quality_safety/Tagelphi_study_pain_guidelines.pdf. Gesehen 27.12.2009

WHO (World Health Organisation (1996) Cancer pain relief with a guide to opioid availability. 2nd edn, WHO, Geneva

Won AB, Lapane KL, Vallow S, Schein J, Morris JN, Lipsitz LA (2004) Persistent nonmalignant pain and analgesic prescribing patterns in elderly nursing home residents. J Am Geriatr Soc 52(6):867–874

Yost JH, Morgan CJ (1994) Cardiovascular effects of NSAISDs. J Musculoskel Med 11:22–34

Zwakhalen SM, Hamers JP, Abu-Saad HH, Berger MP (2006) Pain in elderly people with severe dementia: a systematic review of behavioural pain assessment tools. BMC Geriatr 6:3

2.13 Therapieentscheidungen und medikamentöse Therapie von Tumorerkrankungen bei alten Patienten

Ulrich Wedding

2.13.1 Bedeutung für den älteren Patienten, Epidemiologie

Prolog

Aufgrund der demografischen Entwicklung wird in den nächsten Jahrzehnten die Zahl alter Menschen in der Bundesrepublik Deutschland zunehmen. Altern ist der Hauptrisikofaktor für die Entstehung von Krebserkrankungen. Die Inzidenz- und Mortalitätsrate der meisten bösartigen Neubildungen steigt altersabhängig deutlich an. Beide Entwicklungen gemeinsam führen dazu, dass sich die Zahl alter Menschen mit Krebserkrankungen in den nächsten Jahrzehnten voraussichtlich verdoppeln wird (Edwards et al. 2002).

Ob sich das Wachstums- und Metastasierungsverhalten einer Krebserkrankung ändert, je nachdem, ob die Erkrankung in einem jungen oder in einem alten Organismus entsteht, muss für jede Krebserkrankung gesondert untersucht werden. Darüber hinaus besteht die Frage, ob Unterschiede in der Biologie der Erkrankung prognostische, diagnostische oder therapeutische Konsequenzen haben.

Alte Menschen sind eine sehr heterogene Population. Das chronologische Alter allein beschreibt die individuellen Defizite und Ressourcen eines alten Patienten nur unzureichend. In der Geriatrie ist hierzu ein multidimensionales geriatrisches Assessment (engl. »Comprehensive Geriatric Assessment«, CGA) etabliert worden. Inwieweit dieses CGA auch im Rahmen der Behandlung alter Patienten mit Krebserkrankungen genutzt werden kann und sollte, ist daher eine wesentliche Frage im Rahmen der Betreuung alter Menschen mit Krebserkrankungen.

Epidemiologie der Krebserkrankungen

Altern ist der Hauptrisikofaktor für die Entstehung von Krebserkrankungen. Den altersabhängigen Anstieg der Inzidenz bzw. Mortalitätsrate maligner Erkrankungen in der Bundesrepublik Deutschland

Tab. 2.26. Schätzung der altersspezifischen Inzidenz maligner Erkrankungen in Deutschland (Stand 2004) – Neuerkrankungen pro 100.000 in Altersgruppen

Alter in Jahren	Männer		Frauen	
	Inzidenz	Mortalität	Inzidenz	Mortalität
bis unter 15	11,5	2,6	8,6	2,2
15 bis unter 35	42,7	6,1	49,1	6,2
35 bis unter 40	75,8	17,5	127,1	22,5
40 bis unter 45	121,8	40,2	222,7	45,9
45 bis unter 50	228,0	92,5	330,6	91,8
50 bis unter 55	421,4	188,7	534,7	148,3
55 bis unter 60	794,5	326,6	708,2	232,5
60 bis unter 65	1.315,2	532,3	871,2	317,1
65 bis unter 70	1.899,6	784,3	1.045,3	434,5
70 bis unter 75	2.567,9	1.162,9	1.224,1	619,6
75 bis unter 80	2.909,0	1.611,9	1.518,2	871,7
80 und 85	2.912,8	2.156,9	1.738,9	1.186,7
85 und älter	2.607,8	2.622,7	1.852,0	1.616,1
Rohe Rate	571,2	274,1	488,7	232,4
Standardisierte Rate (Europastandard)	453,6	218,5	330,8	135,0

für Männer und Frauen anhand der Daten des Robert-Koch-Instituts Berlin zeigt Tab. 2.26.

Aktuelle Behandlungssituation

Folgende Behandlungsdefizite lassen sich ausmachen:

- Bei alten Menschen wird weniger Wert auf die Prävention gelegt.
- Alte Menschen werden zu einem geringeren Ausmaß in Programme zur Früherkennung integriert.
- Es wird seltener eine definitive histologische Diagnose gestellt.
- Die Erkrankung wird häufiger in einem fortgeschrittenen Stadium erstdiagnostiziert (Goodwin et al. 1986).
- Es erfolgt häufiger keine definitive Stadienzuordnung.
- Alte Menschen werden häufiger unterbehandelt (Turner et al. 1999; Samet et al.1986; Bouchardy et al. 2007).

Eine Ursache hierfür ist das Fehlen solider klinischer Daten (Trimble et al. 1994). Alte Patienten wurden bisher in klinischen Studien unzureichend berücksichtigt (Lewis et al. 2003; Hutchins et al. 1999; Monfardini et al. 1995). Traditionell wurden in Studien sowohl zur tumorspezifischen als auch zur supportiven Therapie meist willkürliche obere Altersgrenzen festgesetzt.

Datenlage aus klinischen Studien

Alte Patienten sind in klinischen Studien in der Vergangenheit unzureichend berücksichtigt worden. So waren lediglich 25% der Patienten, die in Studien der South-West Oncology Group (SWOG) in den

USA behandelt wurden, älter als 65 Jahre, wogegen 63% aller Erkrankten in den USA älter als 65 Jahre waren (Hutchins et al. 1999). Lewis et al. analysierten die Studien des National Cancer Institute (NCI) bzgl. der Teilnahme alter Patienten. In den 495 Studien waren 32% der Patienten älter als 65 Jahre, während in der Gesamtbevölkerung der USA 61% der Patienten mit Karzinom älter als 65 Jahre waren (Lewis et al. 2003). Insbesondere die Rekrutierung über 80-jähriger Patienten in klinische Studien ist weitgehend die Ausnahme. Beispielhaft kann dies anhand der UK-MRC-AML-11-Studie zur Behandlung von über 55-jährigen Patienten mit akuter myeloischer Leukämie (AML) gezeigt werden. Lediglich 3 der 1.314 Patienten waren älter als 80 Jahre (Goldstone et al. 2001).

Viele Therapieentscheidungen für alte Patienten mit Krebserkrankungen lassen sich nicht auf der Grundlage von Daten mit hoher Evidenz treffen.

Nur bei einem Teil der Patienten sind eng gefasste Ein- und Ausschlusskriterien der Grund, sie nicht in Studien einzuschließen (Harter et al. 2005). Die Begründung der einzelnen Ein- und Ausschlusskriterien hat keinen hohen Evidenzlevel. Selbst wenn Patienten die Ein- und Ausschlusskriterien erfüllen, ist ein fortgeschrittenes Alter der Hauptgrund, ihnen eine Teilnahme an einer klinischen Studie nicht anzubieten (Harter et al. 2005). Wird alten Patienten die Teilnahme an einer Studie angeboten, so ist der Anteil der Patienten, die mit einer Teilnahme nicht einverstanden sind, nicht höher als bei jungen Patienten (Kemeny et al. 2003).

Datenlage aus Registeranalysen

Aufgrund der beschränkten Informationen aus klinischen Studien ist es sinnvoll die Daten aus Registeranalysen zu verwenden, um Fragestellungen im Rahmen der Behandlung alter Patienten mit Krebserkrankungen zu beantworten. Umfangreiche Analysen stehen aus dem Surveillance-Epidemiology-and-End-Result-(SEER-)Programm der USA zur Verfügung. Vergleichbare Datenbanken fehlen in Deutschland bislang, einige Erhebungen laufen derzeit (Wedding et al. 2007b).

2.13.2 Therapeutisch relevante Besonderheiten beim älteren Patienten

Welcher Patient ist alt/medizinisch nicht fit?

Alte Menschen, die chronologisch gleich sind, können bzgl. ihrer gesundheitlichen Situation sehr heterogen sein. Viele altersassoziiert auftretende Veränderungen der gesundheitlichen und sozialen Situation entgehen einer konventionellen Anamneseerhebung und körperlichen Untersuchung. In der Geriatrie wurde daher ein systematisches Assessment zur Beschreibung der gesundheitlichen und sozialen Defizite und Ressourcen eines Patienten etabliert.

Geriatrisches Assessment allgemein

Bereiche, die im geriatrischen Assessment systematisch erfasst werden, sowie Methoden zu ihrer Erfassung sind in ◘ Tab. 2.27 aufgeführt. Die Instrumente des geriatrischen Assessments sind bzgl. in der Geriatrie relevanter Endpunkte validiert (Stuck et al. 1993). Dazu zählen z. B.:

- **Ist der Patient in der Lage, ohne fremde Hilfe in der häuslichen Umgebung zu leben?**
- **Auf welche Hilfe ist er ggf. angewiesen?**
- **Ist eine institutionalisierte Pflege erforderlich?**
- **Mit welchen Ressourcen ist eine Rehabilitation mit dem Ziel durchzuführen, Selbstständigkeit im Bereich der Aktivitäten des täglichen Lebens zu erlangen?**

Diese Endpunkte unterscheiden sich von Fragestellungen der Onkologie im Rahmen der Behandlung älterer Patienten mit Krebserkrankungen.

Geriatrisches Assessment in der Onkologie

In der Onkologie stellen sich im Rahmen der Behandlung älterer Patienten zentrale Fragen:

- **Bestimmt die neu diagnostizierte Krebserkrankung die Prognose des Patienten?**
- **Wird diese Erkrankung dem Patienten im Verlauf voraussichtlich Beschwerden ver-**

▼

ursachen und seine Lebensqualität einschränken?
- **Ist der Patient in der Lage, eine tumorspezifische Therapie ohne eine erhöhte, ihn gefährdende Toxizität zu tolerieren und damit von ihr zu profitieren?**

Parallel zur Erfassung der prognostischen Parameter der Krebserkrankung (»Stageing« oder Tumorassessment) wird daher bei alten Patienten mit Krebserkrankungen ein zusätzliches geriatrisches Assessment (Patientenassessment) empfohlen, um im Alter gehäuft auftretende Veränderungen der individuellen Ressourcen und Defizite zu erkennen (Extermann u. Hurria 2007). Bisher konnte gezeigt werden, dass
- die Verwendung eines geriatrischen Assessments bei alten Patienten mit Krebserkrankungen zur Erkennung von Veränderungen führt, die ohne dieses Vorgehen nicht erkannt worden wären (Repetto et al. 1998, Extermann et al. 1998),
- diese Veränderungen zu einer Änderung der Therapieentscheidungen führen können (Extermann et al. 2004) und
- sie prognostisch relevant für die Endpunkte Therapieabbruch (Frasci et al. 2000), schwere Toxizität und Überleben (Freyer et al. 2005) sind.

Der Stellenwert der unterschiedlichen Kategorien des Assessments und der Assessmentinstrumente in der Onkologie wird nachfolgend beschrieben.

Sowohl für alte Patienten mit soliden Tumoren, als auch für jene mit hämatologischen Neoplasien konnte das Register der Initiative Geriatrische Hämatologie und Onkologie (IN-GHO) zeigen, dass nicht das chronologische Alter eines Patienten, sondern die Ergebnisse des geriatrischen Assessments mit einem frühen Sterben der Patienten assoziiert sind (Honecker et al. 2009; Wedding et al. 2008).

In einer prospektiven randomisierten Phase-III-Studie konnten Rao et al. zeigen, dass die Durchführung eines geriatrischen Assessments und die daraus abgeleiteten Therapieentscheidungen bei über 65-jährigen Patienten zu einer Verbesserung der Schmerztherapie und der Lebensqualität führen. Das umfassende geriatrische Assessment ist somit Teil einer qualifizierten supportiven Therapie (◘ Abb. 2.32) alter Patienten mit Krebserkrankungen (Rao et al. 2005).

Lebenserwartung

Wichtig ist die Kenntnis der durchschnittlich verbleibenden Lebensjahre, wenn ein spezifisches Alter bereits erreicht ist. Meist wird die Zahl der durchschnittlich verbleibenden Jahre vom behandelnden Arzt unter- und nicht überschätzt (◘ Tab. 2.28).

◘ Tab. 2.27. Kategorien des geriatrischen Assessments und Instrumente zu ihrer Erfassung

Kategorie	Instrumente zur Erfassung	Literatur
Funktioneller Status	Aktivitäten des täglichen Lebens (ADL) Instrumentelle Aktivitäten des täglichen Lebens (IADL)	(Mahoney u. Barthel 1965) (Lawton u. Brody 1969)
Depression	»Geriatric Depression Scale« (GDS)	(Yesavage et al. 1982)
Demenz	Uhr-Zeichen-Test Mini-Mental-Status-Examination (MMSE) Demenz-Detektionstest (Demtect)	(Watson et al. 1993) (Folstein et al. 1975) (Kalbe et al. 2004)
Ernährung	Mini-Nutritional-Assessment (MNA)	(Cohendy et al. 2001)
Mobilität	Tinetti-Test »Timed Up & Go-Test«	(Tinetti 1986) (Podsiadlo u. Richardson 1991)
Soziale Situation	Sozialassessment Fragebogen zur sozialen Unterstützung (F-Sozu)	(Nikolaus et al. 1994) (Sommer u. Fydrich 1989)

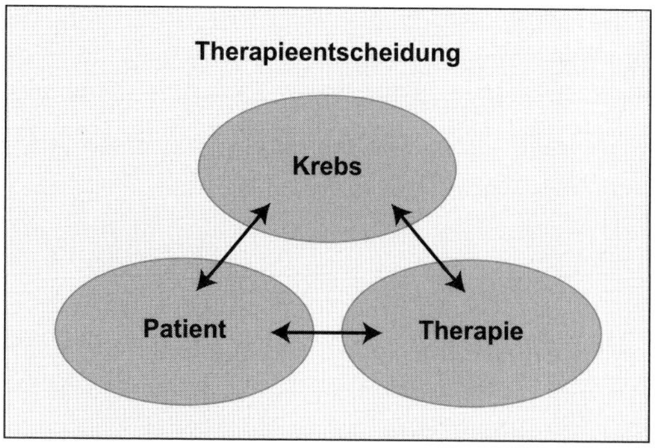

◘ Abb. 2.32. Therapieentscheidungen zwischen Patient, Krebs und Therapie

Funktioneller Status

Traditionell wird in der Onkologie der funktionelle Status eines Patienten anhand des 1948 von David Karnofsky publizierten Index bestimmt (Karnofsky et al. 1948). Er ist ein validiertes Instrument (Mor et al. 1984). Die Bestimmung des Weltgesundheitsorganisation-(WHO-) oder des Eastern-Cooperative-Oncology-Group-(ECOG-)Performance-Status ist gleichwertig (Buccheri et al. 1996). Zwar korrelieren die in der Onkologie etablierten Skalen zur Ermittlung des funktionellen Status (Karnofsky- oder WHO-Performance-Status) mit den in der Geriatrie etablierten, die Informationen sind aber nicht identisch (Extermann et al. 1998).

Demenz

Die Kenntnis der kognitiven Situation ist im Rahmen der onkologischen Therapie von herausragender Bedeutung, um über die Fähigkeit zur Einwilligung in die Therapie und die Möglichkeit zur Compliance im Rahmen der oft komplexen Therapie zu entscheiden. Repetto et al. fanden, dass der Anteil der Patienten ohne kognitive Einschränkung mit zunehmendem Alter deutlich abnahm: 81% der 65- bis 74-Jährigen, 60% der 75- bis 84-Jährigen und 32% der 85-Jährigen und älteren Patienten wiesen keine kognitiven Einschränkungen in der MMSE auf (Repetto et al. 1998).

Depression

Eine Übersichtsarbeit von Masie berichtet über die Häufigkeit von Depressionen bei Krebspatienten allgemein (Massie 2004). In Screening-Untersuchungen auf das Vorliegen von Depressionen von über 65-jährigen Patienten mit Krebserkrankungen fanden Repetto et al. eine Prävalenz von 30% (Repetto et al. 1998). Das Vorliegen einer Depression erwies sich bei Patientinnen im Alter von über 70 Jahren mit Ovarialkarzinom als unabhängiger Prädiktor für eine schwere Toxizität und des Überlebens (Freyer et al. 2005).

Mobilität

In die Skalen zur Erfassung des funktionellen Status fließt auch die Mobilität der Patienten ein. Spezielle Daten über die Prävalenz von Veränderungen in Mobilitätscores und deren prognostische Relevanz für die Verträglichkeit einer Therapie und das Überleben stehen bisher nicht zur Verfügung.

Soziale Situation

Soziale Unterstützung ist eine standardmäßig erfasste Variable im Kontext psychosozialer Untersuchungen (Strauß et al. 2004). Von sozialer Unterstützung wird angenommen, dass sie einen direkten positiven Effekt auf die psychische und physische Gesundheit hat (Schröder u. Schwarzer 1997). Positive Zusammenhänge zwischen der erlebten sozialen Unterstützung und dem Befinden von Krebspatienten wurden in verschiedenen Studien berichtet (Schröder u. Schwarzer 1997). In einer

◘ Tab. 2.28. Lebenserwartung (Sterbetafel 2006/2008). (Nach Statistisches Bundesamt 2010)

	Alter						
	Neugeborene	**65**	**70**	**75**	**80**	**85**	**90**
Frauen	82,4	20,4	16,3	12,3	9,0	6,2	4,2
Männer	77,1	17,1	13,5	10,3	7,7	5,4	3,8

Metaanalyse von 37 kontrollierten Studien wurde ein positiver Einfluss psychosozialer Interventionen auf die Lebensqualität beschrieben (Rehse u. Pukrop 2003). DeBoer et al. zeigten einen Effekt der sozialen Einbettung bzw. der sozialen Unterstützung auf die Länge des Überlebens von Krebspatienten (DeBoer et al. 1999). Der Fragebogen zur sozialen Unterstützung (F-Sozu) ist ein häufig eingesetztes Instrument (Sommer u. Fydrich 1989).

Komorbiditäten

Die Bedeutung der systematischen Erfassung von Komorbiditäten liegt zum einen in der Notwendigkeit der Abschätzung der Prognose und zum anderen in der Risikoabschätzung, ob eine onkologisch-medikamentöse Therapie ohne erhöhte Komplikationsrate durchgeführt werden kann. Die Bedeutung der Komorbiditäten für das 1-Jahres-Überleben von Patienten mit unterschiedlichen Krebserkrankungen hängt von der Art der jeweiligen Erkrankung und ihrem Stadium ab (Read et al. 2004). Bei über 70-jährigen Patienten mit fortgeschrittenem nichtkleinzelligem Bronchialkarzinom (NSCLC) brachen Patienten mit einem Charlson-Score von >2 Punkten die Chemotherapie vor Abschluss des zweiten Therapiekurses zu über 80% ab (Frasci et al. 2000). Allerdings steht die Validierung von Therapiealgorithmen, die der großen Bedeutung der Komorbiditäten Rechnung tragen, noch aus.

Begleittherapie

Die Komorbiditäten führen zur Notwendigkeit, neben der onkologischen Therapie weitere Medikamente einzunehmen. Corcoran (1997) berichtet Angaben zur Häufigkeit, Freyer et al. (2005) über die prognostische Bedeutung für das Überleben bei über 70-jährigen Patientinnen mit Ovarialkarzinom.

2.13.3 Evidenzorientierte, rationale Arzneimitteltherapie und Klassifizierung der Arzneimittel nach Alterstauglichkeit

Tumorspezifische medikamentöse Therapie ist von supportiver medikamentöser Therapie zu unterscheiden. Während die tumorspezifische Therapie sich in der Vergangenheit im Wesentlichen auf die Hormon- und Chemotherapie beschränkte, sind in den letzten Jahren viele neue Medikamente zur Therapie onkologischer Erkrankungen zugelassen worden: Antikörper, Tyrosinkinaseinhibitoren, Proteasomeninhibitoren etc.

Weder ist es möglich, in diesem Rahmen alle Medikamente zur tumorspezifischen Therapie bzgl. altersassoziierter Unterschiede in den erwünschten und unerwünschten Wirkungen zu bewerten, noch das empfohlene Vorgehen bei alten Patienten für alle Tumorentitäten darzustellen. Ziel ist daher nachfolgend allgemeine Grundzüge der medikamentösen Tumortherapie alter Patienten darzustellen und anhand der häufigsten Tumorerkrankungen aktuelle medikamentöse Therapiekonzepte zu erläutern. Darüber hinaus ist auf weiterführende Literatur zu verweisen (Höffken et al. 2002).

Eine Übertragung der FORTA-Klassifikation (Wehling 2008, 2009) auf die onkologische Therapie alter Patienten ist nur eingeschränkt möglich:
- **zum einen, weil es sich meist nicht um eine Dauertherapie handelt (FORTA gilt eigentlich nur für Dauertherapien),**
- **zum andern, weil häufig Kombinationstherapien eingesetzt werden.**

Deswegen wird auch auf eine Zusammenfassung der FORTA-Einordnungen in einer Tabelle – abweichend von der sonst angewandten Konzeption des Buches – verzichtet.

Tumorspezifische medikamentöse Therapie

Eine Reihe früherer Studien zeigte keinen Anhalt für eine erhöhte Toxizität der Chemotherapie in Abhängigkeit vom chronologischen Alter des Patienten (Begg u. Carbone 1983; Borkowski et al. 1994; Christman et al. 1992; Gelman u. Taylor 1984; Giovanazzi-Bannon et al. 1994). Jedoch unterliegen sie einem erheblichen Überweisungs- und Selektionsbias. In neueren Studien und Studien mit einem weniger selektionierten Patientengut findet sich jedoch eine Assoziation von Toxizität (hämatologischer- und nichthämatologischer) und chronologischem Alter des Patienten (Crivellari et al. 2000; Stein et al. 1995). Unzureichend wurden in diesen Analysen allerdings altersassoziierte Veränderungen wie eine Einschränkung des funktionellen Status und das Vorliegen von Komorbiditäten berücksichtigt (siehe Abschnitt »geriatrisches Assessment«). Offen ist daher die Frage, ob das chronologische Alter eines Patienten tatsächlich mit einer erhöhten Toxizität im Rahmen der Chemotherapie assoziiert ist, oder ob es nicht vielmehr alterassoziierte Veränderungen sind, die diese bedingen.

Zwei unterschiedliche Ursachen einer erhöhten Toxizität im Alter können vorliegen, Veränderungen der Pharmakokinetik und Veränderungen der Pharmakodynamik. Zum einen eine verlängerte Exposition durch eine verminderte Elimination , zum anderen eine erhöhte Vulnerabilität mit verzögerter Regeneration (Wedding et al. 2007b).

Zum Konzept der abgestuften Therapieintensität (»Go-go«/»slow-go«/»no-go«) ► Kap. 4, insbesondere ◘ Tab. 4.5. Diese Kategorisierung liefert wertvolle Hilfestellungen in der individuellen Beurteilung der Therapieoptionen eines älteren Patienten.

Adjuvante Therapien

Adjuvante Therapiekonzepte sind mit konkreten Belastungen für mögliche zukünftige Vorteile verbunden. Die chemotherapeutische Behandlung ist aufgrund der im Alter gehäuft auftretenden Toxizitäten immer wieder kritisch zu diskutieren. Welche Patienten keine adjuvante Therapie brauchen, weil sie zu toxisch ist und nicht vollständig durchgeführt werden kann oder weil die Patienten keinen langfristigen Vorteil erleben werden, muss daher immer wieder gefragt werden.

Für einen geringeren Nutzen einer adjuvanten Chemotherapie bei über 70-jährigen Patienten sprechen folgende Punkte:

1. kürzere verbleibende Lebenserwartung, und
2. eine bei erhöhter Toxizität applizierte geringere effektive Dosis.

Vorrangig sollten die Patienten daher in eine der laufenden Studien eingebracht werden.

Die häufigsten Tumoren, für die derzeit post- oder perioperative adjuvante medikamentöse Therapiekonzepte existieren sind das Mammakarzinom, das kolorektale Karzinom, das Bronchialkarzinom und das Magenkarzinom.

Mammakarzinom

Die Behandlungsalgorithmen zur Therapie des Mammakarzinoms basieren derzeit nahezu ausschließlich auf Charakteristika der Erkrankungen wie Tumor-Nodes-Metastasen-(TNM-)Stadium, Rezeptorstatus – und damit »endocrine-responsive« vs. »endocrine-non-responsive« –, Gefäßinvasion durch den Tumor und HER-2-Expression (Goldhirsch et al. 2006). Charakteristika der alten Patienten selbst, wie Komorbiditäten oder funktionelle Einschränkungen, sind unzureichend berücksichtigt.

Während altersassoziiert auftretenden Veränderungen der endokrinen Therapie wenige Grenzen setzen, ist die chemotherapeutische Behandlung aufgrund der im Alter gehäuft auftretenden Toxizitäten immer wieder kritisch zu diskutieren. Welche Patientin keine adjuvante Therapie braucht, weil sie zu toxisch ist und nicht vollständig durchgeführt werden kann oder weil die Patientin keinen langfristigen Vorteil erleben wird, muss daher gerade im Rahmen der Behandlung alter Patientinnen immer wieder gefragt werden (Bergh u. Holmquist 2001). Schairer et al. zeigten, dass Frauen mit Brustkrebs bei lokalisierter Erkrankung nur häufiger an Brustkrebs als an anderen Erkrankungen versterben, wenn sie zum Diagnosezeitpunkt jünger als 50 Jahre waren oder bei regional fortgeschrittener Erkrankung nur, wenn sie jünger als 60 Jahre waren (Schairer et al. 2004). Eine Auswertung der MA-17-Studie (5.170 Patientinnen mit Brustkrebs, medianes Alter 62 Jahre, Spanne 32–94 Jahre und 5 Jahren Rezidivfreiheit unter Tamoxifen erhielten über weitere 5 Jahre randomisiert Placebo oder Letrozol) untersuchte nach einem medianen Nachbeobachtungszeitraum von 3,9 Jahren die Häufigkeit brustkrebsassoziierter und nichtbrustkrebsassoziierter Todesfälle. 60% aller Todesfälle waren auf andere Ursachen als das Mammakarzinom zurückzuführen, 48% in der Gruppe der unter 70-Jährigen und 72% in der Gruppe der Patientinnen im Alter von 70 Jahren und älter (Chapman et al. 2008).

Hormontherapie Durch eine Hormontherapie kann das krankheitsfreie und das Gesamtüberleben von Patientinnen mit endokrin-responsiver Erkrankung verbessert werden (Goldhirsch et al. 2007). Altersgruppenspezifische Unterschiede in der Effektivität sind bei der Hormontherapie bisher nicht nachgewiesen (Coates et al. 2007). Während die Chemotherapie wesentlich auf die Verhinderung früher Rezidive abzielt, sind bei Patientinnen mit endokrin-responsiver Erkrankung frühe und späte Rezidive zu verhindern. Die bisherige 5-jährige Standardtherapie mit Tamoxifen ist in drei Strategien in Studien hinterfragt worden:

1. Up-front-Aromataseinhibitoren (ATAC-Studie, BIG-1-98-Studie),
2. sequenzieller Einsatz, nach 2–3 Jahren Tamoxifen (ARNO-Studie/ABCSG-8-Studie, IES-Studie, ITA-Studie),
3. erweiterter Einsatz nach 5 Jahren Tamoxifen (ABCSG-6a-Studie, MA-17-Studie, NSABP-B-33-Studie).

Bisher konnte eine Verbesserung des krankheitsfreien – nicht aber des Gesamtüberlebens – gezeigt werden.

Eine aktuelle Analyse der Daten der BIG-1-98 Studie auf altersassoziierte Unterschiede im krankheitsfreien Überleben und in den Nebenwirkungen der Therapie erfolgte durch Crivellari et al. (2008). Die Patienten wurden in drei Gruppen eingeteilt:

- junge postmenopausale Patientinnen im Alter unter 65 Jahren (n=3.127),
- ältere Patientinnen im Alter von 65–74 Jahre (n=1.500) und
- alte Patientinnen im Alter von 75 Jahren und älter (n=295).

Die geplante Behandlungsdauer von 5 Jahren wurde von 76,4% der unter 65-jährigen, von 77,4% der 65- bis 74-jährigen, aber nur von 61,1% der über 74-jährigen Patientinnen vollständig durchgeführt. Zwischen beiden Studienarmen, Tamoxifen 62,8% vs. Letrozol 60,3%, fand sich kein signifikanter Unterschied. Altersgruppenspezifische Unterschiede in der Effektivität fanden sich nicht.

> **Die Inzidenz der unerwünschten Ereignisse nahm in beiden Studienarmen (Tamoxifen, Letrozol) altersabhängig zu, unterschied sich aber zwischen den beiden Studienarmen lediglich bzgl. der Häufigkeit von Frakturen. Die Frakturhäufigkeit nahm altersabhängig zu; der Unterschied vergrößerte sich mit zunehmendem Alter.**

In der Gruppe der über 74-Jährigen hatten 8,5% der Patientinnen Frakturen, 11,6% unter Letrozol und 5,4% unter Tamoxifen. Für kardiovaskuläre Ereignisse fand sich kein einheitliches Bild.

Tamoxifen und Aromataseinhibitoren sind beim Mammakarzinom gemäß FORTA-Klassifikation der Gruppe A zuzuordnen.

Chemotherapie Für einen geringeren Nutzen einer adjuvanten Chemotherapie bei über 70-jährigen Patientinnen sprechen folgende Punkte:

1. kürzere verbleibende Lebenserwartung,
2. geringere effektive Dosis,
3. Unterschiede in der Tumorbiologie (Bonadonna u. Valagussa 1981; Goldhirsch et al. 1990).

Durch eine adjuvante Chemotherapie kann das krankheitsfreie und das Gesamtüberleben von Patientinnen mit Brustkrebs verbessert werden. Allerdings liegen nur sehr begrenzte Daten für über 70-jährige Patientinnen vor (EBCTCG 2005). Diese beschreiben, dass bei über 70-jährigen Patientinnen mit einer Erkrankung im Stadium pT2, N1 und positivem Hormonrezeptorstatus eine Verbesserung des Gesamtüberlebens durch eine CMF-Chemotherapie (Chemotherapiekombination, die mit Zyklophosphamid, Methotrexat und 5-Fluorourazil durchgeführt wird) um 3% nach 10 Jahren erzielt werden kann.

Registeranalysen beschreiben keinen Überlebensvorteil durch adjuvante Chemotherapie bei Patientinnen mit Hormonrezeptor-positiver Erkrankung (Elkin et al. 2006; Giordano et al. 2006).

Eine Reduktion der Dosisintensität auf weniger als 85% ist mit einer Einbuße der Effektivität der Therapie verbunden. Ziel ist es daher, vor Einleitung der Therapie zu beurteilen, ob die Patientin die Therapie voraussichtlich ohne erhöhte therapieassoziierte unerwünschte Wirkungen, die zur Therapieverzögerung oder zum Therapieabbruch führen, tolerieren wird.

CMF ist ein langjährig bewährtes Therapieprotokoll zur adjuvanten Chemotherapie des Mammakarzinoms.

> **Colleoni et al. beschrieben jedoch altersabhängig eine Zunahme therapieassoziierter Todesfälle; 1,28% in der Gruppe der über 65-jährigen Patientinnen (Colleoni et al. 1999).**

Erfolgt eine adjuvante Chemotherapie, sollten Standardprotokolle und Standarddosierungen eingesetzt werden. Muss et al. demonstrierten, dass eine Therapie mit Capecitabine einer Standard-CMF- oder AC-Therapie deutlich unterlegen war. Der Überlebensvorteil war auch hier auf Patienten mit endokrin-non-responsiver Erkrankung beschränkt (Muss et al. 2009).

Die adjuvante Chemotherapie mit Anthrazyklinen ist in der Gruppe der 65- bis 70-jährigen Patientinnen mit einer erhöhten Rate von Herzinsuffizienzen assoziiert (Pinder et al. 2007).

Nach vorläufigen Daten ist ggf. die Kombinationschemotherapie Docetaxel und Carboplatin ein anthrazyklinfreies Protokoll, dass in der adjuvanten Therapie des Mammakarzinoms eingesetzt werden kann, wobei spezifische Daten für ältere Patienten nicht zur Verfügung stehen (Ewer u. O'Shaughnessy 2007).

Das CMF- und das AC-/EC-Regime sind gemäß FORTA-Klassifikation der Gruppe B zuzuordnen.

Immuntherapie/»Targeted« Therapien

Durch die Erweiterung der adjuvanten Chemotherapie um Trastuzumab bei Patientinnen mit HER2/neu-Überexpression oder -Amplifikation konnte eine deutliche Verbesserung des krankheitsfreien Überlebens erreicht werden.

Eine Zunahme von Herzinsuffizienzen ist die wesentliche zusätzliche Toxizität. Die Rate der Patientinnen mit HER2/neu-positiven Tumoren nimmt mit zunehmendem Alter ab. Die Studien zur adjuvanten Therapie mit Trastuzumab schlossen keine älteren Patientinnen ein. Die finnische Studie schloss nur Patientinnen im Alter von unter 66 Jahren ein, das mediane Alter betrug 50,8 Jahre, lediglich 16% der Patientinnen der von Romond et al. berichteten Studie waren älter als 60 Jahre; so auch in der HERA-Studie, in der das mediane Alter 49 Jahre betrug. In der HERA-Studie war das Alter zwischen den Patientinnen, die eine Herzinsuffizienz entwickelten im Trastuzumabarm und im trastuzumabfreien Arm nicht unterschiedlich (Joensuu et al. 2006; Piccart-Gebhart et al. 2005; Romond et al. 2005). Wesentliche Fragestellung für zukünftige Studien ist, ob der Effekt von Trastuzumab nur auftritt, wenn auch eine Chemotherapie erfolgt, oder ob auch unter alleiniger Hormontherapie durch Trastuzumab eine Verbesserung des Überlebens erzielt werden kann.

Herceptin ist gemäß FORTA-Klassifikation der Gruppe A zuzuordnen.

Kolorektale Karzinome

Die aktuellen S3-Leitlinien bzgl. des kolorektalen Karzinoms treffen zur Frage Altersbeschränkung für die Durchführung einer adjuvanten Chemotherapie folgende Feststellung:

Eine Altersbeschränkung für die Durchführung einer adjuvanten Chemotherapie existiert nicht, allgemeine Kontraindikationen sind zu berücksichtigen. Empfehlungsgrad: A, Evidenzstärke: 1, starker Konsens (Schmiegel et al. 2008, S. 810).

Rezidive nach R0-Resektion eines kolorektalen Karzinoms treten zu 80% innerhalb von 3 Jahren nach der Operation auf (Sargent et al. 2005). Analysen von Daten aus Patientenregistern zeigen, dass

- alte Patienten seltener mit einer adjuvanten Chemotherapie behandelt werden,
- Komorbiditäten zwar ein Kriterium sind, keine adjuvante Chemotherapie durchzuführen,
- aber das chronologische Alter gegenüber den Komorbiditäten im Rahmen dieser Entscheidungen mehr Bedeutung hat (Ayanian et al. 2003; Cronin et al. 2006; Edwards et al. 2005).

Für 55-jährige Patienten ohne Komorbiditäten empfahlen 99,0% von 1.096 befragten Ärzten eine adjuvante Chemotherapie, für 55-Jährige mit moderaten Komorbiditäten 88,6% und für solche mit schweren Komorbiditäten 24,9%, bei 80-jährigen Patienten waren es jeweils 92,6%, 47,2% und 9,0% (Keating et al. 2008). Ob mit der Entscheidung gegen eine adjuvante Therapie eine bewusste oder unbewusste Untertherapie aufgrund des Alters (Altersdiskriminierung) stattfindet, kann auf Basis der vorhandenen Daten nicht sicher beurteilt werden. Die Daten sprechen aber für eine Überbewertung des Faktors chronologisches Alter und eine zu geringe Gewichtung des funktionellen Status und der Komorbiditäten.

Klinische Studien haben gezeigt, dass eine adjuvante Chemotherapie das krankheitsfreie und das

Gesamtüberleben von Patienten mit Kolonkarzinom im Stadium III verbessert (Andre et al. 2004; Sargent et al. 2001; Twelves et al. 2005). Auch für die adjuvante Chemo- und Radiotherapie von Patienten mit Rektumkarzinom liegen entsprechende Daten vor (Neugut et al. 2002).

Subgruppenanalysen für über 70-jährige Patienten liegen vor. Sargent et al. führten eine Metaanalyse durch, bei der sie auch für über 70-Jährige einen therapeutischen Vorteil für die adjuvante Chemotherapie aufzeigen konnten (Sargent et al. 2001). Sundararajan et al. konnten den Vorteil der Behandlung für über 65-jährige Patienten auf Versorgungsebene in einer populationsbezogenen (SEER[1]-Daten) retrospektiven Auswertung zeigen (Sundararajan et al. 2002). Todesfälle aufgrund von Rezidiven treten nach adjuvanter Chemotherapie bei über 70-Jährigen in gleicher Häufigkeit auf, wie bei unter 70-Jährigen. Allerdings ist die Rate an Todesfällen, die nicht auf Rezidive zurückzuführen sind, bei alten Menschen deutlich höher. Die Autoren schlussfolgern, dass ausgewählte ältere Patienten in gleicher Weise von einer 5-Fluorouracil-(5-FU-)basierten adjuvanten Chemotherapie profitieren, wie jüngere Patienten. Auch bzgl. der Toxizität zeigten sich bis auf eine erhöhte Rate von Neutropenien Grad 3–4 keine signifikanten Unterschiede zwischen über und unter 70-jährigen Patienten (Sargent et al. 2002). Zahlreiche Studien begrenzten die Teilnahme aber auf Patienten bis 75 Jahre, z. B. die MOSAIC-Studie (Andre et al. 2004), andere legten keine expliziten oberen Altersgrenzen fest. Das mediane Alter der rekrutierten Patienten liegt aber dennoch deutlich unter dem medianen Erkrankungsalter in der Gesamtbevölkerung, so z. B. in der X-Act-Studie, medianes Alter 62–63 Jahre, Spanne 22–82 Jahre (Twelves et al. 2005). Die Selektionskriterien, aufgrund derer über 70-jährige Patienten in eine Studie ein- oder von Studien ausgeschlossen werden, sind nicht berichtet.

Folgende Protokolle können zzt. als Standard nach R0-Resektion eines Kolonkarzinoms im Stadium III eingesetzt werden, FOLFOX-4 (Andre et al. 2004), Capecitabine (Twelves et al. 2005) oder verschiedene infusionale 5-FU-/Leukovorinprotokolle. Daten zur Effektivität von XELOX oder CAPOX stehen noch aus (Schmoll et al. 2007). Die Auswahl richtet sich nach den Komorbiditäten des Patienten, der therapeutischen Belastbarkeit und der Compliance. Nur jene alten Patienten mit gutem funktionellen Status (s. Assessment, ▶ Abschn. 2.13.2) und ohne prognoselimitierende Komorbiditäten sollten nach R0-Resektion eines Kolonkarzinoms im Stadium III mit einer adjuvanten Chemotherapie behandelt werden. Wenn sie weder eine vorbestehende Polyneuropathie noch ein erhöhtes Sturzrisiko haben, kann FOLFOX-4 eingesetzt werden.

Bei Patienten mit vorbestehender Neurotoxizität oder erhöhtem Sturzrisiko sollte auf Oxaliplatin verzichtet werden.

Bei guter Compliance, u. a. ohne kognitive Einschränkung, kann ein orales Regime gewählt werden. Bei Patienten mit eingeschränkter Compliance, u. a. aufgrund kognitiver Einschränkung, sollte ein infusionales Regime gewählt werden.

Das FOLFOX-Regime, 5-FU-basierte infusionale Regime und Capecitabine sind gemäß FORTA-Klassifikation der Gruppe B zuzuordnen.

Immuntherapie/»Targeted« Therapien Derzeit werden Studien durchgeführt, die evaluieren, ob sich der akzeptierte Surrogatparameter 3-Jahre-krankheitsfreies-Überleben (Sargent et al. 2007), durch die Erweiterung der Standardtherapie (adjuvanten Chemotherapie mit FOLFOX-4 oder CAPOX) um Cetuximab (PETACC-8-Studie) oder Bevacizumab (AVANT-Studie) verbessern lässt. Die AVANT-Studie hat die Rekrutierung beendet, in die PETACC-8-Studie sind 2.000 Patienten eingeschlossen, die Rekrutierung war verübergehend gestoppt. Eine Anpassung des Designs mit einer Beschränkung der Rekrutierung von Patienten mit K-RAS-Wildtyp wurde vorgenommen.

Bronchialkarzinom

Aktuelle Studien sowie eine Metaanalyse empfehlen die Durchführung einer postoperativen adjuvanten Chemotherapie auch bei älteren Patienten mit Bronchialkarzinom.

Eine adjuvante cisplatinbasierte Therapie ist im Vergleich zu keiner weiteren Therapie mit einem

1 Surveillance Epidemiology and End-Results Program

signifikanten Überlebensvorteil, mit einem ca. 5% absoluten Anstieg im 5-Jahres-Gesamtüberleben verbunden(Pignon et al. 2008). Eine gepoolte Analyse mit Daten individueller Patienten zeigte, dass Patienten im Alter von 70 Jahren und älter im Gegensatz zu jüngeren Patienten eine geringere Gesamtdosis von Cisplatin und eine geringere Zyklenzahl erhielten. Toxizitäten waren bei alten Patienten nicht häufiger, das Überleben unterschied sich zwischen alten und jungen Patienten nicht. Alte Patienten starben jedoch häufiger an nicht durch das Bronchialkarzinom verursachten Todesursachen. Insgesamt waren allerdings lediglich 9% der Patienten 70 Jahre und älter (Fruh et al. 2008). Eine detaillierte aktuelle Übersicht findet sich bei Pallis et al. (2009).

Eine adjuvante Chemotherapie des Bronchialkarzinoms ist gemäß FORTA-Klassifikation der Gruppe B zuzuordnen.

Magenkarzinom

Bei Patienten mit Karzinom des Magens oder des gastroösophagealen Übergangs verbessert eine perioperative Therapie das progressionsfreie und das Gesamtüberleben (Cunningham et al. 2006). 21% der Patienten waren 70 Jahre und älter. Das mediane Alter betrug 62 Jahre, die Spanne 23–85 Jahre. Es erfolgte eine Kombinationschemotherapie mit Epirubicin, Cisplatin und 5-Fluorouracil (EFC-Regime). Ein altersabhängiger Unterschied in der Effektivität fand sich nicht. Eine detaillierte aktuelle Übersicht findet sich bei Wagner u. Wedding (2009).

Das ECF-Regime ist gemäß FORTA-Klassifikation der Gruppe A zuzuordnen.

Fortgeschrittenes Stadium

Ist aufgrund des Tumorstadiums eine Heilung nicht möglich, steht an erster Stelle, das mögliche Therapieziel zu definieren; dies in Anlehnung an die

- therapeutischen Möglichkeiten und
- Präferenz des Patienten (▶ unten).

Mammakarzinom

Ziel der Behandlung im fortgeschrittenen Stadium ist der Erhalt oder die Verbesserung der Lebensqualität und die begrenzte Lebensverlängerung. Wesentlicher Faktor der Lebensqualität ist für alte Menschen der Erhalt der Selbstständigkeit. Die Therapie der Wahl richtet sich nach

- den Wünschen der Patientin,
- dem Rezeptorstatus,
- dem HER2-Status,
- der Metastasenlokalisation und -zahl,
- der Vortherapie,
- dem Zeitintervall zwischen Primärtherapie und Metastasentherapie,
- der Symptomlast,
- dem Allgemeinzustand und
- den Komorbiditäten.

Hormontherapie Die Hormontherapie ist Therapie der Wahl bei der Behandlung von Patientinnen mit fortgeschrittenem Mammakarzinom und endokrin-responsiver Erkrankung. Zwischen Tamoxifen und den Aromataseinhibitoren besteht keine Kreuzresistenz. Nicht indiziert ist eine primäre Hormontherapie, wenn die Notwendigkeit der Erreichung einer schnellen Remission zur Abwendung von ausgeprägten Symptomen des betroffenen Organs besteht. Aufgrund der höheren Effektivität sind Aromataseinhibitoren die Therapie der Wahl in der Erstlinientherapie des endokrin-responsiven Mammakarzinoms, wenn die Erkrankung fortgeschritten ist (Bonneterre et al. 2000; Osborne et al. 2002). Alternativ kann der reine Östrogenantagonist Fulverstan eingesetzt werden (Bonneterre et al. 2000; Osborne et al. 2002).

> **Es gibt keinen Anhalt dafür, dass das chronologische Alter der Patientin im Rahmen der Therapieentscheidungen zur Hormontherapie im fortgeschrittenen Stadium relevant ist.**

Eine Hormontherapie ist gemäß FORTA-Klassifikation der Gruppe A zuzuordnen.

Chemotherapie Falls in der Therapie des fortgeschrittenen Mammakarzinoms eine chemotherapeutische Behandlung erforderlich werden sollte, stehen eine Reihe von wirksamen Substanzen zur Verfügung.

Eine Polychemotherapie kann gegenüber einer Monochemotherapie zu einem geringen Überlebensvorteil führen, ist jedoch häufig mit einer höheren Rate an Toxizitäten verbunden.

- **Bei geringen Beschwerden und langsamem Tumorwachstum bzw. Ineffektivität einer endokrinen Therapie ist eine Monochemotherapie sinnvoll.**
- **Bei stärkeren Beschwerden und raschem Wachstum bzw. aggressivem Tumorverhalten, d. h. bei hohem Remissionsdruck, sollte eine Polychemotherapie durchgeführt werden (Fossati et al. 1998; Albert 2008).**

Eine wesentliche Überlappung von Hauptnebenwirkung und vorbestehender Komorbidität sollte möglichst vermieden werden, d. h. z. B. neurotoxische Nebenwirkungen bei Patienten mit vorbestehenden Neuropathie oder kardiotoxische Nebenwirkungen bei Patienten mit vorbestehender Herzinsuffizienz zu vermeiden.

Eine Chemotherapie des fortgeschrittenen Mammakarzinoms ist gemäß FORTA-Klassifikation der Gruppe B zuzuordnen.

Immuntherapie/»Targeted« Therapien Patientinnen mit HER2/neu-positiven Tumoren sollten zusätzlich zur Chemotherapie Trastuzumab erhalten (Slamon et al. 2001). Bei Patientinnen, die unter einer anthrazyklin-, taxan- und trastuzumabhaltigen Therapie progredient werden, führt die kombinierte Gabe von Capecitabine und Lapatinib, einem Tyrosinkinaseeinhibitor des EGFR und des HER2, gegenüber der alleinigen Capecitabinegabe, zu
- einer signifikanten Verlängerungen der Zeit bis zum Therapieversagen,
- einem Trend zur Verlängerung des Gesamtüberlebens sowie
- einer Verhinderung von ZNS-Rezidiven (Cameron et al. 2008; Geyer et al. 2006).

Eine Herceptin- oder Lapatinibtherapie des fortgeschrittenen Mammakarzinoms ist gemäß FORTA-Klassifikation der Gruppe A zuzuordnen.

Bevacizumab kann in der Erstlinienchemotherapie des metastasierten Mammakarzinoms in Kombination mit Paclitaxel im Vergleich zur alleinigen Paclitaxeltherapie zu einer Verbesserung der Ansprechrate und einer Verlängerung der Zeit bis zum Therapieversagen führen, ist allerdings mit erhöhten Nebenwirkungen assoziiert:
- arterielle Hypertonie Grad 3–4 14,8% vs. 0%,
- Infekte 9,3% vs. 2,9%,
- Proteinurie 2,2% vs. 0%,
- zerebrale Ischämie 1,9% vs.0% (Miller et al. 2007).

Das mediane Alter der Patienten betrug 56 Jahre (Spanne 27–85 Jahre) und lag damit deutlich unter dem Altersdurchschnitt der Erkrankung in Deutschland. In einer Subgruppenanalyse war der Therapieeffekt auf das progressionsfreie Überleben in der Gruppe der 65- bis 85-jährigen Patientinnen nicht mehr signifikant, da die Ergebnisse im Pactitaxel-Monotherapiearm besser waren, als bei den jüngeren Patientinnen.

Eine Bevacizumab-Therapie des fortgeschrittenen Mammakarzinoms ist gemäß FORTA-Klassifikation der Gruppe B zuzuordnen.

Kolorektale Karzinome

Die Therapie der Wahl richtet sich nach den Wünschen der Patienten, dem EGFR-Status, dem K-RAS-Status, der Metastasenlokalisation und Zahl, der Vortherapie, dem Zeitintervall zwischen Primärtherapie und Metastasentherapie, der Symptomlast, dem Allgemeinzustand, und den Komorbiditäten (Kohne et al. 2008).

Alte Patienten mit Krebserkrankungen haben häufiger einen schlechten Performancestatus (PS; Wedding et al. 2007a). Sargent et al. (2009) legten nun eine Auswertung von 9 Studien mit insgesamt 6.286 Patienten vor, davon hatten 509 (8%) einen schlechten Performance-Status, d. h. ECOG=2. Interessanter Weise war das mediane Alter von Patienten mit gutem und mit schlechtem PS gleich, nämlich 63 Jahre. Dies spricht für eine Patientenselektion innerhalb der Studien und dafür, dass ein schlechter PS durch das kolorektale Karzinom und nicht durch altersabhängige sonstige Veränderungen bedingt war. Ein schlechter PS war jeweils signifikant assoziiert mit
- einer geringeren Remissionsrate (43,8% vs. 32,0%),
- einem kürzeren progressionsfreien Überleben (PFS; median 7,6 Monate vs. 4,9 Monate) und
- einem geringeren Gesamtüberleben (17,3 Monate vs. 8,5 Monate) sowie
- einer höheren Toxizitätsrate (► unten) und
- einer höheren 60-Tages-Mortalitätsrate (2,8% vs. 12,0%).

Der relativen positiven Effekte der jeweils überlegenen Therapie war jedoch unabhängig vom PS der Patienten (Sargent et al. 2009). Interessanter Weise waren nur Übelkeit (8,5% vs. 16,4%; p<0.001) und Erbrechen (7,6% vs. 11,9%; p=0.006), nicht jedoch Diarrhö (17,1 vs. 16,9; p=0.32), Stomatitis (2,3% vs. 5,0%) und Neutropenie (33,7% vs. 34,5%), des Toxizitätsgrads 3 und mehr, bei Patienten mit schlechtem PS (=PS 2) im Vergleich zu Patienten mit gutem PS (=PS 0–1) signifikant häufiger. Die Daten sind nur begrenzt für Aussagen im Rahmen der Behandlung alter Patienten nutzbar, denn nur ein kleiner Anteil der Patienten war aufgrund einer Patientenselektion alt. Grund war, dass das mediane Alter bei Patienten mit schlechtem PS sonst hätte höher sein müssen als bei Patienten mit gutem PS.

Eine Chemotherapie des fortgeschrittenen kolorektalen Karzinoms ist gemäß FORTA-Klassifikation der Gruppe B zuzuordnen.

Vascular-Endothelial-Growth-Factor-(VEGF-)Inhibition In einer Reihe von Studien konnte die Verlängerung des progressionsfreien Überlebens durch die Addition von Bevacizumab zu einer Erstlinienchemotherapie mit 5-FU/LV, mit Irinotecan+5FU/LV und mit Oxaliplatin+5FU/LV gezeigt werden. Kabbinavar et al. (2009) stellten nun eine gesonderte Analyse der gepoolten Daten von Patienten im Alter von 65 Jahren und älter vor, die in einer der zwei Studien behandelt worden waren (Hurwitz et al. 2004; Kabbinavar et al. 2005). Die Autoren zeigen für die zusätzliche Gabe von Bevacizumab eine signifikante Verlängerung des progressionsfreien Überlebens (9,2 Monate vs. 6,2 Monate), und des Gesamtüberlebens (19,3 Monate vs. 14,3 Monate), nicht jedoch der Remissionsrate (34,4% vs. 29,0%). Die Rate unerwünschter Ereignisse sei in der Gruppe der Patienten im Alter von über 65 Jahren und älter nicht höher gewesen als in der Gruppe der unter 65-Jährigen. Das mediane Alter der Patienten war 72 Jahre (Spanne 65–90 Jahre), 12,8% der Patienten waren älter als 80 Jahre.

Die Bevacizumab-Therapie des fortgeschrittenen kolorektalen Karzinoms ist gemäß FORTA-Klassifikation der Gruppe B zuzuordnen.

Epidermal-Growth-Factor-Receptor-(EGFR-)Inhibition Sowohl für Panitumumab (Amado et al. 2008) als auch für Cetuximab (Lievre et al. 2008) wurde gezeigt, dass die Therapie nur bei Patienten mit K-RAS-Wildtyp effektiv ist.

Die Addition von Cetuximab zum FOLFIRI Regime führt bei Patienten mit K-RAS-Wildtyp zu einer signifikanten Verlängerung des progressionsfreien (HR 0,85; 95%iges CI 0,72 - 0.99; p=0,048), nicht jedoch des Gesamtüberlebens (HR 0,93; 95%iges CI 0,81–1.07; p=0,31). Der Preis dafür ist

- eine erhöhter Rate an Hauttoxizitäten Grad 3 (19,7% vs. 0,2%; p<0,001),
- infusionsassoziierter Reaktionen Grad 3–4 (2,5% vs. 0%; p<0,001) und
- Diarrhöen Grad 3–4 (15,7% vs. 10,5%; p=0,008).

Das mediane Alter der Patienten betrug 61 Jahre und liegt somit deutlich unter dem durchschnittlichen Erkrankungsalter in der Bundesrepublik Deutschland (Cutsem et al. 2009).

Die Addition von Cetuximab zu einer Therapie mit Capecitabine, Oxaliplatin und Bevacizumab resultierte in einem signifikant kürzeren progressionsfreien Überleben (9,4 Monate vs. 10,7 Monate; p=0,01) und einer höheren Rate an Toxizitäten Grad 3 und mehr (81,7% vs. 73,2%; p=0,006). Das mediane Alter betrug 62 Jahre, Spanne 27–83 Jahre. In der Gruppe der Patienten mit K-RAS-Wildtyp kam es zwar zu einer Verbesserung der Remissionsrate durch die zusätzliche Gabe von Cetuximab (50,0% vs. 61,4%; p=0,06), nicht jedoch des progressionsfreien (10,6 vs. 10,5 Monate; p=0,30) und des Gesamtüberlebens (22,4 vs. 21,8 Monate; p=0,64; Tol et al. 2009).

Die Cetuximab bzw. Panitumumab-Therapie des fortgeschritten kolorektalen Karzinoms ist gemäß FORTA-Klassifikation der Gruppe B zuzuordnen.

Bronchialkarzinom

Ziel der Therapie im fortgeschrittenen Stadium ist die Lebensverlängerung und die Symptomkontrolle/Lebensqualität. Eine Reihe effektiver Substanzen steht in der Erstlinie zur Verfügung. »The Elderly Lung Cancer Vinorelbine Italian Study Group« konnten in der ELVIS-Studie für Patienten mit fortgeschrittenem Bronchialkarzinom im Alter von 70 Jahren und älter demonstrieren, dass eine Chemotherapie mit Vinorelbine im Vergleich zu einer besten supportiven Therapie das Überleben und die Lebensqualität verbessert (The Elderly Lung Cancer Vinorelbine Italian Study Group 1999).

Docetaxel scheint im Vergleich zu Vinorelbine mit einer weiteren Überlebensverlängerung, aber auch einer erhöhten Toxizität assoziiert zu sein (Kudoh et al. 2006).

Ob eine primäre Kombinationstherapie einer Monotherapie bei Patienten im Alter von 70 Jahren und älter überlegen ist, ist nicht eindeutig gezeigt (Pallis et al. 2009).

Doxetacel bzw. Vinorelbine sind gemäß FORTA-Klassifikation der Gruppe A zuzuordnen, eine primäre Kombinationstherapie der Gruppe B.

»Targeted« Therapie Eine Inhibition des EGFR-Rezeptors über Erlotinib führt bei Patienten im Alter von 70 Jahren und älter in der Zweit- oder Drittlinientherapie des fortgeschrittenen Bronchialkarzinoms in gleicher Weise wie bei jüngeren Patienten zu einer Verlängerung des progressionsfreien und des Gesamtüberlebens. Die Therapie ist mit einer Verbesserung der Lebensqualität im Vergleich zu einer alleinigen supportiven Therapie assoziiert. Bei älteren Patienten ist jedoch eine höhere Toxizitätsrate zu beobachten (Wheatley-Price et al. 2008). Der Nachweis einer spezifischen Mutation ermöglicht eine Prädiktion der Effektivität der Therapie (Lynch et al. 2004).

Hämatologische Neoplasien

Die häufigsten hämatologischen Neoplasien zeigen einen deutlichen altersabhängigen Anstieg in ihrer Inzidenzrate. Im Verlauf wird auf die im Alter aufgrund ihrer Häufigkeit oder der Schwierigkeit in der Therapieentscheidung vier wichtigsten Erkrankungen eingegangen:

- das myelodysplastische Syndrom (MDS),
- die akute myeloische Leukämie (AML),
- die chronische lymphatische Leukämie (CLL) und
- das multiple Myelom (MM).

MDS

MDS sind klonare Erkrankungen der hämatopoetischen Stammzellen, die in einer ineffektiven Hämatopoese und daraus resultierender peripherer Zytopenie resultieren. Das mediane Erkrankungsalter liegt bei 65–70 Jahren. Die Stadieneinteilung erfolgt aufgrund

- der Charakteristika der Erkrankung,
- des Ausmaßes der Zytopenie,
- der Blastenzahl im Knochenmark und
- des Vorliegens zytogenetischer Veränderungen.

Darüber hinaus sind Patientencharakteristika, wie z. B. Komorbiditäten für den Krankheitsverlauf von Bedeutung. Die Therapie erfolgt bei alten Patienten, die für eine allogene Blutstammzelltransplantation nicht qualifizieren, in frühen Stadien mit dem Ziel die Transfusionsnotwendigkeit zur reduzieren, Infekte zu vermeiden und den Übergang in eine AML zu verhindern. In späten Stadien erfolgt die Therapie meist wie bei Patienten mit AML.

Drei Substanzen sind kürzlich zur Behandlung von der »Food and Drug Administration« (FDA) in den USA zugelassen worden, Azacytidine, Decitabine und Lenalidomide. Die Europäische Zulassungsbehörde (EMEA) hat lediglich Azacytidine zur Behandlung zugelassen.

Azacytidine ist zugelassen für die Behandlung des MDS mit mittlerem-2 und hohem Risiko nach dem »International Prognostic Scoring System« (IPSS), die chronisch myelomonozytärer Leukämie (CMML) mit 10–29% Blastenanteil im Knochenmark ohne myeloproliferatives Syndrom und die AML mit 20–30% Blasten und Multilineage-Dysplasie nach der Klassifikation der WHO. Die Zulassung basiert auf den Daten der AZA-001-Studie, das mediane Erkrankungsalter betrug 69 Jahre, Spanne 42–83 Jahre (Fenaux et al. 2008). Die Therapie mit Azacytidine ist mit einem Überlebenszeitgewinn von 9 Monaten, 15 vs. 24 Monate verbunden (Fenaux et al. 2008). Eine aktuelle Übersicht findet sich bei Estey (2007).

Die Therapie mit Azazytidine ist gemäß FORTA-Klassifikation der Gruppe A zuzuordnen.

AML

Das mediane Erkrankungsalter von Patienten mit AML beträgt ca. 65 Jahre. Ziel der Therapie ist die Heilung, wenn keine ungünstigen Prognosefaktoren seitens des Patienten oder der Leukämie vorliegen. Wesentliche Prognosefaktoren sind zytogenetische Veränderungen in den leukämischen Blasten und der funktionelle Status des Patienten. Bei alten Patienten finden sich häufiger sowohl prognostisch ungünstige zytogenetische Veränderungen, als auch eine Einschränkung des funktionellen Status. Eine aktuelle Übersicht zur Therapie findet sich bei Wedding et al. sowie Estey (Estey 2007; Wedding et al. 2004). Standard in der Therapie ist die Gabe eines Antrazyklins in Kombination mit Zytosinarabinosid.

Diese Therapie ist gemäß FORTA-Klassifikation der Gruppe A zuzuordnen.

CLL

Ziel der Therapie ist die Lebensverlängerung und Symptomverbesserung. Beide Endpunkte können auch bei alten Patienten erreicht werden. Chlorambucil ist eine gut verträgliche und effektive Substanz. In einer kürzlich publizierten Studie der Deutschen CLL-Studiengruppe führte Fludarabin im Vergleich zu Chlorambucil zwar zu einer höheren Remissionsrate und einer längeren Zeit bis zum Therapieversagen, das progressionsfreie und das Gesamtüberleben war allerdings nicht unterschiedlich (Eichhorst et al. 2009). Bendamustin war im Vergleich zu Chlorambucil mit einer höheren Toxizitätsrate, aber auch mit einer höheren Remissionsrate und einem längeren progressionsfreien Überleben assoziiert (Knauf et al. 2009). Aktuelle Therapieempfehlungen zur Behandlung von Patienten mit CLL allgemein und speziell älterer Patienten finden sich bei Eichhorst et al. (2009).

Die Therapie der CLL ist gemäß FORTA-Klassifikation der Gruppe A zuzuordnen.

Multiples Myelom

Ziel der Therapie ist die Lebensverlängerung und Symptomverbesserung. Beide Endpunkte können auch bei alten Patienten erreicht werden. Altersabhängige Unterschiede in der Effektivität der Therapie finden sich nicht. Therapie der Wahl ist bei alten Patienten die Kombination von Melphalan, Thalidomide und Prednisolon im Alter von 65–74 Jahren (Facon et al. 2007) und im Alter von 75 Jahren und älter (Hulin et al. 2009). Eine aktuelle Übersicht findet sich bei Gorner u. Spath-Schwalbe (2008). Bei Patienten mit rezidiviertem oder refraktärem multiplem Myelom (MM) ist Lenalidomid zugelassen. Lenalidomid gehört zur neuen Wirkstoffklasse der immunmodulatorischen Substanzen, die über verschiedene Mechanismen wie Entzündungshemmung, T-Zell-Stimulation und Hemmung der Angiogenese in onkologische Prozesse eingreifen können. Es ist dem Thalidomid eng verwandt.

Die Primärtherapie alter Patienten mit multiplen Myeloms mit Melphalan, Thalidomid und Prednisolon ist gemäß FORTA-Klassifikation der Gruppe A zuzuordnen.

2.13.4 Supportive Therapie

In Abgrenzung zu gezielt gegen den Tumor gerichteten Maßnahmen erfolgen supportive Therapien mit dem Ziel, die unerwünschten Wirkungen der Erkrankung und der Therapie zu reduzieren und die Lebensqualität des Patienten zu verbessern. Hierfür steht ein breites Spektrum medikamentöser und nichtmedikamentöser Verfahren zur Verfügung.

Häufige unerwünschte Wirkungen einer Chemotherapie sind die hämatologische Toxizität und die emetogene Wirkung.

Faktoren zur Stimulation der neutrophilen Granulozyten sollten prophylaktisch bei einer erwarteten febrilen Neutropenierate von über 20% eingesetzt werden. Hierbei sind Risikofaktoren zu berücksichtigen. Ein Alter von 65 Jahren und älter ist als Risikofaktor für eine erhöhte Rate febriler Neutropenien identifiziert worden (Aapro et al. 2006; Repetto et al. 2003).

Die Therapie alter Patienten mit einem »Granulocyte Colony Stimulation Factor« (G-CSF) ist innerhalb der von den Leitlinien und dem Zulassungsstatus vorgegebenen Indikation gemäß FORTA-Klassifikation der Gruppe A zuzuordnen.

Alter ist einer der Risikofaktoren für das Vorliegen einer Anämie (Endres et al. 2009). Die Lebensqualität alter Patienten mit Krebserkrankungen ist durch eine Anämie in stärkerem Ausmaß eingeschränkt, als dies bei jungen Patienten der Fall ist (Wedding et al. 2007a). Aktuelle Analysen zeigten, dass der Einsatz von erythropoesestimulierenden Substanzen bei alten Patienten gleich effektiv ist, wie bei jungen, dass insgesamt aber die Beachtung der Indikation entscheidend zur Vermeidung von unterwünschten Wirkungen ist (Aapro u. Link 2008; Bokemeyer et al. 2007).

Die Therapie alter Patienten mit erythropoese-stimulierenden Substanzen (ESA) ist innerhalb der von den Leitlinien und dem Zulassungsstatus vorgegebenen Indikation gemäß FORTA-Klassifikation der Gruppe B zuzuordnen.

Dem prophylaktischen Einsatz von Antiemetika kommt unabhängig vom Alter eine herausragende Bedeutung zu. Sind Patienten von Übelkeit und Erbrechen betroffen, so sind alte Patienten mit funktionellen Einschränkungen und Komorbiditäten davon in stärkerem Ausmaß betroffen und gefährdet als jüngere Patienten. Bei älteren Patienten tritt ein antizipatorisches Erbrechen seltener auf als bei jungen Patienten (Watson et al. 1992).

Der Einsatz von Antiemetika im Rahmen einer Chemotherapie ist bei alten Patienten gemäß FORTA-Klassifikation der Gruppe A zuzuordnen.

2.13.5 Definition des Therapieziels

Die klare Definition des Therapieziels steht am Anfang jeder Therapieentscheidung über eine medikamentöse Tumortherapie (► Übersicht). Da die Toxizität einer systemischen Chemotherapie bei alten Patienten erhöht, der Effekt auf das Überleben geringer sein kann, und alte Patienten andere Behandlungspräferenzen haben können, kann die Nutzen-Risiko-Abwägung bei alten Patienten häufiger dazu führen, auf eine Chemotherapie zu verzichten.

Therapieziel
- Kurativ
- Nichtkurativ
  - Lebensverlängerung
  - Verlängerung der symptomfreien Zeit
  - Erhalt der Lebensqualität
  - Wiederherstellung der Lebensqualität
  - Symptomkontrolle
  - Würdiges Sterben/natürliches Sterben

Das chronologische Alter eines Patienten ist keine Grenze für die Durchführung einer medikamentösen Tumortherapie.

Auch alte Menschen können von einer solchen Therapie profitieren. Ein diagnostischer und therapeutischer Nihilismus aufgrund des chronologischen Alters eines Patienten ist daher nicht gerechtfertigt. Allerdings stehen nur wenige Daten mit hohem Evidenzlevel zur Behandlung alter Patienten mit Krebserkrankungen zur Verfügung. Das chronologische Alter allein ist kein hinreichendes Kriterium für die Beschreibung des gesundheitlichen Zustands eines Patienten. Ein systematisches geriatrisches Assessment (CGA) bildet die individuellen Defizite und Ressourcen sehr viel besser ab. Einschränkungen im CGA sind Risikofaktoren für das Auftreten von Toxizitäten und für einen geringeren Behandlungsvorteil im Rahmen der Chemotherapie. Die zur Verfügung stehenden Daten sprechen dafür, dass es sowohl eine Unter- als auch eine Übertherapie gibt.

Literatur

Aapro MS, Cameron DA, Pettengell R et al. (2006) EORTC guidelines for the use of granulocyte-colony stimulating factor to reduce the incidence of chemotherapy-induced febrile neutropenia in adult patients with lymphomas and solid tumours. Eur J Cancer 42(15):2433–2453

Aapro MS, Link H (2008) September 2007 update on EORTC guidelines and anemia management with erythropoiesis-stimulating agents. Oncologist 13(Suppl 3):33–36

Amado RG, Wolf M, Peeters M et al. (2008) Wild-type KRAS is required for panitumumab efficacy in patients with metastatic colorectal cancer. J Clin Oncol 26(10):1626–1634

André T, Boni C, Mounedji-Boudiaf L et al. (2004) Multicenter International Study of Oxaliplatin/5-Fluorouracil/Leucovorin in the Adjuvant Treatment of Colon Cancer (MOSAIC) Investigators., Oxaliplatin, fluorouracil, and leucovorin as adjuvant treatment for colon cancer. N Engl J Med 350(23):2343–2351

Ardalan B, Chua L, Tian EM et al. (1991) A phase II study of weekly 24-hour infusion with high-dose fluorouracil with leucovorin in colorectal carcinoma. J Clin Oncol 9(4):625–630

Ayanian JZ, Zaslavsky AM, Fuchs CS et al. (2003) Use of adjuvant chemotherapy and radiation therapy for colorectal cancer in a population-based cohort. J Clin Oncol 21(7):1293–1300

Begg CB, Carbone PP (1983) Clinical trials and drug toxicity in the elderly. The experience of the Eastern Cooperative Oncology Group. Cancer 52(11):1986–1992

Boer MF de, Ryckman RM, Pruyn JF, Van den Borne HW (1997) Psychosocial correlates of cancer relapse and survival: A literature review. Patient Edu Counsel (37):215–230

Bergh J, Holmquist M (2001) Who should not receive adjuvant chemotherapy? International databases. J Natl Cancer Inst Monogr30:103–108

Bokemeyer C, Aapro MS, Courdi A et al. (2007) EORTC guidelines for the use of erythropoietic proteins in anaemic patients with cancer: 2006 update. Eur J Cancer 43(2):258–270

Bonadonna G, Valagussa P (1981) Dose-response effect of adjuvant chemotherapy in breast cancer. N Engl J Med 304(1):10–15

Bonneterre J, Thürlimann B, Robertson JF et al. (2000) Anastrozole versus tamoxifen as first-line therapy for advanced breast cancer in 668 postmenopausal women: results of the Tamoxifen or Arimidex Randomized Group Efficacy and Tolerability study. J Clin Oncol 18(22):3748–3757

Borkowski JM, Duerr M, Donehower RC, Rowinsky EK, Chen TL, Ettinger DS, Grochow LB (1994) Relation between age and clearance rate of nine investigational anticancer drugs from phase I pharmacokinetic data. Cancer Chemother Pharmacol 33(6):493–496

Bouchardy C, Rapiti E, Blagojevic S, Vlastos AT, Vlastos G (2007) Older female cancer patients: importance, causes, and consequences of undertreatment. J Clin Oncol 25(14):1858–1869

Buccheri G, Ferrigno D, Tamburini M (1996) Karnofsky and ECOG performance status scoring in lung cancer: a prospective, longitudinal study of 536 patients from a single institution. Eur J Cancer 32A(7):1135–1141

Cameron D, Casey M, Press M et al. (2008) A phase III randomized comparison of lapatinib plus capecitabine versus capecitabine alone in women with advanced breast cancer that has progressed on trastuzumab: updated efficacy and biomarker analyses. Breast Cancer Res Treat 112(3):533–543

Chapman JA, Meng D, Shepherd L et al. (2008) Competing causes of death from a randomized trial of extended adjuvant endocrine therapy for breast cancer. J Natl Cancer Inst 100(4):252–260

Christman K, Muss HB, Case LD, Stanley V (1992) Chemotherapy of metastatic breast cancer in the elderly. The Piedmont Oncology Association experience (see comment). JAMA 268(1):57–62

Coates AS, Keshaviah A, Thürlimann B et al. (2007) Five years of letrozole compared with tamoxifen as initial adjuvant therapy for postmenopausal women with endocrine-responsive early breast cancer: update of study BIG 1-98. J Clin Oncol 25(5):486–492

Cohendy R, Rubenstein LZ, Eledjam JJ (2001) The mini nutritional assessment-short form for preoperative nutritional evaluation of elderly patients. Aging (Milano 13(4):293–297

Colleoni M, Price KN, Castiglione-Gertsch M, Gelber RD, Coates AS, Goldhirsch A (1999) Mortality during adjuvant treatment of early breast cancer with cyclophosphamide, methotrexate, and fluorouracil. International Breast Cancer Study Group. Lancet 354(9173):130–131

Corcoran ME (1997) Polypharmacy in the older patient with cancer. Cancer Control 4(5):419–428

Crivellari D, Bonetti M, Castiglione-Gertsch M et al. (2000) Burdens and benefits of adjuvant cyclophosphamide, methotrexate, and fluorouracil and tamoxifen for elderly patients with breast cancer: the International Breast Cancer Study Group Trial VII. J Clin Oncol 18(7):1412–1422

Crivellari D, Sun Z, Coates AS et al. (2008) Letrozole compared with tamoxifen for elderly patients with endocrine-responsive early breast cancer: The BIG 1–98 Trial. J Clin Oncol 26(12):1972–1979

Cronin DP, Harlan LC, Potosky AL, Clegg LX, Stevens JL, Mooney MM (2006) Patterns of care for adjuvant therapy in a random population-based sample of patients diagnosed with colorectal cancer. Am J Gastroenterol 101(10):2308–2318

Cunningham D, Allum WH, Stenning SP et al. (2006) Perioperative chemotherapy versus surgery alone for resectable gastroesophageal cancer. N Engl J Med 355(1):11–20

Cutsem E van , Rivera F, Berry S et al. (2009) Safety and efficacy of first-line bevacizumab with FOLFOX, XELOX, FOLFIRI and fluoropyrimidines in metastatic colorectal cancer: the BEAT study. Ann Oncol 20(11):1842–1847

EBCTCG (Early Breast Cancer Trialists' Collaborative Group) (2005) Effects of chemotherapy and hormonal therapy for early breast cancer on recurrence and 15-year survival: an overview of the randomised trials. Lancet 365(9472):1687–1717

Edwards BK, Brown ML, Wingo PA et al. (2005) Annual report to the nation on the status of cancer, 1975–2002, featuring population-based trends in cancer treatment. J Natl Cancer Inst 97(19):1407–1427

Edwards BK, Howe HL, Ries LA et al. (2002) Annual report to the nation on the status of cancer, 1973–1999, featuring implications of age and aging on U.S. cancer burden. Cancer 94(10):2766–2792

Eichhorst B, Goede V, Hallek M (2009) Treatment of elderly patients with chronic lymphocytic leukemia. Leuk Lymphoma 50(2):171–178

Eichhorst BF, Busch R, Stilgenbauer S et al. (2009) First line therapy with fludarabine compared to chlorambucil does not result in a major benefit for elderly patients with advanced chronic lymphocytic leukemia. Blood 114:3382–3391

Elkin EB, Hurria A, Mitra N, Schrag D, Panageas KS (2006) Adjuvant chemotherapy and survival in older women with hormone receptor-negative breast cancer: assessing outcome in a population-based, observational cohort. J Clin Oncol 24(18):2757–2764

Endres HG, Wedding U, Pittrow D, Thiem U, Trampisch HJ, Diehm C (2009) Prevalence of anemia in elderly patients in primary care:impact on 5-year mortality risk and differences between men and women. Curr Med Res Opin 25(5):1143–1158

Estey, E (2007) Acute myeloid leukemia and myelodysplastic syndromes in older patients. J Clin Oncol 25(14):1908–1915

Ewer MS, O'Shaughnessy JA (2007) Cardiac toxicity of trastuzumab-related regimens in HER2-overexpressing breast cancer. Clin Breast Cancer 7(8):600–607

Extermann M, Hurria A (2007) Comprehensive geriatric assessment for older patients with cancer. J Clin Oncol 25(14):1824–1831

Extermann M, Overcash J, Lyman GH, Parr J, Balducci L (1998) Comorbidity and functional status are independent in older cancer patients. J Clin Oncol 16(4):1582–1587

Extermann M, Meyer J, McGinnis M et al. (2004) A comprehensive geriatric intervention detects multiple problems in older breast cancer patients. Crit Rev Oncol Hematol 49(1):69–75

Facon T, Mary JY, Hulin C et al. (2007) Melphalan and prednisone plus thalidomide versus melphalan and prednisone alone or reduced-intensity autologous stem cell transplantation in elderly patients with multiple myeloma (IFM 99-06):a randomised trial. Lancet 370(9594):1209–1218

Fenaux P, Mufti GJ, Hellstrom-Lindberg E et al. (2009) Efficacy of azacitidine compared with that of conventional care regimens in the treatment of higher-risk myelodysplastic syndromes:a randomised, open-label, phase III study. Lancet Oncol 10(3):223–232

Folstein MF, Folstein SE, McHugh PR (1975) «Mini-mental state«. A practical method for grading the cognitive state of patients for the clinician. J Psychiatr Res 12(3):189–198

Fossati R, Confalonieri C, Torri V et al. (1998) Cytotoxic and hormonal treatment for metastatic breast cancer: a systematic review of published randomized trials involving 31,510 women. J Clin Oncol 16(10):3439–3460

Frasci G, Lorusso V, Panza N et al. (2000) Gemcitabine plus vinorelbine versus vinorelbine alone in elderly patients with advanced non-small-cell lung cancer. J Clin Oncol 18(13):2529–2536

Freyer G, Geay JF, Touzet S et al. (2005) Comprehensive geriatric assessment predicts tolerance to chemotherapy and survival in elderly patients with advanced ovarian carcinoma: a GINECO study. Ann Oncol 16(11):1795–1800

Früh M, Rolland E, Pignon JP et al. (2008) Pooled analysis of the effect of age on adjuvant cisplatin-based chemotherapy for completely resected non-small-cell lung cancer. J Clin Oncol 26(21):3573–3581

Gelman RS, Taylor SGT (1984) Cyclophosphamide, methotrexate, and 5-fluorouracil chemotherapy in women more than 65 years old with advanced breast cancer: the elimination of age trends in toxicity by using doses based on creatinine clearance. J Clin Oncol 2(12):1404–1413

Geyer CE, Forster J, Lindquist D et al. (2006) Lapatinib plus capecitabine for HER2-positive advanced breast cancer. N Engl J Med 355(26):2733–2743

Giordano SH, Duan Z, Kuo YF, Hortobagyi GN, Goodwin JS (2006) Use and outcomes of adjuvant chemotherapy in older women with breast cancer. J Clin Oncol 24(18):2750–2756

Giovanazzi-Bannon S, Rademaker A, Lai G, Benson AB 3rd (1994) Treatment tolerance of elderly cancer patients entered onto phase II clinical trials: an Illinois Cancer Center study. J Clin Oncol 12(11):2447–2452

Goldhirsch A, Gelman RS, Gelber RD, Castiglione M (1990) Treatment of breast cancer in elderly patients. Lancet 336(8714):564

Goldhirsch A, Coates AS, Gelber RD, Glick JH, Thürlimann B, Senn HJ, St Gallen Expert Panel Members (2006) First – select the target: better choice of adjuvant treatments for breast cancer patients. Ann Oncol 17(12):1772–1776

Goldhirsch A, Wood WC, Gelber RD, Coates AS, Thürlimann B, Senn HJ, 10th St. Gallen conference (2007) Progress and promise: highlights of the international expert consensus on the primary therapy of early breast cancer 2007. Ann Oncol 18(7):1133–1144

Goldstone AH, Burnett AK, Wheatley K et al. (2001) Attempts to improve treatment outcomes in acute myeloid leukemia (AML) in older patients:the results of the United Kingdom Medical Research Council AML11 trial. Blood, 2001. 98(5):1302–1311

Goodwin JS, Samet JM, Key CR, Humble C, Kutvirt D, Hunt C (1986) Stage at diagnosis of cancer varies with the age of the patient. J Am Geriatr Soc 34(1):20–26

Gorner M, Spath-Schwalbe E (2008) Modern treatment options for elderly patients with multiple myeloma. Onkologie 31(6):335–342

Haller DG, Catalano PJ, Macdonald JS, O'Rourke MA, Frontiera MS, Jackson DV, Mayer RJ (2005) Phase III study of fluorouracil, leucovorin, and levamisole in high-risk stage II and III colon cancer: final report of Intergroup 0089. J Clin Oncol 23(34):8671–8678

Harter P, du Bois A, Schade-Brittinger C et al. Non-enrolment of ovarian cancer patients in clinical trials: reasons and background. Ann Oncol 16(11):1801–1805

Höffken K, Kolb G, Wedding U (2002) Geriatrische Onkologie. Springer, Berlin Heidelberg New York

Honecker F, et al. (2009) Use of the Comprehensive Geriatric Assessment (CGA) in elderly patients (pts) with solid tumors to predict mortality. J Clin Oncol 27(15S):9549 (Abstract)

Hulin C, Facon T, Rodon P et al. (2009) Efficacy of melphalan and prednisone plus thalidomide in patients older than 75 years with newly diagnosed multiple myeloma:IFM 01/01 trial. J Clin Oncol 27(22):3664–3670

Hurwitz H, Fehrenbacher L, Novotny W et al. (2004) Bevacizumab plus irinotecan, fluorouracil, and leucovorin for metastatic colorectal cancer. N Engl J Med 350(23):2335–2342

Hutchins LF, Unger JM, Crowley JJ, Coltman CA Jr, Albain KS (1999) Underrepresentation of patients 65 years of age or older in cancer-treatment trials. N Engl J Med 341(27):2061–2067

Albert US (Hrsg) (2008) Interdisziplinäre S3-Leitlinie für die Diagnostik, Therapie und Nachsorge des Mammakarzinoms. Zuckschwerdt, München

Joensuu H, Kellokumpu-Lehtinen PL, Bono P et al. (2006) Adjuvant docetaxel or vinorelbine with or without trastuzumab for breast cancer. N Engl J Med 354(8):809–820

Kabbinavar FF, Schulz J, McCleod M (2005) Addition of bevacizumab to bolus fluorouracil and leucovorin in first-line metastatic colorectal cancer: results of a randomized phase II trial. J Clin Oncol 23(16):3697–3705

Kabbinavar FF, Hurwitz HI, Yi J, Sarkar S, Rosen O (2009) Addition of bevacizumab to fluorouracil-based first-line treatment of metastatic colorectal cancer: pooled analysis of cohorts of older patients from two randomized clinical trials. J Clin Oncol 27(2):199–205

Kalbe E, Kessler J, Calabrese P, Smith R, Passmore AP, Brand M, Bullock R (2004) DemTect: a new, sensitive cognitive screening test to support the diagnosis of mild cognitive impairment and early dementia. Int J Geriatr Psychiatry 19(2):136–143
Karnofsky DA, Adelmann WH, Craver FL (1948) The use of nitrogen mustard in the palliative treatment of carcinoma. Cancer 1:634–656
Keating NL, Landrum MB, Klabunde CN et al. (2008) Adjuvant chemotherapy for stage III colon cancer: do physicians agree about the importance of patient age and comorbidity? J Clin Oncol 26(15):2532–2537
Kemeny MM, Peterson BL, Kornblith AB et al. (2003) Barriers to clinical trial participation by older women with breast cancer. J Clin Oncol 21(12):2268–2275
Knauf WU, Lissichkov T, Aldaoud A et al. (2009) Phase III randomized study of bendamustine compared with chlorambucil in previously untreated patients with chronic lymphocytic leukemia. J Clin Oncol 27(26):4378–4384
Köhne CH, Folprecht G, Goldberg RM, Mitry E, Rougier P (2008) Chemotherapy in elderly patients with colorectal cancer. Oncologist 13(4):390–402
Kudoh S, Takeda K, Nakagawa K et al. (2006) Phase III study of docetaxel compared with vinorelbine in elderly patients with advanced non-small-cell lung cancer:results of the West Japan Thoracic Oncology Group Trial (WJTOG 9904). J Clin Oncol 24(22):3657–3663
Lawton MP, Brody EM (1969) Assessment of older people:self-maintaining and instrumental activities of daily living. Gerontologist 9(3):179–186
Lewis JH, Kilgore ML, Goldman DP et al. 2003) Participation of patients 65 years of age or older in cancer clinical trials. J Clin Oncol 21(7):1383–1389
Lièvre A, Bachet JB, Boige V et al. (2008) KRAS mutations as an independent prognostic factor in patients with advanced colorectal cancer treated with cetuximab. J Clin Oncol 26(3):374–379
Lynch TJ, Bell DW, Sordella R et al. (2004) Activating mutations in the epidermal growth factor receptor underlying responsiveness of non-small-cell lung cancer to gefitinib. N Engl J Med 350(21):2129–2139
Mahoney FI, Barthel DW (1965) Functional evaluation. Md State Med J 14:61–65
Massie MJ (2004) Prevalence of depression in patients with cancer. J Natl Cancer Inst Monogr (32):57–71
Miller K, Wang M, Gralow J et al. (2007) Paclitaxel plus bevacizumab versus paclitaxel alone for metastatic breast cancer. N Engl J Med 357(26):2666–2676
Monfardini S, Sorio R, Boes GH, Kaye S, Serraino D (1995) Entry and evaluation of elderly patients in European Organization for Research and Treatment of Cancer (EORTC) new-drug-development studies. Cancer 76(2):333–338
Mor V, Laliberte L, Morris JN, Wiemann M (1984) The Karnofsky Performance Status Scale. An examination of its reliability and validity in a research setting. Cancer 53(9):2002–2007
Muss HB, Berry DA, Cirrincione CT et al. (2009) Adjuvant chemotherapy in older women with early-stage breast cancer. N Engl J Med 360(20):2055–2065
Neugut AI, Fleischauer AT, Sundararajan V, Mitra N, Heitjan DF, Jacobson JS, Grann VR (2002) Use of adjuvant chemotherapy and radiation therapy for rectal cancer among the elderly: a population-based study. J Clin Oncol 20(11):2643–2650
Nikolaus T, Specht-Leible N, Bach M, Oster P, Schlierf G (1994) Social aspects in diagnosis and therapy of very elderly patients. Initial experiences with a newly developed questionnaire within the scope of geriatric assessment. Z Gerontol 27(4):240–245
Osborne CK, Pippen J, Jones SE et al. (2002) Double-blind, randomized trial comparing the efficacy and tolerability of fulvestrant versus anastrozole in postmenopausal women with advanced breast cancer progressing on prior endocrine therapy: results of a North American trial. J Clin Oncol 20(16):3386–3395
Pallis AG, Gridelli C, Meerbeeck JP van et al. (2009) EORTC Elderly Task Force and Lung Cancer Group and International Society for Geriatric Oncology (SIOG) experts' opinion for the treatment of non-small-cell lung cancer in an elderly population. Ann Oncol(in print)
Piccart-Gebhart MJ, Procter M, Leyland-Jones B et al. (2005) Trastuzumab after adjuvant chemotherapy in HER2-positive breast cancer. N Engl J Med 353(16):1659–1672
Pignon JP, Tribodet H, Scagliotti GV et al. (2008) Lung adjuvant cisplatin evaluation: a pooled analysis by the LACE Collaborative Group. J Clin Oncol 26(21):3552–3559
Pinder MC, Duan Z, Goodwin JS, Hortobagyi GN, Giordano SH (2007) Congestive heart failure in older women treated with adjuvant anthracycline chemotherapy for breast cancer. J Clin Oncol 25(25):3808–3815
Podsiadlo D, Richardson S (1991) The timed «Up & Go«: a test of basic functional mobility for frail elderly persons. J Am Geriatr Soc 39(2):142–148
Rao AV, Hsieh F, Feussner JR, Cohen HJ (2005) Geriatric evaluation and management units in the care of the frail elderly cancer patient. J Gerontol A Biol Sci Med Sci 60(6):798–803
Read WL, Tierney RM, Page NC, Costas I, Govindan R, Spitznagel EL, Piccirillo JF (2004) Differential prognostic impact of comorbidity. J Clin Oncol 22(15): 3099–3103
Rehse B, Pukrop R (2003) Effects of psychosocial interventions on quality of life in adult cancer patients: meta analysis of 37 published controlled outcome studies. Patient Educ Couns 50(2): 179–186
Repetto L, Venturino A, Vercelli M et al. (1998) Performance status and comorbidity in elderly cancer patients compared with young patients with neoplasia and elderly patients without neoplastic conditions (see comments). Cancer 82(4): 760–765
Repetto L, Biganzoli L, Koehne CH, Luebbe AS, Soubeyran P, Tjan-Heijnen VC, Aapro MS (2003) EORTC Cancer in the Elderly Task Force guidelines for the use of colony-stimulating factors in elderly patients with cancer. Eur J Cancer 39(16): 2264–2272
Romond EH, Perez EA, Bryant J et al. (2005) Trastuzumab plus adjuvant chemotherapy for operable HER2-positive breast cancer. N Engl J Med 353(16): 1673–1684

Samet J, Hunt WC, Key C, Humble CG, Goodwin JS (1986) Choice of cancer therapy varies with age of patient. Jama 255(24):3385–3390
Sargent DJ, Goldberg RM, Jacobson SD et al. (2001) A pooled analysis of adjuvant chemotherapy for resected colon cancer in elderly patients. N Engl J Med 345(15):1091–1097
Sargent DJ, Wieand HS, Haller DG et al. (2005) data from 20,898 patients on 18 randomized trials. J Clin Oncol, 2005. 23(34):8664–8670
Sargent DJ, Patiyil S, Yothers G et al. (2007) End points for colon cancer adjuvant trials:observations and recommendations based on individual patient data from 20,898 patients enrolled onto 18 randomized trials from the ACCENT Group. J Clin Oncol 25(29):4569–4574
Sargent D, Sobrero A, Grothey A et al. (2009) Evidence for cure by adjuvant therapy in colon cancer: observations based on individual patient data from 20,898 patients on 18 randomized trials. J Clin Oncol 27(6):872–877
Schairer C, Mink PJ, Carroll L, Devesa SS (2004) Probabilities of death from breast cancer and other causes among female breast cancer patients. J Natl Cancer Inst 96(17):1311–1321
Schmiegel W, Reinacher-Schick A, Arnold D et al. (2008) (Update S3-guideline »colorectal cancer« 2008). Z Gastroenterol 46(8):799–840
Schmoll HJ, Cartwright T, Tabernero J et al. (2007) Phase III trial of capecitabine plus oxaliplatin as adjuvant therapy for stage III colon cancer: a planned safety analysis in 1,864 patients. J Clin Oncol 25(1):102–109
Schröder KE, Schwarzer R (1997) Bewältigungsressourcen. In: C. Tesch-Römer, C. Salewski, G. Schwarz (Eds) Psychologie der Bewältigung. Psychologie ,: Weinheim, S. 174–195
Slamon DJ, Leyland-Jones B, Shak S et al. (2001) Use of chemotherapy plus a monoclonal antibody against HER2 for metastatic breast cancer that overexpresses HER2. N Engl J Med 344(11):783–792
Sommer G, Fydrich T (1989) Unterstützung:Diagnostik, Konzepte, F-SOZU. Tübingen, Deutsche Gesellschaft für Verhaltenstherapie
Statistisches Bundesamt (2010) http://www.destatis.de/jetspeed/portal/cms/Sites/destatis/Internet/DE/Content/Statistiken/Bevoelkerung/GeburtenSterbefaelle/Tabellen/Content100/SterbetafelDeutschland,property=file.xls. Gesehen 05.01.2010
Stein BN, Petrelli NJ, Douglass HO, Driscoll DL, Arcangeli G, Meropol NJ (1995) Age and sex are independent predictors of 5-fluorouracil toxicity. Analysis of a large scale phase III trial. Cancer 75(1):11–17
Strauß B, Berger U, Troschke J von , Brähler E (2004) Lehrbuch medizinische Psychologie und medizinische Soziologie. Hogrefe, Göttingen
Stuck AE, Siu AL, Wieland GD, Adams J, Rubenstein LZ (1993) Comprehensive geriatric assessment: a meta-analysis of controlled trials. Lancet 342(8878):1032–1036
Sundararajan V, Mitra N, Jacobson JS, Grann VR, Heitjan DF, Neugut AI (2002) Survival associated with 5-fluorouracil-based adjuvant chemotherapy among elderly patients with node-positive colon cancer. Ann Intern Med 136(5):349–357
The Elderly Lung Cancer Vinorelbine Italian Study Group (1999) Effects of vinorelbine on quality of life and survival of elderly patients with advanced non-small-cell lung cancer. J Natl Cancer Inst 91(1):66–72
Tinetti ME (1986) Performance-oriented assessment of mobility problems in elderly patients. J Am Geriatr Soc 34(2):119–126
Tol J, Koopman M, Cats A et al. (2009) Chemotherapy, bevacizumab, and cetuximab in metastatic colorectal cancer. N Engl J Med 360(6):563–572
Trimble EL, Carter CL, Cain D, Freidlin B, Ungerleider RS, Friedman MA (1994) Representation of older patients in cancer treatment trials. Cancer 74(7 Suppl):2208–2214
Turner NJ, Haward RA, Mulley GP, Selby PJ (1999) Cancer in old age – is it inadequately investigated and treated? BMJ 319(7205):309–312
Twelves C, Wong A, Nowacki MP et al. 2005) Capecitabine as adjuvant treatment for stage III colon cancer. N Engl J Med 352(26):2696–2704
Wagner AD, Wedding U (2009) Advances in the pharmacological treatment of gastro-oesophageal cancer. Drugs Aging 26(8):627–646
Watson M, McCarron J, Law M (1992) Anticipatory nausea and emesis, and psychological morbidity: assessment of prevalence among out-patients on mild to moderate chemotherapy regimens. Br J Cancer 66(5):862–866
Watson YI, Arfken CL, Birge SJ (1993) Clock completion: an objective screening test for dementia. J Am Geriatr Soc 41(11):1235–1240
Wedding U, Bokemeyer C, Meran JG (2004) Elderly patients with acute myeloid leukaemia: characteristics in biology, patients and treatment. Recommendations of the Working Group Geriatric Oncology of the German Society for Haematology and Oncology (DGHO), the Austrian Society for Haematology and Oncology (OGHO) and the German Society for Geriatrics (DGG). Onkologie 27(1):72–82
Wedding U, Höffken K, Friedrich C, Pientka L (2007a) Health services research and geriatrics: deficits and research approaches using the example of colorectal carcinoma and anaemia. Z Arztl Fortbild Qualitatssich 101(9):587–592
Wedding U, Honecker F, Bokemeyer C, Pientka L, Höffken K (2007b) Tolerance to chemotherapy in elderly patients with cancer. Cancer Control 14(1):44–56
Wedding U, Honecker F, Pienkta L, Höffken K (2007c) Klinische Studien und Patientregister für alte Patienten mit Krebserkrankungen. Onkologe 13(9):783–791
Wedding U, Röhrig B, Pientka L, Höffken K (2007d) Anaemia-related impairment in quality of life in elderly cancer patients prior to chemotherapy. J Cancer Res Clin Oncol 133(5):279–286
Wedding, U., et al. (2008) Comprehensive Geriatric Assessment (CGA) in elderly patients with hematological neoplasia: CGA and not age predicts mortality – Results from in-GHO-Registry. Blood 112(11):1310 (Abstract)
Wehling M (2008) Drug therapy in the elderly: too much or too little, what to do? A new assessment system: fit for the aged (FORTA). Dtsch Med Wochenschr 133(44):2289–2291

Wehling M (2009) Multimorbidity and polypharmacy: how to reduce the harmful drug load and yet add needed drugs in the elderly? Proposal of a new drug classification: fit for the aged. J Am Geriatr Soc 57(3):560–561

Wheatley-Price P, Ding K, Seymour L, Clark GM, Shepherd FA (2008) Erlotinib for advanced non-small-cell lung cancer in the elderly: an analysis of the National Cancer Institute of Canada Clinical Trials Group Study BR.21. J Clin Oncol 26(14):2350–2357

Yesavage JA, Brink TL, Rose TL, Lum O, Huang V, Adey M, Leirer VO (1982) Development and validation of a geriatric depression screening scale: a preliminary report. J Psychiatr Res 17(1):37–49

Studien-Akronyme

- ABCSG-6a
  »Austrian Breast Cancer Study Group«
- ABCSG-8
  »Austrian Breast Cancer Study Group«
- ATAC
  »Arimidex, Tamoxifen, Alone or in Combination«
- ARNO
  »Arimidex-Nolvadex«
- AVANT
  »A Randomized, Three Arm Multinational Phase III Study to Investigate Bevacizumab (q3w or q2w) in Combination With Either Intermittent Capecitabine Plus Oxaliplatin (XELOX) (q3w) or Fluorouracil/Leucovorin With Oxaliplatin (FOLFOX-4) Versus FOLFOX-4 Regimen Alone as Adjuvant Chemotherapy in Colon Carcinoma: The AVANT Study«
- AZA-001
  »Azacitidine Studie 001«
- BIG-1-98
  »The Breast International Group Study 1-98«
- ELVIS
  »Elderly Lung Cancer Vinorelbine Italian Study«
- HERA
  »Herceptin Adjuvant Trial«
- IES
  »Intergroup Exemestane Study«
- ITA
  »Intergruppo Tamoxifen Arimidex«
- MA-17
  »Alphanummerische Kennzeichnung einer Studie, durchgeführt durch das National Cancer Institute of Canada«
- MOSAIC
  »Multicenter International Study of Oxaliplatin/5-Fluorouracil, Leucovorin in the Adjuvant Treatment of Colon Cancer (MOSAIC) Study«
- NSABP-B-33
  »National Surgical Adjuvant Breast and Bowel Project«
- PETACC-8
  »Pan-European Trials in Adjuvant Colon Cancer«
- UK-MRC-AML-11
  »United Kingdom Medical Research Council Acute Myeloic Leukemia«
- X-Act
  »Xeloda in Adjuvant Colon Cancer Therapy«

3 Pharmakotherapie und geriatrische Syndrome

Heinrich Burkhardt

3.1 Sturzneigung und Pharmakotherapie – 220

3.1.1 Einzelne Pharmakotherapeutika – 222

Literatur – 224

3.2 Pharmakotherapie und kognitive Defizite – 225

3.2.1 Das delirante Syndrom – 225

3.2.2 Pharmaka, die die kognitiven Fähigkeiten in der Langzeitanwendung beeinflussen können – 231

Literatur – 231

3.3 Pharmakotherapie und Inkontinenz – 232

3.3.1 Stellenwert der Pharmakotherapie in der Behandlung der Inkontinenz – 234

3.3.2 Aggravieren oder Auslösen einer Inkontinenz durch Medikamente – 237

Literatur – 238

3.4 Immobilität und Pharmakotherapie – 239

3.4.1 Epidemiologie und klinische Bedeutung – 240

3.4.2 Pharmakotherapie in der Behandlung der Immobilisation – 240

3.4.3 Pharmakotherapie als Risikofaktor für das Entstehen von Mobilitätsdefiziten – 244

3.4.4 Pharmakotherapie bei speziellen Problemen in der Mobilisierungsphase – 245

Literatur – 246

3.5 Pharmakotherapie und das Frailty-Syndrom – 247

3.5.1 Definition des Frailty-Syndroms und pathophysiologischer Hintergrund – 247

3.5.2 Epidemiologie und klinische Bedeutung – 250

3.5.3 Bedeutung für die Pharmakotherapie – 251

3.5.4 Medikamente, die potenziell das Frailty-Syndrom begünstigen – 252

3.5.5 Pharmakotherapeutische Strategien, die dem Frailty-Syndrom entgegenwirken – 253

Literatur – 254

3.1 Sturzneigung und Pharmakotherapie

Posturale Stabilität ist, bedingt durch den aufrechten Gang des Menschen, eine komplexe Aufgabe des Gesamtorganismus und daher per se anfällig für Störungen, die in Stürzen resultieren können. Stürze aus dem Stand oder dem Gehen mit geringer Geschwindigkeit sind, anders als bei jüngeren Erwachsenen oder Kindern, bei älteren Patienten häufig ein klinisch bedeutsames Ereignis. Mit zunehmendem Alter nimmt nämlich nicht nur allgemein die Inzidenz der Sturzereignisse zu, sie sind auch stärker mit erheblichen Traumata verbunden. Man schätzt, dass etwa ein Drittel der zu Hause lebenden älteren Menschen über 65 Jahre im Durchschnitt einmal pro Jahr stürzt, von den über 80-Jährigen sind es bereits ca. die Hälfte (Tinetti et al. 1988). Für ältere Menschen entsteht aus diesen Sturzereignissen ein erhebliches Risiko für Morbidität und Mortalität (Stel et al. 2004). Dies gilt besonders für in Institutionen lebenden Menschen (Kron et al. 2003). Bei etwa 5% der Sturzereignisse bei älteren Menschen kommt es zu einer Fraktur (hier besonders häufig die Radius- und die proximale Femurfraktur), deren Mortalitätsrate mit höherem Lebensalter ansteigt. Die größte klinische Bedeutung aufgrund der assoziierten Morbidität und Mortalität hat hierbei die proximale Femurfraktur. In einer Erhebung der US-Regierung (US Congress, Office of Technology Assessment 1994) zu diesem Thema wurde 1994 festgestellt, dass die 12-Monats-Mortalitätsraten der proximalen Hüftfraktur mit höherem Lebensalter deutlich ansteigen und bei den über 65-Jährigen bis zu 24% erreichen. Darüber hinaus konnte von den zuvor zu Hause lebenden Personen über 40% nach der proximalen Femurfraktur nicht wieder in ihr häusliches Umfeld zurückkehren und mussten in einer stationären Pflegeeinrichtung aufgenommen werden. Begünstigt wird dies durch eine zunehmende Prävalenz an Osteoporose mit höherem Lebensalter aber auch durch den abnehmenden Schutz durch Reflexe bzw. kompensierende Reaktionen. Wichtige altersassoziierte Veränderungen des Organismus in diesem Zusammenhang sind

- reduzierter Muskelmasse (Sarkopenie),
- reduziertem Visus und
- Veränderungen im Nervensystem.

Diese treffen recht gut auf die Frailty-Kriterien zu, sodass fraglos die Untergruppe der älteren Patienten, die das Frailty-Syndrom aufwiesen gleichzeitig die Gruppe ist, die das größte inhärente Sturzrisiko aufweist.

Allerdings muss bedacht werden, dass typischerweise die Sturzereignisse beim Menschen multifaktoriell bedingt sind, sodass zu den internen Faktoren wie z. B. Frailty oder reduzierter Visus externe Auslöser hinzutreten. Schließlich resultiert ein sehr komplexes Wechselwirkungsgefüge. Bei jedem Ereignis können die Zusammenhänge anders liegen, daher bedarf im Grunde jedes Sturzereignis eines älteren Menschen einer genauen Analyse, um verbesserbare Faktoren identifizieren zu können.

Die meisten Sturzereignisse bei älteren Menschen sind multifaktorieller Genese.

Unter den vielfältigen das Sturzereignis begünstigenden Faktoren sind auch Medikamente zu zählen, die mit Sturzereignissen in Verbindung gebracht werden können. Bei vielen Substanzgruppen (z. B. den zentral wirksamen Substanzen) ergibt sich dies zwangsläufig aus deren Wirkmechanismus. Dabei kann das allgemeine Modell für ein Risikoereignis herangezogen werden. Die kompensatorische Reserve ist beim älteren und insbesondere beim älteren Menschen mit Frailty-Syndrom viel geringer als bei jüngeren. Abb. 3.1 verdeutlicht diesen Zusammenhang.

Bei erniedrigter kompensatorischer Reserve können auch geringfügige externe Trigger ein Risikoereignis (Sturz) auslösen. In diesem Zusammenhang können Medikamente die kompensatorische Reserve weiter belasten (z. B. durch Wirkungen auf das ZNS). Trotzdem wird die Rolle von Medikamenten, obwohl immer wieder hervorgehoben, immer noch häufig unterschätzt. In Analysen zu unangemessener Medikation beim älteren Menschen gilt die Begünstigung eines erhöhten Sturzrisikos als wichtiges Argument, um Medikamente als ungeeignet zu charakterisieren. Dennoch findet sich in der pharmakologischen Literatur zu systematischen unerwünschten Arzneimittelwirkungen (UAW) selten eine explizite Betrachtung des Sturzrisikos; meist muss aus anderer erfasster Symptomatik indirekt darauf geschlossen werden (z. B. Schwindel,

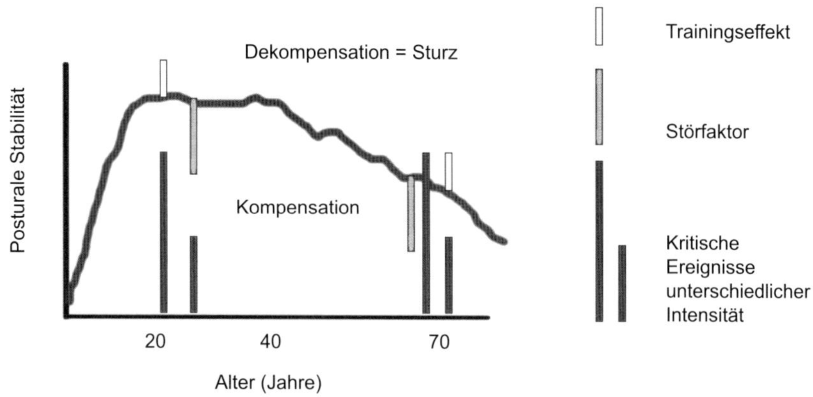

Abb. 3.1. Posturale Stabilität in Abhängigkeit vom Lebensalter und stabilisierenden und destabilisierenden Einflüssen

Müdigkeit). Hier fehlt es noch ganz erheblich an gezielter Forschung. Eine Ursache für die oft mangelnde Aufmerksamkeit für dieses Problem könnte in den methodologischen Problemen liegen, mit denen eine Analyse der genaueren Mechanismen behaftet ist.

Diese sind:

- Analyse erfolgt in epidemiologischen Arbeiten oft nur in groben Medikamenten-Gruppen und
- Fragen der Eindosierung bzw. der Medikamentendosis bleiben oft unklar.

Gründe für die erhöhte Sturzneigung im Alter wurden oben aufgeführt. Außerdem besteht bei vielen älteren Patienten häufig eine orthostatische Dysregulation. Bei den über 75-Jährigen rechnet man mit Prävalenzraten bis über 30% (Gupta u. Lipsitz 2007). Aber auch in der zunehmenden Polypharmazie liegt eine wichtige Ursache. Als klare Risikofaktoren gelten

- sowohl die Verordnung von Psychopharmaka
- als auch Polypharmazie im Sinne einer Verordnung von gleichzeitig mehr als 4 Medikamenten.

Diese beiden prädisponierenden Faktoren finden sich in einer aktuellen Zusammenstellung der wichtigsten Risikofaktoren für Sturzereignisse bei älteren Menschen (Dieckmann 2004). Allerdings werden derzeit über 400 einzelne prädisponierende Faktoren für Stürze bei Älteren diskutiert, unter diesen sind auch viele unterschiedliche Medikamente. Das komplexe Zusammenspiel unterschiedlicher prädisponierender, sowohl situativer als auch habitueller Faktoren in einer vereinfachten Zusammenfassung verdeutlicht Abb. 3.2.

Diese komplexe Interaktion zwischen den unterschiedlichen Faktoren, deren jeweiliger Anteil am realen Sturzereignis meist auch in der Einzelsituation schwierig zu bestimmen ist, erklärt auch gut, warum die Analyse der genauen Assoziation zwischen dem Sturzereignis und speziellen Wirkstoffen oder Medikamentenklassen in epidemiologischen Untersuchungen immer problematisch ist. Dazu trägt weiter bei, dass häufig die Medikamentenklassen in einzelnen Untersuchungen unterschiedlich definiert wurden. Dies gilt z. B. beson-

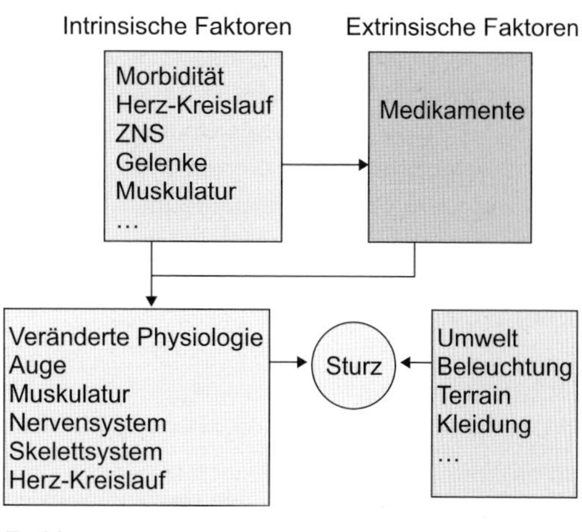

Abb. 3.2. Medikamente im Kontext der multifaktoriellen Sturzgenese. ZNS Zentralnervensystem

Tab. 3.1. Risikobewertung für Medikamentenklassen bzgl. Sturzereignissen

Medikamentenklasse	Setting			Evidenz	OR
	Häusliche Umgebung	Alten/ Pflegeheim	Krankenhaus		
Trizyklische Antidepressiva	+	+	+	++	1,51
SSRI	+	+		+	–
Lang wirksame Benzodiazepine	+	+	+	++	1,32
Kurz wirksame Benzodiazepine	+	(+)	(+)	+	1,44
Phenothiazine	(+)	(+)	(+)	(+)	1,5[&]
Butyrophenone	(+)		+	?	
NSAID	(+)	+		(+)	1,16
Vasodilatatoren	(+)	(+)		(+)	1,13
Diuretika	(+)	(+)	0	(+)	1,08
Digoxin	(+)	(+)	+	0	1,22
Antiarrhythmika 1a	+			+	1,59
Antihypertensiva (allgemein)	(+)	(+)		0	–
ACE-Inhibitoren	0			0	1,2

0 in Studien kein Risiko nachweisbar; (+) vereinzelte Berichte über Assoziation mit Sturzereignissen; + überwiegende Anzahl von Berichten findet ein assoziiertes Sturzrisiko; ++ hohe Wahrscheinlichkeit für Sturzrisiko; * gepoolte OR nach Leipzig et al. 1999; & Neuroleptika nicht nach Subklassen differenziert; *ACE* angiotensinkonvertierendes Enzym; *NSAID* »non steroidal anti-inflammatory drugs«; OR »Odds Ratio«; SSRI selektive Serotoninwiederaufnahmehemmer

ders für die Psychopharmaka, für die eine differenzielle Bewertung einzelner Substanzen oft sehr schwer ist. Ebenso spielt das Setting, in dem Medikamente eingesetzt werden, eine nicht unerhebliche Rolle. Tab. 3.1 gibt eine Übersicht über die aus epidemiologischen Untersuchungen gewonnenen Befunde zum assoziierten Risiko für das Auftreten eines Sturzes mit bestimmten Medikamentengruppen stratifiziert nach dem jeweiligen Setting (Blain 2000; Campbell 1991; Cumming 1998; Leipzig 1998).

3.1.1 Einzelne Pharmakotherapeutika

Für eine neuere prospektive Untersuchung wurden die Daten aus einschlägigen Untersuchungen zusammengestellt und diejenigen Substanzgruppen mit einer deutlichen Assoziation zu einem erhöhten Sturzrisiko als die sog. »Fall-Increasing-Drugs« oder FRID deklariert:

- **Anxiolytika (Benzodiazepine),**
- **Neuroleptika (D2-Antagonisten und Serotonin-Dopamin-Antagonisten),**
- **Antidepressiva (Trizyklika, SSRI, SSNRI, MAO-Hemmer),**
- **Antihypertensiva (Diuretika, Betablocker, Alphablocker, Ca-Antagonisten, ACE-Hemmstoffe),**
- Antiarrhythmika,
- Nitrate und andere Vasodilatanzien,
- Digoxin,
- Opioid-Analgetika,
- anticholinerge Medikamente,
- Antihistaminika,
- Antivertiginosa sowie
- orale Antidiabetika.

In dieser prospektiven Untersuchung konnte gezeigt werden, dass es möglich ist, in vielen Fällen solche Medikamente bei älteren Patienten abzusetzen und dadurch gleichzeitig das Sturzrisiko in etwa zu halbieren (Van der Velde et al. 2006). Eine genaue Analyse der bestehenden Medikation und nach Möglichkeit das Absetzen oder die Dosisreduktion von FRID stellt in einem multifaktoriellen Sturzpräventionsprogramm daher einen ganz wesentlichen Aspekt dar (Chang et al. 2004). Die dargestellte Liste ist allerdings sehr umfangreich; hervorgehoben sind durch Fettdruck die vier Substanzklassen mit dem höchsten Risiko. In einer großen, bislang immer noch maßgeblichen Übersichtsarbeit untersuchten Leipzig et al. (1999) die bis dahin vorliegenden Daten (1999) und versuchten sog. gepoolte »Odds Ratios« (OR) zu bilden. Bei aller statistischen und epidemiologischen Problematik, die dem unterliegt, erlaubt diese Vorgehensweise eine gewisse vergleichende Abschätzung des speziellen Risikopotenzials wichtiger Arzneimittelgruppen. Außerdem ist zu bemerken, dass das Sturzrisiko allgemein nur locker mit der anticholinergen Potenz eines Medikamentes assoziiert ist, wie überhaupt ein erhöhtes Sturzrisiko nicht einem speziellen zentralen Rezeptorsystem allein zugeschrieben werden kann (Beispiel SSRI ► unten). Drei Medikamentengruppen sollen näher besprochen werden.

Das mit Medikamenten assoziierte Sturzrisiko beruht auf multifaktoriellen Vorgängen und kann nicht einem speziellen pharmakodynamischen Vorgang (z. B. Rezeptorsystem) zugeordnet werden.

Psychopharmaka

Die Verordnung von Psychopharmaka gilt als unabhängiger Faktor für ein erhöhtes Sturzrisiko (Souchet et al. 2005). Dabei scheint die Art des Psychopharmakons eine eher untergeordnete Rolle zu spielen. In einer neueren sehr groß angelegten Untersuchung, die Krankenversicherungsdaten aus den USA zur Analyse heranzog, konnte dies erneut für alle Klassen der Psychopharmaka gezeigt werden (French et al. 2006).

Klassische trizyklische Antidepressiva wurden immer mit einem erheblich erhöhten Sturzrisiko in Verbindung gebracht. Dies ist sicher richtig, aber erstaunlicherweise wiesen auch die modernen SSRI mit einer größeren pharmakodynamischen Spezifität an den zerebralen Rezeptorsystemen und insbesondere geringerer anticholinerger Wirkung keine geringere Assoziation zu Sturzereignissen auf (Sleeper et al. 2000).

Eine differenzielle Wertung der Neuroleptika ist nicht einfach. Bisher vorliegende Daten sprechen eher dafür, dass niederpotente Neuroleptika wie Phenothiazine, die häufig bei älteren Patienten mit demenziellem Syndrom zur Behandlung von Unruhezuständen verordnet werden, aufgrund der stärker sedierenden Komponente eine höhere Sturzgefahr bergen. Dies wird durch epidemiologische Befunde eher gestützt. Allerdings darf nicht außer Acht gelassen werden, dass gerade moderne atypische Neuroleptika unter den sog. hochpotenten Substanzen wie Clozapin, Risperidon und Quetiapin eine größere Gefahr der orthostatischen Hypotension aufweisen (Haddad u. Sharma 2007) und daher ebenfalls die Sturzgefahr erhöhen.

Bezüglich der Benzodiazepine wird immer wieder auf eine höhere Gefahr durch die länger wirksamen Substanzen hingewiesen. In epidemiologischen Untersuchungen dazu lässt sich dies allerdings nur bedingt nachvollziehen, sodass bzgl. dieses Risikoereignisses nur eine geringere differenzielle Assoziation zur Halbwertszeit besteht. In der Praxis wesentlich bedeutender wie die Halbwertszeit scheint die absolute Dosis des verordneten Präparates zu sein. In einer sehr großen prospektiven Kohortenstudie in Kanada zeigten sich hierzu außerdem Unterschiede bzgl. verschiedener Präparate, die nicht durch Halbwertszeit und Dosis erklärbar waren. So erwiesen sich in dieser Untersuchung Flurazepam, Chlordiazepoxid und Oxazepam als die risikobehaftetsten Einzelpräparate (Tamblyn et al. 2005). Allerdings war hier das primär definierte Risikoereignis nicht exakt als Sturzereignis sondern als Eintreten einer Verletzung allgemein definiert.

Antihypertensiva

Trotz der prinzipiellen Gefahr einer Orthostase fand sich in einschlägigen Untersuchungen entgegen den Erwartungen kein signifikantes Risiko in

Verbindung mit der Verordnung von Antihypertensiva (Räihä et al. 1995). Bei richtigem Einsatz – angepasste Startdosis und Dosiseskalationsintervalle – besteht hier kein hohes Sturzrisiko. Eine besondere Risikogruppe sind die älteren Patienten mit neurologischen Systematrophien wie M. Parkinson oder MSA (▶ Abschn. 2.9.2). Hier muss eine besonders vorsichtige Eindosierung bei der antihypertensiven Therapie erfolgen (▶ Abschn. 2.1).

Sonstige Medikamente

Nichtsteroidale Antiphlogistika (NSAID) waren ebenfalls mit einem erhöhten Sturzrisiko assoziiert. Daraus kann aber nicht ohne weiteres auf eine – prinzipiell zwar mögliche – zentrale Wirkung geschlossen werden. Ebenso denkbar ist, dass hier nur eine indirekte Assoziation dargestellt wird, insofern NSAID häufig bei Vorliegen von muskuloskeletalen Erkrankungen verordnet (Arthrose) werden, diese Grunderkrankungen aber bereits das erhöhte Sturzrisiko erklären können.

Diuretika, Digoxin und Antiarrhythmika der Klasse I werden ebenfalls von vielen Autoren in Verbindung mit Sturzereignissen gebracht. Hier ist aber kritisch zu hinterfragen, ob diese Sturzereignisse nicht eher primär mit einer kardialen Grunderkrankung (z. B. Tachyarrhythmie und Linksherzinsuffizienz) in Zusammenhang stehen (eine klassische Synkope sollte immer das Augenmerk auf eine kardiale Ursache lenken). Insgesamt wird aber die Indikation für Digoxin und besonders Klasse-I-Antiarrhythmika beim älteren Patienten schon allein aufgrund der geringen therapeutischen Breite bei Digoxin und dem proarrhythmogenen Effekt bei den Klasse-I-Antiarrythmika von vornherein sehr kritisch zu prüfen sein. Außerdem sind beide Gruppen ausgesprochen interaktionsfreudig.

Aus geriatrischer Sicht sind beide Substanzklassen ungünstig für ältere Patienten, insbesondere für diejenigen, die vom Frailty-Syndrom betroffen sind.

Bessern des Sturzrisikos durch pharmakotherapeutische Intervention

Bislang existieren keine seriösen Ansätze für eine Pharmakotherapie des Sturzrisikos und es ist auch sehr fraglich, ob in Anbetracht der zugrunde liegenden multifaktoriellen Genese eine solche Möglichkeit in Zukunft eine realistische Option werden wird. Denkbare Angriffspunkte wären die Muskulatur (Bessern der Muskelkraft und -masse durch Medikamente) oder die Koordination.

Erfolgversprechender könnte sein, bei bestimmten Risikogruppen mit ausgeprägter orthostatischer Hypotension diese gezielt zu beeinflussen, um zumindest einen wichtigen Kofaktor in der Sturzgenese günstig beeinflussen zu können. Hier stehen die nichtpharmakologischen Möglichkeiten im Vordergrund (körperliche Aktivität, spezielle physiotherapeutische Manöver), aber es gibt auch pharmakotherapeutische Ansätze. Hier ist besonders die Gabe von Fludrokortison oder Midodrin, einem α-Agonisten, zu erwähnen. Eine einschleichende Dosierung ist aber zu beachten. NSAID, die in diesem Zusammenhang auch empfohlen werden, sind für ältere Patienten und insbesondere diejenigen mit Frailty-Syndrom aufgrund ihres UAW-Spektrums als ungeeignet anzusehen (▶ Abschn. 2.12).

Literatur

Blain H, Blain A, Tréchot P, Jeandel C (2000) Rôle des médicaments dans les chutes des sujets âgés. Presse Med 29:673–680

Campbell AJ (1991) Drug treatment as a cause of falls in old age. Drugs Aging 1:289–302

Chang JT, Morton SC, Rubenstein LZ et al. (2004) Interventions for the prevention of falls in older adults: systematic review and meta-analysis of randomised clinical trials. BMJ 328(7441):680–687

Cumming RG (1998) Epidemiology of medication-related falls and fractures in the elderly. Drugs Aging 12:43–53

Dieckmann P (2004) Sturzsyndrom. In: Renteln-Kruse W von (ed) Medizin des Alterns und des alten Menschen. Steinkopff, Darmstadt, S 98–109

French DD, Campbell R, Spehar A, Cunningham F, Bulat T, Luther SL (2006) Drugs and falls in community-dwelling older people: a national veterans study. Clin Ther 28(4):619–630

Gupta V, Lipsitz LA (2007) Orthostatic hypotension in the elderly. Am J Med 120:841–847

Haddad PM, Sharma SG (2007) Adverse effects of atypical antipsychotics: differential risk and clinical implications. CNS Drugs 21(11):911–936

Kron M, Loy S, Sturm E, Nikolaus T, Becker C (2003) Risk indicators for falls in institutionalized frail elderly. Am J Epidemiol 158:645–653

Leipzig RM, Cumming RG, Tinetti ME (1999) Drugs and falls in older people: a systematic review and meta-analysis: I. Psychotropic drugs. J Am Geriatr Soc 47(1):30–39
Leipzig RM (1998) Avoiding adverse drug effects in elderly patients. Clev Clin J Med 65:479–485
Räihä I, Luutonen S, Piha J, Seppänen A, Toikka T, Sourander L (1995) Prevalence, predisposing factors, and prognostic importance of postural hypotension. Arch Intern Med 155:930–935
Sleeper R, Bond CA, Rojas-Fernandez C (2000) Psychotropic drugs and falls: new evidence pertaining to serotonin reuptake inhibitors. Pharmacotherapy 20:308–317
Souchet E, Lapeyre-Mestre M, Montastruc JL (2005) Drug related falls: a study in the French Pharmacovigilance database. Pharmacoepidemiol Drug Saf 14:11–16
Stel VS, Smit JH, Pluijm SMF, Lips P (2004) Consequences of falling in older men and women and risk factors for health service use and functional decline. Age Ageing 33:58–65
Tamblyn R, Abrahamowicz M, Berger R du, McLeod P, Bartlett G (2005) A 5-year prospective assessment of the risk associated with individual benzodiazepines and doses in new elderly users. J Am Geriatr Soc 53(2):233–241
Tinetti ME, Speechley M, Ginger SF (1988) Risk factors for falls among elderly persons living in the community. N Engl J Med 319:1701–1707
US Congress, Office of Technology Assessment (1994) Hip fracture outcomes in people 50 and over – Background paper, OTA-BP-H120. US Gouvernment Printing Office, Washington DC
Van der Velde N, Stricker BH, Pols HA, Van der Cammen TJM (2006) Risk of falls after withdrawal of fall-risk-increasing drugs: a prospective cohort study. Br J Clin Parmacol 63:232–237

3.2 Pharmakotherapie und kognitive Defizite

Kognitive Defizite spielen bei der Realisierung einer erfolgreichen Pharmakotherapie eine große Rolle und stellen gleichzeitig Indikationen für eine gezielte Pharmakotherapie dar. Bezüglich letzterem ergeben sich zwei große Indikationsbereiche:

- Zum einen die demenziellen Erkrankungen; die einschlägige Pharmakotherapie ist in ▶ Abschn. 2.8 bereits abgehandelt wurden.
- Zum anderen treten auch akute und vorübergehende Verwirrtheitszustände auf, die unter dem Begriff Delir zusammengefasst werden. Auch hier kann eine Pharmakotherapie notwendig werden, deren Stellenwert hier dargestellt werden soll.

3.2.1 Das delirante Syndrom

War der Begriff delirantes Syndrom früher enger gefasst (an bestimmte produktive Symptome gebunden), so wird er heute nach den aktuellen diagnostischen Kriterien viel weiter gespannt und bezeichnet allgemein einen akuten Verwirrtheitszustand mit Bewusstseinsstörung und fluktuierender Symptomatik. Die Diagnose delirantes Syndrom wird dabei rein klinisch gestellt. Im Zentrum der diagnostischen Kriterien steht das globale Aufmerksamkeitsdefizit des Patienten. Daneben können diverse andere Störungen im Bereich der Kognition, Psychomotorik und Emotion bestehen. Die Hauptkriterien nach DSM-IV stellt nachfolgende Übersicht dar.

Diagnostische Kriterien des deliranten Syndroms nach DSM IV 239.0

- A. Eine Bewusstseinsstörung (d. h. eine reduzierte Klarheit der Umgebungswahrnehmung) mit einer eingeschränkten Fähigkeit, die Aufmerksamkeit zu richten, aufrecht zu erhalten oder zu verlagern.
- B. Eine Veränderung der kognitiven Funktionen (wie Gedächtnisstörung, Desorientiertheit, Sprachstörung) oder die Entwicklung einer Wahrnehmungsstörung, die nicht besser durch eine schon vorher bestehende, manifeste oder sich entwickelnde Demenz erklärt werden kann.
- C. Das Störungsbild entwickelt sich innerhalb einer kurzen Zeitspanne (gewöhnlich innerhalb von Stunden oder Tagen) und fluktuiert üblicherweise im Tagesverlauf.
- D. Es gibt Hinweise aus der Anamnese, der körperlichen Untersuchung oder den Laborbefunden, dass das Störungsbild durch die direkten körperlichen Folgeerscheinungen eines medizinischen Krankheitsfaktors verursacht ist.

Meist bringt man das Delir mit einem Agitiertheitszustand und starker vegetativer Begleitsymptomatik in Verbindung, wie er bei einem Suchtmittelentzug (klassische Symptomatik beim Alkoholentzug) auftritt. Beachtenswert ist aber, dass häufig subklinische und hypoaktive Formen auftreten können, bei denen die Aufmerksamkeitsstörung als eingeschränkte kognitive Aktivität imponiert (Dämmerzustände). Dadurch ist oft die korrekte Diagnose erschwert und diese hypoaktiven Formen des Delirs sind es auch, die häufig übersehen bzw. erst spät einer gezielten Therapie zugeführt werden (Lewis et al. 1995). Daher ist die Kenntnis der genauen diagnostischen Kriterien von wesentlicher Bedeutung. Für die Diagnose und die Verlaufsbeobachtung existieren standardisierte Bewertungsinstrumente (Cam, Delirium-Index; Inouye et al. 1990; McCusker et al. 1998).

> **Hypoaktive Formen des Delirs werden oft übersehen oder verkannt.**

Ein weiteres Problem besteht in der Abgrenzung zum demenziellen Syndrom. Hier kann in vielen Fällen die richtige Diagnose aus der Akutsituation letztlich nur aus der Verlaufsbeobachtung (fluktuierende Symptomatik, Besserung) erschlossen werden. Oft wird die Differenzialdiagnose nicht ausreichend gründlich verfolgt und in der Meinung, es liege ein weiter nicht behandelbares demenzielles Problem vor, wichtige Therapie vorenthalten bzw. zugrunde liegende ernsthafte medizinische Probleme übersehen.

Epidemiologie und klinische Bedeutung

Delirante Syndrome sind unter älteren Patienten im Krankenhaus sehr häufige Komplikationen in der Akutbehandlung. Obwohl epidemiologische Untersuchungen große Schwankungsbreiten aufweisen, besteht doch Übereinkunft, dass das delirante Syndrom in einem hohen Prozentsatz auftritt (bei subtiler Diagnostik 10–20% im Aufnahmebereich, in bestimmten operativen Fächern bis zu 30%). Insbesondere bei älteren hospitalisierten Patienten wurden erhöhte Prävalenzdaten zwischen 14% und 56% gefunden (Inouye 1994; Schor 1992).

Das delirante Syndrom stellt nachweislich ein erhebliches Mortalitätsrisiko dar (McCusker et al. 2003), wobei bei frühzeitigem Erkennen und bereits präventiv einsetzender Maßnahmen, insbesondere im akutstationären Bereich, dieses erheblich gemindert werden kann. Obwohl die Pathogenese des deliranten Syndroms nicht in allen Einzelheiten verstanden ist, wird dennoch dem zentralen cholinergen System eine große Bedeutung in der Pathogenese zugeschrieben (Gibson et al. 1991). Dies umso mehr, als anticholinerg wirksame Medikamente ein besonderes Risiko für das Auftreten eines deliranten Syndroms bergen und die Menge an anticholinerg aktiven Substanzen, die insgesamt verordnet wurde, gut mit der Schwere des Krankheitsbildes korreliert (Cole 2004). Man spricht in diesem Zusammenhang auch von der gesamten anticholinergen Last. Insgesamt ist in den meisten Fällen das Auftreten eines deliranten Syndroms aber auf mehrere Faktoren zurückzuführen. Wichtige weitere Faktoren neben Medikamenten sind

- akute Infektionen,
- Traumata (bes. operative Eingriffe),
- vorbestehende zerebrale Erkrankungen (insbesondere Demenz),
- Einbuße oder Verlust von Visus oder Akusis und
- Elektrolytstörungen (insbesondere Störungen des Natriumhaushaltes),
- Hypoxämie,
- Exsikkose,
- Elektrolytstörungen (vor allem Hyponatriämie),
- Anämie,
- metabolische Störungen (Hypoglykämie, Hyperthyreose),
- Entzug von Alkohol und
- anderen Abhängigkeit auslösenden Substanzen.

Bei älteren Patienten ist ein delirantes Syndrom oft das erste Symptom einer zugrunde liegenden organischen Erkrankung (z. B. Pneumonie, Harnwegsinfektionen oder Divertikulitis; Rummans et al. 1995; Cole 2004). Es muss daher immer nach relevanten zugrundeliegenden Erkrankungen gesucht werden.

Zusätzliche Risikofaktoren sind Immobilisation, sensorische Deprivation, Dehydratation, Schlafentzug, zerebrale Vorschädigung (insbesondere Demenz). Wesentliche Einflussfaktoren, die die Entstehung eines Delirs bei älteren Patienten begünstigen zeigt ◻ Abb. 3.3.

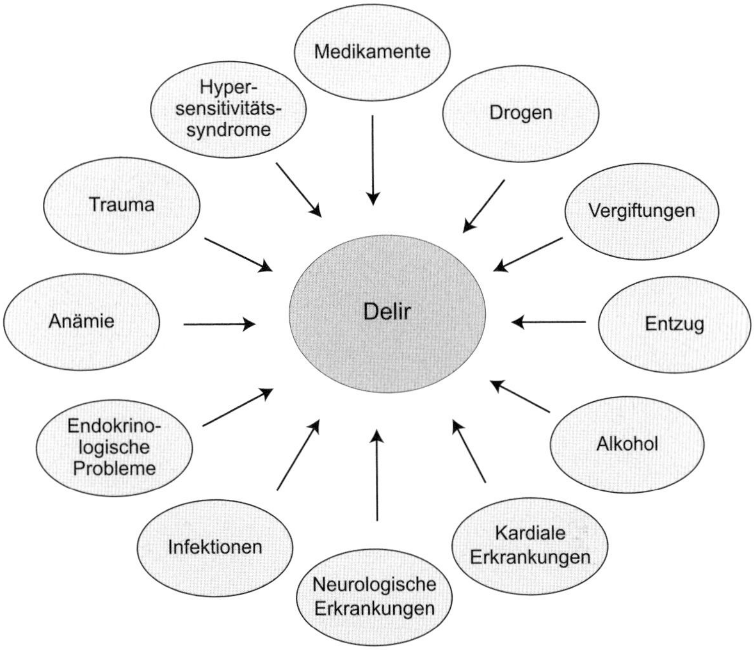

Abb. 3.3. Wichtige Einflussfaktoren, die die Entstehung eines Delirs bei älteren Patienten begünstigen

Pharmakotherapie als Auslöser eines deliranten Syndroms

Zahlreiche Medikamente können das delirante Syndrom auslösen. Das höchste Risiko besteht in Zusammenhang mit zentral wirksamen Medikamenten, insbesondere Amitriptylin, Phenothiazinen, Lithium, Opioiden, Antihistaminika und Benzodiazepinen. In vielen Fällen spielt das anticholinerge Potenzial einer Substanz eine entscheidende Rolle.

> **Das delirogene Risiko hängt häufig mit dem anticholinergen Potenzial eines Medikamentes zusammen.**

Zu beachten ist aber auch, dass für eine ganze Reihe nicht primär zentral wirksamer Medikamente zumindest in vitro eine anticholinerge Wirksamkeit nachgewiesen werden konnte (darunter z. B. Kortikosteroide und Theophyllin; Tune et al. 1992). Ältere Patienten erhalten besonders häufig Medikamente mit anticholinerger Wirkung und auch in ausgewiesenen Risikogruppen wie Patienten mit Alzheimer-Demenz ist die Verordnungsfrequenz von anticholinerg wirksamen Pharmaka ausgesprochen hoch (Remillard 1996). Han et al. (2001) konnten zeigen, dass der Einsatz von anticholinergen Substanzen zu einem kumulativen und unabhängigen Risiko für ein delirantes Syndrom führt. Eine Zusammenstellung von Arzneimitteln, die ein delirantes Syndrom auslösen können, zeigt Tab. 3.2.

Therapie des deliranten Syndroms

Für eine optimale Therapie des deliranten Syndroms ist meist ein multimodales Konzept erforderlich, das in erster Linie darauf zielt, die Auslöser und begünstigende Faktoren zu identifizieren und günstig zu beeinflussen. Weiter ist auf Sicherung der Flüssigkeitszufuhr und adäquate Flüssigkeitsbilanz, ausreichende Ernährung, Thromboembolieprophylaxe (Low-dose-Heparin), Sichern der Vitalfunktionen und Vermeiden weiterer Komplikationen (z. B. Stürze, Aspiration) zu achten. Eine möglichst engmaschige Beobachtung des Patienten ist erforderlich. Zentraler Punkt ist eine optimale Umgebung, die weitere Irritationen minimiert. Im Umgang mit deliranten Patienten sollte eine möglichst ruhige und vertrauenserweckende Umgebung erzeugt werden, um dem Patienten eine gute Reorientierung zu ermöglichen (Konstanz der Kontaktpersonen, frühzeitiges Einbeziehen der Angehörigen, Vermeiden zusätzlicher Störfaktoren, z. B. TV, Ra-

Tab. 3.2. Risikobewertung von Medikamenten als Auslöser eines deliranten Syndroms

Medikamentenklasse	Ausgewählte Medikamente	Risikobewertung
Anticholinergika	Atropin, Scopolamin	Hohes Risiko speziell bei Demenzkranken
Antidepressiva		Signifikantes Risiko, besonders Amitriptylin
Neuroleptika		Signifikantes Risiko für Phenothiazine, niedriges Risiko für atypische Neuroleptika (z. B. Olanzapin)
Lithium		Hohes Risiko, bei Älteren auch bei normalen Serumspiegeln
Benzodiazepine		Mittleres Risiko für alle Benzodiazepine
Parkinson-Medikamente	L-Dopa, Dopaminagonisten, MAO-B-Inhibitoren	Mittleres Risiko für alle Medikamente, gelegentlich bereits bei niedriger Dosis
Antiepileptika	Phenobarbital, Phenytoin, Valproinsäure	Niedriges Risiko
Antihistaminika		Hohes Risiko, besonders Cimetidin
Antiarrhythmika	Chinidin, Lidocain, Disopyramid	Hohes Risiko für Disopyramid, niedriges für alle anderen
Ca-Antagonisten	Verapamil, Nifedipin	Niedriges Risiko
Betablocker	Propanolol	Niedriges Risiko
Diuretika	Thiazide	Niedriges Risiko
Digitalis		Mittleres Risiko, bei Älteren auch bei normalen Serumspiegeln
Antibiotika	β-Laktame, Chinolone	Mittleres Risiko, Datenlage unklar aufgrund methodologischer Probleme
Kortikosteroide		Risiko bei hohen Dosierungen
Analgetika	Opioide und NSAID	Hohes Risiko bei Opioiden, mittleres Risiko bei NSAID und hochdosiertem Aspirin, niedriges Risiko bei Paracetamol
Theophyllin		Mittleres Risiko, ausgeprägt dosisabhängiger Effekt

NSAID »non steroidal anti-inflammatory drugs«

dio, allgemeine Unruhe, häufiger Belegungswechsel im Nachbarbett etc.). Darüber hinaus sollte ein normaler Schlaf-Wach-Rhythmus gefördert werden (stimulierende Aktionen nur tagsüber).

Folgende allgemeine Regeln lassen sich aufstellen (▶ Übersicht):

Allgemeine Regeln zur Therapie des deliranten Syndroms

- Non-pharmakologische Intervention favorisieren (Reorientierung)
- Zeitlichen Zusammenhang zur Medikation überprüfen
- Suspekt: kürzlich neu hinzugefügte Medikamente
- Verzicht auf alle anticholinerg wirksamen Medikamente
- Benzodiazepine:
  - Absetzen falls unter 1 Woche angewendet
  - Ausschleichen falls über 1 Woche angewendet
- Pharmakokinetische Situation überprüfen (Clearance, Schätzformel)
- Symptomkontrolle evtl. mit Haloperidol
- Polypharmazie vermeiden (»prescribing cascade«)

Stellenwert der Pharmakotherapie in der Behandlung des deliranten Syndroms

Psychopharmaka sollten nur unter rein symptomatischen Gesichtspunkten zum Einsatz kommen und so sparsam wie möglich dosiert werden. Psychopharmaka kommen bei Erregungszuständen im Rahmen des delirante Syndroms oder bei produktiven psychotischen Phänomenen wie optischen Halluzinationen in Betracht.

Immer alle möglichen nichtpharmakologischen Maßnahmen ausschöpfen.

In erster Linie werden hochpotente Psychopharmaka verwendet (Haloperidol; falls ein Parkinson-Syndrom vorliegt oder sich extrapyramidal motorische Nebenwirkungen zeigen, stattdessen Clozapin oder Risperidon). Clomethiazol kann eine weitere Alternative sein. Falls das Delir durch Alkohol- oder Benzodiazepinentzug ausgelöst ist, sollte zusätzlich niedrigdosiert Benzodiazepine gegeben werden (Diazepam). Niederpotente Neuroleptika eignen sich aufgrund ihrer meist deutlich stärkeren anticholinergen Nebenwirkungen weniger. Eine Ausnahme stellt hier in Grenzen das Melperon dar. Einen Überblick über die in Betracht kommenden Substanzen gibt ◘ Tab. 3.3 und stellt zusätzlich pharmakodynamische Wirkprofile heraus. Die antipsychotische Wirkung wird hauptsächlich dem Antagonismus am D2-System zugeschrieben, die sedierende Komponente dem H1-Antagonismus und die anxiolytische der Wirkung am 5-HT2A-Rezeptor. Die Wirkweise beim deliranten Syndrom ist allerdings auch auf der pharmakodynamischen Ebene der Rezeptorwirkung weit weniger gut verstanden als diejenige bei den klassischen Psychosen.

In den letzten Jahren wurden die sog. atypischen Neuroleptika entwickelt, um das UAW-Profil zu verbessern, das bislang mit der Gabe von Haloperidol in Verbindung stand. In erster Linie waren hier die auch akut und bedrohlich auftretenden extrapyramidalen motorischen Symptome (Parkinsonoid) gemeint. Des Weiteren bezog es sich aber auch auf die in der chronischen Anwendung auftretende tardive Dyskinesie, für die ältere Patienten und Demenzkranke aus ungeklärten Gründen stärker empfänglich sind und die sich, wenn einmal aufgetreten, kaum therapieren lässt (Caligiuri et al. 1997). Atypische Neuroleptika wie Risperidon und Olanzapin können die Rate dieser UAW verringern, sind aber teilweise mit dem Auftreten einer erheblichen orthostatischen Hypotension belastet. Dies kann die Behandlung älterer Patienten mit delirantem Syndrom sowie Patienten mit Parkinson-Syndrom erschweren. Hier ist eine vorsichtige Eindosierung erforderlich (Kindermann et al. 2002). In der Akutbehandlung haben die atypischen Neuroleptika ihre Domäne, wenn zusätzlich ein Parkinson-Syndrom vorliegt. Sofern kein Parkinson-Syndrom vorliegt und die Behandlung nur kurzfristig erforderlich ist, kann auch mit Haloperidol therapiert werden. In jüngster Zeit sind die atypischen Neuroleptika mit einer kardialen Übersterblichkeit in Verbindung gebracht worden, die höher sein soll als bei Haloperidol. Auch das betrifft die dauerhafte Anwendung.

Liegt zusätzlich tatsächlich eine Demenz vor, kann die Gabe eines Azetylcholinesterasehemmers

Tab. 3.3 Medikamente, die in der Akutbehandlung des deliranten Syndroms eingesetzt werden

Medikament	Wirkung	Kommentar
Haloperidol	Starker D2-Antagonist	Risiko der tardiven Dyskinesie in der Daueranwendung (Raten bis 40%), hier bei Älteren ungeeignet, nur in der Akutbehandlung des Delirs geeignet
Clozapin	Stärkere anticholinerge, antihistaminerge (H1) und antiserotonerge Wirkung (5-HT2)	Stellenwert beim Parkinson-Syndrom, aber schwere idiosynkratische UAW (Agranulozytose), orthostatische Hypotension häufig
Tiapridex	Schwächere Wirkung am D2-Rezeptor aber auch geringe sedierende Wirkung	Geringere EPS-Symptome wie bei Haloperidol
Olanzapin	Stärkere anticholinerge und antihistaminerge Wirkung (H1)	Elimination kann bei älteren Patienten vermindert sein, vorsichtige Eindosierung erforderlich
Risperidon	Stärkere antiserotonerge Wirkung (5-HT2)	Orthostatische Hypotension kann ein Problem sein
Melperon	Schwächere Wirkung am D2-Rezepetor, starke antiserotonerge Wirkung (5-HT2)	Starker sedierender Effekt, oft längere Latenzzeit bis zum Wirkungseintritt
Clomethiazol	Unklar	Alternative zu Neuroleptika, Vorsicht bei Schlafapnoe und respiratorischer Insuffizienz, zusätzliche Sedativa kontraindiziert

UAW unerwünschte Arzneimittelwirkung, *EPS*-Symptome extrapyramidalmotorische Symptome

unter Umständen auch im Delir günstig sein (Wengel et al. 1999). Dieses Vorgehen empfiehlt sich jedoch nur, wenn nicht eine anticholinerge Last durch Medikamente mit als Auslöser festgemacht werden kann.

Die hypoaktive Form des Delirs spricht weniger gut auf den Einsatz von Psychopharmaka an. Hier ist den nichtpharmakologischen Behandlungsmodalitäten eindeutig der Vorzug zu geben (Reorientierung).

Prophylaxe

Das delirante Syndrom tritt häufig im Umfeld einer akutmedizinischen Behandlung, eines eingreifenden Ereignisses oder eines Ortswechsels auf. Das erhöhte Risiko im Zusammenhang mit z. B. einer Krankenhausbehandlung ist gewissermaßen vorhersehbar. Hier hat sich gezeigt, dass das Auftreten deliranter Syndrome sich bei bis zu einem Drittel der Fälle durch geeignete prophylaktische Maßnahmen vermeiden lässt (Inouye et al. 1999): grundsätzlich sollten stabile Kreislaufverhältnisse und Flüssigkeitsbilanzen angestrebt und auf eine ausreichende Nachtruhe geachtet werden. Wichtig ist auch das Vermeiden von sensorischer Deprivation (Brille oder Hörgerät verlegt) und unnötiger sensorischer Irritation (Radio, TV, Unruhe). Die Effektivität solcher Maßnahmen konnte gut belegt werden (Lundström et al. 2005). Leider sind für die Bedürfnisse der älteren Patienten gerade diese Aspekte in den akutstationären Institutionen oft nicht berücksichtigt und in vielerlei Hinsicht wird statt einer patientenorientierten Umstrukturierung der Abläufe in diesen Einrichtungen zur Pharmakotherapie gegriffen und grundlegende Zusammenhänge ignoriert. Das fördert ungünstige Kaskaden zwischen Erregungszuständen, Fixierung und weiteren Akutkomplikationen. Die Folge ist die nicht mehr zu umgehenden Eskalation zu einer Psychopharmakotherapie. Pharmaka haben in der Prophylaxe keinen Platz und sind auch in der Akutbehandlung eines bereits eingetretenen Delirs die schlechtere Wahl. Wirksam könnte aber ein sparsamer und umsichtiger Umgang mit Medikamenten allgemein sein, insbesondere was die Medikamente betrifft, die zur gesamt-anticholinergen Belastung beitragen.

Vermeidung von unnötigen Irritation und Erhalt einer vertrauenserweckenden entspannten Atmosphäre sowie kritischer Umgang mit Medikamenten sind die beste Prophylaxe.

3.2.2 Pharmaka, die die kognitiven Fähigkeiten in der Langzeitanwendung beeinflussen können

Abgesehen vom deliranten Syndrom sind bei chronischer Anwendung auch Wirkungen auf kognitive Funktionen durch Pharmaka möglich. Das wichtigste Beispiel hierfür ist die dauerhafte Gabe von Benzodiazepinen (Stewart 2005). Hier werden dauerhafte und nach Absetzen nur teilweise reversible Auswirkungen auf kognitive Funktionen, insbesondere visuell-räumliches Erkennen diskutiert. Naturgemäß entstehen bei der Bewertung solcher Daten erhebliche methodologische Probleme durch die Interferenz mit der zugrunde liegenden psychiatrischen Diagnosen. Dennoch bleibt insgesamt ein deutlicher Hinweis bestehen, dass Benzodiazepine in der Langzeitanwendung ein Risiko für eine Minderung der kognitiven Leistung bergen.

Grundsätzlich sind Benzodiazepine in der längerfristigen Anwendung problematische Medikamente. Dies gilt insbesondere für ältere Patienten. Zu der Gefahr der Gewöhnung treten noch das erhöhte Sturzrisiko und unerwünschte Sedierung bzw. kognitive Veränderungen auf (Mahdusoodanan u. Bogunovic 2004).

Literatur

Barker MJ, Greenwood KM, Jackson M, Crowe SF (2004) Persistence of cognitive effects after withdrawal from long-term benzodiazepine use: a meta-analysis. Arch Clin Neuropsychol 19(3):437–454

Caligiuri MP, Lacro JP, Rockwell E, McAdams LA, Jeste DV (1997) Incidence and risk factors for severe tardive dyskinesia in older patients. Br J Psychiatry. 1997 Aug;171:148–153

Cole MG (2004) Delirium in elderly patients. Am J Geriatr Psychiatry 12(1):7–21

Gibson GE, Blass JP, Huang HM, Freeman GB (1991) The cellular basis of delirium and its relevance to age-related disorders including Alzheimer's disease. Int Psychogeriatr 3(2):373–395

Han L, McCusker J, Cole M, Abrahamowicz M, Primeau F, Elie M (2001) Use of medications with anticholinergic effect predicts clinical severity of delirium symptoms in older medical inpatients. Arch Intern Med 161(8):1099–1105

Inouye SK (1994) The dilemma of delirium: clinical and research controversies regarding diagnosis and evaluation of delirium in hospitalized elderly medical patients. Am J Med 97:278–287.

Inouye SK, Dyck CH van, Alessi CA, Balkin S, Siegal AP, Horwitz RI (1990) Clarifying confusion: the confusion assessment method. A new method for detection of delirium. Ann Intern Med 113(12):941–948

Inouye SK, Bogardus ST Jr, Charpentier PA, Leo-Summers L, Acampora D, Holford TR, Cooney LM Jr (1999) A multicomponent intervention to prevent delirium in hospitalized older patients. N Engl J Med 340(9):669–676

Kindermann SS, Dolder CR, Bailey A, Katz IR, Jeste DV (2002) Pharmacological treatment of psychosis and agitation in elderly patients with dementia: four decades of experience. Drugs Aging 19(4):257–276

Lewis LM, Miller DK, Morley JE, Nork MJ, Lasater LC (1995) Unrecognized delirium in geriatric patients. Am J Emerg Med 13:142–145

Lundström M, Edlund A, Karlsson S, Brännström B, Bucht G, Gustafson Y (2005) A multifactorial intervention program reduces the duration of delirium, length of hospitalization, and mortality in delirious patients. J Am Geriatr Soc 53(4):622–628

Madhusoodanan S, Bogunovic OJ (2004) Safety of benzodiazepines in the geriatric population. Expert Opin Drug Saf 3(5):485–493

McCusker J, Cole M, Bellavance F, Primeau F (1998) Reliability and validity of a new measure of severity of delirium. Int Psychogeriatr 10(4):421–433

McCusker J, Cole MG, Dendukuri N, Belzile E (2003) Does delirium increase hospital stay? J Am Geriatr 51:1539–1546

Remillard AJ (1996) A pharmacoepidemiological evaluation of anticholinergic prescribing patterns in the elderly. Pharmacoepidemiol Drug Saf 5:155–164

Rummans TA, Evans JM, Krahn LE, Fleming KC (1995) Delirium in elderly patients: evaluation and management. Mayo Clin Proc 70:989–998

Schor JD (1992) Risk factors for delirium in hospitalised elderly. JAMA 267:827–831

Stewart SA (2005) The effects of benzodiazepines on cognition. J Clin Psychiatry 66 (Suppl 2):9–13

Tune L, Carr S, Hoag E, Cooper T (1992) Anticholinergic effects of drugs commonly prescribed for the elderly: potential means for assessing risk of delirium. Am J Psychiatry 149:1393–1394

Wengel SP, Burke WJ, Roccaforte WH (1999) Donepezil for postoperative delirium associated with Alzheimer's disease. J Am Geriatr Soc 47(3):379–380

3.3 Pharmakotherapie und Inkontinenz

Inkontinenz oder mangelnde Kontrolle über die Ausscheidungsfunktionen umfasst vielfältige Störungen der anorektalen Funktionen und der Funktion von Harnblase und Harnsphinkter. Die Ausscheidungskontrolle sind jeweils komplex geregelte Vorgänge mit Beteiligung verschiedener Strukturen, sodass eine Vielfalt an Störungen und Auslösern zur Inkontinenz führen kann. Stuhl- und Harninkontinenz werden nur grob unterteilt, wenn auch für beide Bereiche unterschiedliche pathogenetische Vorgänge zugrunde liegen. Aus diesem Grund kann nur eine detaillierte Diagnose die rationale Grundlage für therapeutische Entscheidungen liefern. Dies gilt natürlich auch für eine evtl. infrage kommende Pharmakotherapie. Die unterschiedlichen Formen der Inkontinenz mit entsprechender Berücksichtigung und Wertung pharmakotherapeutischer Behandlungsmöglichkeiten stellt ◘ Tab. 3.4 zusammen.

Inkontinenzprobleme stehen in engem wechselseitigem Zusammenhang mit Funktionsverlust und Behinderung (Coll-Planas et al. 2008). Oft steht Inkontinenz im Zusammenhang mit chronischen Erkrankungen. Im Bereich Geriatrie tritt diese häufig mit fortgeschrittener Demenz oder Residualzustand nach zerebralem Insult auf und stellt somit einen Teil der im Rahmen dieser Erkrankungen bewirkten Behinderung dar. Auch ein nicht direkt nosologisch mit einer Erkrankungsentität verbundener allmählicher Verlust an Funktionalität im Sinne des Frailty-Syndroms kann z. B. durch reduzierte Mobilität ein Inkontinenzproblem aufdecken bzw. aggravieren (Huang et al. 2007) und zeigt ein eingetretenes Frailty-Syndrom an (Miles et al. 2001). Schließlich kann eine Inkontinenz auch einem funktionellen Verlust vorangehen bzw. zu diesem führen. Häufig geschieht dies durch das Begünstigen von Sturzereignissen und Sturzangst (◘ Abb. 3.4).

Dies gilt in besonderem Maß für die Form der Dranginkontinenz der Harninkontinenz (Brown et al. 2000). Deshalb sollte gerade hier durch Prävention bzw. Therapie versucht werden, diese prognostisch ungünstige Kaskade zu unterbrechen

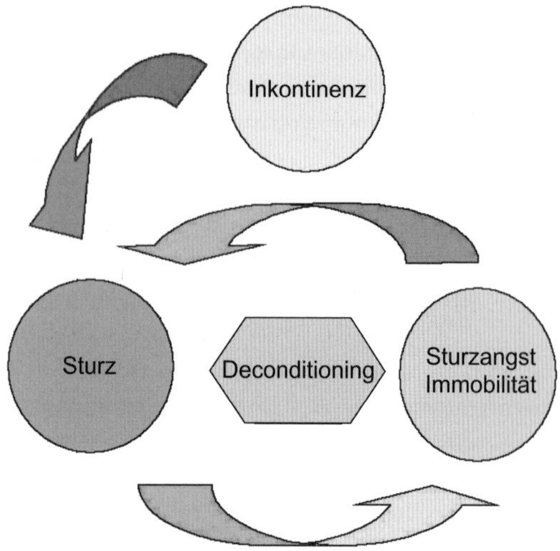

◘ **Abb. 3.4. Zusammenhänge zwischen Inkontinenz, Stürzen und Immobilität**

oder zu bremsen. Ein anderer wichtiger Aspekt, der beim älteren Patienten mit Inkontinenz zu klinisch signifikanten Problemen führen kann, ist die Tendenz vieler betroffener Patienten, ihre Flüssigkeitszufuhr stark zu reduzieren. Dies befördert die Neigung zu Exsikkose mit allen damit verbundenen Problemen.

Inkontinenz ist ein signifikantes und mit dem Alter eindeutig zunehmendes klinisches Problem, aber nicht Teil eines physiologischen Alterungsprozesses. Von den älteren Menschen (über 65 Jahre) leiden über 30% bereits an Symptomen der Harninkontinenz, bei älteren Bewohnern von Pflegeheimen über 70% (Ouslander 1990). Auch die Stuhlinkontinenz nimmt mit zunehmendem Lebensalter deutlich zu (Nelson 2004). Für beide Inkontinenzarten gilt, dass besonders bei den ambulanten älteren Menschen bzw. Patienten dieses Problem häufig unterschätzt wird. Das liegt u. a. an der starken Tabuisierung dieses Themas, sodass oft erst in fortgeschrittenen Stadien der Arzt konsultiert wird. Viele symptomatische Patienten stufen sich als selbst nicht betroffen ein. In einer Untersuchung hierzu suchten nicht einmal 5% der betroffenen Frauen aufgrund ihres Inkontinenzproblems einen Arzt auf (Minaire u. Jaquetin 1992). Gleichzeitig wird Inkontinenz durchaus als erhebliche subjektive Belastung erlebt (Hayder u. Schnepp 2008).

Tab. 3.4. Übersicht über die unterschiedlichen Inkontinenzformen und Pharmakotherapie

Form	Pathophysiologie	Therapie	Pharmakotherapie	Kommentar
Stuhlinkontinenz	Mechanisches oder irritatives Problem (nach Trauma, Tumor, bei Inflammation, Rektumprolaps etc.)	Grundproblem beheben (Chirurgie, Behandlung der Inflammation)	Keine primäre Option	
	Bei chronischer Diarrhö	Ursache behandeln, sonst unspezifische Therapie	Eindickende Substanzen (Psyllium, Kaopectin, Gum Agar), Loperamid, Alosetron, (Amitriptylin)	Amitriptylin bei älteren Patienten ungeeignet
	Bei chronischer Obstipation	Ursache behandeln, sonst unspezifische Therapie	Regulierung des Stuhlgangs z. B. mit Psyllium, Laxanzien	Salinische Laxanzien eher ungeeignet bei älteren Patienten
	Primär gestörte Sphinkterfunktion (Diabetes, Apoplex)	Biofeedback-Training	Keine primäre Option	
Harninkontinenz				
Dranginkontinenz	Detrusorüberaktivität	Lokale Ursachen beheben (Infektionen), primäre Pharmakotherapie, Kontinenztraining	Anticholinerge Substanzen (tertiäre und quartäre Amine)	Domäne der Pharmakotherapie, allerdings UAW-Spektrum problematisch, zusätzlich Verhaltenstraining
Stressinkontinenz	Schwäche der Muskulatur des Beckenbodens, Sphinkterschwäche	Physiotherapie, Chirurgie, (Pharmakotherapie)	Umstritten, lokale Östrogenapplikation, α-adrenerge Substanzen (Midodrin)	Pharmakotherapie nur bei geringgradigen Formen erfolgsversprechend
Überlaufinkontinenz	Obstruktion des Ausflusstraktes, Adynamie des Detrusors (neurogene Störungen)	Chirurgie (obstruktive Form), Katheterismus (adyname Form)	Keine	Pharmakotherapie kann bei geringer Ausprägung obstruktiv bedingte Symptome lindern
Funktionelle Inkontinenz	Im Rahmen schwerer neurologischer Erkrankungen oder Demenz	Verhaltensmodifikationen, Umgebungsanpassung	Keine	Umgebungsoptimierung steht im Vordergrund

UAW unerwünschte Arzneimittelwirkung

Viele Faktoren können eine Inkontinenz bei älteren Patienten bedingen. Fonda (1995) listet für die Harninkontinenz allein 40 Faktoren auf (Tab. 3.5) und zeigt damit die enorme Komplexität dieser Bezüge auf.

Es genügt daher keine ausschließlich auf die Blasenfunktion abhebende Untersuchung des Patienten, sondern es bedarf beim älteren Patienten einer umfassenden Synopsis verschiedener Informationen, um in Betracht kommende Ursachen korrekt zu erfassen und zu werten.

◘ Tab. 3.5. Faktoren, die eine Harninkontinenz bei älteren Patienten bedingen können

Urologische und gynäkologische Ursachen	Harnwegsinfektionen
	Blasensteine
	Blasenkarzinome
	Detrusorhyperreflexie
	Prostatahypertrophie
	Urinfistel
	Beckenbodenschwäche
	Atrophische Vaginitis
	Folgezustand gynäkologischer Operationen
	Akontraktile Blase
Erkrankungen	Akuterkrankungen (funktionelle Inkontinenz)
	Verwirrtheitszustand
	Eingeschränkte Mobilität
	Immobilisation
	Medikamente
	Chronische Obstipation
	Demenz
	Depression
	Chronischer Alkoholkonsum
	Diabetes mellitus
	Übergewicht
Neurologische Ursachen	Paresen
	Schädelverletzungen
	Hirntumoren
	Apoplex
	M. Parkinson
	Hydrozephalus
	Multiple Sklerose
	Polyneuropathie
	Spinale Traumen und Tumoren
Umwelteinflüsse	Unpassende Toilettenhöhe
	Weit entfernte Toilette
	Schlechte Beleuchtung
	Fehlende Beschriftung im Krankenhaus

3.3.1 Stellenwert der Pharmakotherapie in der Behandlung der Inkontinenz

Mit Ausnahme der Dranginkontinenz (Harninkontinenz) steht die Pharmakotherapie bei der Behandlung der verschiedenen Inkontinenzformen nicht im Vordergrund. Eine Übersicht gibt hierzu ◘ Tab. 3.4.

Die verschiedenen Inkontinenzformen werden sehr unterschiedlich behandelt und die Palette reicht vom operativen Eingriff bis zum Verhaltenstraining. Meistens werden mehrdimensionale Ansätze erforderlich sein, um einen optimalen Therapieerfolg zu erreichen. Des Weiteren wird aus der Übersicht auch deutlich, dass ohne eine eingehende Diagnostik mit möglichst genauer Erfassung der zugrunde liegenden Problematik keine rationale Entscheidung möglich ist, inwiefern eine Pharmakotherapie überhaupt erwogen werden kann.

Pharmakotherapie bei Dranginkontinenz

Verschiedene Gruppen von Medikamenten kommen zur Behandlung der Dranginkontinenz in Betracht. Reine Anticholinergika wie Atropin oder Propanthelinbromid werden wegen ihres UAW-Profils nicht mehr verwendet. Ca-Antagonisten und kaliumkanalwirksame Substanzen haben sich als zu wenig wirksam erwiesen (Diokno et al. 2004). Stattdessen werden heute anticholinerge Präparate mit zusätzlicher muskelrelaxierender Wirkung propagiert. Allerdings bestehen noch Unklarheiten über die Therapiesicherheit bei älteren Patienten insbesondere bzgl. anticholinerger UAW (Mundtrockenheit, Müdigkeit, delirantes Syndrom; Diokno 2004) und weiter ist unklar, inwiefern aus einer derartigen medikamentösen Behandlung eine Dauertherapie entsteht oder ob nach einiger Zeit ein Ausschleichen oder Absetzen des Präparates möglich ist. Dies liegt hauptsächlich daran, dass es trotz der eindeutigen epidemiologischen Verhältnisse erstaunlicherweise nur sehr wenige Untersuchungen zu der Anwendung dieser Substanzen bei älteren Patienten gibt.

Die wichtigsten Präparate sind die tertiären (Oxybutinin, Tolterodin, Solifenacin und Darifenacin) und quartären Amine (Trospium Chlorid). Die ersteren sind teilweise auch bei älteren Patienten untersucht. In einer kleinen Untersuchung zur Anwendung des Oxybutinin bei über 70-jährigen Frauen mit Frailty-Syndrom und Dranginkontinenz konnte eine signifikante Verbesserung der Inkontinenzsymptomatik nachgewiesen werden. Bei dieser Gruppe traten aber bei bis zu 90% der Fälle anticholinerge UAW (Mundtrockenheit) und immerhin bei ca. 50% noch Obstipation auf (Szonyi et al. 1995). Allerdings waren hier auch in der Placebogruppe hohe Frequenzen für derartige Symptome verzeichnet worden. Tolterodin und Oxybutinin wurden eindeutig mit Störungen der kognitiven Leistung in Verbindung gebracht und können wie alle tertiären Amine die Blut-Hirn-Schranke passieren (Womack u. Heilmann 2003). Aus theoretischen Erwägungen wird für Trospiumchlorid hier ein niedrigeres Risiko erwartet (schlechtere Passage der Blut-Hirn-Schranke). Verlässliche epidemiologische Daten hierzu gibt es aber bislang nicht (Staskin 2005). Ein weiteres tertiäres Amin, das Solifenacin, soll ebenfalls eine verbesserte Selektivität der Wirkung bzgl. der Blase und damit auch eine niedrigere UAW-Rate aufweisen (Simpson u. Wagstaff 2005). Allerdings waren in den maßgeblichen Untersuchungen hierzu die älteren Patienten ebenfalls stark unterrepräsentiert – in der Untersuchung von Chapple et al. (2005) waren nur 6,7% der hier eingeschlossenen Teilnehmer über 75 Jahre alt. Die pharmakotherapeutischen Möglichkeiten bei dieser Form der Inkontinenz fasst ◘ Tab. 3.6 zusammen.

Pharmakotherapie bei anderen Inkontinenzformen

Bei der anderen wichtigen Form der Harninkontinenz, der Stressinkontinenz, spielt die Pharmakotherapie eine sehr untergeordnete Rolle. Hiervon sind meist ältere Frauen betroffen. Eine Stressinkontinenz bei Männern ist eine Rarität und treten meist nach traumabedingten oder postoperativen Veränderungen im Bereich des Beckenbodens auf. Eine lokale Applikation von östrogenhaltigen Salben wird empfohlen, um eine Atrophie der Vaginal- bzw. Urethralschleimhaut günstig zu beeinflussen, und kann bei älteren Patientinnen die primäre Behandlung mit geeigneter Physiotherapie in einem multimodalen Behandlungskonzept unterstützen (Cardozo et al. 2004). Lokal applizierbare Pharmaka

◘ Tab. 3.6. Pharmakotherapie bei Dranginkontinenz

Substanz	Wirkmechanismus	UAW	Kommentar	FORTA
Oxybutinin	Direkte antimuskarinerge Wirkung und Beeinflussung von Afferenzen	Anticholinerge: Mundtrockenheit, Schläfrigkeit, Obstipation, Delir (<1%)	Hinweise für ungünstige anticholinerge ZNS-Wirkung	C
Tolterodin	Direkte antimuskarinerge Wirkung und Beeinflussung von Afferenzen	Anticholinerge: Mundtrockenheit, Schläfrigkeit, Obstipation, Delir (<0,1%)	Hinweise für ungünstige anticholinerge ZNS-Wirkung	C
Trospiumchlorid	Direkte antimuskarinerge Wirkung und Beeinflussung von Afferenzen	Anticholinerge: Mundtrockenheit, Obstipation	Sich aus der Pharmakokinetik ergebende Argumente für verbessertes UAW-Profil (keine Berichte über Delir)	B
Solifenacin	Sehr uroselektive antimuskarinerge Wirkung	Anticholinerge: Mundtrockenheit, Obstipation	Sich aus der Pharmakodynamik ergebende Argumente für verbessertes UAW-Profil	?

UAW unerwünschte Arzneimittelwirkung, *ZNS* Zentralnervensystem haben naturgemäß den Vorteil, dass sie keine systemischen UAW hervorrufen. α-Sympathomimetika wie z. B. Midodrin, die auch bei leichten Formen der Stressinkontinenz ebenfalls im Rahmen eines multimodalen Ansatzes hilfreich sein können, wirken demgegenüber auch systemisch. Hier besteht daher prinzipiell das Risiko einer Blutdrucksteigerung oder Rhythmusstörung. Sie sind aus diesem Grund für ältere Patienten eher ungünstige Behandlungsoptionen. Als weitere Alternative zur Behandlung der Stressinkontinenz wird ein Antidepressivum (SSRI/SNRI), das Duloxetin, diskutiert. Hierzu liegen bislang nur wenige Untersuchungen vor. Die Wirkung dieses Präparates auf die Harninkontinenz soll über eine Beeinflussung der Aktivität präsynaptischer Neurone im Sakralmark zustandekommen (Jost et al. 2004). Klinische Daten gibt es aber bisher nur bei jüngeren Patienten, sodass über die Risiko-Nutzen Bewertung für ältere Patientinnen derzeit keine Aussage getroffen werden kann. Denkbar sind zentralnervöse Effekte und Blutdrucksteigerungen. Aus dem psychiatrischen Einsatzbereich sind Prävalenzen für Schwindel und Müdigkeit bis über 10% beschrieben.

Bei der Überlaufinkontinenz müssen eine obstruktiv bedingte Form, Hindernis im Ausflusstrakt (bei Männern häufig im Rahmen einer Prostataerkrankung, weniger durch Harnröhrenstriktur; bei Frauen gelegentlich im Rahmen einer Meatusstenose), und eine durch Detrusoradynamie bedingte Form voneinander abgegrenzt werden. Bei beiden Formen spielt die Pharmakotherapie eine sehr untergeordnete Rolle. Im Vordergrund stehen operative Maßnahmen (obstruktive Form) oder die Dauerableitung des Harns (Detrusoradynamie). Sofern aber das Abflusshindernis bei einer obstruktiven Überlaufinkontinenz nicht beseitigt werden kann oder der Patient dies ablehnt, kann eine Pharmakotherapie bis zu einem gewissen Grad eingesetzt werden. Es lassen sich allerdings bei fortgeschrittenen Formen der benignen Prostatahyperplasie keine klinisch signifikanten Verbesserungen erreichen, wenn tatsächlich schon eine dauerhafte Überlaufinkontinenz vorliegt (Füsgen u. Melchior 1997). Sollte dies noch nicht ausgeprägt sein, kann noch ein gewisser günstiger Effekt auf Dysurie, Restharnmenge und Pollakisurie erwartet werden. Eingesetzt werden könnten α-Rezeptorenblocker und 5α-Reduktasehemmer. Parasympathomimetika eignen sich aufgrund ihres ungünstigen UAW-Profils und dem nur geringen Ausmaß des zu erwartenden Nutzens nicht bei der Behandlung älterer Patienten. α-Rezeptorenblocker werden auch bei der Detrusorhypoaktivität gelegentlich eingesetzt, um den Auslasswiderstand soweit zu senken, dass eine Blasenentleerung wieder möglich wird (evtl. durch manuelle Manipulation). Hier kämen für ältere Patienten selektive α-Rezeptorenblocker wie Prazosin oder Terazosin in Betracht. Die UAW Tachykardie und Hypotonie müssen allerdings beachtet werden. Falls eine spastische Para- oder Hemiparese der Überlaufinkontinenz zugrunde liegt, werden gelegentlich Spasmolytika (z. B. Baclofen) zur Behandlung propagiert. Dies ist allerdings aus gerontopharmakologischer Sicht sehr problematisch zu werten, da sich hier ein erhebliches Risiko für anticholinerge UAW ergibt. Außerdem ist die Wirksamkeit insgesamt nicht schlüssig belegt.

Bei der anorektalen Inkontinenz haben pharmakotherapeutische Strategien dann einen Platz im Behandlungskonzept, wenn die Ursache der Inkontinenz in einer chronischen Diarrhö oder einer Obstipation zu suchen ist. Grundsätzlich ist anzustreben, dass der Stuhlgang eine weiche – nicht flüssige – Konsistenz besitzt und die Stuhlentleerung zu einem vorhersagbaren und kontrollierbaren Zeitpunkt erfolgen kann. Ein bei älteren Patienten mit Bettlägerigkeit oder eingeschränkter Mobilität häufiges Problem ist die Überlaufinkontinenz, die im Rahmen einer Stuhlimpaktion bei chronischer Koprostase auftreten kann (Chassagne et al. 2000). Dabei ist der abgehende Stuhlgang, der die Impaktion passiert, oft weich bis flüssig. In diesem Fall besteht die Behandlung der Stuhlinkontinenz in einer zunächst paradox erscheinenden Stuhlregulierung (Lactulose, Psylliumsamen). In hartnäckigen Fällen wird eine digitale Ausräumung des Rektums erforderlich. Bei jeder chronischen Diarrhö bei bzgl. ihrer Mobilität eingeschränkten Patienten sollte also sicher geklärt sein, dass nicht eine Stuhlimpaktion weiter proximal das Problem verursacht.

Zur symptomatischen Behandlung einer anderweitig durch Beheben der Ursache nicht angehbaren chronischen Diarrhö werden zunächst den flüssigen Stuhl eindickende Substanzen (z. B. Psylliumsamen) empfohlen (Bliss et al. 2001). Bei Versagen kommen Opioid-Derivate, 5HT3-Antagonisten und Amitriptylin in Betracht (Scarlet 2004). Unter den zur Verfügung stehenden Substanzen sollte jedoch für ältere Patienten dem Loperamid, einem Opioidderivat, der Vorzug gegeben werden, da diese Substanz die Blut-Hirn-Schranke nicht überwindet und das günstigste UAW-Spektrum aufweist.

Steht die Obstipation im Vordergrund und besteht keine zugrunde liegende Pathologie, die direkt angegangen werden kann, können auch hier quellende Substanzen eingesetzt werden, die eine sehr harte Stuhlkonsistenz günstig beeinflussen können (z. B. Psylliumsamen). Alternativen hierzu sind Laxanzien wie nichtresorbierbare Zucker – z. B. Lactulose. Lactulose hat sich insbesondere bei älteren Patienten als geeignetes Medikament erwiesen, eine Alternative hierzu ist das Macrogol. Salinische Laxanzien bergen demgegenüber das Risiko einer dadurch ausgelösten Elektrolytstörung und sollten bei älteren Patienten vorsichtig und eher zweitrangig eingesetzt werden. Der Grund hierfür ist, dass diese Patienten auch eine vulnerablere Elektrolythomöostase und häufiger Komedikation mit ähnlichen UAW-Spektren zeigen.

Salinische Abführmittel bei älteren Patienten vermeiden.

Von funktioneller Inkontinenz wird sowohl bei Harn- als auch bei Stuhlinkontinenz gesprochen, wenn die Inkontinenz im Rahmen fortgeschrittener chronischer oder schwerer Akuterkrankungen (z. B. Delir) auftritt. Hier ist die Inkontinenz Ausdruck der verlorengegangenen Alltagsaktivität. Mischformen gibt es bei Demenz, wenn die Inkontinenz nicht nur Ausdruck der Verwirrtheit, sondern auch durch eine zentral enthemmte neuropathische Harnblase bedingt ist. In solchen Fällen wäre eine zusätzliche Pharmakotherapie mit anticholinerg wirkenden Medikamenten eventuell in Betracht zu ziehen. Es sollten dann aber solche Präparate mit möglichst wenig zentralnervösen anticholinergen UAW verwendet werden (Trospiumchlorid). Ein Toilettentraining ist auch bei demenzkranken Patienten noch durchführbar, wenn die Umgebungsbedingungen entsprechend angepasst werden (Füsgen u. Melchior 1997) und kann Teil eines allgemeinen Realitäts-Orientierungs-Trainings (ROT) sein. Es sollte daher immer geprüft werden, inwiefern beim demenzkranken Patienten die Inkontinenz allein Ausdruck der Desorientiertheit oder der direkten Demenzsymptomatik ist oder ob zusätzlich eine gezielt angehbare Inkontinenzproblematik besteht.

3.3.2 Aggravieren oder Auslösen einer Inkontinenz durch Medikamente

Unter den vielfältigen Faktoren, die eine Inkontinenz bedingen können, zählen auch Medikamente zu den häufigen und bedeutsamen. Resnick (1996) fasste diese unterschiedlichen Faktoren unter dem Gesichtspunkt zusammen, welche dieser Faktoren akut eine Harninkontinenz auslösen oder begünstigen können und gleichzeitig aber auch einer therapeutischen Intervention zugänglich sind. Daraus ergaben sich die bedeutendsten 8 Hauptkomplexe (DIAPPERs; ◘ Abb. 3.5). Hierbei wird Medikamenten eine wichtige Rolle zugesprochen.

An Wirkstoffen werden ausdrücklich genannt:
- Diuretika,
- anticholinerg wirksame Substanzen (Überlaufinkontinenz),
- α-Rezeptoragonisten (Prazosin) und
- Kalziumantagonisten (Flüssigkeitsretention und nächtlicher Harnfluss).

Die wichtigste Gruppe stellen die Diuretika dar.

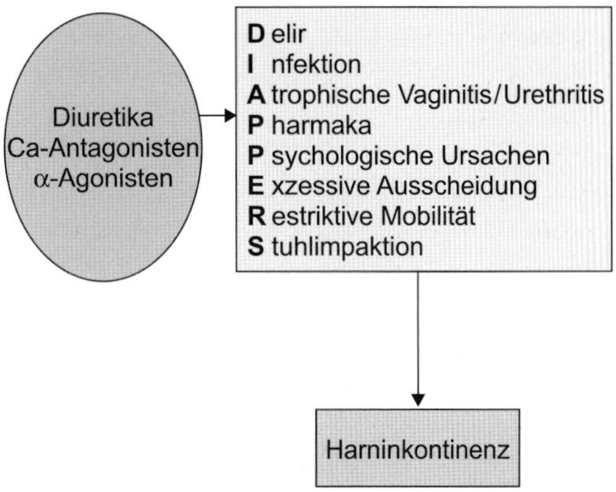

◘ **Abb. 3.5. Faktoren, die akut eine Harninkontinenz auslösen oder begünstigen und die gleichzeitig einer therapeutischen Intervention zugänglich sind.** (Nach Resnick 1996)

Insbesondere der abendliche oder nächtliche Einsatz von Diuretika ist bei älteren Patienten mit Mobilitätseinschränkungen oder einem Frailty-Syndrom sehr kritisch zu sehen.

In dieser Hinsicht sind besonders Diuretika mit kurzer Wirkdauer problematisch und sollten bei älteren Patienten nur sehr vorsichtig eingesetzt werden. Ist man gezwungen, solche Medikamente einzusetzen, z. B. vorübergehend im Rahmen einer dekompensierten Herzinsuffizienz, ist z. B. durch geeignete Umgebungsmaßnahmen Sorge zu tragen, dass nicht durch Harndrang und Inkontinenz eine ungünstige Kaskade in Gang gesetzt wird, die dann in einen Sturz oder einen Verwirrtheitszustand mündet.

Stuhlinkontinenz wird ebenfalls durch viele Medikamente begünstigt bzw. aggraviert. Das kann sowohl im Rahmen einer medikamentenassoziierten Diarrhö oder Gastroenteritis geschehen (z. B. Antibiotika) als auch bei längerer Anwendung obstipationsfördernder Medikamente und dadurch eine Überlaufinkontinenz begünstigen (z. B. Opiate bei chronisch schmerzkranken bettlägrigen Patienten). Einen Überblick über Veränderungen der gastrointestinalen Motilität, die als UAW im Zusammenhang mit Pharmakotherapie auftreten können, gibt Tab. 3.7.

Tab. 3.7. Medikamente mit häufigen gastrointestinalen UAW, die die Darmmotilität betreffen

Obstipation	Diarrhö
Opiate	Antibiotika
Anticholinerg wirksame Medikamente	Digoxin
Nifedipin	NSAID
Ibuprofen	Colchicin
Metoclopramid	Antidiabetika
Phenytoin	Propanolol
Selegilin	Thyroxin
Simvastatin	Levodopa
Verapamil	Anticholinerg wirksame Medikamente

NSAID »non steroidal anti-inflammatory drugs«

Hier spielen unterschiedlichste Mechanismen eine Rolle: von der direkten Beeinflussung der Motilität bis zum Fördern bakterieller Überwucherung und Auslösen einer Kolitis. Es können also komplexe und z. T. paradoxe Wirkungskaskaden entstehen. So erklärt sich auch die UAW Diarrhoe bei anticholinerg wirksamen Substanzen, die durch eine primäre Verlangsamung der Motilität die Dekonjugation von Gallesalzen fördern und damit wiederum letztlich eine Diarrhö auslösen können (Ratnaike u. Jones 1998).

Literatur

Bliss DZ, Jung HJ, Savik K et al. (2001) Supplementation with dietary fiber improves fecal incontinence. Nurs Res 50(4):203–213

Brown JS, Vittinghoff E, Wyman JF, Stone KL, Nevitt MC, Ensrud KE, Grady D (2000) Urinary incontinence: does it increase risk for falls and fractures? Study of Osteoporotic Fractures Research Group. J Am Geriatr Soc 48(7):721–725

Cardozo L, Lose G, McClish D, Versi E (2004) A systematic review of the effects of estrogens for symptoms suggestive of overactive bladder. Acta Obstet Gynecol Scand 83(10):892–897

Chapple CR, Martinez-Garcia R, Selvaggi L et al. (2005) A comparison of the efficacy and tolerability of solifenacin succinate and extended release tolterodine at treating overactive bladder syndrome: results of the STAR trial. Eur Urol 48(3):464–470

Chassagne P, Jego A, Gloc P et al. (2000) Does treatment of constipation improve faecal incontinence in institutionalized elderly patients? Age Ageing 29(2):159–164

Coll-Planas L, Denkinger MD, Nikolaus T (2008) Relationship of urinary incontinence and late-life disability: implications for clinical work and research in geriatrics. Z Gerontol Geriatr 41(4):283–290

Diokno AC, Estanol MV, Mallett V (2004) Epidemiology of lower urinary tract dysfunction. Clin Obstet Gynecol 47(1):36–43

Diokno AC (2004) Medical management of urinary incontinence. Gastroenterology 126(1 Suppl 1):S77–81

Fonda D (1995) Management of the incontinent older patient. International Continence Survey Medicom Europe, Bussum, The Netherlands

Füsgen I, Melchior H (1997) Inkontinenzmanual. Springer, Berlin Heidelberg New York Tokyo

Hayder D, Schnepp W (2008) Urinary incontinence – the family caregivers' perspective. Z Gerontol Geriatr 41(4):261–266

Huang AJ, Brown JS, Thom DH, Fink HA, Yaffe K; Study of Osteoporotic Fractures Research Group (2007) Urinary incontinence in older community-dwelling women: the role of

cognitive and physical function decline. Obstet Gynecol 109(4):909–9116
Jost WH, Marsalek P, Manning M, Jünemann KP (2004) Pharmaceutical treatment of stress incontinence. New approaches via a direct effect of duloxetine on Onuf's nucleus. Urologe A 43(10):1249–1253
Miles TP, Palmer RF, Espino DV, Mouton CP, Lichtenstein MJ, Markides KS (2001) New-onset incontinence and markers of Frailty: data from the Hispanic Established Populations for Epidemiologic Studies of the Elderly. J Gerontol A Biol Sci Med Sci 56(1):M19–24
Minaire P, Jacquetin B (1992) The prevalence of female urinary incontinence in general practice. J Gynecol Obstet Biol Reprod (Paris) 21(7):731–738
Nelson RL (2004) Epidemiology of fecal incontinence. Gastroenterology 126(1 Suppl 1):S3–7
Ouslander JG (1990) Urinary incontinence in nursing homes. J Am Geriatr Soc 38(3):289–291
Ratnaike RN, Jones TE (1998) Mechanisms of drug-induced diarrhoea in the elderly. Drugs Aging 13(3):245–253
Resnick NM (1996) Geriatric incontinence. Urol Clin North Am 23:55–74
Scarlett Y (2004) Medical management of fecal incontinence. Gastroenterology 126(1 Suppl 1):S55–63
Simpson D, Wagstaff AJ (2005) Solifenacin in overactive bladder syndrome. Drugs Aging 22(12):1061–1069
Staskin DR (2005) Overactive bladder in the elderly: a guide to pharmacological management. Drugs Aging 22(12):1013–1028
Szonyi G, Collas DM, Ding YY, Malone-Lee JG (1995) Oxybutynin with bladder retraining for detrusor instability in elderly people: a randomized controlled trial. Age Ageing 24(4):287–291
Womack KB, Heilman KM (2003) Tolterodine and memory: dry but forgetful. Arch Neurol 60(5):771–773

3.4 Immobilität und Pharmakotherapie

Immobilität ist ein häufiges geriatrisches Syndrom und mit vielen Faktoren assoziiert, die letztlich einen Verlust der Selbstständigkeit, aber auch nur schwer reversible Veränderungen der Physiologie nach sich ziehen. Dabei muss man prinzipiell zwischen chronischen Formen der Immobiliät unterscheiden, die durch einen Funktionsverlust ausgelöst werden können (z. B. nach Apoplex) oder sich auch im Rahmen chronischer Erkrankungen und des Frailty-Syndroms entwickeln und solchen Immobilitätsformen, die im Rahmen einer Akuterkrankung auftreten. Für letztere wird im geriatrischen Kontext zunehmend der Begriff Deconditioning verwendet (Killewich 2006). Die zugrunde liegenden pathophysiologischen Mechanismen sind nicht komplett identisch, zeigen aber dennoch Gemeinsamkeiten. Zentral ist eine Funktions- und schließlich auch Strukturveränderung der quergestreiften Muskulatur, insbesondere derjenigen der Beinstrecker und Rumpfstabilisatoren, die als bedeutendstes Kompartiment zum Erhalt der selbstständigen Mobilität zählen.

Bei der akuten Form kann innerhalb weniger Tage bereits ein signifikanter Verlust der Muskelmasse eintreten. Dies ist klinisch bedeutsam für ältere Patienten und unter diesen ganz besonders für diejenigen, die bereits im Rahmen eines Frailty-Syndroms eine Sarkopenie aufweisen. Hier genügt schon der Verlust von einem kleinen Teil der verbliebenen Muskelkraft, um ein Wiedererlangen der Mobilität ernsthaft zu gefährden. 50% der über 70-jährigen Frauen und 15% aller über 70-Jährigen haben z. B. bereits nicht mehr ausreichend Muskelkraft um eine 30 cm hohe Stufe ohne Geländer zu ersteigen. Der Verlust selbstständiger Mobilität im Rahmen eines Akutereignisses (Deconditioning) birgt die Gefahr, auch bei zuvor nur wenig eingeschränkter Funktionalität keine komplette Rekonvaleszenz und stattdessen eine signifikante dauerhafte Behinderung zu erleben (Creditor 1993). Im experimentellen Ansatz findet sich nach 28 Tagen bereits im Mittel Verlust von 0,5 kg Muskelmasse, bei zusätzlicher Aktivierung der HPA-Achse (HPA, Hypothalamus-Hypophysen-adrenokortikales System) im Mittel 1,5 kg (Paddon-Jones et al. 2006).

Bei der chronischen Form, die auch einen wichtigen Bestandteil der Frailty-Kaskade darstellt, läuft dieser Prozess über einen längeren Zeitraum ab und wird durch Prozesse unterstützt, denen heute eine wichtige Bedeutung im Rahmen von allgemeinen Alterungsvorgängen im Organismus zugeschrieben wird.

Die Kaskade des Deconditionings und das sie unterhaltende Wirkungsgefüge beschreibt ◼ Abb. 3.6. Die wichtigsten Faktoren dieser negativen Kaskade sind:

- bereits bestehende Mobilitätseinbuße,
- Stress (aktivierte HPA-Achse),
- Mangelernährung und
- neurologische und kognitive Probleme.

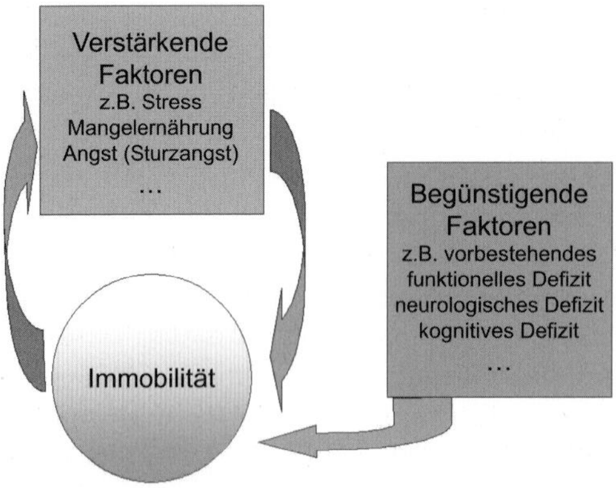

Abb. 3.6. Kaskade des Deconditionings und das sie unterhaltende Wirkungsgefüge

3.4.1 Epidemiologie und klinische Bedeutung

Im klinischen Kontext einer Akuterkrankung werden drei hauptsächliche und unabhängige Faktoren beschrieben, die das Deconditioning bedingen:

Ursachen für das Deconditioning:
1. **Alter über 70 Jahre**
2. **Immobilisierung während der Akuterkrankung**
3. **Chirurgische Prozedur**

Daraus ergibt sich, dass insbesondere bei zusätzlichen chirurgischen Eingriffen bei älteren Patienten eine große Gefahr besteht durch Deconditioning einen dauerhaften Funktionsverlust zu erleiden. Es ist relativ schwierig hier exakte Zahlen zu beschreiben, da bislang kein Konsens darüber besteht, ab wann von einem signifikanten Deconditioning gesprochen werden kann und auch das Ausmaß eines funktionellen Verlustes im Rahmen einer Akuterkrankung nur sehr lückenhaft und heterogen in der zur Verfügung stehenden Literatur beschrieben wurde. Man geht aber davon aus, dass bis zu 20% der älteren Patienten, die eine Akuterkrankung erleiden, davon betroffen sind, wie aus einer öffentlichen Untersuchung in den USA (Medicare) geschlossen werden kann (Kortebein 2009).

Bereits bei jüngeren Menschen führt eine Immobilisierung über mehr als 1 Woche zu gravierenden Veränderungen:
- Verlust an Muskelmasse,
- Osteoporose,
- Obstipation,
- Reduktion des Plasmavolumens und
- psychische Veränderungen (Apathie, Depression).

Bei älteren Menschen treten diese Veränderungen oft schneller und gravierender zutage, da die physiologischen und funktionellen Reserven häufig eingeschränkt sind. So kann bereits eine eher zeitlich begrenzte Immobilisierung im Rahmen einer Akuterkrankung ohne chirurgische Prozedur (z. B. Pneumonie) zu einer dauerhaften und endgültigen Bettlägerigkeit und damit Verlust der Selbstständigkeit führen, wenn nicht frühzeitig geeignete Gegenmaßnahmen ergriffen werden.

Bereits eine zeitlich begrenzte Immobilisierung kann bei Älteren zu einer dauerhaften und endgültigen Bettlägerigkeit und damit Verlust der Selbstständigkeit führen.

Wichtig ist daher gerade bei den älteren Patienten, wo immer möglich, Immobilisierungen zu vermeiden oder zumindest zeitlich zu limitieren. Falls dies nicht möglich ist, sollte frühzeitig multimodal drohenden Komplikationen der Immobilisierung begegnet werden. Dazu zählen
- Lagerungsmaßnahmen zur Prophylaxe des Dekubitalgeschwüres,
- Physiotherapie zum Erhalt der Muskelkraft und Koordination sowie zur Vorbeugung von Kontrakturen und schließlich
- Sicherstellen einer ausreichenden Ernährung zur Prophylaxe einer Malnutrition und Koprostase.

Immobilisierte ältere Patienten sind zudem auch für Depressionen oder delirante Syndrome prädisponiert. Deshalb ist auf ausreichende Ansprache und Zuwendung sowie eine insgesamt angenehme Umgebung zu achten. Unbedingt zu vermeiden ist eine Deprivation des Patienten.

3.4.2 Pharmakotherapie in der Behandlung der Immobilisation

Im Rahmen dieser multimodalen Maßnahmen, in deren Zentrum die Bewegungs- und Ernährungstherapie stehen, haben auch pharmakotherapeutische Aspekte flankierende Bedeutung, insbesondere um weitere Komplikationen zu vermeiden, die die Deconditioning-Spirale aufrechterhalten. Dies gilt für folgende Bereiche (► Übersicht):

Maßnahmen gegen Komplikationen, die eine Deconditioning-Spirale begünstigen

- Thromboembolieprophylaxe
- Osteoporoseprophylaxe
- Obstipationsprophylaxe bzw. -behandlung
- Behandlung einer depressiven Entwicklung
- Behandlung eines zusätzlich eintretenden deliranten Syndroms oder Verwirrtheitszustandes

Auf zwei Aspekte, die Thromboembolieprophylaxe und die Osteoporoseprophylaxe, soll gesondert eingegangen werden. Eine antidepressive Behandlung folgt den in ► Abschn. 2.10 bereits dargelegten Prinzipien. Die unterstützende medikamentöse Behandlung des deliranten Syndroms wurde in ► Abschn. 3.2.1 dargelegt. Die Behandlung der Obstipation wurde ► Abschn. 3.2.2 unter Überlaufinkontinenz angesprochen. Hier kommen für ältere Patienten vorzugsweise osmotisch wirksame Substanzen wie Laktulose in Betracht. Salinische Laxanzien sollten wegen des Risikos der Elektrolytstörung nicht ohne entsprechende Vorsicht und Überwachung eingesetzt werden.

Thromboembolieprophylaxe bei Immobilisierung älterer Patienten

Thromboembolien stellen für immobilisierte Patienten einen wesentlichen Risikofaktor dar. Dies gilt sowohl für Morbidität als auch für Mortalität. Es ist eindeutig erwiesen, dass im Rahmen einer Akuterkrankung beim immobilisierten Patienten die Thromboembolieprophylaxe eine erhebliche Reduktion der perioperativen oder mit der Akuterkrankung assoziierten Mortalität bewirkt hat. Hierbei gilt, dass das Alter als unabhängiger Risikofaktor fungiert, sodass ältere Patenten ein erheblich größeres Risiko für das Auftreten einer Thromboembolie haben. Es wird sogar angenommen, dass ab dem 40. Lebensjahr sich das Thromboembolierisiko mit jeder Dekade annähernd verdoppelt (Anderson et al. 1991). Bei den über 80-Jährigen beträgt die Inzidenzrate für klinisch relevante bzw. apparente thromboembolische Ereignisse 450–600/100.000 Personen und Jahr (Di Minno u. Tufano 2004). Ebenso ist die Mortalität einer Lungenembolie bei älteren Patienten deutlich höher einzustufen (die 1-Jahres-Mortalität liegt bei bis zu 39% verglichen mit <10% bei den unter 40-Jährigen; Anderson et al. 1991). Das höchste Risiko aller Akuterkrankungen, die via Immobilisierung mit einer erhöhten Thromboembolierate in Verbindung stehen, haben die orthopädischen Eingriffe, insbesondere hüftgelenksnahe Operationen bzw. Hüftersatz oder Eingriffe am Kniegelenk.

Das höchste Risiko, eine Thromboembolie aufgrund einer Immobilisierung hervorzurufen, tragen orthopädischen Eingriffe wie
- **hüftgelenksnahe Operationen,**
- **Hüftersatz oder**
- **Eingriffe am Kniegelenk**

Ohne Thromboseprophylaxe müsste hier in bis zu über 80% der Fälle mit dem Auftreten einer tiefen Venenthrombose gerechnet werden (Geerts et al. 2001). Ein solcher Eingriff ohne peri- und postoperative Thromboembolieprophylaxe ist heute nicht mehr denkbar. Aber auch andere Akuterkrankungen mit Immobilisierung, z. B. die Linksherzinsuffizenz, sind mit beachtlichen Raten einer Thromboembolie assoziiert, sodass im akutstationären Bereich heute mit Recht sehr großzügig Thromboembolieprophylaxe betrieben und propagiert wird. In einer Untersuchung von Oger et al. (2002) wurde bei Aufnahme älterer Patienten aus medizinischen, nichtchirurgischen Gründen in eine akutstationäre Behandlungseinheit bei 18% eine tiefe Venenthrombose vorgefunden, ohne dass sich klare Symptome hierfür gezeigt hatten. Dies unterstreicht die klinische Bedeutung der Thromboembolieprophylaxe auch für diese Patientengruppe, obwohl hier deutlich weniger kontrollierte Untersuchungen durchgeführt wurden wie für den Bereich peri- und postoperative Thromboembolieprophylaxe.

Unklar bleibt aber, wo genau die Grenze liegt, ab der bei eingeschränkter Mobilität eine medikamentöse Prophylaxe empfohlen werden sollte und wie das Ausmaß der Mobilität für diese Zwecke genau bestimmt werden könnte. Hier geben die meisten Untersuchungen, die rund um die Frage der

Thromboembolieprophylaxe durchgeführt wurden, keinen Aufschluss. Anhaltspunkte bzgl. der Prävalenzraten entsprechender Risikofaktoren gibt ◘ Tab. 3.8, die aus einer umfangreichen Analyse von Thromboemboliefällen aus den USA bei über 65-Jährigen resultieren (Kniffin et al. 1994).

Die Tabelle zeigt, dass unter den nichttraumatologischen Risikofaktoren Herzinsuffizienz und Tumorerkrankungen eine Rolle spielen. Dennoch muss einschränkend bemerkt werden, dass es sich hier um deskriptive Daten handelt, es letztlich also unklar bleibt, ob z. B. Herzinsuffizienz ein unabhängiger Risikofaktor ist. Grundsätzlich kann dies aber die Einschätzung stützen, dass bei älteren Patienten mit akutmedizinischen Problemen und eingeschränkter Mobilität die Indikation zur Thromboembolieprophylaxe generell großzügig gestellt werden sollte. Was in dieser Untersuchung auch indirekt gezeigt wird, ist, wie wenig Information in dem bis dato vorliegenden Datenmaterial über das tatsächliche Ausmaß der Immobilität zu erfahren ist. Hier sind gerade für die älteren Patienten weitere Untersuchungen zu fordern.

Ist die Indikation zur Thromboembolieprophylaxe während der Akutphase einer Erkrankung nicht oder wenig umstritten, so bestehen bereits über die angemessene Dauer dieser Maßnahme erhebliche Unklarheiten. Studien, die eine prolongierte Thromboembolieprophylaxe über z. B. den Entlasszeitpunkt aus der akutstationären Versorgung wieder in den häuslichen Bereich bei Patienten mit operativer Versorgung einer proximalen Femurfraktur hinaus untersuchten, konnten nämlich einen weiteren günstigen Effekt aufzeigen (Eriksson et al. 2003;

◘ Tab. 3.8. Prävalenzraten definierter Risikofaktoren bei älteren Patienten mit Thromboembolie

Risikofaktor	Prävalenz bei Lungenembolie (%)	Kommentar
Herzinsuffizienz	26	Die Prävalenzrate liegt höher als die Prävalenz in der älteren Bevölkerung allgemein (in den 1990er Jahren z. B. in den USA um 10%), dies ist ein indirekter Hinweis auf ein hiermit verbundenes Risiko
Hospitalisation im letzten Monat	23	Dieser Faktor identifiziert am ehesten Probleme in der Rekonvaleszenz
Chirurgischer Eingriff während des aktuellen Monats	22	Die Prävalenzraten sind unter thromboembolischer Prophylaxe zu verstehen
Tumorerkrankung im letzten halben Jahr	17	Die Prävalenzrate liegt bei älteren Patienten deutlich unter 10%; auch hier indirekter Hinweis auf ein assoziiertes Thromboembolierisiko
Patient lebt im Pflegeheim	8	Entspricht in etwa dem Anteil der im Pflegeheim lebenden Älteren insgesamt, erweist sich so daher nicht als Prädiktor eines thromboembolischen Geschehens
Schlaganfall im letzten halben Jahr	8	Kardiovaskuläre Ereignisse gelten generell als Risikofaktor für Thromboembolien, der genaue Pathomechanismus ist allerdings nicht bekannt. Bei zerebrovaskulären Ereignissen könnte zusätzlich eine Immobilisierung eine Rolle spielen
Myokardinfarkt im letzten halben Jahr	8	Kardiovaskuläre Ereignisse gelten generell als Risikofaktor für Thromboembolien, der genaue Pathomechanismus ist allerdings nicht bekannt
Hüftfraktur in den letzten 3 Monaten	6	Die Diagnose allein kann nicht eindeutig das Risiko vorhersagen, da unklar bleibt, inwiefern diese Patienten funktionell eingeschränkt blieben

Kolb et al. 2003; Comp et al. 2001), zumindest über weitere 3–6 Wochen (wie in den Studien vorgenommen). Ob dies auch so für Patienten ohne chirurgische Eingriffe gilt, ist letztlich nicht geklärt. Ebenso bleibt unklar, welche Patienten diesbzgl. eine besondere Risikogruppe darstellen. Zudem bleibt zu prüfen, ob ein messbares Ausmaß der bestehenden funktionellen Einschränkung im Bereich der Mobilität hier ein geeignetes Stratifizierungsmerkmal bzgl. des individuellen Risikos und daraus folgend der individuellen Indikation zur prolongierten Thromboembolieprophylaxe ist.

Denkt man diesen Gedanken konsequent weiter, müsste man für alle älteren immobilisierten Patienten eine Thromboembolieprophylaxe fordern. Die Erfahrung aus dem Bereich der Behandlung immobilisierter chronisch Kranker insgesamt, für welche eben nicht generell eine Thromboembolieprophylaxe ausgesprochen wird, zeigt jedoch, dass dies nicht angemessen ist. Dies gilt auch für die älteren Menschen, wie eine Untersuchung von Gatt et al. (2004) nachweist. Hier wurden bettlägerige Patienten in einem Altenpflegeheim mit mobilen Patienten verglichen und es zeigte sich kein Unterschied in der Inzidenz einer Thromboembolie (Gatt et al. 2004) über den langen Zeitraum von 10 Jahren hinweg. Auch wenn hier methodische Einschränkungen geltend gemacht werden müssen, gibt es bislang keine belastbaren Daten, die eine generelle Thromboembolieprophylaxe für alle älteren immobilisierten Patienten auch außerhalb von Akuterkrankungen oder Interventionen unterstützen. Risikomodelle für ältere Patienten, die diese unterschiedlichen Aspekte integrieren und eine tragfähige Basis für die Entscheidung zur Indikation und zur Dauer der Thromboembolieprophylaxe schaffen, stehen insbesondere für die Gruppe der älteren Patienten noch nicht zur Verfügung (Lacut et al. 2008). Die individuelle Entscheidung insbesondere bzgl. der Dauer der Prophylaxe ist prinzipiell immer noch schwierig.

> **Eine Thromboembolieprophylaxe kann bei immobilisierten Patienten außerhalb einer Akuterkrankung nicht generell empfohlen werden.**

Auch das Risikoprofil der Thromboembolieprophylaxe, das von den verwendeten Pharmaka abhängt, muss berücksichtigt werden. Zumeist wird die Thromboembolieprophylaxe in der Akutphase der Immobilisierung mit niedermolekularen Heparinen gewichtsadaptiert durchgeführt. Orale Antikoagulanzien sind hierfür nicht gebräuchlich und mit einer erhöhten Rate an Blutungen behaftet. Beim Einsatz der niedermolekularen Heparine muss aber auch bedacht werden, dass bei vielen älteren Patienten trotz einer korrekten Dosisadaptation an das Körpergewicht bei einem größeren Prozentsatz als bei Erwachsenen des mittleren Lebensalters mit dem Auftreten spontaner Blutungen zu rechnen ist. Das liegt

- zum einen an dem mit zunehmendem Alter unabhängig ansteigenden Blutungsrisiko und
- zum anderen an der Tatsache, dass bei vielen älteren Patienten, insbesondere solchen mit dem Frailty-Syndrom, eine erhöhte Blutungsneigung auch durch Akkumulation entsteht, wenn eine reduzierte Nierenfunktion verschleiert ist (► Abschn. 1.3.1).

Hilfreich ist hier eine Schätzung der glomerulären Filtrationsrate. Liegt diese unter 30 ml/min, sollte eine Dosisreduktion auf 30 mg Enoxaparin/Tag oder entsprechende Äquivalenzdosis erfolgen (Haas u. Spyropoulos 2008). Eine seltenere Komplikation ist die heparinassoziierte Thrombozytopenie, weswegen regelmäßige Kontrollen der Thrombozytenzahl während der Therapie erforderlich sind. Andere gerinnungshemmende Substanzen mit einem potenziell günstigeren Risikoprofil sind noch in der Erprobung (selektive Faktor-Xa-Inhibitoren und Thrombinantagonisten). Dies betrifft insbesondere deren Wirkung auf die Thrombozyten und den sich daraus ergebenden Monitoringbedarf.

Osteoporoseprophylaxe

Eine weitere Konsequenz länger andauernder Immobilisierung ist die Ausbildung einer Osteoporose. Im Gegensatz zu dem vorbeschriebenen Thromboembolierisiko wird diese Komplikation nicht durch die Schwere der Akuterkrankung getriggert, sondern ist stärker Ausdruck der mangelnden Belastung der entsprechenden Skelettkompartimente. Besonders betroffen sind das Achsenskelett und die Skelettanteile der unteren Extremität, die die Last des Körpergewichtes in aufrechter Position zu tragen haben. Untersuchungen hierzu zeigen, dass die

Abnahme der Knochenmasse nach Initiieren der Immobilisierung ca. 4% pro Monat betragen kann (Matkovic et al. 1990). Viele Untersuchungen zu dieser Thematik wurden allerdings an jüngeren Patienten (z. B. nach spinalem Trauma) oder an immobilisierten Probanden (z. B. Berg et al. 2007) bzw. unter Schwerelosigkeit durchgeführt. Spezielle Untersuchungen zu älteren Patienten und Verlust an Knochenmasse durch Immobilisierung finden sich leider kaum. In einer sehr eleganten Zwillingsstudie konnten Bauman et al. (1999) den Effekt auf die Knochenmasse für die Kompartimente Becken und untere Extremität bei eineiigen Zwillingen gut aufzeigen. Jeweils einer der Zwillinge war durch ein zurückliegendes spinales Trauma von einer dauerhaften Immobilisierung betroffen. In dieser Studie konnte außerdem eine gute Korrelation zwischen dem Ausmaß des Mineralverlustes und der Dauer der Immobilisierung aufgezeigt werden. Letztlich ist aber die genaue Pathogenese der durch Immobilität bewirkten Osteoporose nicht bekannt.

Bei einer unterstützenden medikamentösen Therapie mit dem Ziel, das Eintreten eines signifikanten Mineralverlustes zumindest zu bremsen, wird empfohlen, eine ausreichende Kalziumzufuhr (1 g/Tag) – gegebenenfalls Supplementierung – sicherzustellen und eine Vitamin-D Supplementierung (1.000 IE/Tag) durchzuführen (Basistherapie).

Diese Empfehlungen wurden in jüngerer Zeit im Rahmen einer ausgedehnten Metaanalyse untersucht und lehnen sich an die medikamentöse Basistherapie der Osteoporose an (Tang et al. 2007). Zwar umfasste die Metaanalyse viele ältere Patienten, doch kaum stark immobilisierte Patienten. Da bislang keine bzgl. der Pathogenese grundsätzlich differenzielle Therapie der Osteoporose propagiert wird und diese für die häufigsten Formen die Therapie identisch ist (abgesehen vom Behandeln einer evtl. direkt bestehenden Ursache), besteht kein starkes Argument, dass diese Strategie nicht auch bei der Osteoporose durch Immobilisierung verfolgt werden sollte. Die Supplementierung mit Vitamin D wird durch Befunde weiter unterstützt, dass insbesondere viele der älteren Patienten mit Frailty-Syndrom – und erst recht natürlich die immobilisierten Patienten – auch eine eingeschränkte Exposition gegenüber Sonnenlicht aufweisen. Eine zusätzliche Behandlung z. B. mit Bisphosphonaten wird aber im prophylaktischen Ansatz derzeit nicht unterstützt. Falls jedoch bereits eine manifeste Osteoporose besteht, folgt die erweiterte Therapie allgemein den Grundsätzen der Osteoporosebehandlung (Baum u. Peters 2008; ► Abschn. 2.6). Ob bereits zu Beginn jeder Immobilisation mit der Basistherapie begonnen werden sollte, wird nach den aktuellen Leitlinien nicht explizit beantwortet (Dachverband der Deutschsprachigen Wissenschaftlichen Osteologischen Gesellschaft 2006). Aus geriatrischer Sicht wird jedoch von einigen Autoren die Basistherapie bereits zu Beginn der Immobilisationsphase befürwortet (Seiler u. Stähelin 2000). Dies wird in der Praxis jedoch nur sehr inkonsistent umgesetzt. Spezielle Untersuchungen zu der Fragestellung nach der Effektivität einer früh beginnenden prophylaktischen Basistherapie bei Immobilisierung älterer Patienten liegen nicht vor.

Pharmakotherapie in der direkten Behandlung der Immobilität

Die Behandlung der Immobilität besteht in erster Linie aus geeignetem Muskeltraining und Ernährungsinterventionen – Gabe schnell resorbierbarer Eiweißpräparate. Beides kann nachweislich das weitere Deconditioning bremsen und den Wiedererhalt der ursprünglichen Mobilität ermöglichen. Pharmakotherapie hat hier bislang keinen Stellenwert, obwohl es theoretische Überlegungen gibt, inwiefern günstige Effekte durch z. B. Hormongabe (Testosteron) oder den Aufbau von Muskelmasse fördernden Substanzen – Anabolika – bewirkt werden können. Untersuchungen zu Effektivität und UAW-Risiko gibt es ähnlich wie bei der Behandlung des Frailty-Syndroms aber bislang nicht. Der Stellenwert der Pharmakotherapie dürfte derzeit hier eher darin liegen, Störeinflüsse, die von ihr ausgehen können und den rehabilitativen Prozess behindern zu minimieren.

3.4.3 Pharmakotherapie als Risikofaktor für das Entstehen von Mobilitätsdefiziten

Jede Pharmakotherapie, die zur Beeinträchtigung von Vigilanz, Koordination und Muskelkraft führt, kann die Mobilität eines Patienten ungünstig beeinflussen und somit zumindest als Kofaktor eine Immobilisierung bedingen. Dies gilt in erster Linie für psychoaktive Medikamente, insbesondere sedierende Substanzen wie Neuroleptika, Benzodiazepine und bestimmte Antidepressiva. Des Weiteren sind alle sturzbegünstigenden Medikamente in der Lage, eine Immobilisierung zu begünstigen (▶ Abschn. 3.1). Schließlich kann sich aber auch eine nicht hinreichende oder ineffiziente Pharmakotherapie ungünstig auf die Mobilität auswirken (z. B. nicht ausreichend behandelte Linksherzinsuffizienz, nicht ausreichende Schmerztherapie beim chronischen Schmerzsyndrom). Beim älteren, besonders vom Risiko der Immobilität betroffenen Patienten mit Frailty-Syndrom ist daher immer auch eine Analyse des pharmakotherapeutischen Risikoprofils unter diesem Gesichtspunkt zu fordern (◘ Abb. 3.7).

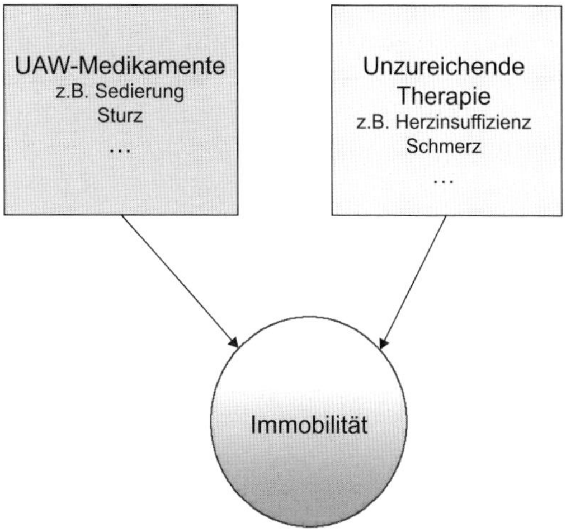

◘ Abb. 3.7. Immobilisationsfördernde Konditionen im Zusammenhang mit pharmakologischen Interventionen

3.4.4 Pharmakotherapie bei speziellen Problemen in der Mobilisierungsphase

Bei einer vorübergehenden Immobilisierung kann es in der Mobilisierungsphase zu weiteren klinischen Problemen kommen, die evtl. vorübergehend eine Pharmakotherapie erforderlich machen. Dazu zählt neben einer antriebssteigernden Pharmakotherapie (▶ Abschn. 2.10) z. B. mit geeigneten Antidepressiva auch die Behandlung einer orthostatischen Hypotension.

Orthostatische Hypotension ist nach einer längeren Phase der Immobilisierung sehr häufig und setzt den Patienten zunächst einem erheblich vermehrten Sturzrisiko aus. Sie kann auch beim bis dato Gesunden und jüngeren Patienten nach einer 3-wöchigen Immobilisierung bereits zu erheblichen Problemen führen und beruht auf einem Verlust bzw. Abschwächung reflektorischer Mechanismen bei Umverteilung des Blutes im Rahmen des Lagewechsels. Dies trifft umso mehr ältere Patienten, die nur noch in geringem Maß in der Lage sind, durch periphere Vasokonstriktion den hämodynamischen Anforderungen bei Lagewechsel zu begegnen (Luutonen et al. 1995). Bei älteren Patienten mit einem Frailty-Syndrom werden bereits ohne akute zusätzliche Immobilisierung Prävalenzraten von über 50% für eine orthostatische Hypotension gefunden (Gupta u. Lipsitz 2007). In einer solchen Situation kann eine flankierende medikamentöse Therapie erwogen werden. Die primäre Therapie sollte zunächst nichtpharmakologische Maßnahmen wie Kompressionstrümpfe etc. ausschöpfen, bevor Medikamente erwogen werden. Weiter sollte eine bestehende Medikation mit negativem Effekt auf die kardiovaskuläre Situation nach Möglichkeit beendet worden sein (z. B. trizyklische Antidepressiva). Eine Übersicht zu den dann infrage kommenden pharmakotherapeutischen Maßnahmen gibt ◘ Tab. 3.9.

Kontrollierte Untersuchungen zu dieser Thematik liegen aber für alle Substanzen kaum vor. Hier gilt es außerdem genau auf die zu erwartenden UAW zu achten. NSAID stellen sich auch hier für ältere Patienten problematisch dar. Desmopressin bleibt schweren Fällen vorbehalten, wobei besonders die Aggravation einer Linksherzinsuffizienz zu beachten ist. Ergotalkaloide werden insgesamt negativ für die Anwendung bei älteren Patienten beurteilt und sollten hier nicht eingesetzt werden. In der ersten Wahl wird aus geriatrischer Sicht häufig Fludrokortison empfohlen. Fludrokortison wurde zwar ebenfalls nicht in einer Mobilisierungsphase untersucht, aber immerhin bei einem Kollektiv älterer noch nicht immobilisierter Patienten mit

Tab. 3.9. Medikamente zur Behandlung der orthostatischen Hypotension

Substanz	UAW-Profil	Kommentar
Ibuprofen, Diclofenac	Gastrointestinale Blutung, Niereninsuffizinz, Hypertension	Soll flüssigkeitsretinierende Wirkung nutzen, bei älteren Patienten generell nur kurzfristig einsetzbar
Fludrokortison	Verschlechterung der Herzinsuffizienz, Ödeme, Hypertension Delir	Verschlechterung einer Linksherzinsuffizienz muss streng beachtet werden, gilt aber als Mittel der ersten Wahl unter Pharmaka bei älteren Patienten
Midodrin	Hypertension, Delir	Muss sehr vorsichtig eindosiert werden, für geriatrische Patienten nur eingeschränkt empfohlen, enges Monitoring des Blutdrucks erforderlich
Desmopressin	Wasserintoxikation, Hyponatriämie, Ödeme, Angina pectoris, Verschlechterung der Linksherzinsuffizienz	Bei älteren Patienten besteht eine erhöhte Gefahr der Überwässerung und Hyponatriämie, kann nur unter engem Monitoring eingesetzt werden
Ergotalkaloide	Kardiale Ischämie, Claudicatio, negativer Einfluss auf zerebrovaskuläre Durchblutung bei älteren Patienten	Für ältere Patienten generell als ungeeignet angesehen

UAW unerwünschte Arzneimittelwirkung

Stürzen und orthostatischer Hypotension in einer prospektiven Fallbeobachtung. Hier zeigte sich aber, dass eine Langzeitanwendung (5 Monate) bei einem Drittel der Fälle nicht toleriert wurde (Herzinsuffizienz und Hypertonus; Hussain et al. 1996).

Der Einsatz aller dieser Medikamente sollte zeitlich eng limitiert bleiben. Insgesamt kommen am ehesten Fludrokortison, Midodrin und mit Einschränkungen Ibuprofen in Betracht.

Literatur

Anderson FA Jr, Wheeler HB, Goldberg RJ et al. (1991) A population-based perspective of the hospital incidence and case-fatality rates of deep vein thrombosis and pulmonary embolism. The Worcester DVT Study. Arch Intern Med 151(5):933–938

Baum E, Peters KM (2008) The diagnosis and treatment of primary osteoporosis according to current guidelines. Dtsch Arztebl Int 105(33):573–582

Bauman WA, Spungen AM, Wang J, Pierson RN Jr, Schwartz E (1999) Continuous loss of bone during chronic immobilization: a monozygotic twin study. Osteoporos Int 10(2):123–127

Berg HE, Eiken O, Miklavcic L, Mekjavic IB (2007) Hip, thigh and calf muscle atrophy and bone loss after 5-week bedrest inactivity. Eur J Appl Physiol 99(3):283–289

Comp PC, Spiro TE, Friedman RJ et al. (2001) Prolonged enoxaparin therapy to prevent venous thromboembolism after primary hip or knee replacement. Enoxaparin Clinical Trial Group. J Bone Joint Surg Am 83-A(3):336–345

Creditor MC. Hazards of hospitalization of the elderly. Ann Intern Med. 1993 Feb 1;118(3):219–223

Dachverband der Deutschsprachigen Wissenschaftlichen Osteologischen Gesellschaft (2006) S3-Leitlinie des Dachverbands der Deutschsprachigen Wissenschaftlichen Osteologischen Gesellschaften e.V. Prophylaxe, Diagnostik und Therapie der Osteoporose bei Frauen ab der Menopause, bei Männern ab dem 60. Lebensjahr. http://www.dv-osteologie.org/uploads/leitlinien/Langfassung%20DVO%20Leitlinie%2011-05-06.pdf. Gesehen 8.1.2010

Di Minno G, Tufano A (2004) Challenges in the prevention of venous thromboembolism in the elderly. J Thromb Haemostasis 2:1292–1298

Eriksson BI, Lassen MR, PENTasaccharide in HIp-FRActure Surgery Plus Investigators (2003) Duration of prophylaxis against venous thromboembolism with fondaparinux after hip frac-

ture surgery: a multicenter, randomized, placebo-controlled, double-blind study. Arch Intern Med 163(11):1337–1342
Gatt ME, Paltiel O, Bursztyn M (2004) Is prolonged immobilization a risk factor for symptomatic venous thromboembolism in elderly bedridden patients? Results of a historical-cohort study. Thromb Haemost 91(3):538–543
Geerts WH, Heit JA, Clagett GP Pineo GF, Colwell CW, Anderson FA Jr, Wheeler HB (2001) Prevention of venous thromboembolism. Chest 119: 132S–175S
Gupta V, Lipsitz LA (2007) Orthostatic hypotension in the elderly: diagnosis and treatment. Am J Med 120(10):841–847
Haas S, Spyropoulos AC (2008) Primary prevention of venous thromboembolism in long-term care: identifying and managing the risk. Clin Appl Thromb Hemost 14(2):149–158
Hussain RM, McIntosh SJ, Lawson J, Kenny RA (1996) Fludrocortisone in the treatment of hypotensive disorders in the elderly. Heart 76(6):507–509
Killewich LA (2006) Strategies to minimize postoperative deconditioning in elderly surgical patients. J Am Coll Surg. 203(5):735–745
Kniffin WD Jr, Baron JA, Barrett J, Birkmeyer JD, Anderson FA Jr (1994) The epidemiology of diagnosed pulmonary embolism and deep venous thrombosis in the elderly. Arch Intern Med 154(8):861–866
Kolb G, Bodamer I, Galster H et al. (2003) Reduction of venous thromboembolism following prolonged prophylaxis with the low molecular weight heparin Certoparin after endoprothetic joint replacement or osteosynthesis of the lower limb in elderly patients. Thromb Haemost 90(6):1100–1105
Kortebein P (2009) Rehabilitation for hospital-associated deconditioning. Am J Phys Med Rehabil 88(1):66–77
Lacut K, Le Gal G, Mottier D (2008) Primary prevention of venous thromboembolism in elderly medical patients. Clin Interv Aging 3(3):399–411
Luutonen S, Antila K, Erkko M, Räihä I, Rajala T, Sourander L (1995) Haemodynamic response to head-up tilt in elderly hypertensives and diabetics. Age Ageing 24(4):315–320
Matkovic V, Jackson RD, Mysiw WJ, Whitten R, Dekanic D (1990) Osteoporosis. In: FJ Kottke, JF Lehmann (Eds) Handbook of physical medicine and rehabilitation. Saunders, Philadelphia, pp 1169–1208
Oger E, Bressollette L, Nonent M, Lacut K, Guias B, Couturaud F, Leroyer C, Mottier D (2002) High prevalence of asymptomatic deep vein thrombosis on admission in a medical unit among elderly patients. Thromb Haemost 88:592–597
Paddon-Jones D, Sheffield-Moore M, Cree MG, Hewlings SJ, Aarsland A, Wolfe RR, Ferrando AA (2006) Atrophy and impaired muscle protein synthesis during prolonged inactivity and stress. J Clin Endocrinol Metab 91(12):4836–4841
Seiler WO, Stähelin HB (2000) Komplikationen langer Immobilisation bei Älteren. In: T Nikolaus (Ed) Klinische Geriatrie, Springer, Berlin Heidelberg New York Tokyo, S 104–112
Tang BM, Eslick GD, Nowson C, Smith C, Bensoussan A (2007) Use of calcium or calcium in combination with vitamin D supplementation to prevent fractures and bone loss in people aged 50 years and older: a meta-analysis. Lancet 370(9588):657–666

3.5 Pharmakotherapie und das Frailty-Syndrom

In ► Abschn. 1.1 wurde bereits dargestellt, dass das Frailty-Syndrom eine wichtige Rolle in der Stratifizierung der älteren Patienten hinsichtlich ihres Risiko-Nutzen-Profils spielen kann. Es ist wahrscheinlich das entscheidende Merkmal um eine rationale differenzielle Pharmakotherapie zu realisieren. Es umschreibt eine häufige, phänotypische Erscheinung des vorgerückten Alters und referiert auf pathophysiologische direkt mit Alterungsprozessen in Verbindung stehende Vorgänge. Damit werden diejenigen älteren Personen gut beschrieben, die zum einen eingeschränkte funktionelle Ressourcen aufweisen, zum anderen aber auch durch die Veränderung der Körperzusammensetzung deutlich von Veränderungen betroffen sind, die sowohl für die Pharmakokinetik als auch die Pharmakodynamik eine Rolle spielen.

3.5.1 Definition des Frailty-Syndroms und pathophysiologischer Hintergrund

Die unter klinischen Gesichtspunkten offenkundige, phänotypische Heterogenität älterer Menschen wird traditionell unter dem Aspekt der körperlichen Fitness abgebildet. Im angloamerikanischen Sprachgebrauch werden hierzu die Begriffe »fit« und »frail« verwendet. Im Zusammenhang mit der Risikoabschätzung speziell auch mit Bezug zur Pharmakotherapie ist es von besonderer Bedeutung, Risikopersonen zu identifizieren. Gemeint sind damit Personen, die eine erhöhte Vulnerabilität und eine eingeschränkte Fitness aufweisen. Dies wird im angloamerikanischen Sprachgebrauch mit »frail« charakterisiert. Die direkte Übersetzung des Begriffes »Frailty« ins Deutsche (Gebrechlichkeit) scheint aus historischen Gesichtspunkten und aufgrund des stark wertenden Bezuges nicht angemessen zu sein. Alternativ empfiehlt sich die Übernahme des Anglizismus Frailty bzw. die Verwendung des Begriffes erhöhte Vulnerabilität. Obwohl klinisch offenkundig ist, was mit Frailty gemeint ist:

- erhöhte Vulnerabilität,
- geringere Funktionalität und
- geringere kompensatorische Ressourcen,

ist eine genaue Definition mit Bezug auf messbare physiologische Größen nicht spontan ableitbar. In den letzten Jahren hat sich jedoch im gerontologischen-geriatrischen Kontext das Frailty-Konzept als attraktives prognostisches Modell gezeigt, ungünstige Verläufe, erhöhte Morbidität und Mortalität vorhersagen zu können. Fried et al. (2001) definierten in dem bis dato sowohl übergreifendsten wie auch griffigsten Ansatz Frailty als ein Syndrom, welches aus mehreren Elementen besteht. Dazu zählen fünf Aspekte:

- Gewichtsabnahme,
- Erschöpfung,
- Schwäche,
- verminderte Gehgeschwindigkeit und
- verringerte körperliche Aktivität.

> **Frailty ist eine Reduktion physiologischer Kapazitäten, die nicht auf ein Organsystem beschränkt ist sondern übergreifend mehrere Systeme betrifft und ebenfalls nicht spezifisch an einen einzelnen pathogenetischen Prozess gekoppelt ist (Woodhouse u. O'Mahony 1997).**

Rockwood et al. (1994) propagierten in diesem Zusammenhang ein dynamisches Frailty-Konzept, das auf der Balance zwischen gesundheitsfördernden bzw. ressourcenerhaltenden Aspekten und Krankheit- und Behinderung verursachenden Aspekten beruht. Eine Dysbalance in diesem Gleichgewicht verschiebt die Gesamtsituation des betroffenen Menschen hin zu erhöhter Vulnerabilität bzgl. externer Stressoren (Campbell u. Buchner 1997). In diesem dynamischen Modell lassen sich simultan viele medizinische und soziale Probleme abbilden und ein enger Zusammenhang zum Konzept der Funktionalität herstellen. Die amerikanische Fachgesellschaft für Geriatrie (American Geriatric Society) definierte schließlich 2004 Frailty als physiologisches Syndrom, das durch verminderte Reserven und verminderte Widerstandsfähigkeit Stressoren gegenüber gekennzeichnet ist (Walston et al. 2006). Dies resultiert aus der kumulativen Verminderung der Kapazität verschiedener physiologischer Systeme und führt zu einer erhöhten Vulnerabilität unerwünschten Ereignissen gegenüber (Ferrucci et al. 2004). Daraus ergibt sich auch eine enge Verbindung zwischen dem Frailty-Konzept und dem Konzept der Multimorbidität.

Im Gegensatz zu dem Konzept der Multimorbidität liegt dem Frailty-Konzept ein attraktives pathophysiologisches Konzept zugrunde, obwohl es nicht an einem einzelnen pathogenetischen Prinzip orientiert ist. Zurückkehrend auf die fundamentalen Aspekte, die Fried et al. (2001) dargestellt haben, ist die Sarkopenie oder reduzierte Muskelmasse der zentrale Punkt. Bei vielen älteren Menschen mit erhöhter Vulnerabilität, die den Frailty-Phänotyp aufweisen, liegt eine symptomatische Sarkopenie vor, die

- verminderte Muskelkraft,
- frühzeitige Erschöpfbarkeit,
- verringerte Ganggeschwindigkeit,
- verringerte körperliche Aktivität und auch
- Gewichtsabnahme

erklärt. Verschiedene pathophysiologische Prozesse können zu einer akzentuierten Sarkopenie führen, die in ihrer Konvergenz die für die klinische Bedeutung entscheidende Endstrecke darstellt (Abate et al. 2007). Aus pathogenetischer Sicht sind hier sowohl genotypisch verankerte Aspekte als auch durch Komorbidität, Lebensereignisse und Umweltfaktoren hervorgerufenen Einflüsse denkbar. Ebenso können Alterungsprozesse eine Rolle spielen (Bortz 2002). Fried et al. (2001) stellten den zugrunde liegenden pathophysiologischen Prozess in seiner Endstrecke als Circulus vitiosus zwischen Sarkopenie, erniedrigter metabolischer Rate, Malnutrition und verringerter Aktivität dar (■ Abb. 3.8).

Einer der wichtigsten Faktoren, die die Sarkopenie unterhalten und in diesem Kreislauf verstärken, ist die körperliche Inaktivität. Weitere Einflüsse sind Veränderungen der hormonellen Stimulation (insbesondere durch Testosteron). Bei letzterer ergibt sich eine Verbindung zu den krankheitsunabhängigen Alterungsprozessen des Organismus. Weitere Aspekte, die den pathophysiologischen Kreislauf unterstützen, sind eine

- neuroendokrine Dysregulation, insbesondere Veränderungen analog zum Phänomen der Inflammation,
- reduzierte kognitive Fähigkeit und
- eingeschränkte Immunfunktion.

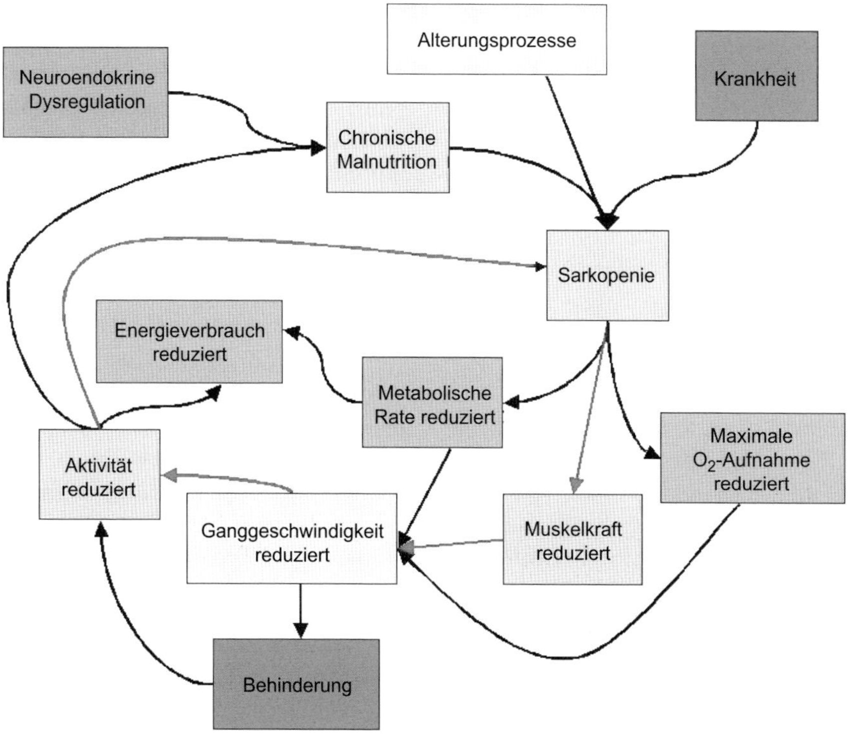

Abb. 3.8. Circulus vitiosus zwischen Sarkopenie, erniedrigter metabolischer Rate, Malnutrition und verringerter Aktivität. (Nach Fried et al. 2001)

Einzelne hormonelle Systeme, die neben den Sexualhormonen eine Rolle spielen können, sind IGF-1 (»Insulin-like growth factor 1«) und DHEAS (Dehydroepiandrosteronsulfat). Eine Übersicht über die postulierten Zusammenhänge geben Morley et al. (2005). Von diesen pathophysiologischen Aspekten ausgehend ergeben sich Verbindungen zu molekularen, Krankheits-, aber auch alternsspezifischen Vorgängen:

- oxidativer Stress,
- mitochondriale Dysfunktionen,
- direkte Einflüsse und Veränderungen der DNA und
- Zellalterung.

Diese können sowohl durch genetische Variationen bedingt sein als auch durch krankheitsspezifische Aspekte, hier insbesondere durch chronisch inflammatorische Vorgänge bewirkt werden. Jenseits der molekularen, zellbiologischen Veränderungen und den dadurch hervorgerufenen pathophysiologischen Kaskaden steht das klinische Bild. Hier haben neben dem später von Fried et al. (2001) beschriebenen 5 Aspekten des Frailty-Phänotyps bereits Buchner u. Wagner (1992) drei näher an der klassischen Nosologie der Organsysteme und ihrer Erkrankungen angesiedelte Aspekte postuliert. In erster Linie sahen sie die physiologische Kapazität im Rahmen des Frailty-Konzeptes beeinträchtigt durch

- neurologische Erkrankungen und Störungen,
- muskuloskeletale Erkrankungen und Störungen und
- Störungen im Bereich des Energiestoffwechsels.

Sarkopenie ist in einem dynamischen Modell in gewissem Grade sicher auch durch geeignete Interventionen beeinflussbar ist (Marcell 2003; Roubenoff 2003).

Aufgrund der Mehrdimensionalität des Frailty-Konzeptes sind die Erfassung und die Abbildung der Vulnerabilität mit Problemen behaftet. Derzeit existiert kein generell anerkannter Index zur Erfassung der individuellen Vulnerabilität. Zusätzliche Domänen, die neben den fünf klassischen, von Fried postulierten Domänen – körperliche Aktivität, Ausdauer, Kraft, Ernährung, Ganggeschwindigkeit – erfasst werden sollen, werden von verschiedenen Autoren diskutiert, so z. B. die Balance, die Kognition und zusätzliche allgemeine Mobilitätsaspekte. Des Weiteren existieren einige Indizes, die nicht direkt die Funktionalität abfragen, sondern eher versuchen, die Auswirkungen auf die Partizipation im Sinne der Internationalen Klassifikation der Funktionsfähigkeit, Behinderung und Gesundheit ICF zu integrieren. Diese rekurrieren häufig auf Aspekte der Aktivitäten des täglichen Lebens (ADL). Mindestanforderungen an einen Frailty-Index sind jedoch nach dem derzeit geltenden Konsensus Empfehlungen die Abbildung von Mobilität, Ernährung und Körperzusammensetzung (Ferrucci et al. 2004). Fried et al. (2001) instrumentalisierten folgende Variablen, die sie aus zwei großen Kohorten entwickelten:

- Gewichtsabnahme von mehr als 5% des Körpergewichtes im Jahr,
- Stärke des Handgriffes in der niedrigsten Quintile,
- frühe Erschöpfbarkeit auf Basis einer Selbsteinschätzung,
- niedrigste Quintile bzgl. Gehgeschwindigkeit und
- niedrigste Quintile der körperlichen Aktivität.

Die Übertragbarkeit zur Anwendung in der klinischen Praxis oder in anderen Untersuchungen ist aber aufgrund der relativen Maße bisher nur eingeschränkt möglich. Um Patienten nach dem Frailty-Konzept klassifizieren zu können, wurden bislang unterschiedliche Wege beschritten. Zusammengefasst sind zwei wesentliche Strategien erkennbar. Zum einen wird versucht, unmittelbar und mit leicht messbaren Markern die relative Muskelmasse bzw. Muskelkraft zu erfassen, zum anderen wird versucht die Fried-Kriterien mithilfe von Markern der Funktionalität z. B. in Anlehnung an das ADL/IADL-Konzept abzubilden. Diese Heterogenität der vorliegenden Untersuchungen zum Gesamtkomplex der Frailty erschwert die Beurteilung der derzeitigen Datenlage außerordentlich, da Maße der Sarkopenie und eingeschränkte Funktionalität zwar deutlich korrelieren (Janssen et al. 2002), hier aber prinzipiell zwei unterschiedliche Aspekte erfasst werden: Organfunktion bzw. Struktur versus Funktionalität.

3.5.2 Epidemiologie und klinische Bedeutung

Da verschiedene diagnostische Ansätze existieren, das Frailty-Syndrom zu erfassen und die Fried-Kriterien nicht unmittelbar operationalisierbar sind, ergeben sich derzeit noch sehr unterschiedliche Prävalenzzahlen. Epidemiologische Untersuchungen zeigen aber unabhängig vom verwendeten diagnostischen Maß konsistent mit zunehmendem Alter eine deutliche Zunahme der Prävalenzraten für Personen, die die Frailty-Bedingungen erfüllen. Mitniski et al. (2005) untersuchten diesbzgl. verschiedene querschnittlich und längsschnittlich angelegte Kohorten auf das Vorhandensein von Merkmalen, die die Bedingungen nach dem Frailty-Konzept erfüllten. Es zeigte sich in allen Kohorten, die auf repräsentativen, bevölkerungsbezogenen Stichproben beruhten, ein nahezu linearer Anstieg des Frailty-Index mit zunehmendem Lebensalter. In querschnittlich aufgebauten Studien, die primär durch das Vorhandensein einer definierten Erkrankung charakterisiert waren, konnte dies allerdings nicht aufgezeigt wurde. Untersuchungen zu Prävalenzzahlen frailtytypischer Befunde wurden bereits in ► Abschn. 1.1 dargestellt. Insgesamt dürften in etwa bis zu einem Viertel der über 70-Jährigen die Frailty-Kriterien erfüllen.

Die prognostische Bedeutung des Frailty-Konzeptes und einzelner mit ihm verbundener Parameter konnte mehrfach im längsschnittlichen Ansatz aufgezeigt werden. Stuck et al. (1999) konnten in ihrer ausgedehnten Metaanalyse und Literaturübersicht über die unterschiedlichsten Risikofaktoren, die eine Beeinträchtigung der Funktionalität bei älteren Patienten als Aspekt der Morbidität bedingen, deutliche Hinweise darauf geben, dass hier Aspekte des Frailty-Konzeptes wirksam sind. Es fanden sich sowohl für Unterernährung als auch für bereits vorbestehende Einschränkungen der Funktionalität deutlich signifikante Ergebnisse. Unter letzterem war insbesondere die Kraft in der oberen Extremität. Janssen untersuchte in einer großen US-amerikanischen Kohorte in einem 8-Jahres-Intervall über 5.000 Frauen und Männer über 65 Jahre und fand bzgl. sarkopeniebezogener Maße, die aus der Body-Impedanz-Analyse gewonnen wurden, einen klaren prognostischen Effekt auf die zu erwartende Morbidität (Janssen 2006).

Bezüglich der Mortalität ergibt sich folgendes Bild: In der Zutphen-Studie (»Zutphen Elderly Study«), mit einer Kohorte von 427 älteren niederländischen Männern, konnte eine eingeschränkte körperliche Aktivität als signifikanter Prädiktor einer erhöhten Mortalität ausgewiesen werden (Bijnen et al. 1999). Muskelkraft gemessen als Stärke des Handgriffs erwies sich eindeutig als unabhängiger Prädiktor einer erhöhten Mortalität (Metter et al. 2004). Mehrere Untersuchungen, die nicht nur auf einzelne (wie sarkopeniebezogene Aspekte) referieren, sondern einen stärker integrativen Ansatz zur Erfassung des Frailty-Konzeptes benutzen, konnten ebenfalls längsschnittlich die prognostische Bedeutung für die Mortalität nachweisen.

Muskelkraft gemessen als Stärke des Handgriffs eignet sich als unabhängiger Prädiktor einer erhöhten Mortalität.

Fried et al. (2001) konnten in ihrer grundlegenden Arbeit ebenfalls die prognostische Bedeutung über 72 Monate für Mortalität nachweisen, sofern drei und mehr Kriterien des von ihnen aufgestellten mehrdimensionalen Konzeptes erfüllt waren. Konsistent erweisen sich die mit dem Frailty-Konzept assoziierte Maße, seien sie nun auf direkte Parameter der Muskelmasse oder auf Funktionalität begründet, als unabhängig vom chronologischen Alter zu sehende prognostische Indikatoren sowohl für Aspekte der Morbidität als auch Mortalität (Schuurmans et al. 2004). Die prognostische Bedeutung umfasst dabei auch psychosoziale und verhaltensspezifische Aspekte (Schulz u. Williamson 1993; Tennstedt et al. 1990).

3.5.3 Bedeutung für die Pharmakotherapie

Das Frailty-Syndrom ist daher das geriatrische Syndrom, das in erster Linie die vulnerablen Patienten zu identifizieren vermag, die ein erhöhtes Risiko für UAW bzw. eine veränderte Risiko-Nutzen-Bilanz aufweisen. Daraus ergibt sich seine Bedeutung für die Pharmakotherapie. Eine besonders enge Verbindung ist zum geriatrischen Syndrom Sturz gegeben. Die mit Frailty klassifizierten Patienten sind diejenigen, die eine eingeschränkte Ressource bzgl. der posturalen Stabiliät aufweisen und besonders vulnerabel gegenüber den in ▶ Abschn. 3.1 als FRID gekennzeichneten Substanzen sind. Für diese Substanzen ist sicherlich von einer veränderten Risiko-Nutzen-Bilanz auszugehen. Dafür spricht auch der Befund aus der Untersuchung von van der Velde et al. (2006) die in vielen Fällen Medikamente absetzen konnten (▶ Abschn. 3.1). Für diese bestand also gar kein direkt erkennbarer Nutzen. Weitere Bezüge ergeben sich aus der veränderten Körperzusammensetzung und daher zu erwartenden Auswirkungen auf die Pharmakokinetik. Bei stark reduzierter Muskelmasse wird die wahre Nierenfunktion häufig überschätzt, was für den Einsatz von Medikamenten mit eingeschränkter therapeutischer Breite und überwiegender renaler Elimination problematisch sein kann (z. B. Digoxin). Weitere Bezüge sind denkbar zu der UAW delirantes Syndrom und kognitiven Beeinträchtigungen. Wichtige Zusammenhänge stellt ◘ Abb. 3.9 dar.

Kognitive Beeinträchtigungen werden derzeit als sog. Prä-Frailty-Merkmale diskutiert, die den Weg in ein Vollbild des Frailty-Syndroms durch reduzierte Aktivität und Mobilität bahnen können. Zu allen diesen Aspekten existieren aber noch zu wenig detaillierte Untersuchungen, die dies konsequent analysieren. Obwohl hier für sehr viele pharmakotherapeutische Strategien Anhaltspunkte entstehen, eine veränderte Risiko-Nutzen-Bilanz anzunehmen, hat das Frailty-Konzept bislang so gut wie gar keinen Eingang in pharmakotherapeutische Untersuchungen gefunden.

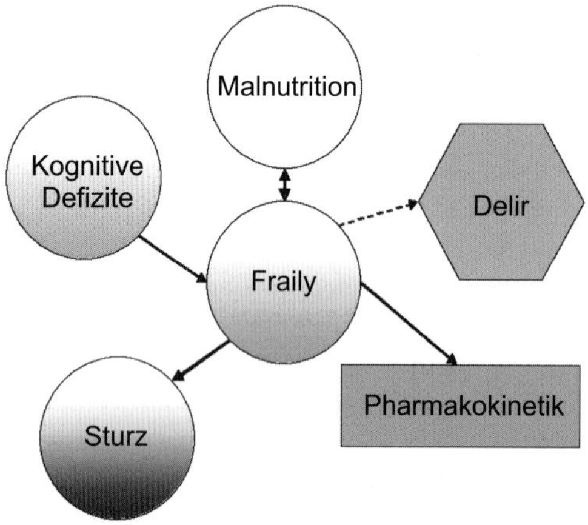

▪ Abb. 3.9. Wichtige Determinanten und Folgen der Frailty

3.5.4 Medikamente, die potenziell das Frailty-Syndrom begünstigen

Dazu sind Medikamente zu zählen, die über die Effekte Sturz und Sturzangst zu einer verringerten Mobilität des älteren Menschen führen und einen ungünstigen Effekt in der Frailty-Kaskade mit daraus resultierender, weiter abnehmender Muskelmasse und -kraft nach sich ziehen. Diese sind die bereits in ► Abschn. 3.1 als FRID bezeichneten Medikamentengruppen, in erster Linie die mit einem erhöhten Sturzrisiko assoziierten Psychopharmaka oder andere Substanzen mit zentralen Wirkungen (z. B. Antihistaminika). Daneben müssen aber auch Pharmaka mit direkter Auswirkung auf die Muskulatur als potenziell Frailty begünstigend diskutiert werden (▪ Tab. 3.10).

Ein wichtiges Beispiel hierfür sind Kortikosteroide, die in höherer Dosis eine Myopathie bedingen können (Mitsui et al. 2002). Es ist derzeit aber nicht klar, inwiefern hier ältere Patienten in stärkerem Ausmaß von einer Myopathie betroffen sind. Ebenso ist unklar, ob es Anhaltspunkte gibt, die kritische Schwelle für eine Dauertherapie mit Kortikosteroiden aus diesem Grund hier niedriger anzusetzen. Im Allgemeinen wird die kritische Schwelle bei 7,5 mg/Tag Prednsionäquivalent in der Dauertherapie angesiedelt (Cushing-Schwellendosis). Höhere Tagesdosen sind problematisch, Tagesdosen über 30 mg/Tag Prednisonäquivalent sicher mit erheblichen Problemen belastet (Williams 2006). Dies gilt natürlich nicht für eine indizierte zeitlich begrenzte Stoßtherapie.

▪ **Tab. 3.10.** Medikamente mit potenzieller Auswirkung auf die Muskelkraft

Medikament	Art der Myopathie	Häufigkeit
Amiodaron	Schmerzhafte vakuoläre Myopathie	1-10%
Chloroquin	Schmerzlose vakuoläre Myopathie	<1%
Colchicin	Schmerzhafte vakuoläre Myopathie	<1%
Cyclosporin	Schmerzhafte mitochondriale Myopathie	1–10%
Diuretika	Hypokaliämie	Unklar
D-Penicillamin	Inflammatorische Myopathie	<1%
Neuroleptika	Malignes neuroleptisches Syndrom	>0,5%
Statine	Rhabdomyolyse	5%
Steroide	Chronisch atrophische Verlaufsform akute Verlaufsform mit CK-Erhöhung	Unklar
Valproat	Karnitinassoziierte Myopathie	10-20%
Zidovudin	Mitochondriale Myopathie	<1%

CK Creatinkinase

Tab. 3.11. Cushing-Schwellendosis einiger ausgewählter Steroide

Substanz	Schwellendosis (mg/Tag)
Cortison	40
Dexamethason	1,5
Hydrocortison	30
Methylprednisolon	6
Prednisolon	7,5
Prednison	7,5

In der Tat bleibt ein wichtiges Argument die erheblich erniedrigte Kompensationsmöglichkeit des von Frailty betroffenen älteren Patienten gegenüber auch geringen Verminderungen der Muskelkraft, die sich dann u. U. schon in einem signifikanten Funktionsverlust niederschlagen (analog zum Kompensationsmodell wie in ► Abschn. 3.1 für Sturzereignisse dargestellt). Diese Patienten müssten aus theoretischen Aspekten heraus deutlich vulnerabler auch gegenüber leichteren Störungen der Muskelkraft sein. Zu allen diesen Fragen fehlen aber leider belastbare wissenschaftliche Daten.

Keine gut belastbaren Daten gibt es leider auch zu der Frage, ob Patienten mit einem Frailty-Syndrom häufiger oder stärker von akuten UAW mit Auswirkung auf die Muskelkraft (z. B. Rhabdomyolyse durch Statine oder Neuroleptika) betroffen sind. Legt man die geringe Kompensationsmöglichkeiten der vom Frailty-Syndrom betroffenen Patienten zugrunde, wäre dies, zumindest was die Auswirkung auf Funktionalität betrifft, nicht von der Hand zu weisen.

Dieses gilt natürlich für alle Faktoren, die die Muskelkraft ungünstig beeinflussen (Abb. 3.10).

Dazu zählen nicht nur Medikamente und natürlich neurologische Erkrankungen mit Beeinträchtigung des Funktionssystems Nerv-Muskel, sondern auch andere Erkrankungen wie Diabetes, Schilddrüsenerkrankungen, Alkoholkonsum und schlicht Immobilisation und Mangelernährung.

3.5.5 Pharmakotherapeutische Strategien, die dem Frailty-Syndrom entgegenwirken

Bislang gibt es keine etablierten pharmakotherapeutischen Strategien, das Frailty-Syndrom zu bessern, wenn auch einige Ansätze hierzu derzeit verfolgt werden (Lynch 2008). Im Vordergrund stehen die Beseitigung begünstigender Ursachen und ernährungs- und bewegungsbezogene Interventionen wie Proteinsupplementierung und Krafttraining. Bei älteren Männern mit nachgewiesenem Testosteronmangel (anhand des Norm-Perzentils der Alterskohorte) wird eine Testosteronsubstitution diskutiert. Daten zur Testosteronsubstitution bele-

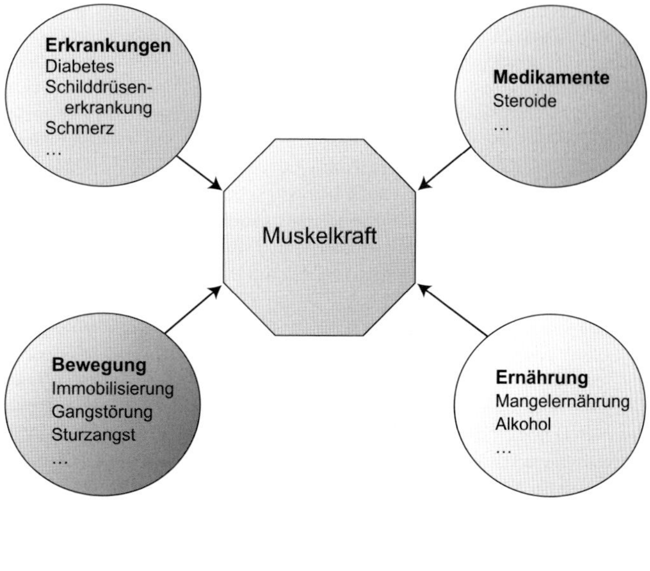

Abb. 3.10. Wichtige Determinanten der Muskelkraft beim älteren Menschen

gen einen günstigen Effekt auf die Muskelmasse, wurden aber an gesunden Probanden durchgeführt. Inwiefern das Frailty-Syndrom bei älteren Patienten hier klinisch signifikant günstig beeinflusst werden kann, ist derzeit unklar (Srinivas-Shankar u. Wu 2009). Weiter werden in diesem Zusammenhang die SARM (selektive Androgenrezeptormodulatoren) als mögliche Kandidaten für eine günstige Beeinflussung der Sarkopenie diskutiert (Segal et al. 2006). Abgesehen vom nachgewiesenen Testosteronmangel können derzeit hierzu aber keine Empfehlungen ausgesprochen werden. Eine verlässliche Risiko-Nutzen-Abwägung bzgl. einer Langzeittherapie mit diesen Substanzen kann erst dann erfolgen, wenn weitere Daten hierzu vorliegen. Grundsätzlich kann eine pharmakotherapeutische Intervention immer nur ein Teil einer mehrdimensionalen Intervention sein. Dies ist in diesem Fall auch vor dem Hintergrund der Anti-Aging-Strategien in jüngeren Dekaden zu sehen und ethische Aspekte sowie soziokulturelle Argumente spielen hier eine wichtige Rolle.

Literatur

Abate M, Di Iorio A, Di Renzo D, Paganelli R, Saggini R, Abate G (2006) Frailty in the elderly: the physical dimension. Eura Medicophys 43:407–415

Bijnen FC, Feskens EJ, Caspersen CJ, Nagelkerke N, Mosterd WL, Kromhout D (1999) Baseline and previous physical activity in relation to mortality in elderly men: The Zutphen Elderly Study. Am J Epidemiol 150:1289–1296

Bortz WM 2nd (2002) A conceptual framework of Frailty: a review. J Gerontol A Biol Sci Med Sci 57:M283–M288

Buchner DM, Wagner EH (1992) Preventing frail health. Clin Geriatr Med 8:1–17

Campbell AJ, Buchner DM (1997) Unstable disability and the fluctuations of Frailty. Age Ageing 26:315–318

Ferrucci L, Guralnik JM, Studenski S, Fried LP, Cutler GB Jr, Walston JD; Interventions on Frailty Working Group (2004) Designing randomized, controlled trials aimed at preventing or delaying functional decline and disability in frail, older persons: a consensus report. J Am Geriatr Soc 52:625–634

Fried LP, Tangen CM, Walston J et al. (2001) Frailty in older adults: evidence for a phenotype. J Gerontol A Biol Sci Med Sci 56:M146–156

Janssen I, Heymsfield SB, Ross R (2002) Low relative skeletal muscle mass (sarcopenia) in older persons is associated with functional impairment and physical disability. J Am Geriatr Soc 50:889–896

Janssen I (2006) Influence of sarcopenia on the development of physical disability: The Cardiovascular Health Study. J Am Geriatr Soc 54:56–62

Lynch GS (2008) Update on emerging drugs for sarcopenia – age-related muscle wasting. Expert Opin Emerg Drugs 13(4):655–673

Marcell TJ (2003) Sarcopenia: causes, consequences, and preventions. J Gerontol A Biol Sci Med Sci 58:M911–M916

Metter EJ, Talbot LA, Schrager M, Conwit RA (2004) Arm-cranking muscle power and arm isometric muscle strength are independent predictors of all-cause mortality in men. J Appl Physiol 96(2):814–821

Mitnitski A, Song X, Skoog I, Broe GA, Cox JL, Grunfeld E, Rockwood K (2005) Relative fitness and Frailty of elderly men and women in developed countries and their relationship with mortality. J Am Geriatr Soc 53:2184–2189

Mitsui T, Azuma H, Nagasawa M, Iuchi T, Akaike M, Odomi M, Matsumoto T (2002) Chronic corticosteroid administration causes mitochondrial dysfunction in skeletal muscle. J Neurol 249(8):1004–1009

Morley JE, Kim MJ, Haren MT (2005) Frailty and hormones. Rev Endocr Metab Disord 6:101–108

Rockwood K, Fox RA, Stolee P, Robertson D, Beattie BL (1994) Frailty in elderly people: an evolving concept. CMAJ 150:489–495

Roubenoff R (2003) Sarcopenia: effects on body composition and function. J Gerontol A Biol Sci Med Sci 58:1012–1017

Schulz R, Williamson GM (1993) Psychosocial and behavioral dimensions of physical Frailty. J Gerontol 48 (Spec No):39–43

Schuurmans H, Steverink N, Lindenberg S, Frieswijk N, Slaets JP (2004) Old or frail: what tells us more? J Gerontol A Biol Sci Med Sci 59:M962–M965

Segal S, Narayanan R, Dalton JT (2006) Therapeutic potential of the SARMs: revisiting the androgen receptor for drug discovery. Expert Opin Investig Drugs 15(4):377–387

Srinivas-Shankar U, Wu FC (2009) Frailty and muscle function: role for testosterone? Front Horm Res 37:133–149

Stuck AE, Walthert JM, Nikolaus T, Bula CJ, Hohmann C, Beck JC (1999) Risk factors for functional status decline in community-living elderly people: a systematic literature review. Soc Sci Med 48:445–469

Tennstedt SL, Sullivan LM, McKinlay JB, D'Agostino RB (1990) How important is functional status as a predictor of service use by older people? J Aging Health 2:439–461

Van der Velde N, Stricker BH, Pols HA, Van der Cammen TJM (2006) Risk of falls after withdrawal of fall-risk-increasing drugs: a prospective cohort study. Br J Clin Parmacol 63:232–237

Walston J, Hadley EC, Ferrucci L et al. (2006) Research agenda for frailty in older adults: toward a better understanding of physiology and etiology: summary from the American Geriatrics Society/National Institute on Aging Research Conference on Frailty in Older Adults. J Am Geriatr Soc 54:991–910

Williams O (2006) Drug induced and toxic myopathies. In: JCM Brust (Ed) Current diagnosis & treatment in neurology. McGrawHill, pp 370–373

Woodhouse KW, O'Mahony MS (1997) Frailty and ageing. Age Ageing 26:245–246

4 Weitere Problemfelder der Gerontopharmakotherapie und pragmatische Empfehlungen

Heinrich Burkhardt

4.1 Adherence bei älteren Patienten – 256
4.1.1 Allgemeine Aspekte der Adherence – 256
4.1.2 Funktionalität und Adherence – 256
4.1.3 Patientenwissen und psychologische Faktoren – 260
4.1.4 Interventionen zur Verbesserung der Adherence – 260
Literatur – 261

4.2 Polypharmazie – 262
4.2.1 Definition und klinische Bedeutung – 262
4.2.2 Epidemiologie – 263
4.2.3 Mechanismen, die eine Polypharmazie bedingen – 263
4.2.4 Folgen der Polypharmazie – 264
4.2.5 Strategien, um eine unangemessene Polypharmazie zu identifizieren und zu vermeiden – 265
4.2.6 Therapieleitlinien – 267
4.2.7 Differenzierte Beurteilung der Pharmaka – 268
4.2.8 Beers-Liste – 268
4.2.9 Kategorisierung der Patienten nach Ressourcen – 269
4.2.10 Allgemeine Regeln zur Pharmakotherapie älterer Patienten – 273
Literatur – 275

4.1 Adherence bei älteren Patienten

4.1.1 Allgemeine Aspekte der Adherence

Adherence, zuvor häufig als Compliance beschrieben, ist definiert als Übereinstimmung zwischen dem Verhalten des Patienten und dem aufgestellten Therapieplan (Haynes 1979). Dies betrifft selbstverständlich nicht nur Pharmakotherapie, sondern auch andere gesundheitsrelevante Ratschläge, die von Funktionsträgern des Gesundheitssystems gegeben werden. Trotz der großen Bedeutung des Adherenceproblems gibt es relativ wenig schlüssige Daten und insgesamt zu wenig Anstrengungen, diesen wichtigen Aspekt der Pharmakotherapie weiter zu erhellen. Dies beruht nicht zuletzt auf methodologischen Problemen, z. B. korrekte Prävalenzdaten einer Non-Adherence zu erheben, was sogar in kontrollierten klinischen Untersuchungen auf erhebliche Schwierigkeiten stößt (Kruse 1995; Spilker 1991). Es bleibt insgesamt bei allen Zahlenangaben eine große Unsicherheit, inwiefern die tatsächliche Adherence korrekt abgebildet wird und die große Variabilität für Non-Adherence in der bisherigen Literatur lässt sich dadurch gut erklären. Die Prävalenzraten schwanken immerhin zwischen 15% und 93%. Zum Beispiel wird berichtet, dass nur ca. 50% der Patienten mit arterieller Hypertonie sich an das verordnete Schema der Medikamenteneinnahme halten. Schwanken die Prävalenzzahlen auch je nach Therapieregime und Indikation, kann doch konsistent gezeigt werden, dass die Non-Adherence mit der Anzahl der gleichzeitig verordneten Medikamente ansteigt (Spagnoli et al. 1989). So gilt die Verabreichung von 5 und mehr Medikamenten insgesamt als problematisch (McElnay et al. 1998).

> **Die Non-Adherence steigt mit zunehmender Anzahl gleichzeitig verordneter Medikamente an.**

Aufgrund der höheren Inzidenz von Polypharmazie und Komorbiditäten herrscht generell die Ansicht, dass ältere Patienten häufiger von Non-Adherence betroffen sind. Dies konnte aber in den meisten Untersuchungen, die hierzu durchgeführt wurden, nicht bestätigt werden (Fincham 1988; Balkrishnan 1998). Eine gute Übersicht über Untersuchungen, die Adherenceaspekte speziell bei älteren Patienten zum Ziel hatte, gibt Hughes (2004). Mallion et al. (1998) fanden z. B., dass weder Alter noch das Geschlecht starke Prädiktoren für eine Non-Adherence waren, was die Einnahme antihypertensiver Medikamente anbelangte. Non-Adherence beruht auf zahlreichen Faktoren, die nicht nur Aspekte des Therapieplans, sondern auch

- Eigenschaften des Patienten,
- die Arzt-Patient-Interaktion,
- soziale Faktoren und
- die Gesundheitsüberzeugungen des Patienten

umfassen, um nur die Wichtigsten zu nennen. Hughes (2004) und Petermann u. Mühlig (1998) stellen systematisch verschiedene dieser Faktoren zusammen. Sie spielen in den unterschiedlichen Lebensaltern auch eine unterschiedliche Rolle, sodass mit zunehmendem Alter nicht alle Faktoren in ihrer Bedeutung zunehmen, sondern z. B. aufgrund stabilerer Gesundheitsüberzeugungen auch durchaus in ihrer Bedeutung als Störfaktor der Adherence abnehmen können. Die verschiedenen Faktoren sind in ◘ Tab. 4.1 zusammengestellt. Die Vielschichtigkeit dieser Faktoren erklärt auch die enormen Schwierigkeiten, Non-Adherence jeweils auf einen Faktor zurückzuführen bzw. in größeren Untersuchungen schlüssige Daten zu den jeweiligen Wechselbezügen zu erhalten.

4.1.2 Funktionalität und Adherence

Für ältere Patienten sind sicherlich funktionelle Einschränkungen wichtige Faktoren. Wenn die Anforderungen an das Selbstmanagement höher sind als z. B. bei der Applikation von Dosieraerosolen, spielt zunehmend die Funktionalität eine Rolle und die Fehlerraten in der Anwendung steigen (Dolce et al. 1991). Dieser Zusammenhang konnte eindrucksvoll in der Untersuchung von Nikolaus et al. gezeigt werden (Nikolaus et al. 1996). Hier fanden sich nach Entlassung geriatrischer Patienten aus dem Krankenhaus anlässlich einer Nachuntersuchung Non-Adherenceraten von über 40%. Dies war zu einem guten Teil auf zuvor nicht erkannte, aber im Selbstmanagement der Pharmakotherapie dann doch be-

Tab. 4.1. Wesentliche Faktoren, die die Adherence beeinflussen

Domäne	Faktor	Kommentar
Medikamenten- und therapieassoziiert	Therapieregime (oral, subkutan etc.), Komplexität, hohe Anforderung an Patientenmitarbeit	Hier spielt die Funktionalität eine zentrale Rolle
	Diskontinuität der Therapie	Erschwert eine stabile Adherence
	Anzahl der Medikamente	Stabiler, immer wieder nachgewiesener Faktor (kritische Größe >5)
	UAW, Risikograd der Therapie	Mit einem hohen Prozentsatz der Patienten nicht ausreichend besprochen; trat in der älteren Brown-bag-Studie bei ca. 8% der älteren Patienten ein
	Verpackung der Medikamente	Wichtiger, oft übersehener Faktor
Erkrankungsassoziiert	Chronizität der Erkrankung	Auch von besonderer Bedeutung bei prophylaktischen Strategien
	Schlechte Prognose	Je ernster die Prognose, desto besser die Adherence des Patienten
	Fehlen von Symptomen	Dieses könnte für die älteren Patienten von Belang sein, da viele Erkrankungen ausgesprochen hyposymptomatisch verlaufen
Patientenassoziiert	Veränderungen der Physiologie	Vorliegen einer eingeschränkte Funktionalität, z. B. reduzierter Visus
	Multimorbidität	Wie Polypharmazie
	Kognitive Fähigkeiten	Spielen eine zentrale Rolle bei älteren Patienten; Wissen der therapeutischen Ziele bei bis zu 20% der behandelten Patienten mangelhaft
	Gesundheitsüberzeugungen	Umstritten; bei älteren Patienten könnten stabilere Gesundheitsüberzeugungen in manchen Bereichen eine bessere Adherence bedingen
	Psychosoziales Profil	Die Rolle stabiler Persönlichkeitsvariablen ist zu wenig untersucht
Andere Faktoren	Arzt-Patient-Beziehung	Umstritten, inwiefern eine verbesserte Partizipation der Patienten bei Entscheidungsprozessen grundsätzlich auch eine bessere Adherence bedingt
	Zugang zu Medikamenten	Bei eingeschränkter Funktionalität durchaus auch bei allgemein guter Infrastruktur relevant
	Soziale Unterstützung	Möglicherweise in verschiedenen Lebensaltern differenziell wirksamer Faktor
	Armut	Unterschiede nach Versichertenstatus und Leistungsumfang sind denkbar (Angst, anderen zur Last zu fallen)

UAW unerwünschte Arzneimittelwirkung

deutende funktionelle Defizite dieser Patienten, die zuvor keine apparenten kognitiven Defizite aufwiesen. Jeweils überraschend hohe Anteile der Patienten waren nicht in der Lage Standardverpackungen von Medikamenten zu öffnen. So hatten z. B. bei der Flip-Top-Verpackung, bei der man als Verordner dies nicht unmittelbar erwarten würde, über 40% der älteren Patienten Schwierigkeiten.

Subklinische funktionelle Defizite können bei älteren Patienten eine erhebliche Barriere für die korrekte Umsetzung der Pharmakotherapie darstellen.

Bislang wird auf diesen Aspekt in der Planung und Umsetzung therapeutischer Verfahren viel zu wenig geachtet.

Ein weiteres Beispiel ist das Umsetzen komplexerer Therapiestrategien wie z. B. die Insulin-Selbstapplikation (▶ Abschn. 2.7). Bei anspruchsvolleren Therapiestrategien wie dieser empfiehlt sich auf jeden Fall im Vorfeld ein Assessment der entsprechenden funktionellen Domänen. Hier eignet sich z. B. der »Timed-Test of Money-Counting« oder Geldzähltest (Burkhardt et al. 2006). Hilfreich ist auch eine Analyse der verschiedenen therapeutischen Strategien unter dem Aspekt der jeweiligen Anforderung an das Selbstmanagement des Patienten. Dies gilt für geriatrische Patienten auch unter dem Gesichtspunkt, evtl. frühzeitig eine angemessene Übertragung bestimmter Aufgaben in die Hände Dritter (professionelle Pflege oder angeleitete Laienpflege – »caregiver«) einzuleiten.

Die korrekte Durchführung der Pharmakotherapie in der Realität verlangt verschiedene Schritte und birgt daher auch verschiedene Fehlerquellen. So kann z. B. prinzipiell die Einnahme zum richtigen Zeitpunkt intendiert worden sein, eine kleine weiße Tablette ist jedoch verlorengegangen und der Verlust wurde vom Patienten nicht bemerkt. So sind noch viele andere, teilweise banal erscheinende Umstände zu benennen, die letztlich aber für den Patienten und die Behandlung seiner Erkrankung eine große Bedeutung erlangen könnten (◘ Abb. 4.1).

Die ◘ Tab. 4.2 benennt exemplarisch Anforderungen an das Selbstmanagement nach Schwierigkeitsgrad.

Falls im Therapiemanagement durch den Patienten selbst eine Aufgabe übernommen werden soll, die über Schwierigkeitsgrad 2 liegt, ist eine Testung der funktionellen Ressourcen im Vorfeld anzuraten, falls sich bereits anamnestisch oder aufgrund körperlicher Befunde Hinweise auf relevante Defi-

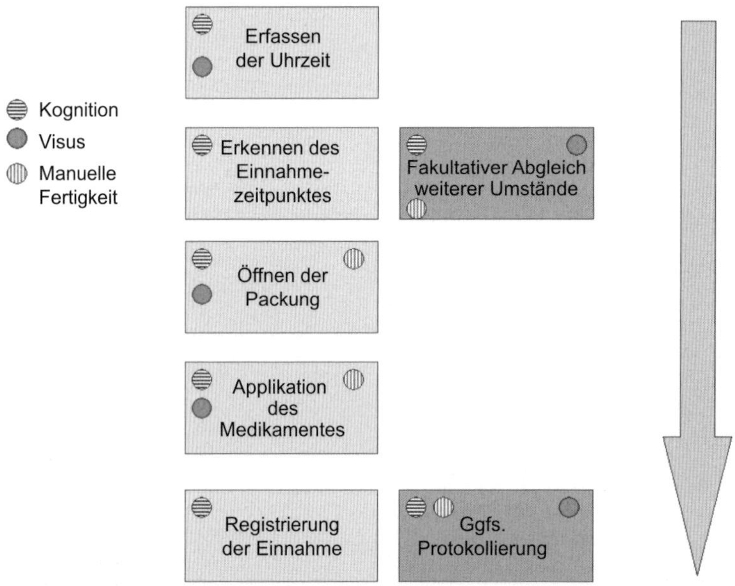

◘ **Abb. 4.1. Für die korrekte Medikamenteneinnahme wichtige Vorgänge, ihre Zuordnung zu kognitiven, visuellen und manuellen Fähigkeiten bzw. Fertigkeiten und der fakultative Abgleich mit weiteren Umständen**

Tab. 4.2. Anforderungen an das Selbstmanagement in Bezug auf Adherence bei älteren Patienten nach Schwierigkeitsgrad

Anforderung	Schwierigkeitsgrad	Beispiel	Kommentar
Entnahme des Medikamentes aus einer Blisterpackung	1	Entnahme einer Aspirin 100 mg aus der Blisterpackung	Einfachster Fall der Medikamentenentnahme, bis zu 10% älterer Patienten haben damit bereits Probleme
Entnahme des Medikamentes aus einer Flip-top-Verpackung	2	Entnahme einer Tablette aus der Flip-top-Dose, z. B. Phenprocoumon	Bis zu 45% älterer Patienten haben damit bereits Probleme
Entnahme des Medikamentes aus einer kindersicheren Verpackung	3	Entnahme einer Dosis aus einer Tropfflasche (Valoron, Novalgin)	Über 60% der älteren Patienten ohne Demenz können damit Probleme haben
Einnahme 1-mal täglich, Zeitpunkt sekundär	1	ASS	Einfachster Fall, in der Literatur mittels »drug-counting« oder indirekt über eingelöste Rezepte abgeschätzt
Einnahme mehrfach täglich Zeitpunkt relevant	2	L-Dopa	Wenig verlässliche Daten
Einnahme zusätzlich nach bestimmten vorgegebenen Kriterien	3	Täglich wechselnd, z. B. Phenprocoumon	Mehrere Daten müssen kombiniert werden, Wert, Datum
Orale Einnahme eines Medikamentes	1	z. B. ACE-Hemmer	Standardapplikation, hier könnten noch Tabletten- oder Kapselgröße eine Rolle spielen (nicht gezielt untersucht)
Applikation des Medikamentes mit technischem System	3	Dosieraerosol, Insulin-Selbstapplikation	In der Literatur relativ häufig untersucht, relativ hohe Fehlerrate
Applikation eines transdermalen Systems (Pflaster)	2	Fentanyl-Pflaster	Probleme könnten beim Öffnen und Kleben des Pflasters entstehen
Monitoring, einfaches Protokoll	1	Miktionsprotokoll	
Monitoring eines biologischen technisch messbaren Wertes	2	RR-Protokoll	Häufig wird die RR-Messung nicht genutzt, obwohl technisch noch relativ einfach
Monitoring eines biologischen technisch messbaren Wertes mit Probe der Körperflüssigkeit	3	BZ-Protokoll, Selbstmessung Antikoagulation	Anspruchsvolle Therapieverfahren bedürfen eines guten Monitorings, um eine erst im Verlauf auftretende Problematik erkennen zu können

ACE angiotensinkonvertierendes Enzym, *ASS* Azetylsalizylsäure, *BZ* Blutzucker zite im Bereich Visus, Kognition oder manueller Geschicklichkeit ergeben auch bereits bei einem niedrigeren Anforderungslevel.

> **Die Testung der funktionellen Ressourcen eines älteren Patienten ist im Vorfeld des Therapiemanagements in Abhängigkeit von den funktionellen Ressourcen wichtig.**

Technische Hilfsmittel wie Dosetten und Pläne in Großschrift oder auch elektronische Hilfen können im Einzelfall nützlich sein, ein funktionelles Defizit zu kompensieren. Leider werden diese Aspekte bislang weder in der wissenschaftlichen Arbeit noch im Rahmen der Begleitung der therapeutischen Strategien in der Praxis mittels Leitlinien etc. implementiert. Dies wäre aber auf jeden Fall für eine angemessene Behandlung gerade der älteren Patienten mit den hohen Anteilen an zu erwartenden funktionellen Defiziten zu fordern.

4.1.3 Patientenwissen und psychologische Faktoren

Auch wissensassoziierte Faktoren erwiesen sich als relevant. In der sog. Brown-bag-Studie konnte ein beachtlicher Prozentsatz älterer Patienten (19,1%) auf die Nachfrage nach dem Sinn der verordneten medikamentösen Therapie dies nicht beantworten (Owens et al. 1991). Beier u. Ackermann (2003) sowie Widiger u. Seydlitz (2002) führen ein eingeschränktes Wissen um gesundheitsrelevante Inhalte bei Älteren auf zunehmende kognitive Defizite und damit wieder auf funktionelle Einschränkungen zurück.

Psychologischen Faktoren wird ebenfalls eine bedeutende Rolle in der Erklärung der Adherence eines Patienten zugesprochen.

> **Wichtige Konstrukte des Adherenceverhaltens eines älteren Patienten sind seine Gesundheitsüberzeugungen (»health belief model«) und seine Wahrnehmung der Erkrankungsschwere bzw. bestimmter Barrieren (Rosenstock 1975).**

Ried u. Christensen (1988) fanden, dass bis zu 29% der Variabilität im Adherenceverhalten durch diese psychologischen Konstrukte erklärbar waren. Dies gilt für alle Altersklassen. Ob aber spezielle Altersbezogene Veränderungen in Gesundheitsüberzeugungen eine Rolle bei mangelnder Adherence zur Pharmakotherapie spielen, ist nicht abschließend untersucht.

Ein weiterer Aspekt der Arzt-Patient-Beziehung ist die Frage nach dem optimalen Interaktionsstil. Hier wird allgemein von einem partizipatorischen Stil eine Verbesserung der Adherence erwartet (Charles et al. 1999), wobei aber beachtet werden muss, dass die Präferenz der Patienten, insbesondere der älteren Patienten nicht immer auf dem partizipatorischen Stil liegt (Fischbeck 2003). Es sollte daher immer im Einzelfall geprüft werden, inwiefern ein solcher partizipatorischer Ansatz verfolgt und angeboten werden kann (Freidson 1970). Es ist sicher nicht korrekt, einen solchen Stil apodiktisch für alle Patienten zu verfolgen, sondern die Arzt-Patient-Interaktion als dynamischer Prozess zu verstehen, in dem beide Seiten versuchen, die optimale Kommunikationsstrategie zu etablieren. Das ist vermutlich auch die Ursache, warum in einer relativ aktuellen Untersuchung bzgl. einer generellen Intervention bei Patienten mit Hypertonus kein sicherer Effekt auf die Adherence aufgezeigt werden konnte (Deinzer et al. 2006).

4.1.4 Interventionen zur Verbesserung der Adherence

Anstrengungen, die Rate der Non-Adherence zu senken, zielen in verschiedene Richtungen. Insgesamt kann gesagt werden, dass alle Interventionen maßgeschneidert auf die individuelle Situation des Patienten angelegt sein müssen, um Erfolg haben zu können. Hier steht als erster Schritt die korrekte Identifikation bedeutender Barrieren im Vordergrund, die ein erfolgreiches Umsetzen der Pharmakotherapie im Rahmen eines funktionierenden Selbstmanagements des Patienten behindern. Für verschiedene Interventionen konnten positive Effekte auf die Adherence nachgewiesen werden. Dies reicht von professioneller Unterstützung durch den Pflegedienst über andere unterstützende Präventionen wie Medikamentenplan bis hin zu Patientenschulungen im Rahmen eines Hausbesuches oder standardisierte, strukturierte Patientenschulung.

Im Allgemeinen konnten jedoch für alle Interventionen nur kleine Effekte nachgewiesen werden, wenn sie generell für alle Patienten angewendet und individualisierende Strategien außer Acht gelassen wurden (Higgins u. Regan 2004). Dies zeigt die große Bedeutung individualisierter und mehrdimensionaler Ansätze zur Besserung der Adherence (Fincham 1988; Rivers 1992).

> **Eine erfolgreiche Intervention muss individuell und möglichst multimodal sein, um die Adherence zu verbessern.**

Im Prinzip müsste daher bei jedem Patient ein genaues Abfragen der in ◻ Tab. 4.1 genannten potenziellen Problemfelder erfolgen, um mögliche Barrieren aufzudecken und individuelle Lösungsstrategien zu etablieren. Untersuchungen zu älteren Patienten speziell gibt es insgesamt nur sehr wenige, sodass die Frage offen bleiben muss, wie eine spezifisch geriatrische Intervention zur Verbesserung der Adherence bzgl. einer Pharmakotherapie gestaltet werden soll. Ein sinnvolles Element ist sicher das Assessment einschlägiger funktioneller Defizite. Weitere wichtige Aspekte, die oft genannt werden, sind eine ausreichende Aufklärung und Kommunikation über die Behandlungsziele, evtl. UAW und Verhaltensregeln. Grundsätzlich ist auch in fortgeschrittenem Alter eine Patientenschulung möglich und sinnvoll, insofern nicht durch unangepasste Inhalte und Strukturen eine Überforderung entsteht. Selbst strukturierte Gruppenschulungen können mit Erfolg durchgeführt werden, sinnvolle Patientenauswahl vorausgesetzt (▶ Abschn. 2.7). Hier spielt nicht das Alter die zentrale Rolle, sondern die Gruppen sollten nicht zu heterogen sein, was die Schulungsziele und Inhalte, aber auch die Patientencharakteristiken anbelangt. Angehörige oder sonstige »caregiver« sollten frühzeitig in das Management der Pharmakotherapie mit einbezogen werden.

Owens et al. (1991) haben grundsätzliche Vorschläge und Regeln aufgestellt, wie die Adherence beim älteren Patienten verbessert werden kann (▶ folgende Übersicht).

Verbesserungsmöglichkeiten der Adherence nach Owens et al. (1991)

1. Gesundheitsüberzeugungen des Patienten erfassen und beachten
2. Beratung der Patienten über die Aspekte ihrer Erkrankung
3. Medikamentenplan so einfach wie möglich
4. Prioritäten setzen, welche Medikamente am wichtigsten sind
5. Patienten versichern, dass auf die Wirkungen der Medikamente und die UAW geachtet wird
6. Beraten über Indikation, Dosis und Einnahmevorschrift jedes Medikamentes
7. Aktiv nach Mnemotechniken fragen, die Patienten einsetzen
8. Informationsmaterial zur Verstärkung des Beratungsgespräches benutzen
9. Gelegenheit zum Fragen geben
10. Patienten fragen, warum welche Medikamente gegeben werden (um Informationserfolg zu testen)

Letztlich ist das Erkennen einer Non-Adherence eine wichtige ärztliche Aufgabe und sollte immer in Anstrengungen münden, Fehlerquellen zu identifizieren und in Zusammenarbeit mit dem Patienten und seinem Umfeld auszuräumen, zu umgehen oder zu kompensieren. Eine wichtige Maxime zur korrekten Haltung des Arztes im Falle der Non-Adherence in diesem Zusammenhang stammt von der WHO aus dem Jahr 2003:

> »Patients need to be supported not blamed« (Unterstützung statt wertender negativer Kritik).

Literatur

Balkrishnan R (1998) Predictors of medication adherence in the elderly. Clin Ther 20(4):764–771

Beier ME, Ackerman PL (2003) Determinants of health knowledge: an investigation of age, gender, abilities, personality, and interests. J Pers Soc Psychol :439–448

Burkhardt H, Karaminejad E, Gladisch R (2006) A short performance test can help to predict adherence to self-administration of insulin in elderly patients with diabetes. Age Ageing 35(4):449–450

Charles C, Gafni A, Whelan T (1999) Decision-making in the physician-patient encounter: revisiting the shared treatment decision-making model. Soc Sci Med 49:651–661
Deinzer A, Babel H, Veelken R, Kohnen R, Schmieder RE (2006) Shared decision-making mit Bluthochdruckpatienten. Ergebnisse einer Implementierung in Deutschland. Dtsch Med Wochenschr 131:2592–2596
Dolce JJ, Crisp C, Manzella B, Richards JM, Hardin JM, Bailey WC (1991) Medication adherence patterns in chronic obstructive pulmonary disease. Chest 99(4):837–841
Fincham E (1988) Patient compliance in the ambulatory elderly: a review of the literature. J Geriat Drug Ther 2:31–52
Fischbeck S (2003) Zum Bedürfnis onkologischer Patienten nach therapiebezogener Mitbestimmung. Befunde empirischer Forschung. In: F Scheibler, H Pfaff (Ed) Shared decision-making. Der Patient als Partner im medizinischen Entscheidungsprozess. Juventa, Weinheim, pp 46–55
Freidson E (1970) Professional dominance: the social structure of medical care. Atherton, New York
Haynes, RB (1979) Introduction. In: RB Haynes, DW Taylor, DL Sackett (eds) Compliance in health care. The Johns Hopkins University Press, Baltimore
Higgins N, Regan C (2004) A systematic review of the effectiveness of interventions to help older people adhere to medication regimes. Age Ageing 33:224–229
Hughes CM (2004) Medication non-adherence in the elderly: how big is the problem? Drugs Aging 21:793–811
Kruse WHH. Comprehensive geriatric assessment and medication compliance. Z Gerontol Geriat 1995, 28:54–61
Mallion JM, Baguet JP, Siche JP, Tremel F, de Gaudemaris R. Compliance, electronic monitoring and antihypertensive drugs. J Hypertens Suppl. 1998 Jan;16(1):S75–79
McElnay Jc, McCallion CR. Adherence and the elderly. In: LB Myers, K Midence (eds) Adherence to treatment in medical conditions. Harwood Academic Publishers 1998, Amsterdam
Nikolaus T, Kruse W, Bach M, Specht-Leible N, Oster P, Schlierf G. Elderly patients´problems with medication. An in-hospital and follow-up study. Eur J Clin Pharmacol 1996, 49:255–259
Owens NJ, Larrat EP, Fretwell MD. Improving compliance in the older patient. In: JA Cramer, B Spilker (eds) Patient compliance in medical practice and clinical trials. Raven Press, New York, pp 107–119
Petermann F, Mühlig S (1998) Grundlagen und Möglichkeiten der Compliance-Verbesserung. In: F Petermann (Hrsg) Compliance und Selbstmanagement. Hogrefe, Göttingen, S 73–102
Ried LD, Christensen DN (1988) A psychosocial perspective in the explanation of patients´ drug-taking behavior. Soc Sci Med 27:277–285
Rivers PH (1992) Compliance aids – do they work? Drugs Aging 2:103–111
Rosenstock IM (1975) Patients´ compliance with health regimens. JAMA 234:402–403
Spagnoli A, Ostino G, Borga AD et al. (1989) Drug compliance and unreported drugs in the elderly. J Am Geriatr Soc 37:619–624
Spilker B (1991) Methods of assessing and improving patient compliance in clinical trials. In: JA Cramer, B Spilker (eds) Patient compliance in medical practice and clinical trials. Raven, New York, pp 37-56
Widiger TA, Seidlitz L (2002) Personality, psychopathology, and aging. J Res Pers 36:335–362

4.2 Polypharmazie

4.2.1 Definition und klinische Bedeutung

Polypharmazie ist ein zentrales Problem in der Geriatrie und wird vielfach auch als eigenständiges geriatrisches Problemfeld angesprochen. Das ist insofern richtig, da Polypharmazie im höheren Lebensalter häufig auftritt, gleichzeitig aber auch etwas irreführend, da es sich hier nicht um eine genuines Problem der älteren Patienten handelt. Polypharmazie kann nämlich genauso gut bei jüngeren Patienten mit Multimorbidität auftreten, ist daher durchaus nicht allein auf diese spezielle Patientengruppe beschränkt.

Die ungünstigen Effekte einer Polypharmazie allgemein wurden bereits mehrfach angesprochen und hier nochmals kurz aufgelistet (▶ Übersicht).

Ungünstige Effekte einer Polypharmazie
- Ungünstige Compliance
- Unüberschaubare Interaktionen
- Kumulation des UAW-Risikos
- Erhöhtes Risiko einer Hospitalisierung
- Fehlerhafte Medikation
- Erhöhte Kosten

Polypharmazie gilt daher auch als anerkanntes unabhängiges allgemeines Gesundheitsrisiko – insbesondere für ältere Menschen – und hat in jüngster Zeit sogar Eingang in Screening-Instrumente zur Erfassung des allgemeinen Gesundheitsrisikos gefunden (Stuck et al. 2007). Sie ist die direkte Folge der häufig bei älteren Patienten vorzufindenden Multimorbidität. Umso mehr muss verwundern, dass nur eine begrenzte Anzahl von Untersuchungen diesem Phänomen gewidmet ist. Die geringe Wahrnehmung und Konzeptualisierung dieses signifikanten klinischen Problems äußert sich auch darin, dass nicht einmal eine einheitliche Nomenklatur oder ein Konsens über die Definition der Polypharmazie besteht. Ein aktueller Review listet mehr als 15 verschiedene Definitionen hierzu auf (Bushardt et al. 2008). Eine etwas verbreitetere und in Anlehnung an die im Kapitel zur Adherence (► Abschn. 4.1) beschriebenen Zusammenhänge auch rational begründbare Definition spricht von Polypharmazie bei 5 und mehr gleichzeitig verordneten Wirkstoffen.

Ein spezieller Punkt, der für die älteren Patienten und insbesondere für die vulnerablen unter diesen mit manifestem Frailty-Syndrom geltend gemacht werden kann, ist, dass diese weniger Kompensationsmöglichkeiten eines durch Polypharmazie bedingten UAW-Risikos gegenüber aufweisen (z. B. Sturz). Das mag vor allen Dingen für das kumulative anticholinerge Potenzial gelten, das z. B. häufig durch Polypharmazie mit mehreren Psychopharmaka bewirkt wird. Darin liegt neben der einfachen epidemiologischen Häufung doch noch ein zusätzliches inhaltliches Argument für den Zusammenhang mit Multimorbidität.

4.2.2 Epidemiologie

Epidemiologische Daten zur Polypharmazie sind in ► Abschn. 1.4 ausgeführt. Die Prävalenzrate für Polypharmazie, definiert als 5 und mehr regelmäßig verordnete Medikamente, wurde in der Berliner Altersstudie mit 53,7% angegeben (Steinhagen-Thiessen u. Borchelt 2001). Das bedeutet, dass man bei jedem zweiten älteren Patienten mit Medikationsproblemen rechnen muss. Die Berliner Altersstudie zeichnet sich u. a. dadurch aus, dass hier eine sehr gründliche und detaillierte Analyse mittels Befragung und kritischer Bewertung von Verordnungsplänen erfolgte. So konnte in dieser Untersuchung ebenfalls gezeigt werden, dass viele Medikamente nicht durch den Hausarzt oder sonstigen behandelnden Ärzte verordnet waren, sondern vom Patienten selbst erworben wurden. Dies hebt das Problem der sog. »Over-the-Counter-Drugs« (OTC) heraus, die, wenn nicht vom verordnenden Arzt registriert, zu zusätzlicher Unsicherheit führen, insbesondere was Interaktionen und Kumulation von UAW-Risiken anbelangt. Die relativ hohe Prävalenzrate für Polypharmazie stimmt im Prinzip mit epidemiologischen Daten aus den USA überein. Hier wird im Rahmen der »National Health and Nutrition Examination Survey« (NHANES) für den Beobachtungszeitraum von 1988–1994 eine Prävalenzrate von 16 % bei Menschen über 75 Jahren für Polypharmazie (hier auch als 5 und mehr gleichzeitig verschriebene Medikamente definiert) berichtet (NHANES III).

4.2.3 Mechanismen, die eine Polypharmazie bedingen

Polypharmazie ist sicher in erster Linie eine direkte Folge einer Multimorbidität, d. h. das gleichzeitige Vorhandensein mehrerer chronisch pharmakotherapeutisch behandlungsbedürftiger Erkrankungen oder Gesundheitsprobleme.

> **Polypharmazie kann auch aus nicht richtig erkannten UAW bereits verordneter Medikamente entstehen.**

Rochon und Gurwitz haben dafür den Begriff »prescribing cascade« geprägt (Rochon u. Gurwitz 1997). Gemeint ist, dass ein Symptom, das eigentlich im Rahmen einer UAW durch ein Medikament bedingt ist und daher zum Ab- oder Umsetzen dieses Präparates führen sollte, als eigenständiges neues und von der bisherigen Medikation unabhängiges Problem eingeschätzt wird (◘ Abb. 4.2).

Bedenkt man, dass unerwünschte Arzneimittelwirkungen bei älteren Menschen oft nicht richtig erkannt werden und sich hinter atypischen Symptomen verbergen können (z. B. Schwindel, Abgeschlagenheit), ist leicht nachzuvollziehen, dass Multimorbidität und Polypharmazie in dieser Situation eine »prescribing cascade« besonders begünstigen. Die älteren Patienten sind diesbzgl. daher einem besonderen Risiko ausgesetzt. Ärzte neigen nämlich dazu, ein neu aufgetretenes Problem eher als unabhängige neue Entität aufzufassen, statt zunächst kritisch zu prüfen, ob sich hier eine UAW manifestiert.

> **Zunächst sollte gerade bei multimorbiden älteren Patienten kritisch geprüft werden, ob es sich bei einem neu auftretenden Problem um eine unabhängige neue Entität handelt. Achtung auch bzgl. Selbstmedikation des Patienten.**

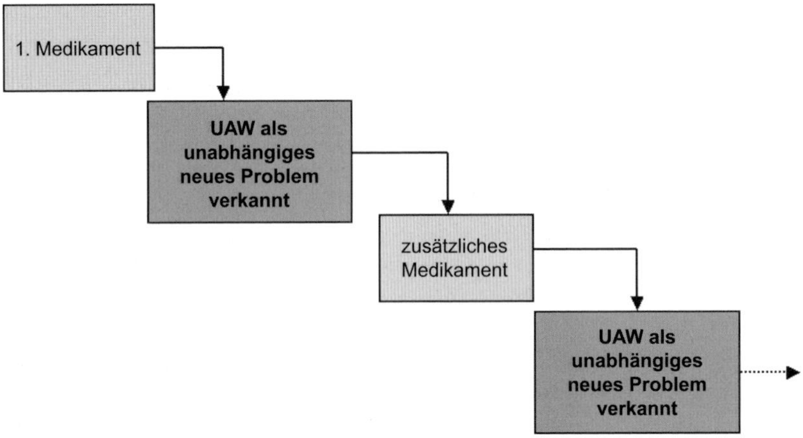

■ Abb. 4.2. **Verschreibungskaskade (»prescribing cascade«).** *UAW* unerwünschte Arzneimittelwirkung

Neben diesen Mechanismen, kann aber auch der Patient selbst, wie weiter oben beschrieben, durch Selbstmedikation eine unübersichtliche Polypharmazie herbeiführen. Dies ist ein wichtiger Gesichtspunkt, der ebenfalls in der Praxis häufig unterschätzt wird. Wie in anderen Altersgruppen auch, muss in diesem Zusammenhang der Umgang mit alternativen oder sog. pflanzlichen Präparaten angesprochen werden. Diese beinhalten häufig sehr interaktionsfreudige und in der Tat wirksame Substanzen, die selbstverständlich auch UAW und signifikante Interaktionen auslösen können. Ein wichtiges Beispiel ist hier das Johanniskraut. Durch Interaktion an einem Transportsystem kann hier bei gleichzeitiger Medikation von Digitalis leicht eine Digitalisüberdosierung entstehen. Als Konsequenz aus diesem häufigen Verhalten der Patienten muss der Arzt angehalten sein, immer kritisch aber auch verständnisvoll solche Komedikation zu erfragen und zu erfassen. Häufig ist der Griff zu einem Alternativpräparat Ausdruck einer Verunsicherung des Patienten und eigentlich ein Appell an den Behandler nach mehr Aufklärung, Information und Begleitung.

4.2.4 Folgen der Polypharmazie

Nicht nur das Verkennen von unerwünschten Arzneimittelwirkungen und die in Folge fehlerhaft verordneten zusätzlichen Medikamente im Sinne der »prescribing cascade« stellen ein Problem der Polypharmazie dar. Ebenso von Bedeutung sind die mit jedem neuen Medikament unübersichtlicher werdenden möglichen Interaktionen. Interaktionsmöglichkeiten zwischen verschiedenen Medikamenten können auf unterschiedlichen Ebenen stattfinden (► Abschn. 1.3.1). In ■ Tab. 4.3 werden einige exemplarische Interaktionen dargestellt.

Eine Interaktionsmöglichkeit ist für Medikamente mit starker Plasma-Eiweiß-Bindung aus der Konkurrenz um die Plasma-Eiweiß-Bindung gegeben. Ein Beispiel hierfür ist der akzelerierte antikoagulatorische Effekt von Warfarin in Verbindung mit einer Komedikation, die ebenfalls um die Proteinbindung konkurriert (Amiodaron, Phenytoin, Ketokonazol, Itrakonazol und Sulfonamide) (Palareti u. Legnani 1996; Podrazik u. Schwartz 1999). Auch auf der Ebene der hepatischen Clearance ergeben sich vielfältige Interaktionsmöglichkeiten über das Cytochrom-P450-abhängige Enzymsystem (CYP).

Unkontrollierte oder zu spät erkannte Arzneimittelinteraktionen können zu unerwünscht veränderten Arzneimittelspiegeln führen und unerwünschte Arzneimittelwirkungen vom Typ A verursachen.

Neben erhöhten Spiegeln durch Inhibition entsprechender CYP-Systeme können auch erniedrigte

Tab. 4.3. Wichtige Interaktionen

Interaktionsmöglichkeit	Beispiel	Bedeutung für die Praxis
Chemisch/physikalisch	Inkompatibilität bei Mischung von Injektionslösungen (z. B. Tramadol und Diclofenac, Furosemid und Morphin)	Mischinfusionen/Injektionen generell vermeiden
Gastrointestinaltrakt	Theophyllin und Mg-Salze, Fe-Präparate, Milch (Chelatbildung)	Komedikation beachten, zeitliche Entzerrung nutzen, Interaktionen mit Nahrungsaufnahme beachten
	Antibiotika induzieren Veränderung der Darmflora, dadurch sinkt die Vitamin-K-Produktion und Gefahr der Überdosierung oraler Antikoagulanzien	Behandlung mit Antibiotika nicht ohne dringenden Grund zeitlich ausdehnen, Monitoringintervalle der gerinnungshemmenden Therapie mit Vitamin-K-Antagonisten bei zusätzlicher Medikation verkürzen
Transportsysteme	Johanniskrautpräparate und Digitalis interagieren am MDR-1-Transporter, dadurch Gefahr der Überdosierung des Digitalis	Digitalisüberdosierungen werden häufig übersehen, auch »pflanzliche Arzneimittel« interagieren u. U. signifikant
Plasma-Eiweiß-Bindung	Verdrängen des Warfarins aus der Plasma-Eiweiß-Bindung durch andere Medikamente mit hoher Eiweißbindung (Amiodaron, Ketoconazol)	Überdosierungen und erhöhte Blutungsgefahr durch Komedikation, Blutungen sind häufige UAW bei Älteren bei per se erhöhter Blutungsgefahr
CYP-Systeme	Carbamazepin und Serotonin-reuptake-Hemmer aber auch Clarithromyzin interagieren am CYP3A4-System, Carabamazepinspiegel können ansteigen	Erheblich erhöhte Sturzgefahr bei zu hohen Carbamazepinspiegeln
Pharmakodynamik	NSAID und Antihypertensiva (Diuretika, ACE-Inhibitoren) Schwächen der antihypertensiven Wirkung	Häufige Ursache für hypertensive Entgleisungen nach Stürzen, Verletzungen und operativen Eingriffen

ACE angiotensinkonvertierendes Enzym, *CYP* Zytochrom P450, *Fe* Eisen, *MDR* »multi drug resistant«, *Mg* Magnesium, *NSAID* »non steroidal anti-inflammatory drugs«, *UAW* unerwünschte Arzneimittelwirkung

Spiegel durch Induktion auftreten. Dies ist eine mögliche und oft unterschätzte Ursache für »nonresponse« im Rahmen einer medikamentösen Therapie. Es empfiehlt sich bei Erstellen eines Therapieplanes daher, stets die möglichen Interaktionen im Bereich der Phase-1-Metabolisierung der CYP-Systeme zu überprüfen. Eine sehr nützliche Liste findet sich hierzu in Semla et al. (2003) oder ist auch über das Internet abrufbar (Flockhart 2007). Weitere Informationen zu Interaktionen findet man in ► Abschn. 1.3.1.

4.2.5 Strategien, um eine unangemessene Polypharmazie zu identifizieren und zu vermeiden

Man könnte angesichts dieser Gesichtspunkte geneigt sein, in der Verordnungspraxis bei älteren Patienten grundsätzlich der Devise zu folgen: »Weniger ist mehr«. Diese Devise wurde und wird auch häufig propagiert (Chutka et al. 2004). Aus geriatrischer Sicht wird dies insbesondere für vulnerablere Patienten stark unterstützt. In der Tat konnte in einer jüngeren Untersuchung für ältere Patienten in einem Altenpflegeheim gezeigt werden, dass viele

Medikamente bei einer kritischen Überprüfung doch entbehrlich erschienen und auch nach Absetzen derselben keine klinischen Probleme auftraten, die ein Wiederansetzen erforderlich gemacht hätten (Garfinkel et al. 2007). In dieser Untersuchung wurden hauptsächlich Nitrate, H2-Antagonisten, Diuretika und Antihypertensiva abgesetzt. Auch andere Untersuchungen haben gezeigt, dass durch eine Intervention, z. B. eine kritische pharmazeutische Durchsicht des Verordnungsplans, durchaus eine Reduktion der Gesamtzahl der Wirkstoffe erreicht werden kann. Aber nur relativ wenige kontrollierte Untersuchungen haben sich generell mit dieser Thematik beschäftigt und ein großes Manko der bisherigen Daten zu Interventionen, deren Ziel war, die Gesamtzahl der Medikamente zu reduzieren, besteht darin, dass die klinischen Verläufe viel zu wenig geprüft wurden (Rollason u. Vogt 2003). Die Gefahr ist nämlich, dass im Rahmen dieser Interventionen vielleicht doch wichtige Medikamente nicht verordnet oder abgesetzt werden.

Es bedarf einer komplexen und rational begründbaren Abwägung, wie viele Medikamente in der individuellen therapeutischen Situation wirklich erforderlich sind (Gurwitz 2004).

In diesem Kapitel sollen daher verschiedene Strategien und Hilfen, eine solche Polypharmazie zu vermeiden, etwas genauer betrachtet werden. Prinzipiell müsste es theoretisch möglich sein, in einer individuellen Analyse der Risiken und des zu erwartenden Nutzens für den einzelnen Patienten einen optimierten Therapieplan zu erstellen. Das setzt voraus, dass alle Risiken genau erfasst sind bzw. die Ressourcen und die Vulnerabilität des Patienten sowie seine individuellen Präferenzen in einem diagnostischen Prozess objektivier- und nutzbar sind. Dies kann sich nicht auf einen einmaligen Vorgang zu Beginn einer Therapie beschränken, sondern muss vielmehr auch in einem Therapiemonitoring die weitere Behandlung begleiten. Der Arzt muss immer wieder kritisch prüfen, ob die Bedingungen, die zu Beginn einer medikamentösen Behandlung bestanden, noch gelten oder ob es in der Zwischenzeit zu einer signifikanten Veränderung der Lage und damit auch der Risiko-Nutzen-Relation gekommen ist. Dies wirft naturgemäß viele Fragen auf.

Zunächst müsste die exakte Risiko-Nutzen-Relation bekannt sein. Für viele Fragen bleibt aber genau dies unsicher, nicht nur für die älteren Patienten oder gar die multimorbiden und vom Frailty-Syndrom betroffenen unter diesen, sondern auch für viele Fragen der Pharmakotherapie generell. Weiterhin bedarf ein solches Vorgehen einer genauen therapeutischen Zielsetzung. Was soll für den konkreten Patient erreicht werden? Will man einen möglichst großen Effekt auf ein durch einen bestehenden Risikofaktor definiertes Mortalitätsrisiko erreichen (z. B. Primärprävention kardiovaskulärer Ereignisse) oder handelt es sich um eine notwendige Symptomkontrolle, um die Morbidität also das unmittelbar durch Krankheit oder Behinderung erfahrene Leiden zu mindern (z. B. Schmerztherapie)? Bei genauer Betrachtung ist man in der konkreten Verordnungssituation häufig recht weit entfernt von der standardisierten Situation, die z. B. in Therapieleitlinien skizziert wird. Dies wird wiederum am Beispiel der Multimorbidität deutlich.

Sodann könnte erst im Falle einer Polypharmazie in einem kritischen Prozess eine Bewertung und Priorisierung der konkurrierenden pharmakotherapeutischen Prinzipien erfolgen, um nach Möglichkeit Redundanzen zu vermeiden und das Nutzenoptimum zu erreichen. Das Nutzenoptimum liegt hierbei oft nicht in der Summe der einzelnen durch jeweils eine Morbidität bestimmten pharmakotherapeutischen Prinzipien. Von dieser Situation ist man heutzutage leider noch weit entfernt. Es macht bereits Mühe anzuerkennen, dass der Gesamtnutzen einer pharmakotherapeutischen Therapie durchaus nicht der Gesamtsumme des Nutzens der einzelnen Strategien oder Substanzen entspricht. Insbesondere gilt dies dann, wenn das UAW-Risiko stärker kumuliert als die Nutzeneffekte. Sollte dies der Fall sein, ist einerseits weniger tatsächlich mehr. Andererseits fällt es auch schwer, bei so wenig Wissen um die Wirkungen im Kontext der Multimorbidität, Mut zur Reduktion zu finden. Genauso unsicher bleibt dann die Abgrenzung zu einer vorenthaltenen Therapie bzw. unbegründeten Untertherapie.

Wie ein solcher kritischer Prozess dennoch aussehen kann und welche Rolle verschieden Hilfen und Instrumente bieten können, stellt Abb. 4.3 schematisch dar.

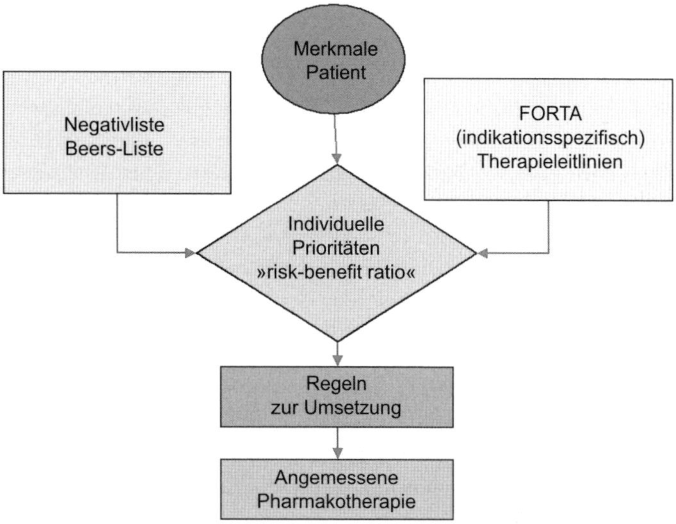

Abb. 4.3. Hilfen und Instrumente zur Wahl der Pharmakotherapie im Alter

Im Folgenden sollen wichtige Hilfsmittel zur Entscheidungsfindung und Bewertung der therapeutischen Situation dargestellt werden.

4.2.6 Therapieleitlinien

In aktuellen Therapieleitlinien wird man Aspekte der Multimorbidität oder Polypharmazie in der Regel vermissen. Dies liegt daran, dass Leitlinien in exemplarischer Weise die Behandlung einer streng definierten Erkrankungsentität darstellen sollen und eine modellhafte Behandlungsstrategie empfehlen. Sie beruhen daher auch meist auf den in relativ homogenen Populationen gewonnenen Untersuchungsergebnissen. Für Medikamente sind hier die vorgegebenen Standards nach Möglichkeit placebokontrollierte randomisierte Studien (RCT), um in einem möglichst gut mathematisch kontrollierbaren Umfeld valide Aussagen treffen zu können. Als Konsequenz wird aber das so gewonnene Ergebnis für den multimorbiden Patienten in seiner sog. externen Validität eingeschränkt sein, da durch Komorbiditäten u. U. entscheidend veränderte Bedingungen entstehen können. Es kommt also beim Multimorbiden zu einem gewissen Wettstreit der für die jeweilige einzelne Erkrankungsentität bestehenden Leitlinien und dies kann sich in der Summe negativ auswirken (Glaeske u. Hoffmann 2009).

In einer Analyse verschiedener aktueller Leitlinien über die Anwendbarkeit beim multimorbiden älteren Patienten kamen Boyd et al. (2005) zu dem Schluss, dass bei den meisten von ihnen analysierten Praxis-Leitlinien Probleme entstehen, die zu einer unangemessenen Versorgung des Patienten führen können. Zumindest führen sie zu einem hochkomplexen Behandlungsplan mit vielen Medikamenten und vielen weiteren Empfehlungen, die für einen durchschnittlichen älteren, multimorbiden Patienten nicht umsetzbar wären. In ihrer Untersuchung konnten sie dies für einen fiktiven älteren Patienten, der an einer häufigen Kombination mehrerer Gesundheitsproblemen litt, eindrucksvoll auflisten. Sie fordern daher, dass genauer und praktikabler die Reichweite und Machbarkeit der Empfehlungen in den Leitlinien unter dem Aspekt Multimorbidität definiert werden muss. Außerdem fehlen klare und operationalisierbare Indikatoren, die eine angemessene Versorgung abbilden können. Man wird jedoch skeptisch bleiben müssen, ob von den Leitlinien, wie man sie bisher kennt, solches geleistet werden kann. Wie eingangs erwähnt, muss eigentlich beim Erstellen einer Leitlinie immer das exemplarische modellhafte voranstehen. Dieses kann niemals eine individuelle Abwägung in der Situation der Multimorbidität ersetzen. Denkbar wäre aber, dass in künftigen Leitlinien besser auf potenzielle Gefahrenpunkte im Rahmen von Multimorbidität hingewiesen werden kann.

4.2.7 Differenzierte Beurteilung der Pharmaka

Bei jeder Indizierung einer Pharmakotherapie hat prinzipiell eine Beurteilung des zu erwartenden Erfolges und der Risiko-Nutzen-Relation zu erfolgen. Diese sollte darüber hinaus auch bei einer Langzeitanwendung immer kritisch neu überprüft werden. Um die Polypharmazie bei Multimorbidität zu minimieren bzw. eine Priorisierung der Therapie auf rationaler Basis zu realisieren, bedarf es daher einer differenziellen Bewertung der Pharmaka und der pharmakotherapeutischen Strategien. Hierbei müssen die besonderen Bedingungen beim älteren Patienten bzw. des älteren Patienten mit funktionellen Einschränkungen mitberücksichtigt werden. In diesem Zusammenhang ergeben sich verschiedene Ansätze.

Die Bewertung der Pharmaka und der pharmakotherapeutischen Strategien sollte nach folgenden Ansätzen vorgenommen werden:
- **Identifizierung der problematischen Medikamente.**
- **Bewertung nach Kategorien von problematisch bis unverzichtbar.**

Der erste Ansatz wird bereit seit Jahren durch die sog. Beers-Liste verfolgt. Der zweite Ansatz besteht in Ansätzen (FORTA, ► Abschn. 1.4), bedarf aber noch einer weiteren Entwicklung und wird auch durch die hier vorliegenden Bewertungen in ► Kap. 2 versucht zu realisieren. Man darf hier sicher noch eine deutliche Weiterentwicklung erwarten, die dem Verordner in der individuellen therapeutischen Situation erheblich mehr Hilfen bietet.

4.2.8 Beers-Liste

Aus der Erkenntnis heraus, welche Problematik durch ungeeignete Medikamente in der pharmakotherapeutischen Situation bei älteren Patienten entsteht, gab es in den USA in den 1990er Jahren einen systematischen Bewertungsprozess, der die bis dahin vorliegende klinische Erfahrung bündeln und kategorisieren sollte. Ziel war es, die wichtigsten problematischen Medikamente und Substanzklassen zu identifizieren. Das Verfahren, mit dessen Hilfe diese Aufgabe bewältigt werden sollte, war ein in solchen Situationen auch in anderen Bereichen bewährter sog. Delphi-Prozess – im Prinzip eine systematisierte Umfrage unter zuvor identifizierten Experten. Zuletzt bestand das Expertengremium aus 12 ausgewählten Sachverständigen. Zugrunde gelegt wurden die sog. Beers-Kriterien (Beers 1997), die zuvor aus einer umfangreichen Literaturrecherche entwickelt wurden und problematische Medikamente identifizierten. Hieraus entstand die Beers-Liste, nach einem der Hauptinitiatoren benannt. Diese Liste hat im Folgenden eine große Popularität und Verbreitung erfahren und stellte über viele Jahre – und auch heute noch – das Kriterium für eine ungeeignete Medikation dar. Zum Beispiel wurden in der Folgezeit viele epidemiologische Untersuchungen zu geriatrischen und pharmakoepidemiologischen Fragen hiermit durchgeführt. Dabei waren die Ergebnisse durchaus nicht eindeutig. Es wurden Hinweise gefunden, dass im Bereich pflegebedürftiger älterer Patienten mit der Verordnung von ungeeigneten Medikamenten ein erhöhtes Morbiditätsrisiko gemessen an Komplikationen wie Stürzen und Krankenhausaufenthalten einhergeht (Fick et al. 2001). Es gab aber auch andere Ergebnisse, die im ambulanten Bereich nach Kontrolle von zusätzlichen Risikofaktoren diesen Effekt nicht mehr beschreiben konnten (Hanlon et al. 2002), so z. B. den Effekt auf die Mortalität. Wenig später wurde eine aktuelle Überarbeitung der Liste veröffentlicht (Fick et al. 2003).

Naturgemäß kann mit dieser Liste nur eine begrenzte Anzahl von Medikamenten bewertet werden, sodass bereits die Vorauswahl der besprochenen Medikamente eine gewisse Einschränkung darstellt. Außerdem bedeutet ein Nichterscheinen eines Medikamentes auf der Liste nicht gleichzeitig, dass Wirksamkeit und Risiko-Nutzen-Profil positiv beurteilt werden können. Im Delphi-Prozess wurden nicht alle denkbaren Medikamente besprochen, sondern nur solche, von denen vorab eine einschlägige Problematik zu erwarten war. Zum Beispiel vermisst man eine Bewertung zum Theophyllin, das auch ein guter Kandidat für eine kritische Betrachtung wäre (hohes UAW-Potenzial, geringe therapeutische Breite). Weiter muss beachtet werden, dass die Umfrage den US-amerikanischen Kontext zugrunde legte. Man findet daher auf der Liste einige Medikamente, die in Deutschland nicht gebräuchlich oder verfügbar sind, andere wiederum nicht, da diese im US-amerikanischen Bereich keine Rolle spielten oder spielen.

In ◘ Tab. 4.4 wird die aktuelle Empfehlung der Beers-Liste dargestellt. Hier wurden die Medikamente zum einen nach Grad der Bedeutung für den klinischen Einsatz bei älteren Patienten und Gebräuchlichkeit in Deutschland geordnet. Zum anderen wurden zusätzlich die entsprechenden Bewertungen kommentiert, um den Verordnungskontext, Alternativen und teilweise auch den Kontext differenzieller pharmakotherapeutischer Erwägungen darzustellen. In diesem Bereich sind auch weitere Updates zu erwarten bzw. wird es eine andauernde Diskussion um die Bewertung einzelner Medikamente geben. Vollständigkeit wird aber in einem solchen Prozess nicht erreicht werden können.

4.2.9 Kategorisierung der Patienten nach Ressourcen

Neben der Bewertung der Pharmaka, ist die Unterteilung der Patienten nach Vulnerabilität eine weitere Hilfe. Hier bestehen noch Unsicherheiten, wie diese unter prognostischen Aspekten erfolgen kann. Das wichtige Konzept der Frailty ist noch nicht sehr gut operationalisierbar. Was diesem aber auch nahe kommt, ist die aus der Onkologie heraus entwickelte klinische Kategorisierung nach Belastbarkeit und Vulnerabilität (◘ Tab. 4.5; Balducci u. Extermann 2000).

◘ **Tab. 4.4.** Kommentierte Beers-Liste der für ältere Patienten ungeeigneten Medikamente

Substanz	Begründung[1]	Bedeutung[2]	Kommentar[3]
Wichtige und häufige Medikamente			
Amitriptylin	Hohes anticholinerges Potenzial und starker sedierender Effekt	Hoch	Neuere Antidepressiva stehen für alle Indikationen zur Verfügung (SSRI)
Doxepin	Hohes anticholinerges Potenzial und starker sedierender Effekt	Hoch	Neuere Antidepressiva stehen für alle Indikationen zur Verfügung (SSRI)
Benzodiazepine	Höhere Dosen der Benzodiazepine werden schlecht toleriert (erhöhte Empfindlichkeit älterer Patienten): Lorazepam >3 mg/Tag; Oxazepam >60 mg/Tag; Alprazolam >2 mg/Tag; Ternazepam >15 mg/Tag; Triazolam >0,25 mg/Tag; langwirksame Benzodiazepine wegen prolongierter Sedierung und erhöhtem Sturzrisiko generell nicht empfohlen	Hoch	Lang wirksame Benzodiazepine sollten vermieden werden, kurz wirksame so niedrig wie möglich dosiert sein, Benzodiazepine gelten aber immer noch als sicherste Medikamente wenn richtig indiziert und dosiert
NSAID	Hohes UAW-Potenzial GI-Ulzerationen, Blutdruckerhöhung, Niereninsuffizienz	Hoch	Die Substanzklasse ist insgesamt in der Langzeitanwendung sehr problematisch
Indomethazin	Zeigt unter allen NSAID die meisten zentralen UAW (Delir, Sedierung)	Hoch	Unter allen NSAID sicher das ungünstigste bei älteren Patienten
Anticholinergika	Häufige anticholinerge UAW	Hoch	Häufige Auslöser eines Delirs, insgesamt als Substanzklasse für ältere Patienten problematisch

▼

Tab. 4.4 (Fortsetzung)

Substanz	Begründung[1]	Bedeutung[2]	Kommentar[3]
Antihistaminika	Häufige anticholinerge UAW	Hoch	Häufige Auslöser eines Delirs, insgesamt als Substanzklasse für ältere Patienten problematisch
Diphen-hydramin	Häufig Delir und Sedierung bei älteren Patienten	Hoch	Frei verkäufliches Antihistaminikum zur Behandlung von Schlafstörungen
Muskel-relaxanzien	Häufige UAW, schlechte Verträglichkeit generell bei älteren Patienten, fragliche Wirksamkeit bei niedriger Dosierung	Hoch	generell sind Muskelrelaxanzien für ältere Patienten schlecht verträglich, vor systemischer Therapie sollten physikalische Maßnahmen ausgeschöpft sein
Spasmolytika-GI-Trakt	Häufige anticholinerge UAW, unsicherer Effekt	Hoch	Betrifft in Deutschland vornehmlich das Butylscopolamin
Digoxin	Nicht über 0,125 mg/Tag dosieren, da erniedrigte ren. Clearance Akkumulation begünstigt	Niedrig	UAW können einerseits bereits bei normwertigen Spiegeln auftreten, andererseits ermöglicht die Spiegelbestimmung eine Titrierung der Tagesdosis
Disopyramid	Starke anticholinerge Wirkung, stärkste negative Inotropie von allen Antiarrhythmika	Hoch	Klasse-I-Antiarrhythmika sind generell problematisch in der Langzeitanwendung durch die proarrhythmogenen Effekte und sollten, wenn irgend möglich, vermieden werden
Amiodaron	QT-Verlängerung, ungenügender Wirksamkeitsnachweis bei Älteren	Hoch	Auch bei älteren Patienten mutmaßlich besseres Risiko-Nutzen-Verhältnis durch Elektrotherapie (ventrikuläre Tachykardien) in der Prophylaxe bzw. bei älteren Patienten in der Behandlung der abs. Arrhythmie; Nutzen gegenüber der reinen Frequenzkontrolle nicht bewiesen
Nifedipin	Kurz wirksame Präparate ungünstig wegen Hypotension und Obstipation	Hoch	In der Hochdrucktherapie stehen modernere Ca-Antagonisten zur Verfügung, in der Akutbehandlung kann besser mit Vasodilatatoren (Nitraten) gearbeitet werden
Östrogen	Karzinogenes Risiko	Niedrig	Diese Einschätzung folgt den Ergebnissen der WHI-Studie, die postmenopausale Hormonsubstitution wird kritisch gesehen und nicht mehr generell empfohlen
Fe-Sulfat	Dosen über 325 mg/Tag fördern Obstipation	Niedrig	Reines Dosierungsproblem
Weitere, weniger häufig eingesetzte oder ältere Medikamente oder solche Medikamente, die in der aktuellen Verordnungssituation in eine nachrangige Position geraten sind			
Pentazosin	Ungünstiges UAW-Profil (Delir)	Hoch	Kann durch andere Opiate ersetzt werden
Meperidin	Häufige UAW Delir, wenig effektiv	Hoch	Als Opiat mit ungünstigem Nutzen-Risiko-Profil, bessere Alternativen verfügbar

▼

■ Tab. 4.4 (Fortsetzung)

Substanz	Begründung[1]	Bedeutung[2]	Kommentar[3]
Fluoxetin	Lange Halbwertszeit, UAW Delir	Hoch	Kann durch andere Antidepressiva ersetzt werden
Barbiturate	Hohes Suchtpotenzial, verursachen weit mehr UAW als andere Sedativa	Hoch	Als orale Sedativa entbehrlich
Thioridazin	Extrapyramidale UAW	Hoch	Ungünstiges Neuroleptikum, kann durch andere Präparate ersetzt werden
Dipyridamol	Gefahr der orthostatischen Hypotension	Niedrig	Zusätzlicher Nutzen in der Sekundärprophylaxe des apoplektischen Insultes umstritten
Tiklopidin	Der Azetylsalizylsäure nicht überlegen aber potenziell mehr UAW	Hoch	Falls Thienopyridinderivate indiziert sind (z. B. nach Stent-Implantation) sollte Clopidogrel verwendet werden
Methyldopa	Kann Depressionen verstärken und Bradykardie auslösen	Hoch	Antihypertensivum, das in der Schwangerschaft eingesetzt werden kann, keine Indikation für ältere Patienten, da viele günstigere Alternativen
Reserpin	In Dosen über 0,25 mg problematisch wegen Orthostase, Fördern einer depressiven Verstimmung	Niedrig	Prinzipiell entbehrliches Antihypertensivum
Doxazosin	Hypotension	Niedrig	Relativ häufig in der Kombinationstherapie eingesetztes Antihypertensivum bzw. bei LUTS bzw. Prostatahypertrophie eingesetzt
Clonidin	Orthostatische Hypotension und zentrale UAW	Niedrig	Ungünstiges Antihypertensivum, in der antihypertensiven Therapie bestehen hier meist Alternativen
Chlorpropamid	Verlängerte Halbwertszeit bei älteren Patienten, begünstigt dadurch Hypoglykämien	Hoch	Als Antidiabetikum veraltet, kann durch modernere OAD ersetzt werden
Cimetidin	UAW Delir	Niedrig	Gute Alternativen auch in der Langzeitanwendung, z. B. PPI, dadurch nur noch wenig Indikationen für Dauertherapie
Dihydroergotoxin Codergocrin	Nicht effektiv	Niedrig	Ergotaminpräparate werden als Antidementiva vertrieben, sind aber nicht wirksam und stark mit UAW behaftet
Amphetamine	Abhängigkeitspotenzial, Blutdruckerhöhung	Hoch	Wenig Indikationen für Einsatz von Amphetaminen insgesamt
Bisacodyl	Kann Kolon-Dysfunktion verstärken	Hoch	Kann durch andere Laxanzien ersetzt werden

▼

Tab. 4.4 (Fortsetzung)

Substanz	Begründung[1]	Bedeutung[2]	Kommentar[3]
Mineralisches Öl	Sichere Alternativen existieren	Hoch	Bei älteren Patienten kein Mittel zur Stuhlgangregulation, hier besser Laktulose verwenden
Nitrofurantoin	UAW Niereninsuffizienz, sicherere Alternativen existieren	Hoch	Kaum noch Indikationen für einen Einsatz dieses Antibiotikums
Methyltestosteron	Prostatahypertrophie, kardiale UAW	Hoch	Testosteronsubstitution bleibt bislang ausgewählten endokrinologischen Problemen vorbehalten
In Deutschland nicht gebräuchlich oder nicht mehr relevant			
Mesoridazin	Extrapyramidale UAW	Hoch	Ungebräuchliches niederpotentes Neuroleptikum
Guanadel	Orthostatische Dysregulation	Hoch	In Deutschland nicht verfügbares Antihypertensivum
Isoxsuprin	Zu geringe Wirksamkeit	Niedrig	Muskelrelaxans, in Deutschland nicht gebräuchlich
Orphenadrin	Höheres anticholinerges Potenzial wie Alternativen	Hoch	Wenig gebräuchliches Muskelrelaxans, Muskelrelaxanzien generell problematisch bei älteren Patienten
Guanethidin	Orthostatische Dysregulation	Hoch	Kaum eingesetztes Antihypertensivum, viele Alternativen verfügbar
Ketorolac	UAW Gastrointestinaltrakt	Hoch	In Deutschland wenig verbreitetes Analgetikum
Zyklandelat	Nicht effektiv	Niedrig	Wurde bis 2008 auch als Antidementivum vertrieben, aber kein sicherer Wirknachweis, in Deutschland vom Markt genommen
Meprobamat	Hohes Suchtpotenzial	Hoch	Altes Sedativum; in Deutschland nicht benutzt und nicht verschreibungsfähig
Trimethobenzamin	Wenig effektives Antiemetikum, das dennoch häufig zentrale UAW bewirkt	Hoch	In Deutschland nicht gebräuchlich
Propoxyphen	Keine Überlegenheit im Vergleich zu Azetaminopen aber mehr UAW	Niedrig	In Deutschland nicht gebräuchlich, Paracetamol bei gering ausgeprägten Schmerzen das Mittel der Wahl
Etakrynsäure	Hypotension, sichere Alternativen existieren	Niedrig	Aktuell nicht mehr verfügbares Schleifendiuretikum, keine Vorteile gegenüber anderen Schleifendiuretika (Furosemid, Torasemid)

[1] Kommentar des Delphi-Prozesses zur Begründung einer negativen Beurteilung für den Einsatz bei älteren Patienten; [2] Semi-quantitative Wertung des Statements durch die Gruppe der im Delphi-Prozess Befragten nach der Likert-Skala; [3] Kommentar zum pharmakotherapeutischen Umfeld, Alternativen oder Risikomechanismen aus der deutschen aktuellen Verordnungssituation heraus; *FE-Sulfat* Eisensulfat, *GI-Ulzerationen* gastrointestinale Ulzerationen, *LUTS* »lower urinary tract syndrome« (Verengung im unteren Harntrakt), *NSAID* »non steroidal anti-inflammatory drugs«, *OAD* orale Antidiabetika, *PPI* Protonenpumpeninhibitoren, *SSRI* selektive Serotonin-reuptake-Hemmer, *UAW* unerwünschte Arzneimittelwirkung

■ Tab. 4.5. Kategorisierung der Patienten nach Belastbarkeit und Vulnerabilität

Kategorie	Kriterien	Kommentar
»Go go« (Standardbehandlung möglich)	Patienten ohne funktionelle Einbußen und ohne Komorbiditäten	Ursprünglich so definiert, um die Kandidaten für eine Standard-Chemotherapie zu identifizieren; kann auch unter anderen Bedingungen gut benutzt werden, um Patienten zu charakterisieren, die kein erhöhtes Vulnerabilitätsrisiko aufweisen
»Slow go« (Standardbehandlung anpassen)	Erfüllt weder Kriterien von »go go« noch von »no go«, es können Defizite in ein oder zwei IADL-Bereichen oder 1–2 Komorbiditäten bestehen	Ursprünglich so definiert, um Kandidaten mit leichten Einschränkungen der physiologischen Reserve und noch ohne Auswirkungen auf die Funktionalität zu charakterisieren, bei denen eine Dosisanpassung der Chemotherapie erwogen werden soll
»No go« (Symptomkontrolle im Vordergrund, Standardbehandlung oft nicht möglich)	Patienten, die die Bedingungen des Frailty-Syndroms erfüllen: Defizite in mindestens einer ADL-Domäne oder mindestens 3 Komorbiditäten aufweisen oder mindestens ein geriatrisches Syndom	Diese Definition versucht den Frailty-Aspekt abzubilden; relativ weit gefasste Definition, in der man einen großen Teil der geriatrischen Patienten ansiedeln wird; die Definition kann nicht auf einen absoluten ADL-Wert umgebrochen werden und hat eher qualitativen Charakter. Ursprünglich sollten durch diese Definition Patienten identifiziert werden, bei denen ein palliatives Konzept im Vordergrund steht

ADL Aktivitäten des täglichen Lebens, *IADL* instrumentelle Aktivitäten des täglichen Lebens

Hier wird in drei große Gruppen unterschieden, wobei die Abgrenzung der einzelnen Gruppen auf unterschiedlichen funktionellen Maßen und diagnostischen Methoden aus dem Bereich des geriatrischen Assessments fußen kann (Pientka u. Friedrich 2002). So kann z. B. eine schwere Beeinträchtigung der Mobilität ähnlich bewertet werden wie eine Demenzerkrankung. Trotz aller Unschärfe ist aber im Prinzip dasselbe gemeint wie mit dem Frailty-Konzept. Es geht um eine möglichst gutes Identifizieren derjenigen Patienten mit eingeschränkten Ressourcen und dem größten UAW-Risiko. Mit der aus geriatrischer Sicht erwarteten verbesserten Operationalisierbarkeit des Frailty-Konzeptes kann hier noch eine weitere Verbesserung bzw. detaillierte Kategorisierung erwartet werden. Ein Eingang dieses Konzeptes in Therapieleitlinien wäre dann auch erleichtert und würde einen wesentlichen positiven Beitrag zur Verbesserung dieser Leitlinien bedeuten. Hier kann mutmaßlich noch deutliches Entwicklungspotenzial realisiert werden.

4.2.10 Allgemeine Regeln zur Pharmakotherapie älterer Patienten

Bei der praktischen Umsetzung können schließlich einige einfache Regeln helfen. Diese wichtigen Regeln stellt ■ Tab. 4.6 kommentiert zusammen. Viele von diesen sind aus der klinischen Praxis übernommenen und zielen darauf ab, unangemessene Polypharmazie zu vermeiden. Hinter diesen gelegentlich banal erscheinenden Regeln steckt die Erkenntnis, dass Pharmakotherapie besonders bei älteren Patienten und ganz besonders im schwierigen Umfeld der Polypharmazie eine große Aufgabe, ja mitunter eine echte Herausforderung ist. Der einfache Griff zum Rezeptblock kann eine unübersehbare Kaskade von Ereignissen und Risiken nach sich ziehen und definiert in vielen Fällen nur den Beginn einer anspruchsvollen und langwierigen Begleitung eines chronisch Erkrankten.

Tab. 4.6. Einige Regeln zur Pharmakotherapie bei älteren Patienten

Regel	Kommentar
Vollständige Medikamentenanamnese	Erscheint zunächst selbstverständlich, viele Patienten nutzen aber OTC-Produkte oder sogenannte alternative Präparate, die ebenfalls eine Quelle unerwünschter Interaktionen und UAW sein können
Selbstmedikation erfragen	Ein Prüfstein für die Arzt-Patient-Beziehung
Eingetretene Nebenwirkungen gezielt erfragen	Viele UAW bei älteren Patienten stehen für den Betroffenen selbst oft nicht in direktem Zusammenhang mit der Medikation (Schläfrigkeit, Inappetenz etc.)
Indikation genau stellen	Erscheint zunächst auch selbstverständlich, erinnert aber daran, dass Medikation nicht durch sogenannte Verlegenheitsdiagnosen indiziert ist
»Start low, go slow« (niedrige Startdosis, verlängertes Dosiseskalationsintervall)	Diese Regel reflektiert häufige pharmakokinetische Veränderungen
Auf adäquate Dosis achten	
Halbierung von Tabletten vermeiden	Halbierungen sind bereits für den nicht funktionell eingeschränkten Mitbürger mitunter eine Herausforderung, umso mehr beim älteren Menschen mit reduzierter manueller Geschicklichkeit und Visus
Zur Compliance ermutigen (klare Ziele vermitteln)	Eine gute Kommunikation mit dem Patienten über Medikation und die mit ihr assoziierten Gefahren ist das Fundament einer verantwortlichen und angemessenen Therapie
Neuentwickelte Medikamente nur mit besonderer Vorsicht	Neue Medikamente sind oft weniger gut untersucht und für vulnerablere Patienten problematisch
Nach Krankenhausaufenthalt oder bei zusätzlichen Therapeutenkontakten immer Medikamentenplan neu prüfen und ggf. unter allen Beteiligten besprechen und kritisch diskutieren	Diese Regel weist auf ein häufiges Schnittstellen- und Kommunikationsproblem bei sequenzieller oder simultaner Behandlung durch verschiedene Therapeuten hin (jeder muss von jedem wissen, warum welches Präparat gegeben wurde und wie lange es verordnet werden muss)
Regelmäßige kritische Kontrolle des Therapieplans	Erscheint zunächst ebenfalls selbstverständlich, die Praxis lehrt jedoch, dass gerade das Monitoring der therapeutischen Situation oft vernachlässigt wird
Monitoring der medikamentösen Therapie (funktioneller Status)	Auch der funktionelle Status kann sich ändern und eine korrekte Einnahme der Medikamente gefährden
Medikamente rechtzeitig wieder absetzen	Nicht aus einer befristet indizierten Therapie eine Dauertherapie werden lassen (z. B. Metoclopramid bei vorübergehender Übelkeit, kein »step-down« bei PPI)
Medikamente mit erhöhtem Risikopotenzial im Alter vermeiden	Hier kann das Hilfsmittel der Beers-Liste oder die FORTA-Kategorisierung helfen, problematische Medikamente zu identifizieren

UAW unerwünschte Arzneimittelwirkung, *OTC-Produkte* Over-the-counter-Produkte (freiverkäufliche Arzneimittel), *PPI* Protonenpumpeninhibitoren

Unter diesem Gesichtspunkt ist vielleicht die wichtigste Regel,
- **das aktive immer wiederkehrende Aufsuchen des Patienten in seiner Situation,**
- **die immer wiederkehrende Anstrengung über die bestehende Medikation zu sprechen und**
- **gemeinsam nach dem am besten angemessenen Weg in der individuellen therapeutischen Situation zu suchen.**

Am Ende sollte beiden, Patient und Arzt, bewusst sein was bewirkt werden soll und wie der Weg dorthin gestaltet werden kann, welche Gefahren dieser Weg birgt und wie ihnen begegnet werden kann.

Literatur

Balducci L, Extermann M (2000) Management of cancer in the older person: a practical approach. The Oncologist 5:224–237

Beers MH (1997) Explicit criteria for determining potentially inappropriate medication use by the elderly. An update. Arch Intern Med 157(14):1531–1536

Boyd CM, Darer J, Boult C, Fried LP, Boult L, Wu AW (2005) Clinical practice guidelines and quality of care for older patients with multiple comorbid diseases: implications for pay for performance. JAMA 294(6):716–724

Bushardt RL, Massey EB, Simpson TW, Ariail JC, Simpson KN (2008) Polypharmacy: misleading, but manageable. Clin Interv Aging 3(2):383–389

Chutka DS, Takahashi PY, Hoel RW (2004) Inappropriate medications for elderly patients. Mayo Clin Proc 79(1):122–139

Fick DM, Waller JL, Maclean JR et al. (2001) Potentially inappropriate medication use in a managed care population: association with higher costs and utilization. J Manag Care Pharm 7:407–413

Fick DM, Cooper JW, Wade WE, Waller JL, Maclean JR, Beers MH (2003) Updating the Beers criteria for potentially inappropriate medication use in older adults: results of a US consensus panel of experts. Arch Intern Med 163(22):2716–2724

Flockhart DA (2009) Drug interactions: Cytochrome P450 Drug Interaction Table. Indiana University School of Medicine. http://medicine.iupui.edu/clinpharm/ddis/table.asp. Gesehen 20.09.2009

Garfinkel D, Zur-Gil S, Ben-Israel J (2007) The war against polypharmacy: a new cost-effective geriatric-palliative approach for improving drug therapy in disabled elderly people. Isr Med Assoc J 9(6):430–434

Glaeske G, Hoffmann F (2009) Der Wettbewerb der Leitlinien bei älteren Menschen – Multimorbidität und Polypharmazie als Problem. Neuro Geriatrie 6:115–119

Gurwitz JH (2004) Polypharmacy. A new paradigm for quality drug therapy in the elderly? Arch Intern Med 164:1957–1959

Hanlon JT, Fillenbaum GG, Kuchibhatla M et al. (2002) Impact of inappropriate drug use on mortality and functional status in representative community dwelling elders. Med Care 40(2):166–176

National Center for Health Statistics (1996) National Health and Nutrition Examination Survey (NHANES) III. http://www.cdc.gov/nchs/nhanes/nh3data.htm. Gesehen 11.1.2010

Palareti G, Legnani C (1996) Warfarin withdrawal – Pharmacokinetic–pharmacodynamic considerations. Clin Pharmacokinet 30:300–313

Pientka L, Friedrich C (2002) Grundlagen Geriatrie. Geriatrisches Assessment und dessen Nutzen für die Onkologie. Onkologe 8:140–150

Podrazik PM, Schwartz JB (1999) Cardiovascular pharmacology of aging. Cardiol Clin 17:17–34

Rochon PA, Gurwitz JH (1997) Optimising drug treatment for elderly people: the prescribing cascade. BMJ 315:1096–1099

Rollason V, Vogt N (2003) Reduction of polypharmacy in the elderly. Drugs Aging 20:817–832

Semla TP, Beizer JL, Higbee MD (2003) Geriatric dosage handbook. 9th edn, Lexi Comp, Hudson

Steinhagen-Thiessen E, Borchelt M (2001) Morbidity, medication, and functional limitations in very old age. In: The Berlin Aging Study, aging from 70 to 100. Cambridge University Press, Cambridge

Stuck A, Kharicha K, Dapp U et al. (2007) Development, feasibility and performance of a health risk appraisal questionnaire for older persons. BMC Medical Research Methodology 7:1

Sachverzeichnis

A

ACE-Hemmer
- Herzinsuffizienz 61
- Hypertonie 50, 51
- koronare Herzkrankheit 71
- Myokardinfarkt 74
Adherence 256–261
ADL 5
ADME-Regel 16
Agitiertheit 142
Agomelatin 161
Aktivitäten des täglichen Lebens ► ADL
- erweiterte ► IADL
Alendronat 110
Alfakalzidol 111
Alpha-Glukosidaseinhibitoren 121
ältere Menschen, Definition 8
Alzheimer-Demenz
- Therapie 134–139
- Therapiemanagement 137
Alzheimer-Krankheit 127
Amantadin 143
Amiodaron 74
- Vorhofflimmern 97, 98
Amitriptylin 192, 269
Analgetika, nichtopioide 184, 185
Angioplastie, perkutane transluminale koronare 69
Angiotensin-Rezeptor-Antagonisten 50, 51
- Herzinsuffizienz 61
Antiarrhythmika 74
- Sturzneigung 224
Anticholinergika
- Alterstauglichkeit 154
- Beers-Liste 269
- Morbus Parkinson 152
Antidementiva 130–142
- Dosierung 137
- Einteilung 131
Antidepressiva
- Alterstauglichkeit 160
- anticholinerges Potenzial 193
- Kontraindikationen 152
- Morbus Parkinson 152
- Nebenwirkungen 141, 163
- Schlafstörungen 179
- Schmerztherapie 192, 193
- Sturzneigung 107, 222
- tetrazyklische 162
- trizyklische 141, 162, 163, 192, 195
Antidiabetika, orale 117–121, 125
Antiepileptika
- Alterstauglichkeitl 195
- Nebenwirkungen 194
- Schmerztherapie 192–194
- Sturzgefahr 107
Antihistaminika
- Beers-Liste 270
- Schlafstörungen 180
Antihypertensiva 45, 46
- Klassifikation 54
- Nebenwirkungen 52
- Sturzgefahr 107
- Sturzneigung 222–224
Antikoagulanzien, orale 88, 89, 96
Antikoagulation 69
- Vorhofflimmern 87–89
Antikonvulsiva, Schlafstörungen 180
Antioxidanzien 131
Antipsychotika 143
- Schlafstörungen 179, 180
Antirheumatika, nichtsteroidale 46
- ► a. NSAID
Antitussiva 105
Anxiolytika, Sturzneigung 222
Apathie 143
Aripiprazol 142
Arzneimittel
- Alterstauglichkeit 34, 35, 46, 47
- Auslöser eines deliranten Syndroms 228
- Begünstigung des Frailty-Syndroms 252, 253
- Interaktionen mit Alterskrankheiten 28
- Metabolisierung 22
- Negativliste 34
- Nierenschädigung 28
- positive Bewertung 35
- riskante 25
Arzneimittelinteraktionen 20–22, 24, 265
Arzneimittelwirkungen, unerwünschte 4, 13–15, 25
Assessment, geriatrisches 199, 200
Ausscheidung, renale ► Elimination, renale
AV-Block 87
Azetylcholinesteraseinhibitoren
- Demenz 124, 125, 131
- Kontraindikationen 135
Azetylsalizylsäure
- akutes Koronarsyndrom 69
- Myokardinfarkt 72, 73
- Schmerztherapie 185

B

Beers-Liste 268–272
Benzodiazepine
- Beers-Liste 269
- Nebenwirkungen 178
- Pharmakodynamik 27
- Schlafstörungen 177, 178
- Sturzgefahr 107
Benzodiazeptin-Rezeptor-Agonisten 178, 179
Beta-2-Mimetika, obstruktive Lungenerkrankungen 101, 102
Betablocker
- akutes Koronarsyndrom 70
- frequenzsenkende 73, 96
- Herzinsuffizienz 61–63
- Hypertonie 49, 50
- Myokardinfarkt 73
- Vorhofflimmern 96
Biotransformation 22
Bisphosphonate 108–110
Blutdruck, Altersveränderungen 44
Bosentan 104
Bromocriptin 143

Bronchialkarzinom 206, 207, 209, 210
Buprenorphin 190, 191
Bupropion 161, 165

C

Carbamazepin 169, 192–194
Chloralhydrat 180
Cinnarizin 146
Citalopram 142, 161, 192
Clomethiazol 142, 230
Clopidogrel 70, 73
Clozapin 140, 143, 230
Cockcroft-Gault-Formel 19
Compliance 256
COMT-Inhibitoren 150
COPD 99
– ► a. Lungenerkrankungen, obstruktive
– Therapiestufenschema 101
COX-2-Hemmer
– Pharmakodynamik 27
– selektive 188
Cushing-Syndrom 103
CYP-Enzyme 22

D

Defibrillator, implantierbarer 74
Defizite
– funktionelle 12, 13
– kognitive 6, 13, 225–231
Degeneration, kortikobasale 146, 147
Dehydratationsneigung 79
delirantes Syndrom 225–231
– Epidemiologie 226
– medikamenteninduziertes 227
– Prophylaxe 230
– Therapie 227, 229–231
Demenz 127–144
– Alzheimer 127, 134–139
– Depression 141
– Epidemiologie 127
– frontobasale 146, 147
– frontotemporale 127, 140
– Gesundheitskosten 129
– Lewy-Body 127, 140
– Morbus Parkinson 127, 132
– nach Schlaganfall 127
– onkologische Therapie 201
– Parkinson 127, 139
– Prävention 133, 134
– Therapie, kausale 130
– vaskuläre 127, 139, 140
Demenztest 89
Demografie 9
Depression 6, 156–170
– Arzneimitteltherapie 159–169
– bei Demenz 141
– bei Morbus Parkinson 152
– bipolare 158
– Diagnostik 157
– Epidemiologie 156
– Initialtherapie 165, 166
– Kofaktoren 158
– Lithium 168
– MAO-Hemmer 165
– Minor 158
– onkologische Therapie 201
– Phasenprophylaxe 169
– SSRI 160, 162, 164
– therapieresistente 160
– Therapiestufenplan 166
– unipolare 158
– Ursachen 158
– Verschlechterung durch Arzneimittel 28
depressive Episode 157
Desipramin 192
Desmopressin 246
Dextropropoxyphen 190
Diabetes mellitus 112–127
– ACE-Hemmer 117
– Alpha-Glukosidaseinhibitoren 121
– Arzneimitteltherapie 114–125
– Epidemiologie 112
– Ernährungstherapie 113
– Glinide 118, 119
– GLP-1-Analoga 121
– GLP-1-Hemmer 121
– Hypertonie 116
– Hypoglykämie 114
– Insulintherapie 121, 122
– Lebensstiländerung 113
– metabolische Kontrolle 115, 116
– Metformin 119, 120
– Selbstmanagement 115, 122
– Sulfonylharnstoffe 118
– Therapiealgorithmus 123, 124
– Thrombozytenaggregationshemmer 117
– Verschlechterung durch Arzneimittel 28
Diclofenac 187
Digitalis
– Herzinsuffizienz 64
– Nebenwirkungen 96
– Vorhofflimmern 94, 95
Dihydropyridinkalziumantagonisten
– Hypertonie 51, 52
– koronare Herzkrankheit 71
– Myokardinfarkt 74
Diltiazem 74
– Pharmakodynamik 27
– Vorhofflimmern 97
Diphenhydramin 176
Dipyridamol 82
Diuretika
– bei Inkontinenz 238
– Frailty-Syndrom 252
– Herzinsuffizienz 58–61
– Hypertonie 47
– Sturzneigung 224
Donepezil 135, 138, 139
Dopaminagonisten
– Alterstauglichkeit 154
– Morbus Parkinson 150, 151
– Nebenwirkungen 151
Dopaminantagonisten 146
Dosierung 20
Doxepin 142, 176
DPP-4-Hemmer 121
Dranginkontinenz 232, 233, 234

Duloxetin 142, 161, 164
DXA-Methode 12
Dysregulation, orthostatische 153

E

Einbeinstand 89
Elektrokrampftherapie 169
Elimination
- hepatische 21
- renale 21
Embolie, kardiale 83
- Prävention 85
Embolieprophylaxe 85, 86
Endothelinantagonisten 104
Enzephalopathie, subkortikale arteriosklerotische 147
Epidemiologie 8–15
epidermal growth factor receptor inhibition 209
Erregungsleitungsstörungen, Verschlechterung durch Arzneimittel 28
Escitalopram 161
Eszopiclon 179
Exkretion, Altersveränderungen 21
Exsikkose 6
extensive metabolizer 23

F

Fähigkeiten, kognitive, reduzierte 5
Feinmotorik, manuelle, Defizite 5, 13, 89
Fentanyl 191
Fibrinolyse 69
Filtrationsrate, glomeruläre 17, 18, 21, 120
Fludrokortison 246
Flunarizin 146
Fluoxetin 142
Flüssigkeitshaushalt, Störungen 6
FORTA-Klassifikation 35, 36
Frailty-Syndrom 4, 12
- Definition 247, 248
- Epidemiologie 250, 251
- Pharmakotherapie 247–254
Funktionalität, Einschränkungen 12

G

Gabapentin 192–194
GABA-Rezeptor-Agonisten 179
Galantamin 136, 138
Gebrechlichkeit 4, 12
- ► a. Frailty-Syndrom
Geschicklichkeit, manuelle, reduzierte 5, 13, 89
Glibornurid 119
Glimepirid 119
Glinide 118, 119
Glipizid 119
Gliquidon 119
GLP-1-Analoga 121
Glukokortikoide
- inhalative 103
- Nebenwirkungen 103, 107
- obstruktive Lungenerkrankungen 103
- systemische 105
Glutamatantagonisten
- Alterstauglichkeit 154
- Morbus Parkinson 151, 152
Glykoprotein-IIb/IIIa-Antagonisten 70

H

Halluzination 142, 153
Haloperidol 142, 230
Harninkontenz ► Inkontinenz
Heparin, Vorhofflimmern 92
Herzinfarkt, Influenza-Impfung 75
Herzinsuffizienz 55–66
- ACE-Hemmer 61
- akute 65
- Angiotensin-Rezeptor-Antagonisten 61
- bei Hypertonie 45
- Betablocker 61–63
- diastolische 65
- Digitalis 64
- Diuretika 58–61
- Epidemiologie 55
- Hypertonie 57
- Komorbidität 57
- medikamentöse Therapie 58–65
- Mineralokortikoidantagonisten 63, 64
- Nitrate 64
- Therapiestufenplan 59
Herzkrankheit, koronare ► koronare Herzkrankheit
Hirnleistungsschwäche, Antihypertensiva 45
HMG-CoA-Reduktasehemmer
- koronare Herzkrankheit 71
- Lipidstörungen 75
Hochaltrige 8
Hormonersatztherapie, Risiko für kardiovaskuläre Erkrankungen 75
Hydromorphon 191
Hynotika, Indikationen 174
Hypertonie
- arterielle 17, 42–55
- - ACE-Hemmer 50, 51
- - Angiotensin-Rezeptor-Antagonisten 50, 51
- - Betablocker 49, 50
- - Compliance 52
- - Diuretika 47–49
- - Epidemiologie 42
- - Interventionsindikation 45
- - Kalziumantagonisten 51, 52
- - medikamentöse Therapie 47–52
- systolische 43
- Therapiealgorithmus 52, 53
- Verschlechterung durch Arzneimittel 28

Hypnotika 171
Hypoglykämie 114, 117
- Diabetes mellitus 117
- Risikofaktoren 118
- Verschlechterung durch Arzneimittel 28
Hyponatriämie 162
Hysterese 27

I

IADL 5, 12
Ibandronat 110
Ibuprofen 187, 238, 246
Immobilität 6, 239–246
- Epidemiologie 240
- Pharmakotherapie 240–246
Indomethacin 146
- Beers-Liste 269
Influenza-Impfung 75, 104
Inkontinenz 6
- Einteilung 233
- medikamenteninduzierte 232
- Therapie 234–238
- Ursachen 234
Insomnie ► Schlafstörungen
Insulindetemir 123
Insuline, lang wirksame 123
Insulinglargin 123
Insulintherapie 121, 122
Interaktionen ► Arzneimittelinteraktionen

K

Kalzitonin, Osteoporoseprophylaxe 111
Kalziumantagonisten
- Hypertonie 51, 52
- koronare Herzkrankheit 71
- Vorhofflimmern 97
Kalziumkanalblocker 131
Katecholamine, obstruktive Lungenerkrankungen 102
Knochenresorptionshemmer 107, 108
Kolonkarzinom 205, 206, 208
koronare Herzkrankheit 66–85
- ACE-Hemmer 71
- Betablocker 70
- Epidemiologie 67
- HMG-CoA-Reduktasehemmer 71
- Kalziumantagonisten 71
- medikamentöse Therapie 69
- Nitrate 71
- Risikofaktoren 68
- Risikofaktorenmodifikation 75
Koronarinsuffizienzsyndrom, chronisches 68
Koronarsyndrom, akutes 69
Krebserkrankungen ► Tumorerkrankungen
Krise, hypotone 64

L

Lamotrigen 194, 169, 192
L-Dopa 140, 148, 149
- Alterstauglichkeit 154
- Morbus Parkinson 148, 149
- Nebenwirkungen 149
- Wechselwirkungen 149
Lebenserwartung
- Abhängigkeit vom Lebensalter 32
- Abschätzung 32, 76, 200, 201
- reduzierte 5, 30
Leitlinien, Extrapolation 31
Leukämie
- akute myeloische 210, 211
- chronische lymphatische 211
Levodopa, Pharmakodynamik 27
Lewy-Body-Demenz 127, 140, 146, 147
Lipidstörungen, Arzneimitteltherapie 75–82
Lithium, Depression 168
Lungenerkrankungen, obstruktive 99–105
- Beta-2-Mimenika 101, 102
- Epidemiologie 99
- Exazerbation 104, 105
- Glukokortikoide 103
- Impfungen 104
- Katecholamine 102
- Mukolytika 105
- Risikofaktoren 99, 100
- Sauerstoffgabe 104
- Theophyllin 102–104

M

Magenkarzinom 207
Malnutrition 6, 249
Mammakarzinom 203–205
- Chemotherapie 204, 205
- fortgeschrittenes 207
- Hormontherapie 203, 204
- Immuntherapie 205
Mannheimer Schema 166, 175, 177
MAO-B-Hemmer
- Alterstauglichkeit 154
- Morbus Parkinson 149, 150
- Wechselwirkungen 150
MAO-Hemmer 131
- Depression 165
Marasmus 79
MDRD-Formel 17
Medikamente ► Arzneimittel
Medikamentenverordnungen, Statistik 10
Melatonin 142, 165, 176, 180
Melatonin-Rezeptor-Agonisten 180
Melperon 230
Memantine 134, 136
Mesenterialarterienverschluss 85
Metamizol 186
- Alterstauglichkeit 195
Metformin 119, 120
Metoclopramid 146, 238
Midodrin 246
Mineralokortikoidantagonisten 63, 64

Mirtazapin 142, 161, 164, 176, 179
Moclobemid 161, 169
Morbus
- Huntington 146, 147
- Parkinson 144–155
- - Anticholinergika 152
- - Arzneimitteltherapie 147–153
- - delirantes Syndrom 153
- - demenzielles Syndrom 153
- - Depression 152
- - Dopaminagonisten 150, 151
- - Glutamatantagonisten 151, 152
- - Halluzination 153
- - L-Dopa 148, 149
- - Therapiestrategie 147, 148
Morphin
- Nebenwirkungen 191
- Pharmakodynamik 27
Moxonidin 146
Mukolytika, obstruktive Lungenerkrankungen 105
Multimorbidität 4, 11, 12, 30
multiples Myelom 211
Multisystematrophie 146, 147
Muskelmasse, reduzierte 18
myelodysplastisches Syndrom 210
Myelom, multiples 211
Myokardinfarkt
- ACE-Hemmer 74
- Arzneimitteltherapie 72–75
- Nitrate 74

N

Naloxon 190, 191
Nandrolondekanoat 111
Naproxen 187
Nebenwirkungen ► Arzneimittelwirkungen, unerwünschte
Negativliste 34
Nervenleitgeschwindigkeit, Altersveränderungen 18
Netilimicin 146
Neuroleptika
- atypische 141
- Frailty-Syndrom 252
- Kontraindikationen 146
- Nebenwirkungen 141
- Sturzneigung 222
Nicht-ST-Strecken-Elevations-Myokardinfarkt 69
Nierenfunktion, Altersveränderungen 17, 18, 45
Niereninsuffizienz
- chronische 120
- - Verschlechterung durch Arzneimittel 28
- terminale 120
Nifedipin 238
Nitrate
- Herzinsuffizienz 64
- koronare Herzkrankheit 71
- Myokardinfarkt 74
NMDA-Antagonisten 131
Noradrenalin-Wiederaufnahme-Hemmer 165
Normaldruckhydrozephalus 147
Nortriptylin 161, 164, 192
NSAID
- Alterstauglichkeit 195
- Beers-Liste 269
- Nebenwirkungen 187, 188
- Pharmakodynamik 27
- Schmerztherapie 186, 187
- Sturzneigung 224
NSTEMI 69

O

Olanzapin 146, 230
- Nebenwirkungen 141
Opioide 184
- Alterstauglichkeit 195
- Einteilung 188, 189
- Nebenwirkungen 189–191
Opipramol 164, 176, 179
Osteoporose 106–112
- Arzneimitteltherapie 107–111
- Epidemiologie 106
- Östrogentherapie 110, 111
- Prophylaxe 243, 244
- Risikofaktoren 106
Östrogentherapie
- Nebenwirkungen 110
- Osteoporoseprophylaxe 110, 111
Oxazepam 176
Oxcarbamazepin 194
Oxybutinin 235
Oxycodon 191

P

Paracetamol
- Alterstauglichkeit 195
- Schmerztherapie 185, 186
Paralyse, progressive supranukleäre 146, 147
Parasympatholytika, obstruktive Lungenerkrankungen 102
Parkinson-Demenz 127
- Therapie 139
Parkinson-Krankheit ► Morbus Parkinson
Parkinson-Syndrom 143
- ► a. Morbus Parkinson
- medikamenteninduziertes 146
- metabolisches 146
- postinfektiöses 146
- toxisches 146
Paroxetin 192
Pentazozin 190
Pethidin 190
Pharmakodynamik
- altersklassenspezifische 3
- geriatrische 25–29
Pharmakogenetik 21, 22
- altersklassenspezifische 3, 16
Pharmakokinetik, geriatrische 16–25
Pharmakotherapie, differenzielle 2, 3, 7
Phenprocoumon
- Pharmakodynamik 27

- Wechselwirkungen 90, 91
Pipamperon 176
Piroxicam 187
Plasmakonzentration 26
Polypharmazie 4, 24, 34, 262–275
- Epidemiologie 263
- Folgen 264, 265
- Prävention 265, 266
- Ursachen 263, 264
poor metabolizer 23
PPAR-γ-Liganden 120
Pregabalin 168, 193, 194
Protonen-Pumpen-Inhibitoren 73
Psychopharmaka, Sturzneigung 223
PTCA 69

Q

Quetiapin 140, 142, 143, 169

R

Raloxifen 110
Reboxetin 161
Rektumkarzinom 205, 206, 208
Reserpin 146
Restless-Legs-Syndrom 171
Rhythmuskontrolle 97
Risedronat 110
Risiko-Nutzen-Relation 31
Risperidon 142, 230
- Kontraindikationen 146
Rivastigmin 136, 138, 139

S

SA-Block 87
Sarkopenie 79, 249
Schlafapnoe-Syndrom 171
Schlafhygiene 173, 174
Schlafstörungen 170–181
- akute 174
- Antidepressiva 179
- Antipsychotika 179, 180
- Arzneimitteltherapie 175–181
- Benzodiazepine 177, 178
- chronische 174, 175
- Epidemiologie 170
- medikamentenbedingte 172
- Melatonin 180
- primäre 171, 172
- sekundäre 171
- Ursachen 171, 172
- Vorgehen 173
- zirkadiane 171
Schlaf-Wach-Rhythmus
- Altersveränderungen 18
- Störungen 143
Schlaganfall, Arzneimitteltherapie 82, 83
Schmerz
- chronischer 182–196
- - Epidemiologie 182
- neuropathischer 192
- Therapiestrategie 183, 184
Schmerztherapie
- Adjuvantiva 192–195
- medikamentöse 184–195
Schmerzwahrnehmung, Altersveränderungen 182, 183
Selegilin 238
selektive Serotonin-Wiederaufnahme-Hemmer ► SSRI
Sertralin 142, 161
Sick-Sinus-Syndrom 45
Simvastatin 117, 238
Solifenacin 235
SSRI 142
- Alterstauglichkeit 169
- Depression 160, 162, 164
- Nebenwirkungen 162
Statine 33
- Interaktionen 79–81
- Lipidstörungen 75
- Nebenwirkungen 78
- Schlaganfallprävention 83
STEMI 69
Stressinkontinenz 233
Strontiumranelat 110
ST-Strecken-Elevations-Myokardinfarkt 69
Studie, randomisierte, placebokontrollierte 2
Studienergebnisse, Extrapolation 31
Stuhlinkontinenz 233
Sturzneigung 6, 89, 220–224
- medikamentenbegünstigte 222–224
- Ursachen 220
Sturzprävention 106
Suizid 156
Suizidalität 160
Sulfonylharnstoffe, Diabetes mellitus 118
Syndrome, geriatrische 6
Synkope 87

T

Tacrin 139
Teriparatid 110
Theophyllin
- obstruktive Lungenerkrankungen 102–104
- Pharmakodynamik 27
Therapiemanagement 29
Thromboembolieprophylaxe 92–95, 241–243
Thrombopenie 92
Thrombozytenaggregationshemmer 117
Tiapridex 230
Tilidin 190, 191
Tolterodin 235
Tramadol 191, 192
Trazodon 142, 179
Tremorsyndrom 147
Triazolam 176
Trospiumchlorid 235
Tumorerkrankungen 197–217
- Epidemiologie 197, 198
- Komorbidität 202
- Supportivtherapie 211
- Therapieziel 212

U

Überlaufinkontinenz 233, 236
ultrarapid metabolizer 23
unerwünschte Arzneimittelwirkungen ▶ Arzneimittelwirkungen, unerwünschte
Unruhe 142, 143

V

Valproinsäure 169, 252
vascular endothelial growth factor 209
Venlafaxin 142, 161, 164, 192
Verapamil 238
- Vorhofflimmern 97
Verhaltensauffälligkeiten, Therapie 141–143
Verwirrtheit 6
Visus, reduzierter 5, 13, 18
Vitamin-D-Substitution 111
Vitamin-K-Antagonisten 92
Vorhofflimmern 85–99
- Altersabhängigkeit 86
- Amiodaron 97, 98
- Antikoagulation 87–89
- Arzneimitteltherapie 86–98
- Betablocker 96
- Digitalis 94, 95
- Epidemiologie 85
- Frequenzsenkung 93
- Heparin 92
- intermittierendes 86
- Kalziumantagonisten 97
- paroxysmales 86
- permanentes 86
- persistentes 86
- Symptome 87

W

WHO-Stufenschema 183, 184
Windkesselfunktion 44

Z

Zaleplon 176, 179
Zoledronat 109, 110
Zolpidem 142, 176, 179
Zopiclon 176, 179

Printing: Ten Brink, Meppel, The Netherlands
Binding: Stürtz, Würzburg, Germany